Jacobi Vom Bilderreich der Seele

WV

Jolande Jacobi

Vom Bilderreich der Seele

Wege und Umwege zu sich selbst

Mit 103 farbigen und 114 schwarzweißen Bildern

Vorwort von Dr. med. H. K. Fierz

Walter-Verlag Olten und Freiburg im Breisgau

Publiziert mit Unterstützung des
Dr. Donald C. Cooper-Fonds an der Eidgenössischen
Technischen Hochschule, Zürich,
der Frances G. Wickes-Foundation Inc., New York,
und Mrs. Cleome Wadsworth, Washington D. C.

1. Auflage der Sonderausgabe 1981

Gesamtherstellung in den grafischen Betrieben des Walter-Verlags
Printed in Switzerland

ISBN 3-530-39600-1

Inhalt

Vorwort

Die psychiatrisch-psychologische Forschung hat seit Beginn dieses Jahrhunderts ihr Interesse zunehmend dem bildnerischen Ausdruck seelischer Probleme zugewandt. Nach verdienstvollen Vorarbeiten – u.a. L. Nagy[1], H. Bertschinger[2], H. M. Fay[3], W. Kürbitz[4] und A. M. Hamilton[5] – wurden in den zwanziger Jahren wegleitende Standardwerke – H. Prinzhorn[6], W. Morgenthaler[7], R. A. Pfeifer[8] – geschaffen. Trotz einzelner therapeutischer Ansätze – zum Beispiel L. Paneth[9] – wurde jedoch auf diesem Gebiet damals vorwiegend diagnostisch gearbeitet, da die praktische Psychotherapie nahezu ausschließlich auf die sprachliche Kommunikation festgelegt war.

In seiner Analytischen Psychologie empfand C. G. Jung schon früh das Bedürfnis, den seelischen Zustand auch im Bilde zu fassen. So läßt sich feststellen, daß Jung schon 1912 in seinem ersten großen analytisch-psychologischen Wurf, den «Wandlungen und Symbole der Libido»[10], in Abbildungen auch das symboltragende Bild zur Darstellung heranzog, was damals für eine wissenschaftlich-psychologische Abhandlung ganz ungewöhnlich war.

Wesentliche Impulse empfing dann Jungs Auffassung vom seelischen Bild durch Heinrich Zimmer, vor allem 1926 durch dessen berühmtes Werk «Kunstform und Yoga»[11]. Noch 1943 hat Jung in einem Artikel, den auch die Autorin der vorliegenden Arbeit hervorhebt, darauf hingewiesen, daß Zimmer hier die tiefen Zusammenhänge darstellt und zeigt, wie sich im Bilde eine innere Anschauung der Seele widerspiegeln kann[12]. Um wirksam zu sein, bedarf nach Zimmer ein solches Bild der Form (geometrisches yantra), der Gestalt, der sinntragenden Aussage sowie nicht zuletzt der rechten Gesinnung, aus der heraus es geschaffen wurde und betrachtet wird. Er gibt damit Ansätze zur klareren Durcharbeitung des Phänomens des seelischen Bildes.

Jung hat in der Praxis diese Anregung vielfältig weiterentwickelt. In seinem letzten größeren psychiatrischen Vortrag, 1957[13], hat er nochmals eindrücklich auf die Wichtigkeit des bildnerischen Ausdrucks in der Psychotherapie hingewiesen. Selbst hat er aber keine zusammenfassende Darstellung dieses Aspektes der Therapie gegeben.

Wir dürfen deshalb Frau Dr. Jolande Jacobi, der Schülerin und langjährigen Mitarbeiterin C. G. Jungs, dankbar sein, daß sie sich dieser Aufgabe unterzogen hat. In jahrzehntelanger Arbeit hat sie die Probleme gesichtet, die sich aus einer Beschäftigung mit den «Bildern aus dem Unbewußten» ergeben. Ziel einer solchen Arbeit mußte sein, den Umgang mit diesen Bildern in einer Weise verständlich zu machen, daß er lern- und lehrbar wird.

Sehr zu Recht wird eingangs die ganze Frage allgemein beleuchtet. Denn was ist selbst die beste Lehre ohne den rechten Geist? Im folgenden theoretischen Teil werden die Gesichtspunkte, die uns führen sollen, ausführlich und aufgrund einer sehr großen, eigenständigen Erfahrung zusammengestellt. Die anschließenden praktischen Anwendungsbeispiele umfassen ein weites Feld von der Sexualneurose bis zur religiösen Frage, und sie werden niemanden unberührt lassen. Der klinisch-psychiatrisch gebildete Therapeut wird aber besonders bewundern, daß die Autorin auch in das so schwer erschließbare Gebiet der Zwangsneurose vordringt und daß sie in der Lage war, eine eigene, hochinteressante gruppenpsychotherapeutische Maltherapie zu entwickeln.

Wir wissen, daß jeder sich den Zugang zum Bilde schlußendlich selbst erarbeiten muß. Doch wird es hilfreich sein, wenn er erst lernen durfte, wie man mit den «Bildern aus dem Unbewußten» umgehen kann. Für dieses Lernen zeigt Jolande Jacobi einen Weg.

Karl Fierz

Wege und Umwege zu sich selbst

Nach einer alten Erzählung aus der Gnosis verlor Adam, der Ur-Mensch, dadurch, daß er sich in einem Spiegel betrachtete, seine «himmlische Natur»: er erblickte seine «andere Seite», er wurde «wissend». Nicht mehr in paradiesischer Unbewußtheit durfte er leben; das, was er sah, war beängstigend und unheimlich, aber auch faszinierend und verlockend: es war der «Doppelgänger», der «Schatten» in der eigenen Brust. Damit war die unstillbare Sehnsucht in ihm erwacht, diesen zu durchschauen, zu be-

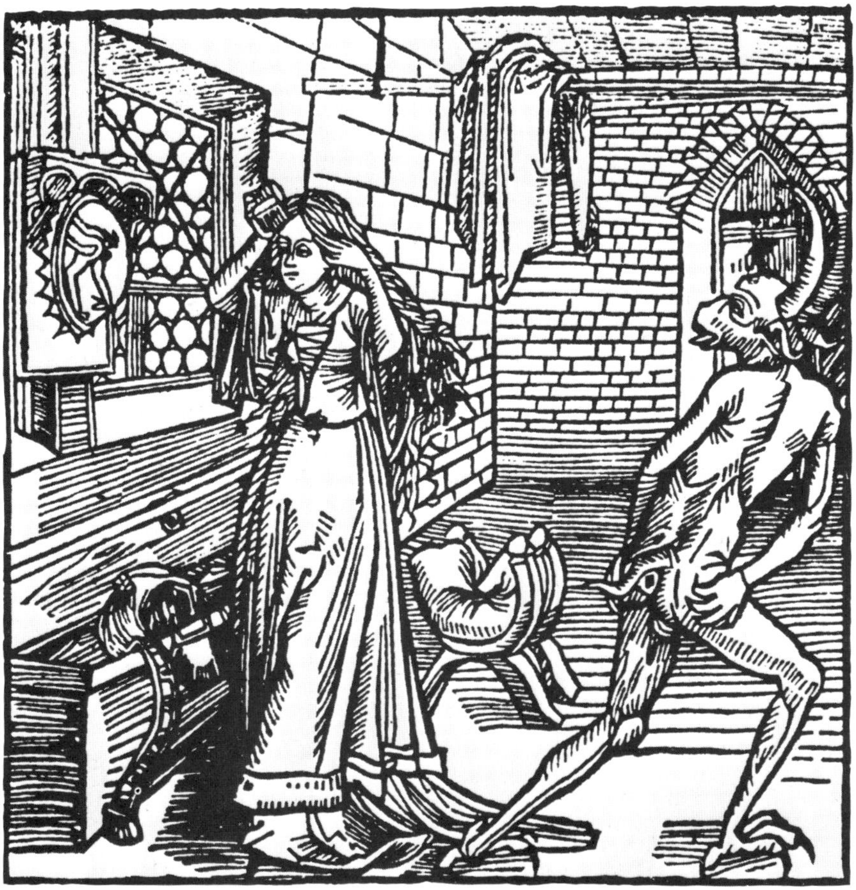

Welch peinliche Überraschung für eine Frau, im Spiegel statt ihres eigenen Antlitzes plötzlich den Teufel zu erblicken! Eine eindrückliche Warnung für eitle Selbstgefälligkeit, sich auch der eigenen «dunklen Seite» bewußt zu werden. Derartige «moralischen Winke» wurden im Mittelalter gerne in symbolischen Illustrationen gegeben. – Holzschnitt aus: Der Ritter von Turn «Von den Exempeln der Gottesfurcht und Ehrbarkeit», Basel 1498.

herrschen und von neuem so völlig mit sich zu verschmelzen, daß die verlorene Einheit – die Seligkeit eines Lebens im schattenlosen Lichte der himmlischen Gefilde – wieder zur Wirklichkeit werden könne. Das tragische Wechselspiel zwischen der lichten und der dunklen Seite im Menschen hatte begonnen; es war die Geburtsstunde des Weges zu sich selbst, zum göttlichen Kern in der Menschenbrust, der letzten Endes das Ziel jeder Selbsterkenntnis ist.
Immer tiefer zog es nun den Menschen hinab in die eigenen Urgründe, immer neue Rätsel taten sich ihm auf, sobald er welche gelöst zu haben vermeinte. Und im Gang durch das Labyrinth seiner Seele fand er, oft unentwirrbar miteinander vermischt, Werte und Unwerte in unermeßlicher, lebendiger Fülle. Einmal leidenschaftlich um ihre Emporhebung und Sinnerschließung bemüht, das andere Mal abgeschreckt, ihnen hochmütig ausweichend oder gar ihre Existenz verleugnend, hat er seither doch niemals aufgehört, um sie zu ringen.
Und niemals wird er davon lassen! Denn dies ist seine Bestimmung, der ihm von Gott gesetzte Weg. Jeder Zuwachs an Selbsterkenntnis bedeutet Erweiterung des Bewußtseins, ein Stück wiedergewonnene Freiheit und zugleich selbstverständliche Demut, einen Schritt weiter zur Erlösung des Geistes aus den «Banden des Stoffes»: eine Vermehrung göttlichen Lichts. Nicht ohne tieferen Sinn haben die Griechen ihrem höchsten Heiligtum, dem Orakeltempel zu Delphi, auf die Stirn geschrieben «Erkenne Dich selbst!» und behauptet, dieser Auftrag sei ihnen von Apollon, dem Gotte des Lichtes, selber geoffenbart worden.

Wie aber soll der Mensch sich selbst erkennen? *Wo* sich suchen, wo sich finden? Darüber ist er nie zu voller Klarheit gekommen. Dieses unerfaßbare, undurchsichtige, stets bewegte Innere seines Wesens, es entzog sich ihm, kaum daß er danach griff, und irrlichterte weiter im Blickfeld seiner Sehnsucht. Je nach der Anschauung, die er von sich und der Welt hatte, erhielt auch dieses Innere ein anderes Gewicht, ein anderes Gesicht. Bald versenkt in tiefe Introspektion, sei es in Sündenergründung oder Selbstergrübelung, wie es in den unvergänglichen «Confessionen» eines hl. Augustin oder Rousseau beispielhaft bezeugt ist, sei es in Meditation sich kasteiend und leermachend, wie die indischen Jogin es seit jeher beharrlich übten, um in unmittelbarer Aussprache mit sich selber zu Klarheit zu gelangen; bald wieder zu seinem spekulierenden Verstand Zuflucht nehmend, erfand sein nimmermüder Intellekt System auf System, Methode auf Methode, um dieses verborgene Innere eindeutig fassen, gestalten und leiten zu können. – Streiflichter mögen einige von diesen letzteren hier kurz beleuchten.

Zuerst als Primitiver lebte der Mensch – wie auch heute noch das Kind – in völliger Un-Unterschiedenheit von der ihn umgebenden Welt. Als ein Stück der allbeseelten Natur lernte er sich selber nur in ihrem Weben und Wirken erfahren. Von der Abgegrenztheit und Einmaligkeit der Menschenseele besaß er noch keinerlei Wissen. Das war sein paradiesischer Zustand.
Später, als ihm das Paradies verlorenging und er sich aus dem Regen der alles durchwaltenden Naturseelen herauslöste, während sich seine Welt – Himmel und Sterne mit einbeziehend – zu einem Kosmos ausweitete, da schrumpfte das Bild zusammen, das er von sich hatte, gleichsam zu einem Atom, dem alles Leben von außen, von diesem mächtigen Himmelszelt über ihm, wie ein Siegel in weiches Wachs eingedrückt wurde. Er wachte auf zum Begreifen seiner selbst als eines Kreuzungspunktes kosmischer Kräfte, die ihm einen gültigen und unverrückbaren Stempel aufprägten. Er empfand sich als winziges Spiegelbild des Alls und das All als vergrößertes Abbild seiner selbst.
«So wie Oben, so auch Unten», hieß es in der «Tabula Smaragdina», dem geheimen Weisheitsbuch des Hermes Trismégistos. Unentrinnbares Eingefangensein in den Fesseln solchen Schicksals, das alles Lebendige mit gleichem Gesetz bindet, bedeutete stumpfen Fatalismus, ein Fehlen jeder persönlichen oder sittlichen Verantwortung, aber gleichzeitig auch Eingebettetsein, Geborgensein in einer alles umschließenden großen Gemeinsamkeit. Der eigenen Seele kam in ihr keine freie Entscheidung zu. Als Glied einer endlosen Kette von Ursache und Wirkung, nach welchen der Lauf des Universums abrollte, war sie eingebunden in die unumstößliche Hierarchie der Schöpfung und damit in ihrem Schicksal endgültig vorausbestimmt. Wer von seiner Seele etwas wissen wollte, vermochte dies nur am «Zifferblatt» des Kosmos, am Bild des Sternenalls in Erfahrung zu bringen.
Denn alles Innen lag *nur* außen; es war für den einfachen Menschen völlig auf das Außen projiziert und nur an ihm abzulesen. Die Erkenntnis, daß inneres Sosein und äußeres Schicksal in einer unlösbaren und geheimnisvollen Wechselwirkung stehen, ahnte der Mensch dieser Zeiten noch kaum. Er meinte, alles Mißgeschick, das ihn von außen ereile – und wie

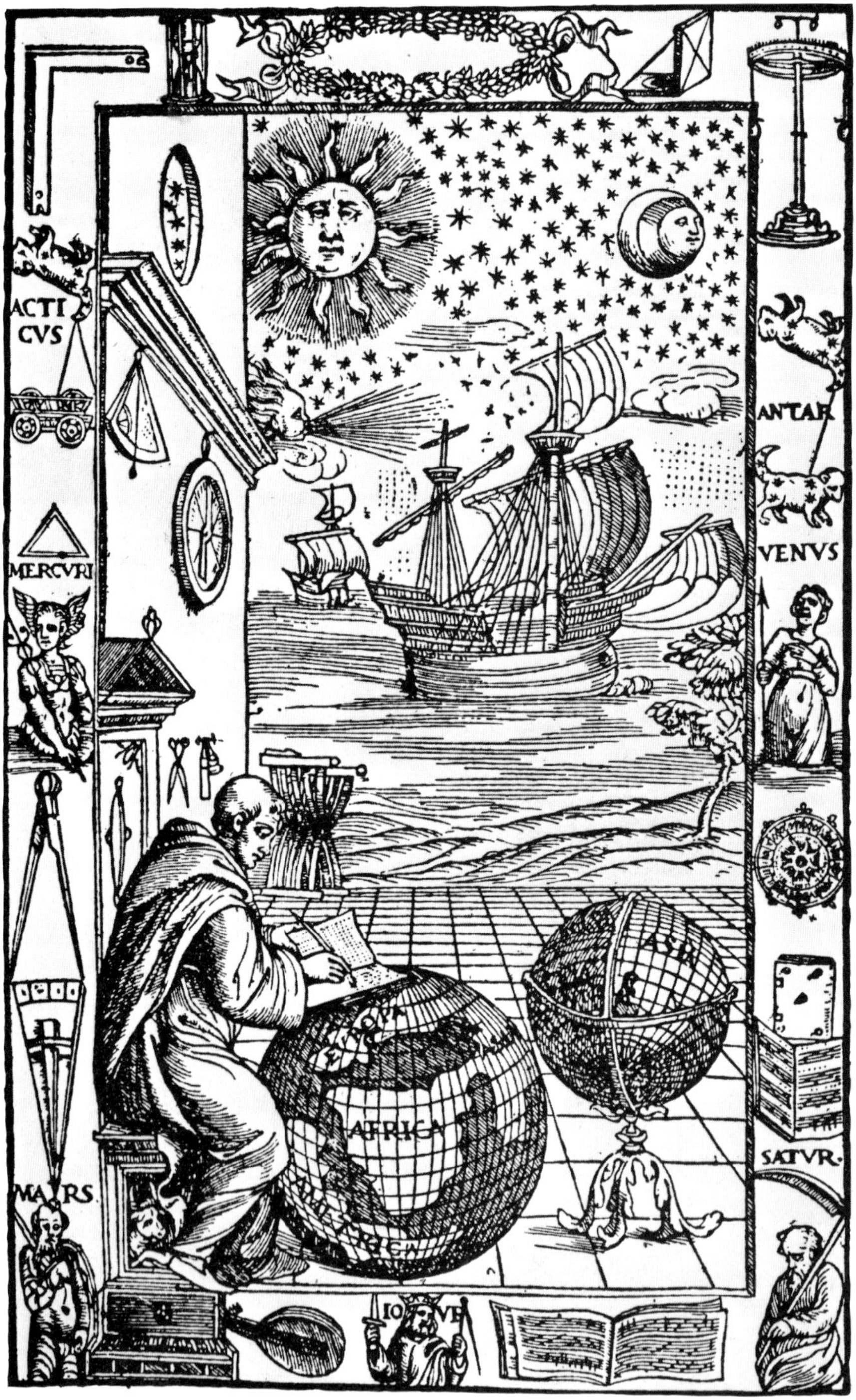

«Der Sternkundige». Holzschnitt aus Sacroboscos' «Sphaera Volgare», 1537.

viele meinen das heute noch! –, habe mit seinen inneren Gegebenheiten nicht das geringste zu tun. Daß er in seinem Wesenskern eine Strahlungs- und Wirkkraft besitzt, die, sich selbst gestaltend, auch in sein äußeres Schicksal mitgestaltend eingreift, blieb ihm lange unbewußt. In ständiger Angst vor dem Unberechenbaren und Unausweichbaren, das ihm in seiner Geburtsstunde verhängt ward, und zugleich in hilfloser Ergebenheit darein, waren alle seine Fragen nur an das Sternenall gerichtet; denn das All zu kennen, hieß zugleich das eigene Wesen erkennen. In der Einheit dieser Weltschau gab es keine Lücke: Ihr sinnfälligster Ausdruck war die *Astrologie*. Diese bedeutete ursprünglich einen ersten Weg «zu sich selbst», der in seiner Verbindung mit dem Kosmos in eindrücklicher Weise «Umweg» und direkter «Weg» zugleich war.

Man muß in der Astrologie, obwohl sie seit ihren Anfängen eigentlich niemals aufhörte, eine lebendig wirkende Anschauung zu sein, und bald sichtbar in breiten Strömen, bald nur unterirdisch weitersickernd durch die Jahrhunderte floß, zwei große Perioden der Blüte unterscheiden. Manche Zeichen sprechen dafür, daß wir jetzt, in unserer Sehnsucht nach einer neuen Ganzheitserfassung des Seins und ausgerüstet mit dem Arsenal unserer umwälzenden naturwissenschaftlichen Erkenntnisse, die neues Leben in ihre erstarrten und ausgehöhlten Formen zu bringen vermögen, vielleicht an der Schwelle einer dritten stehen. Die erste Periode reicht von ihren mythischen Zeiten – das älteste Zeugnis, das wir von der Astro-

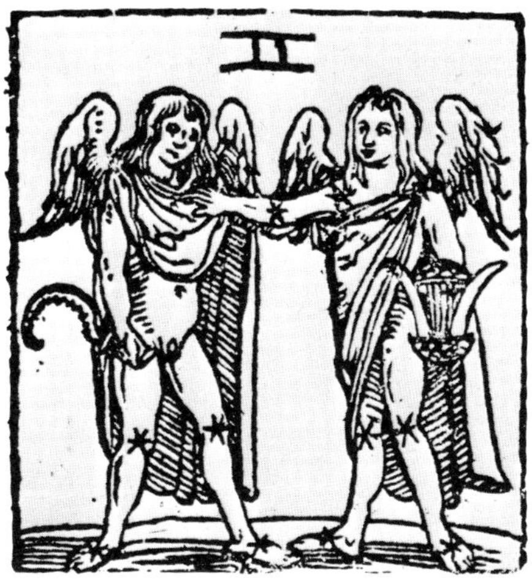
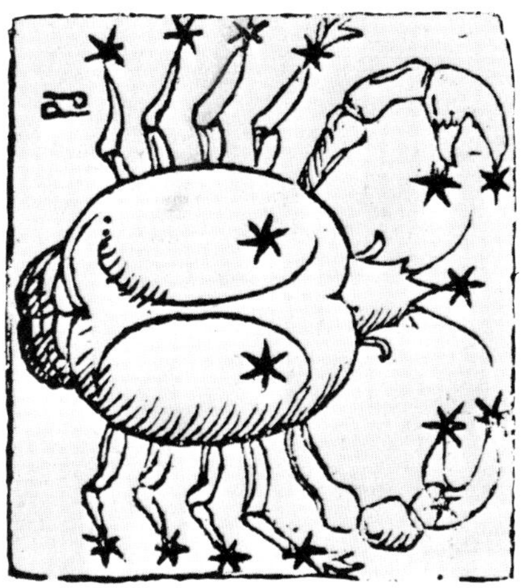

Abbildung der Tierkreiszeichen «Zwillinge» und «Skorpion» aus dem «Planeten-Büchlin, wie man eines jeden Menschen Art / Natur und Complexion / nach dem er under ein Planeten und Zeichen geborn ist / erkennen sol. / Anfänglich seins Lebens / biß ans End. / Durch Peter Creutzer'n in zeiten des Hochperümten Astronomii M. J. Lichtenberger Discipulus in 1549.»

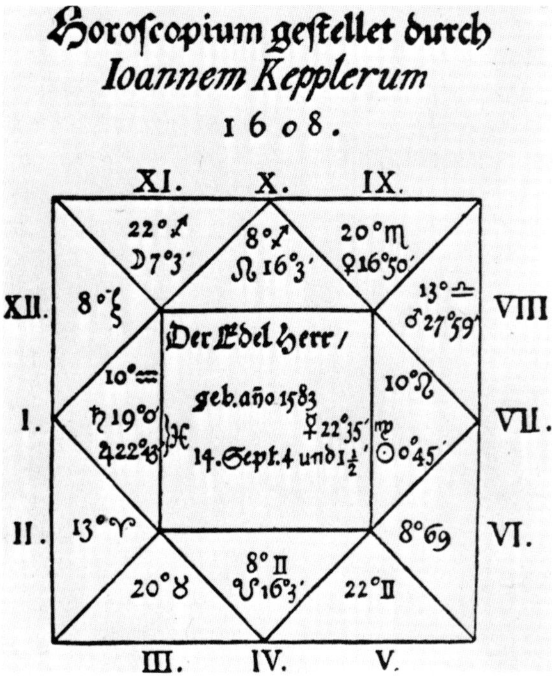

Albrecht von Wallenstein, Herzog von Friedland, ließ sich in allen seinen Entschlüssen von der Sterndeutung beeinflussen. Das Horoskop, das ihm Kepler stellte, enthielt eine treffende Schilderung seines Wesens. So schloß er zum Beispiel aus der Stellung des Saturn auf «müßige, melancholische, allzeit wachende Gedanken», Interesse für «Alchymiam, Magiam, Zauberey», ferner «Gemeinschaft mit Geistern, Verachtung und Nichtachtung menschlicher Gebote und Sitten, und aller Religionen...». Hingegen erwies sich die Voraussage des Todesdatums für sein 70. Lebensjahr als falsch; denn Wallenstein wurde schon 51jährig (1634) ermordet.

logie besitzen, ein in assyrischer Keilschrift beschriebenes Tontäfelchen, stammt aus der berühmten Bibliothek des Königs Assurbanipal (668–626 v. Chr.) – bis etwa zum Niedergang Roms. Es umfaßt die babylonisch-assyrische, die ägyptische und griechisch-römische Überlieferung und fiel im Determinismus des Islams noch einmal auf fruchtbaren Boden.
Die zweite entfaltete sich im frühen Mittelalter, in der Zeit der Scholastik, hatte ihre Hochblüte im 15. und 16. Jahrhundert und dehnte sich ungefähr bis zur Epoche der Aufklärung aus. Beide Perioden sind, wenngleich ihr Fundament dasselbe blieb, ihrem Geiste nach wesenhaft verschieden und voneinander abzugrenzen. Zwischen ihnen liegt das Erscheinen und die Ausbreitung des Christentums mit seiner umprägenden Auffassung von Schöpfer und Schöpfung. Beiden ist freilich als Voraussetzung gemeinsam die großartige Vision von einer höheren Ordnung, von einem einheitlich und hierarchisch gestuften Weltenbau, in welchem Mensch und Kosmos bis ins kleinste aufeinander bezogen und abgestimmt sind. Hinter beiden steht vor allem auch das Grauen des Menschen vor der schauerlichen Einsamkeit inmitten eines zeit- und endlosen Alls, das ihn lieber zum Sklaven der Schicksalsgöttin werden ließ, als ihn ungebunden

und frei aus der festgefügten kosmischen Verankerung herauszuheben und zum Herrn über das eigene Erdenlos zu machen.

In der ersten Periode stand das Horoskop fast ausnahmslos im Dienste der Schicksalsdeutung und der Weissagung, die einen unwiderruflichen Schiedsspruch über des Menschen Leben bedeutete; in der zweiten jedoch wurde es daneben auch ein Werkzeug zur Erhellung seiner leib-seelischen Beschaffenheit und ihrer Zusammenhänge mit dem Kosmos, um sie erkennend zu formen, zu beeinflussen oder auch zu heilen – und damit sein Schicksal *mit*zubestimmen.

In seinem ausführlichen Traktat über Astrologie aus dem 4. Jahrhundert nach Christus betet Firmicus Maternus noch zu den Planeten und dem großen Weltengott, der «allen Vater und Mutter ist». Und für den heidnischen Menschen der ersten Periode gab es in der Tat kaum anderes als blinden Glauben und totale Unterwerfung unter ihre «elterliche» Gewalt. Die Möglichkeit einer «Arbeit am Charakter» auf der Grundlage des Horoskops, als dem spiegelgetreuen Abdruck der Naturanlage des Menschen, lag noch außerhalb seines Bewußtseinshorizontes. Dem gewöhnlichen Sterblichen kam ja überhaupt kein Horoskop zu. Er hatte kein eigenes Sonderdasein und durfte daher auch kein Sonderschicksal haben, sei es als Krieger eines babylonischen Gottkönigs oder als Sklave eines ägyptischen Pharaos. So wie Auslegung der «Sternenbotschaft» und Prophetie eine gehütete, geheime Kunst waren, nur der Priesterklasse, den «Eingeweihten», vorbehalten, so durfte, entsprechend der sozialen Stufenordnung, auch nur der Herrscher, der Feldherr oder sonst ein Mensch von hohem Rang sich ihrer bedienen.

Das Horoskop des Herrschers, als der sichtbaren Spitze der Erdhierarchie, widerspiegelte auch das Geschick seines Landes und das eines jeden seiner Untertanen; und das Schicksal aller Soldaten ging restlos in demjenigen ihres Heerführers auf. – Eine Auffassung, die vom heutigen Weltgeschehen wieder in erschütternde Nähe gerückt wird.

Trotz der schöpferischen Einsichten der griechischen und römischen Philosophen in die innerseelischen Gesetze behielt die Sterndeutung ihren großen Einfluß und bestand – oft in seltsamer Abgespaltenheit – neben ihnen ungestört weiter fort. Ja sie vertrug sich recht gut mit den Vorstellungen, die manche, wie zum Beispiel Aristoteles, vom Weltaufbau hatten und fand sogar in einigen Lehren, wie in der Stoa und im Neuplatonismus, eine ausgesprochene Förderung und Stütze.

Zur bewußten Vertiefung der Menschen- und Selbsterkenntnis wurde die Astrologie im allgemeinen erst im Mittelalter herangezogen. Dazu mußte der Mensch durch das Christentum, das jeder einzelnen Seele individuelle Unvergänglichkeit und Würde verlieh, in den wissenden Besitz dieser Seele gelangen. Jetzt erst tat sich für ihn eine Welt auch in seinem Inneren auf, mit allen ihren Gesetzen, Nöten und Beglückungen. Nun konnte er von des «Schicksals Sternen in der eigenen Brust» reden. Er erkannte, daß die Planeten und Sterne, Träger der Eigenschaften und Spender der Machtfülle antiker Gottheiten, mit deren Namen sie behaftet waren, sein Wesen und seinen Erdenwandel nicht nur von oben herab beeinflussen, sondern daß sie auch innerseelische Realitäten sind, unausgesetzt gegenwärtig und wirksam. Sonne und Mond, die «zwei Augen des Himmels», «regierten», wie die übrigen Planeten und die Zeichen des Tierkreises, die einzelnen Organe und Glieder des Körpers, ihnen waren die Jahres- und Tageszeiten, die Lebensalter, die Metalle, die Farben usw. zugeordnet. Man nahm ihren Einfluß auf die Vegetation, auf die Landstriche, auf die verschiedenen Krankheiten, kurzum auf alles Lebendige an, und man schrieb ihnen eine gute oder böse Wirkung zu, je nach ihrer Konstellation und je nachdem man sie in das richtige oder falsche Bezugssystem brachte. Paracelsus und viele andere sprachen von der Seele als vom «siderischen

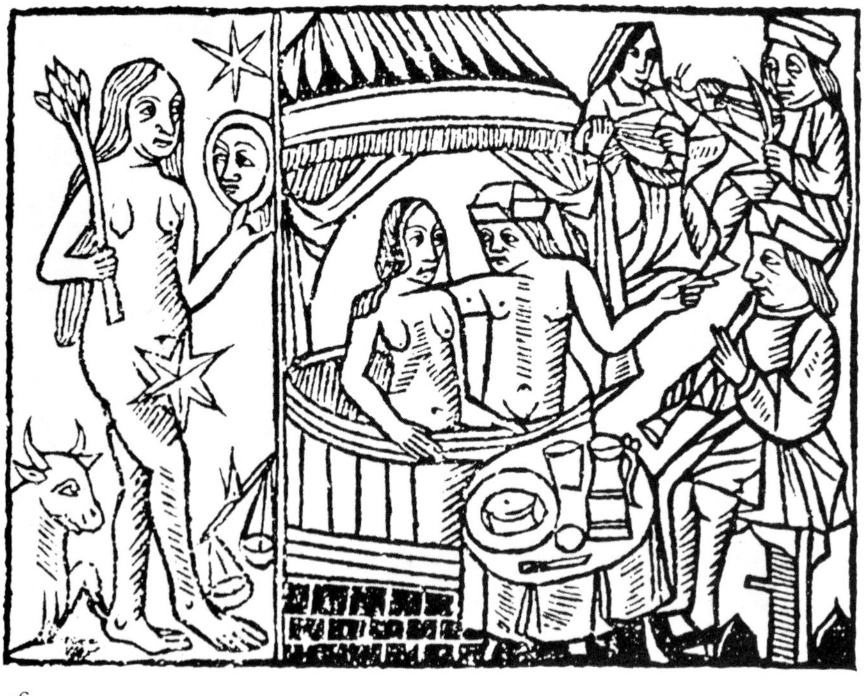

Darstellung der «Kräfte», die unter dem Einfluß des Planeten Venus stehn. Venus als «Göttin der Liebe» wird in der Astrologie auch das «kleine Glück» genannt, weil sie ihre Gunst den Freuden des Alltags schenkt; zu ihr gehören die «sinnlichen» Beglückungen des Lebens, Tanz, Musik, gute Speisen, wohlriechende Bäder und jedes «Glück zu zweit». Wenn sie im Horoskop eines Menschen eine günstige Stellung innehat, dann verleiht sie diesem schöpferisch-künstlerische Fähigkeiten und Sinn für Schönheit und Harmonie; in einer ungünstigen jedoch bewirkt sie Leichtsinn, Wollust und Eitelkeit, was auf den zwei Abschnitten dieses Bildes in lieblicher Naivität veranschaulicht wird. – Aus dem «Kalender of Shepherdes» von 1503.

Leib» (sidus = Stern) des Menschen, einem «Hauchleib», der sich im Augenblick der Geburt als verkleinertes und ätherisches Spiegelbild der Sternkonstellation in den stofflichen Leib einsenkte und wie dieser vergänglich war, in seiner «Mitte» jedoch den unsterblichen Funken des Heiligen Geistes barg, mit dessen Hilfe die Heimarmene, der Sternenzwang, gebrochen werden konnte. Es hieß also noch immer wie später in Goethes Worten von dem Gesetz, wonach man angetreten: «So mußt Du sein, Dir kannst Du nicht entfliehen...», aber es hieß auch weiter: «Und keine Zeit und keine Macht zerstückt geprägte Form, die lebend sich entwikkelt»[1], – denn nun schien innerhalb der unveränderbaren, einmaligen Seelenprägung Entwicklung trotzdem möglich, ja geboten. Mehr noch: der Eingeweihte und der Christ wußten es, «astra inclinant, non necessitant», – denn «der Weise überwindet das Gestirn».
Damit war die Verbindung mit der christlichen Weltanschauung hergestellt, und die Einordnung wurde möglich. Die Kirche verpönte allerdings immer wieder die Astrologie, weil sie von ihren heidnischen Elementen und ihrem deterministischen Zug eine verderbliche Wirkung auf die sittliche Selbstentscheidung des Menschen befürchtete. Die Astrologie aber, auch in ihrer christlichen Prägung, getragen von einer Schar bedeutender Geister, überstand jede Verfolgung, erlebte sogar eine ungeheure Verbreitung und hinterließ auf Schritt und Tritt ihre siegreichen Spuren. Männer von tiefer Religiosität wie Melanchthon waren ihr ergeben, Papst Leo X. gründete einen Lehrstuhl für Astrologie an der päpstlichen Universität «Sapienza» in Rom. Naturwissenschaftler vom Range eines Roger Bacon, Regiomontanus, Petrus Apianus, Tycho Brahe, Kepler setzten sich mit ihr auseinander. Fast alle hervorragenden Ärzte jener Jahrhunderte, sei es Agrippa v. Nettesheim, Cardanus oder Paracelsus, haben sie in ihre Arbeit miteinbezogen, gar nicht zu reden von dem nie versiegenden Strom astrologischen Wissens, der durch Pythagoreer, Gnostiker, Hermetiker, Alchemisten und die christlichen Mystiker aller Schattierung bis zu den Theosophen und Kosmosophen der Gegenwart führt.
Ein Horoskop zu besitzen, war nun kein Privileg mehr. Auch der einfache Bürger ließ sich eines stellen, und es wurde für den nach Erkenntnis Strebenden zum vorzüglichsten Behelf der Einsicht in die Geheimnisse des eigenen Wesens und seiner Möglichkeiten. Als Momentaufnahme vom Querschnitt des Weltenlaufs in einem bestimmten Zeitpunkt zeigt es, richtig verstanden, die anlagehafte Grundstruktur eines Menschen ebenso an, wie zum Beispiel der «Stil» eines Möbelstückes Herkunft, Zeitalter und Werkstatt, aus der es stammt, dem Kenner sofort und unmißverständlich

zu verraten vermag. In keiner anderen als in der mittelalterlichen, in ihrer religiösen Geschlossenheit nie wieder erreichten Weltschau war es möglich, die Verknüpfung von Determiniertheit und Zukunftsdeutung, von freier Selbstentscheidung und Charakterdeutung aufzuzeigen, wie es gerade im Horoskop veranschaulicht wird. In ihm ist das, was menschlich-wesensmäßig ist, des Menschen Gebunden- und Ungebundensein in Zeitlichkeit und Ewigkeit, eindrucksvoll in ein symbolisches Bild zusammengefaßt. Was man in späterer Zeit, vielfach bis heute noch, unter Astrologie verstand, ist nur mehr ein armseliger, sinnentleerter, weil seinem natürlichen weltanschaulichen Boden beraubter Rest, der nichts mehr mit den großartigen Konzeptionen seiner Bannerträger zu tun hat.

Mit dem Beginn der Reformation und der Renaissance, dem Vordringen der Naturwissenschaften und der Forderung nach einer strengen Kritik der Erfahrungen, begann auch in der Einstellung des abendländischen Menschen zu sich selber eine grundlegende Wandlung. Jetzt erst wurde er sich wirklich zum Problem. Es ist daher auch keineswegs Zufall, daß um diese Zeit herum das «*Selbstporträt*» in Erscheinung trat, denn erst jetzt waren die seelischen Vorbedingungen hierfür gegeben. In der Fülle bildnerischer Kunst war bis dahin aus dem Dienst an der göttlichen oder weltlichen Obrigkeit heraus nur ein Thema gegriffen worden. Der Wunsch, sich selbst aus anderen Gründen als den Motiven eines religiösen Sündenbekenntnisses zu ergründen, hätte vielleicht als zu wenig demütig gegolten. Nun aber erhielt die Persönlichkeit des Künstlers selber eine zunehmende Bedeutung, seine Werke wurden gleichsam zum Niederschlag seiner Auseinandersetzungen mit seinem inneren Ich. Leonardo da Vinci, Dürer versuchten sich in Selbstporträts zu bannen, und Rembrandt war während seines Lebens bestrebt, in nahezu 100 Selbstbildnissen die Paradoxie seines eigenen Wesens einzufangen. Der Drang, seine individuellen Gesetze zu ermitteln, erhielt einen mächtigen Antrieb, dem Descartes als Wortführer des Rationalismus in seinen Grundprinzipien dann vollends zum Durchbruch verhalf. Die Voraussetzungen für die Entwicklung einer wissenschaftlichen, jeder Metaphysik abholden Psychologie waren nun vorhanden; bald forderte diese auf allen Linien freie Bahn für ihre Rechte. Die Selbstherrlichkeit des alles zergliedernden Intellektes fing an, sich gebieterisch zu erheben.

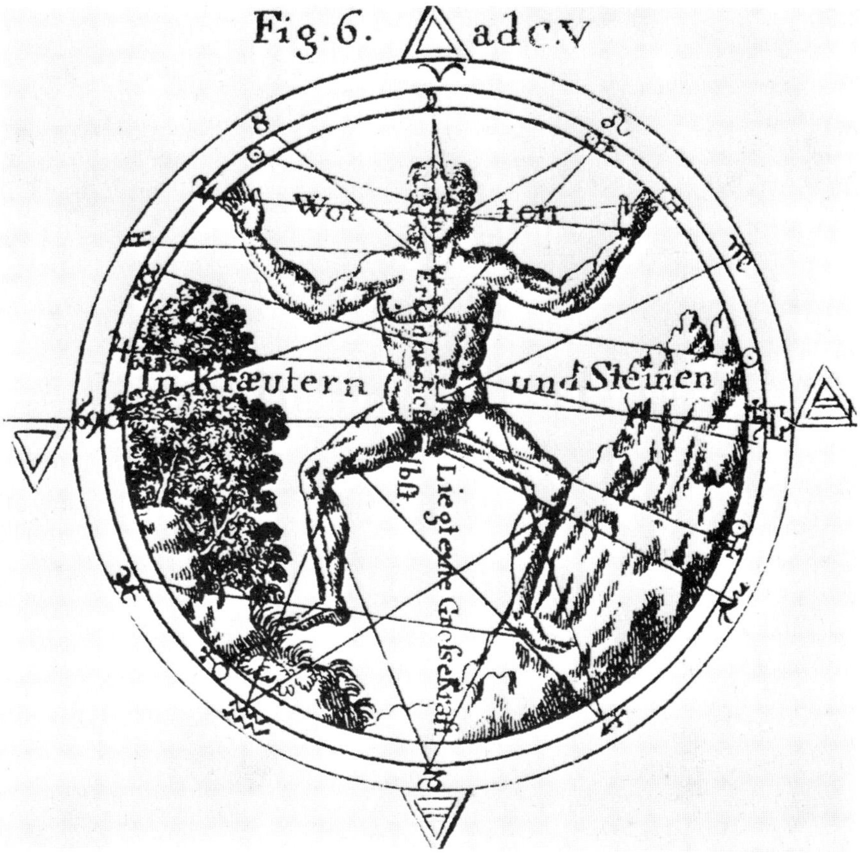

Der Mensch als Entsprechung des Kosmos. Er ist hineingestellt in den Tierkreis; die Planetenkräfte wirken auf ihn ein (äußerer und innerer Kreis); er besteht aus den vier Elementen (die vier Dreiecke außen); Kräuter und Steine – die belebte und unbelebte Natur – gehören zu seinem Wesen ebenso wie das Wort als Manifestation des Luftig-Geistigen. An ihnen und in ihrem Zusammenwirken vermag er sich zu erkennen, an solchem Sinnbild einen Begriff von der eigenen Beschaffenheit erhalten. Ausschnitt aus einem alchimistisch-naturphilosophisch-astrologischen Werk von Georg Welling (Franckfurt 1760, Tom. III. Tab. 1) – eine späte, jedoch sehr beredte Darstellung mittelalterlicher Auffassung vom Menschen.

Zunächst war allerdings die «Psychologie» noch ganz in die große kosmische Einheitsschau des mittelalterlichen Menschen eingebettet; denn das Wesen des Menschen war für diesen noch überall in der gleichen Weise an der Natur wie an seinen äußeren Merkmalen selber abzulesen. Hiervon ging die gesamte sogenannte *Signaturenlehre*[2] des Spätmittelalters aus, das heißt von der Idee, nach welcher aus den äußeren Zeichen, die Mensch und Dinge an sich tragen, auf das verborgene Innere, das sie «anzeigen», geschlossen werden kann. Durch sie wurden die verschiedensten Wissensbereiche, vor allem Medizin und Charakterkunde, ungemein fruchtbar bereichert. Die menschliche Gestalt als Ganzes und alle ihre einzelnen Teile sprachen in deutlicher Sprache zu dem, der sie verstand, vom geheimen «inneren Menschen», den ihre Hülle verbarg. Jede Linie, jede Wölbung, jede Krümmung hatte ihre eigene Bedeutung, ließ auf eine andere

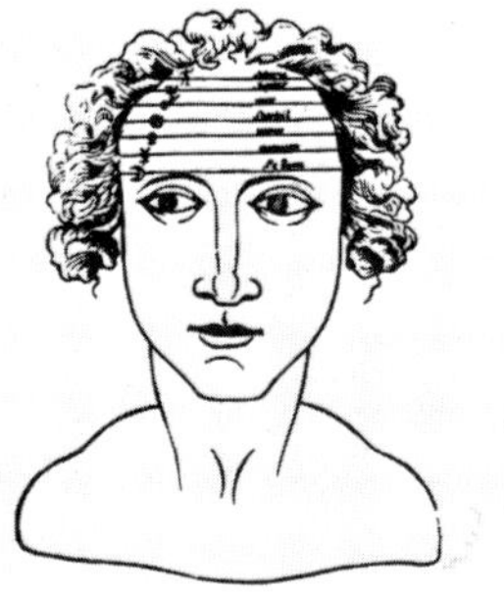

Die sieben wichtigsten und häufigsten Stirnfalten sind in einer bestimmten Reihenfolge den sieben Planeten zugeordnet. Je nach den Falten, von denen eine Stirn gezeichnet ist, besitzt der Mensch die ihm von den entsprechenden Planeten eingeprägten Eigenschaften. Aus der französischen Ausgabe der «Metoposcopia, 800 faciei humanae eiconibus complexa...» des berühmten Arztes Hieronymus Cardanus (1501–1576).

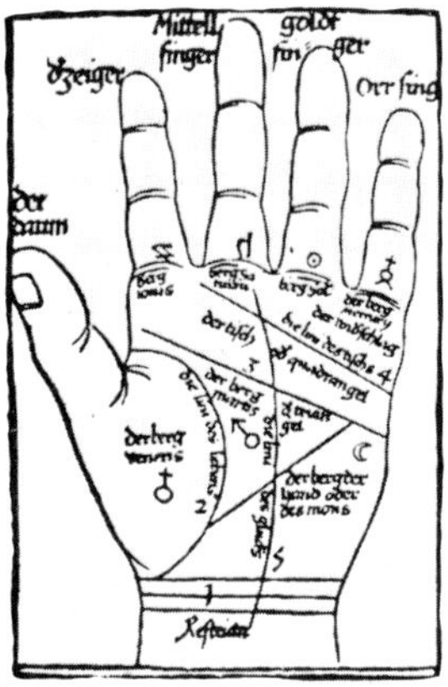

Die wichtigsten Linien der Handfläche und die «Handberge» mit ihren Zuordnungen zu den Planeten. – Abbildung aus der «Physiognomonia» des Barth. Coclitis (Straßburg 1533). – Zu beachten ist, daß die «Schicksalslinie», welche die Handfläche vertikal durchquert, hier als «Linie des Glücks» bezeichnet ist; sie wurde mehrfach auch «Saturnlinie» genannt, weil sie vom «Saturnberg» des Mittelfingers ausgeht und weil man annahm, daß Glück und Unglück eines Menschen von dem stärkeren bzw. schwächeren Vorherrschen des Saturneinflusses abhängt.

seelische Eigenschaft schließen; Auskunft, Voraussage und Heilungsweg konnten ihnen zugleich entnommen werden.

So entstanden *Physiognomik, Metoscopie, Chirognomie, Chiromantie* und andere ähnliche Systeme. Während die erstere außer von den Merkmalen des Hauptes auch aus den Proportionen, Farben und Formen des Leibes und seiner Gliedmaßen Rückschlüsse auf Anlage und Charakter zog, richtete die zweite ihr Augenmerk ausschließlich auf die Stirnfalten, so wie die Chiromantie im Gegensatz zur Chirognomie, welche die Formverhältnisse der Hand betrachtete, nur auf die Linien in der Handfläche ausgerichtet war. Neben einem oft naiven Bezogensein auf die alten Säfte- und Temperamentelehren des Hippokrates und Galenos sind vorerst fast alle völlig der Astrologie verhaftet gewesen. Man sprach von einem martialischen Kinn und deutete es auf Herrschsucht, Roheit und Feuer, von einer Jupiter-gezeichneten Stirn und schloß auf hohe Geistigkeit und Gerechtigkeitssinn, oder man wies auf einen stark gewölbten Mondberg in

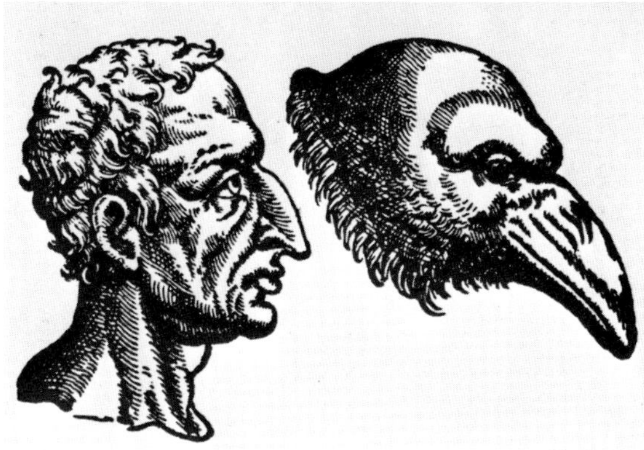

Mensch und Rabe haben hier beide einen «zugespitzten Kopf und eine an der Wurzel eingebogene Nase, was darauf schließen läßt, daß solche Menschen ihrem Charakter nach mit den Raben und Wachteln vergleichbar sind. Sie sind nämlich beide: unverschämt», sagt Joh. Bapt. della Porta zu diesem Bild in seinem Buche «De humana physiognomonia, Libri 4», Frankfurt 1591. Er sagt: «ich halte Menschen mit solchen Nasen für Diebe und Räuber, wie denn alle Vögel mit so gekrümmten Schnäbeln sehr diebisch sind, was man an den gezähmten beobachten kann, die Nägel, Münzen, Messer und ähnliche Dinge in Löchern und unter Steinen verstecken.» Von Menschen mit einer «Haken-Nase» jedoch, die er mit den Adlern vergleicht, meint er, es sei ihnen «vornehmer Sinn, Ehrgeiz und kriegerischer Mut wie jenem königlichen Vogel» zuzuschreiben. – Man sieht, daß Portas psychologische Kenntnisse ganz schematisierend waren und nur am Äußerlichen haften blieben.

der Hand hin und nahm einen ausgeprägt träumerischen, empfindsamen Charakterzug an. Der Körper des Menschen mutete an wie ein wahrer Tummelplatz antiker Götter und ihrer verschlungenen Beziehungen.
Als jedoch das großartige einheitliche Weltbild des Mittelalters durch die Wucht der Kopernikanischen Konzeption zerbarst und der Mensch im wahren Sinne des Wortes «aus allen Himmeln fiel», da gerieten auch die meisten dieser Lehren zu dem «okkulten Gerümpel» in die Hinterkammer, die man bis auf den heutigen Tag – besonders in Krisenzeiten – gern, wenn auch möglichst unauffällig, aufsucht.
Neben den sich von der Astrologie nährenden Formen entstand etwa in der Mitte des 16. Jahrhunderts, ausgehend von der *Physiognomik*, eine vorwiegend an der «Gestaltenschau» orientierte, spekulativ-intuitive Art der Charakterkunde, die mit der Zeit mächtige und weitverzweigte Äste trieb, deren Ausläufer bis in die Gegenwart reichen. Dieser entscheidende Wandel in der Physiognomik trat bereits mit dem grundlegenden Werk «De humana physiognomonia» des Neapolitaners Joh. Bapt. della Porta (1535 bis 1615) ein, das völlig von der Astrologie abrückte. Es ging von gewissen Analogien zwischen Menschen- und Tiertypen aus und stellte die erste systematische Zusammenstellung und kritische Auslese des gesamten phy-

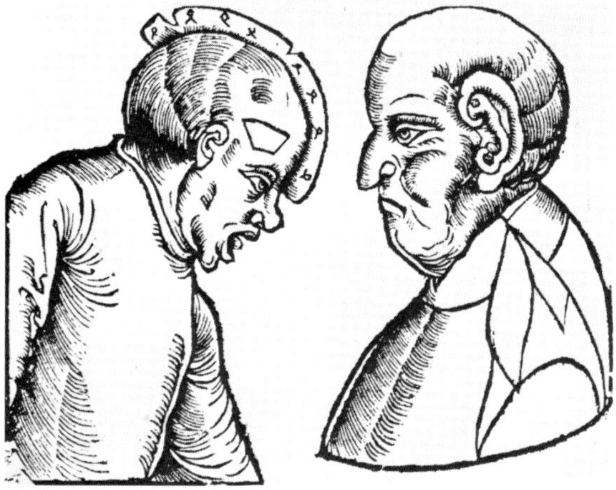

Aus der Beschaffenheit der Ohren läßt sich schließen: «Wer große Ohren hat, der ist ein Tor, einfältig, faul, von harter Begrifflichkeit und unerhörter Redseligkeit, er liebt grobe Speisen und hat ein gutes Erinnerungsvermögen. ... Wer aber kleine Ohren hat, der ist boshaft, dumm, unkeusch und manchmal ein Mörder.... Menschen mit großen Ohren zeigen nach Art der Esel Feigheit und Eselscharakter, Menschen mit kleinen, Unbeständigkeit und betrügerische Veranlagung. ... Oben spitzer Kopf zeigt einen unbeständigen, trägen und dummen Menschen an, mittelgroßer, runder Kopf weist auf einen ingeniösen, klugen, schlauen Menschen von gutem Gedächtnis hin, usw.» – Diese Art der Charakterbestimmung ist typisch für alle aus dieser Zeit stammenden Werke über Physiognomik und ihre verwandten Gebiete. Abbildung aus: Johannes Indagine «Chiromantia Physiognomia ex aspectu membrorum hominis... Astrologia naturalis», Argentorati 1531.

siognomischen Wissens seiner Zeit dar. Ihm folgten eine Reihe weiterer Forscherarbeiten, die sich teils mehr, teils weniger von den ursprünglich «mantischen» Ansatzpunkten entfernten, wie die von Barth. Coclitis, Joh. Indagine und Adr. Sicler, die auch Studien über die Hand enthalten. Wie überhaupt von jetzt an die gesamte Gestaltenkunde und Ausdruckskunde zur vornehmlichsten Grundlage der Charakterkunde wird.

Die Erfassung der Vielgestalt menschlicher Eigenarten geschieht, in Anlehnung an die klassischen Vorbilder der Aristotelischen «Physiognomika» und den «Characteren» des Theophrast von Eresos, mit Vorliebe schematisch und typisierend. Nach Porta zum Beispiel «hatte der Rechtschaffene eine große Nase, breite Brust, große Schultern, dunkle feuchte Augen mit mildem Blick, strenge, herabgezogene Stirne; der Verworfene dagegen lange Ohren, kleinen, vorgeschobenen Mund, vorstehende Eckzähne, krummen Hals, schmächtige Unterschenkel» usw., usw.

Die *Chirognomie* unterschied nach der Handgestalt zwei Typen von Menschen, die mit glatten und die mit knotigen Fingern, und jeder Typus hatte außerdem noch zahlreiche Unterabteilungen. Nach Phil. Meyens (1667) zeigten lange, spatelförmige Finger Pessimismus, Reizbarkeit, scharfen Sinn, Selbstzufriedenheit, wenig Wohlwollen an; kurze, dicke Finger sprachen für einen impulsiven, unüberlegten, ungeschickten, inkonsequenten Charakter; sehr kurze und grobe Finger verrieten Egoismus, Grausamkeit und Trotz. D'Arpentigny meinte, ein kleiner Daumen, wie ihn angeblich Dürer, Homer, Shakespeare, Montaigne und andere hatten, zeuge von einem instinktiven, intuitiven, impulsiven Wesen, ein

großer Daumen jedoch von Autoritätswillen, vom Vorherrschen des Denkens, von Härte, und er weist auf Voltaire, der einen besonders langen, großen Daumen gehabt haben soll. C. Agrippa unterschied 150 Handtypen, Indagine 37, d'Arpentigny 7 und Carus 4 – und da keine einzige Hand genau der anderen gleicht, ja, da sogar die Musterung eines jeden Fingerballens derartig individuell einzigartig ist, daß ihr Abdruck in der Daktyloskopie zum sichersten Kennzeichen eines Menschen herangezogen werden kann, erscheint das gar nicht übertrieben. Wurde doch der Handabdruck wegen seiner Einmaligkeit zum Beispiel in China als Identitätsbeweis auf dem Reisepaß verwendet, haben in Ägypten die Hausangestellten in ihr Arbeitsbuch ihren Fingerabdruck einzutragen und dient in Brasilien, Indien, Chile usw. dieser heute noch zur Identifikation einer Person vor Gericht.
Die Charakterkunde behielt aber ihre formalistische Note, neben andersartigen neuen Versuchen, bis zur Gegenwart bei und fand ihren bedeutendsten Vertreter in Johann Caspar Lavater, währenddem der Romantiker Carl Gustav Carus in seiner «Symbolik der menschlichen Gestalt» bereits eine psychologisch tiefere, feinfühligere und differenziertere Beschreibung der Zusammenhänge zwischen menschlichem Außen und Innen gibt, die auch für uns noch aufschlußreich und lesenswert ist. Sie ist bereits von goetheschem Geist durchdrungen, einem Geist, der sich vielleicht am besten in die Worte kleiden läßt: «Ein jedes Menschenangesicht ist ein Gedanke der Natur.»

Die Gefahren, die einer jeden mechanistischen und klassifizierenden Betrachtungsweise drohen, erreichten ihren Höhepunkt in der an sich interessanten, bereits anatomisch-physiologisch unterbauten Lokalisationstheorie des Franz Joseph Gall, des Begründers der *Phrenologie,* die sich in der Zuordnung von psychischen Funktionen zu bestimmten Schädelwölbungen soweit verstieg, sogar der «Mutterliebe», dem «Diebessinn», dem Stolz, dem Gewissen usw. im Gehirn eigene «Schubladen» zuzuweisen. Der Siegeszug der materialistisch-mechanistischen Weltauffassung und das um die Jahrhundertwende immer mehr überhandnehmende Spezialistentum haben dann noch das ihrige dazu beigetragen, um der analysierenden, zersetzenden Teilbetrachtung, die vor lauter Bäumen schließlich den Wald nicht mehr sah, Vorschub zu leisten. Vergeblich blieben die Versuche, durch die wachsende Zahl von *Typenlehren,* sei es von physiologischen, philosophischen oder psychologischen Standorten aus, der nicht mehr übersehbaren Einzelerkenntnisse in einer einheitlichen Übersicht Herr zu werden: die Ganzheitsschau war dem Menschen verlorengegangen. Der Intellekt mochte in Technik und Naturbeherrschung Triumphe feiern – die Seele ließ sich weder in Symptome und Phänomene zerlegen noch in abstrakte Formeln hineinpressen.

Nachdem alle Bemühungen, des wahren Wesens des «inneren Menschen» unmittelbar im «äußeren Menschen» endgültig und unwiderlegbar habhaft zu werden, unbefriedigend blieben, begab sich der nach Menschen- und Selbsterkenntnis Sehnende zu Ende des 19. Jahrhunderts auf eine neue Spur. Ausgehend von der Idee, daß alles, was der Mensch schaffe und hervorbringe, Ausdruck seines inneren Zustandes sein müsse, hoffte er nun aus der Handschrift, als aus einer Art von «Bewegungsphysiognomik», das Geheimnis erschließen zu können. Als bildhafter Niederschlag von seelischen Inhalten, die durch das Bewußtsein hindurchgegangen und von diesem gesiebt worden sind, gleichsam eine «in Linienmuster gefrorene Dynamik der Seele», die Sein und Wollen des Menschen zusammenfassend darstellt, gab sie dem «Schauen-Könnenden» einen wertvollen Schlüssel zu den Geheimfächern des Charakters. Raumverteilung, Lage, Größe, Druck, Tempo und viele andere Merkmale der Schrift in ihrem bewegten Zusammenspiel lieferten eine beredte Unterlage zur Untersuchung der «Sprache der Seele», und so wurde die *Graphologie*, von Crépieux-Jamin (1858–1940) begründet, später durch L. Klages und zahlreiche andere ausgestaltet, ein immer beliebteres Gebiet der Seelenkunde. Macht doch die Handschrift nicht nur alle seelischen Entwicklungsstadien eines Menschen mit, sondern spiegelt auch deutlich alle seine alters- oder krankheitsbedingten Veränderungen wider.
Die elementarsten Reaktionsweisen eines Menschen, der Rhythmus, von dem er getragen ist, seine Kulturstufe, seine Spannkraft usw. werden uns, gleichsam in hieroglyphischer Selbstabbildung, vor Augen geführt; und in der Schrift enthüllte sich hinter einer prunkvollen Außenfassade schon so manche gähnende Leere. Zuerst suchte man in der Graphologie ein System fester Zeichen und Formen aufzustellen, doch geht man heute bereits – wie zum Beispiel M. Pulver in seinem Werk – zu einer Strukturschau über, die allein dem Ganzheitscharakter alles Seelischen gerecht zu werden vermag.

Vier Illustrationen aus: M. Helmut «Menschenkenntnis in der Handschrift», Berlin 1934.

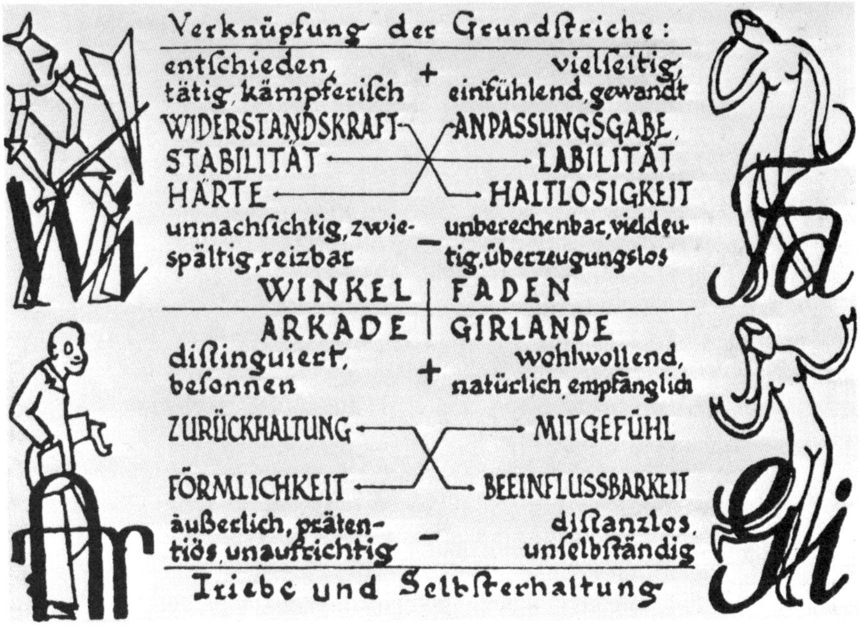

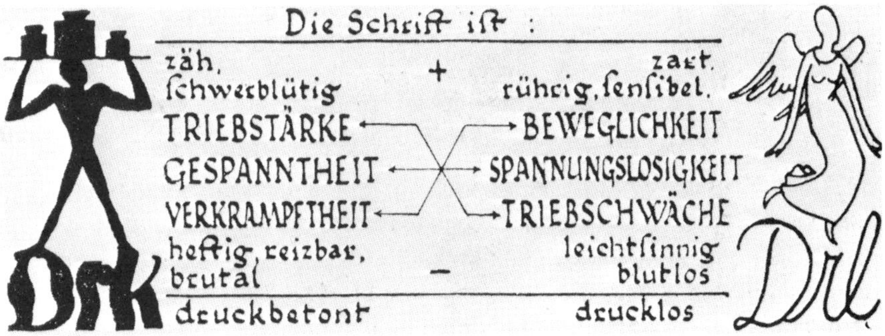

Die Unterschrift des Malers Slevogt. Sie zeugt von Vitalität, Zähigkeit, von lebendiger Anschauungskraft und einer ausgesprochenen Tendenz zu Herrschsucht.

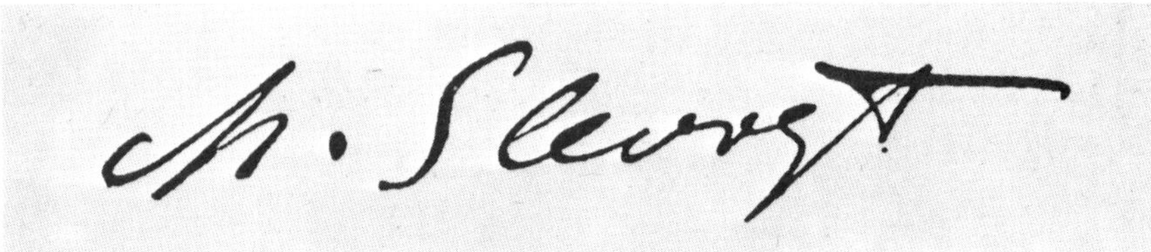

Die Unterschrift des amerikanischen Großindustriellen Henry Ford. Sie verrät Ehrgeiz, Großzügigkeit, daneben aber auch Berechnung und Verschlossenheit.

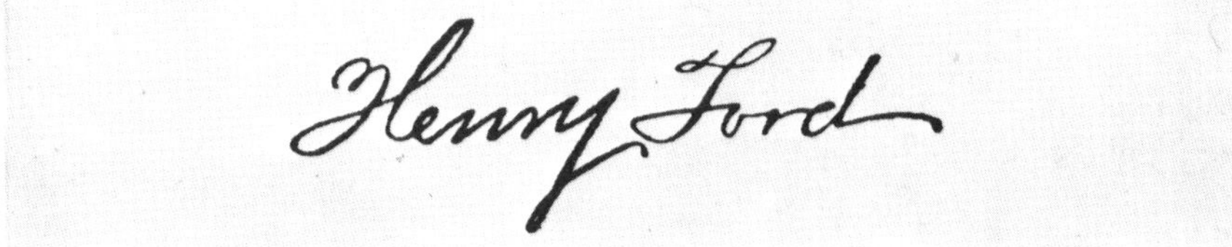

Einen weiten Weg ist der Mensch gewandert auf der Suche nach sich selbst; ist er nun endlich nahe am Ziel? Er griff zu den Sternen, um sich dort zu finden, dann sollte das ganze Äußere seiner Gestalt, sein Antlitz, seine Glieder das Geheimnis enthüllen, dann seine Schrift, das Werk seiner Hände, Einblick gewähren, und zuletzt noch hoffte er, jenen rätselreichen «Zweiten» in sich aus den Reaktionsweisen seines Inneren in einem «psychologischen Laboratorium» erforschen zu können. Die Seele sollte aufgrund vorbedachter, wohlkonstruierter *Experimente* «ans Licht gelockt» werden. Eine Art «Seelenchemie» kam auf, Reaktionsabläufe wurden gemessen, Manifestationen unter die Lupe genommen, zerlegt und klassifiziert. Man stellte einen bunten Strauß von Feststellungen über die Äußerungsarten der Seele zusammen, nannte ihn «Psychodiagnose» und merkte vielleicht gar nicht, daß der Name nach Medizinischem klang; wie wenn der Charakter eine Krankheit wäre!

Die *Statistik* und die Psychodiagnostik feierten Orgien; der modernen *Testmethoden* wurden Legion. Dem Menschen jedoch kam dabei sein wahres Wesen noch mehr abhanden. Man war so weit gekommen, es in einem «Seelenschema», einem «Charakterprofil», einer «Erlebniskurve» einfangen, ausdrücken, veranschaulichen zu wollen. *Psychometrik* und *Psychographie* trugen das ihrige bei. Die Entpersönlichung war bis an ihren Rand gelangt. Die Psychologien vermehrten sich, überpurzelten sich, jede

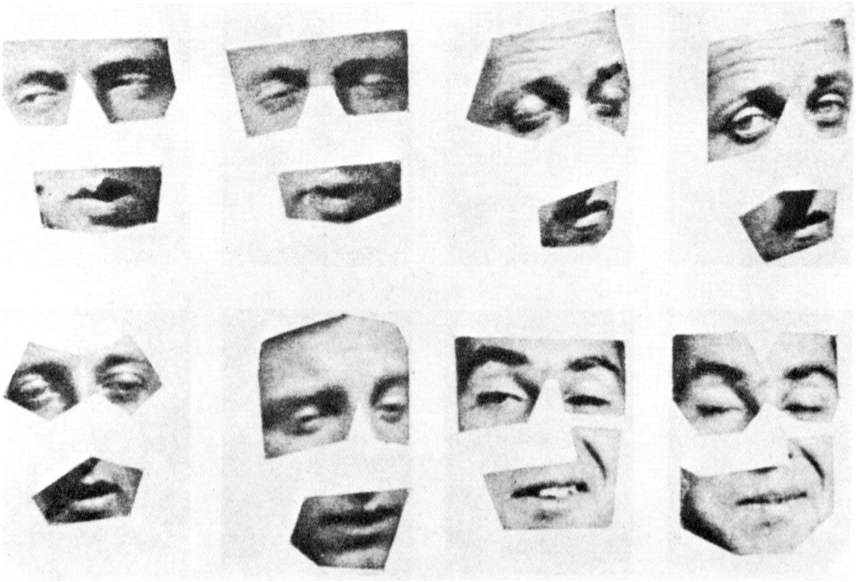

Die neuzeitliche Physiognomik löst das Gesicht in einzelne Komponenten auf und untersucht diese Teile unabhängig voneinander in bezug auf ihre charakterologischen Werte. Sie analysiert die Mimik der Augen, die Variationen der Lidspalte, der Blickrichtung, der Stirnfaltung, der Mundspalte und der Mundwinkel auf ihren Ausdrucksgrad hin und nennt sich «mimische Diagnostik». Die «Teilbetrachtung» steht im Vordergrund. (Aus: Philipp Lersch «Gesicht und Seele», München 1932, Taf. I.)

Eine Auffassung der Persönlichkeit bzw. ihrer Charakterzüge als ein System fokaler (brennpunkthafter), aber untereinander abhängiger Teilstrukturen, dessen Einheiten in jeder Person wesentlich verschieden sind. – Diagramm aus «Personality», einem der besten Übersichtswerke der verschiedenen Auffassungen über diesen Themenkreis, von Gordon W. Allport, Professor der Psychologie an der Harvard-Universität in Cambridge USA (London 1937).

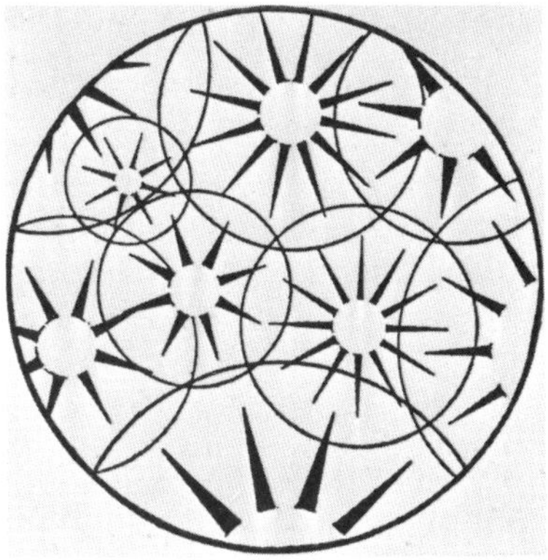

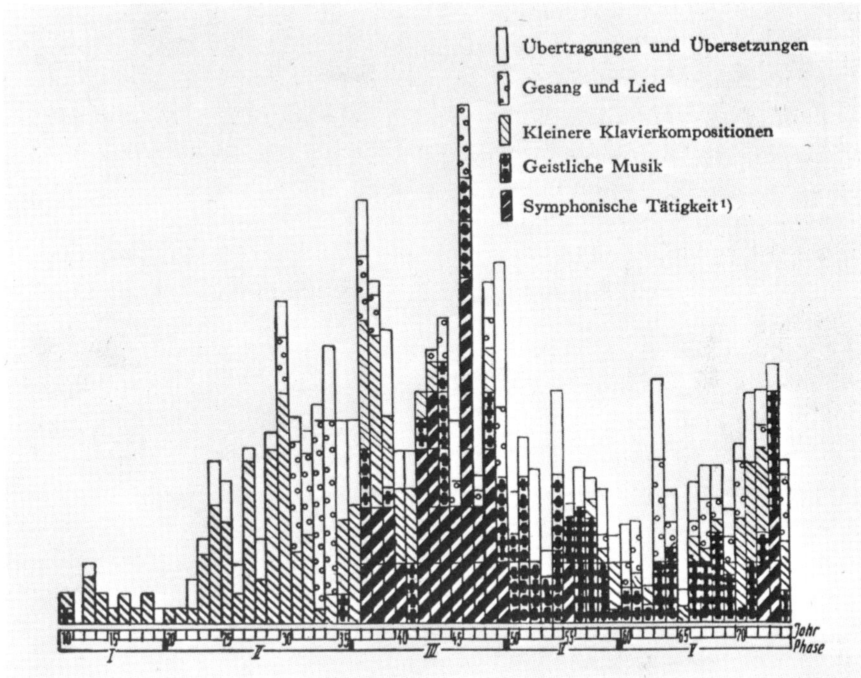

Ein interessantes und instruktives Beispiel für die Vorzüge und Gefahren der statistischen Methode im Bereich der Psychologie. – Statistische Zusammenstellung der Werke von Franz Liszt im Verlaufe seines Lebens, geordnet aufgrund ihres formalen und inhaltlichen Charakters. (Aus: Charlotte Bühler «Der menschliche Lebenslauf als psychologisches Problem», Leipzig 1933.)

meinte, die alleinseligmachende Lösungsformel gefunden zu haben. Der wurzellos gewordene, aus seinen Bindungen herausgefallene abendländische Mensch jedoch stand einsam auf einer entgötterten Erde da, ferner denn je vom Wissen um seinen «Wesenskern».

Da trat die *Wendung* ein. Während sich die Welt zerfleischt und alle von Menschenhand gesetzte Kultur in Schutt und Asche zu zerfallen droht,

kündigt sich in den Seelen schon ihre Wiedergeburt an. Eine neue Ganzheitsschau drängt sich immer fordernder auf: Grenzen fallen in sich zusammen, das Trennende wird zum Ausgangspunkt großer, zusammenfassender Planung, und eine religiöse Neubesinnung weist verheißungsvoll auf die ewig gültigen Ordnungen hin. Der lebendige Organismus als vorbildliche Struktureinheit rückt in den Ausgangspunkt der Betrachtungsweise auch innerhalb der Wissenschaften. Die *Gestaltpsychologie,* die *Verstehens-* und *Entwicklungspsychologie,* die Neuorientierung in der *Charakterologie* und *Anthropologie,* die *Psychohygiene* und die modernsten empirischen Formen der Persönlichkeitsforschung sowie der angewandten Psychologie bringen hoffnungsreiche Ansätze. Auch die *Psychosomatik* zielt in der Medizin in dieselbe Richtung.
Als Gegenpol zur außerordentlichen Verflachung und Verarmung, in die die Seelenkunde zuletzt hineingeraten ist, und auch als Gegengewicht zur Zweidimensionalität jedes rein intellektuellen, abstrakten Denkens, das die Verbindung mit den Quellen des Lebens bereits verloren hat, erschließt die jüngste Disziplin der Selbsterkenntnis, die moderne *Tiefenpsychologie,* das an unerschöpflichen Schätzen trächtige Reich der unbewußten Psyche und ruft ihre heilenden Kräfte zur Hilfe auf.
Einen völlig neuen Weg zur Entschlüsselung des menschlichen Wesens bildet die Entdeckung des Mechanismus der Verdrängung der mit der bewußten Einstellung unvereinbaren Gedanken, Wünsche, Triebe und Erlebnisse, wobei als Folge der Verdrängung allerlei störende Symptome auftreten können. Die verdrängten psychischen Inhalte bewußtzumachen, wird zu einem wichtigen Ziel der Psychotherapie. Hierbei erlaubt das Vermögen, die auf unsere Mitmenschen projizierten, unbewußten Inhalte zurückzuziehen und als eigene zu erkennen, eine tiefere und klarere Einsicht in das Labyrinth unserer Seele. Sie wird von der Deutung der Träume und der Entzifferung ihrer Geheimsprache unterstützt und gefördert. Auf diese Weise wird es möglich, den Menschen aus der Zusammenschau seines bewußten *und* unbewußten Soseins zu verstehen, ihn in der Ganzheit seiner Persönlichkeit zu erfassen. Schon in der Bibel heißt es, daß Gott seinen Willen durch Träume kundtut. *Traumdeutung* war seit jeher eine weithin geübte und geschätzte Bewährung. Jetzt kam sie in neuer Form zu neuen Ehren.
Als weiteres diagnostisches Mittel zur Erforschung der Menschenseele fand man plötzlich heraus, daß *spontanes Malen,* Kneten und ähnliches Tun ebenfalls eine wertvolle Handhabe bilden, um in die geheimen Hintergründe der Seele einen Blick zu werfen. Die vorbegriffliche Sprache, die

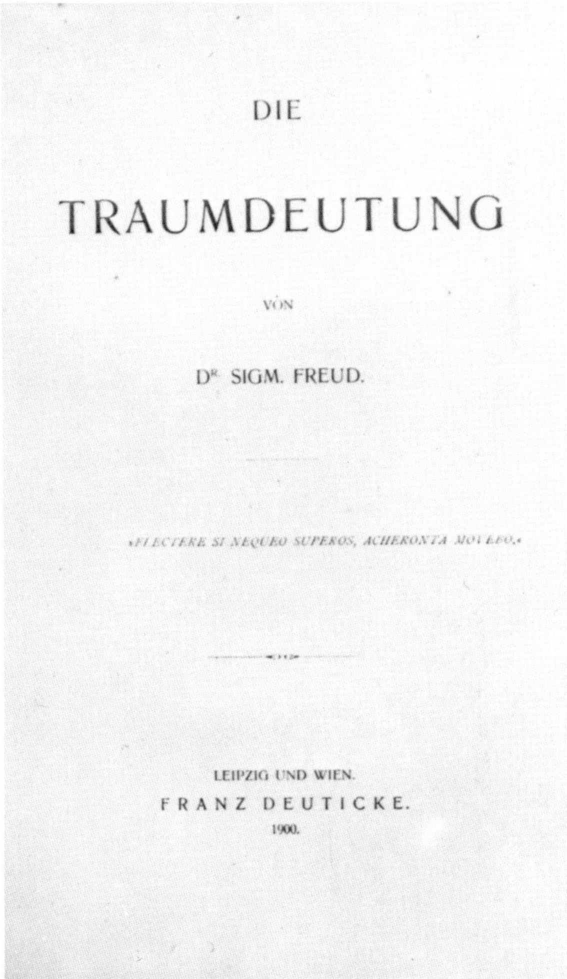

DIE

TRAUMDEUTUNG

VON

DR. SIGM. FREUD.

»FLECTERE SI NEQUEO SUPEROS, ACHERONTA MOVEBO.«

LEIPZIG UND WIEN.
FRANZ DEUTICKE.
1900.

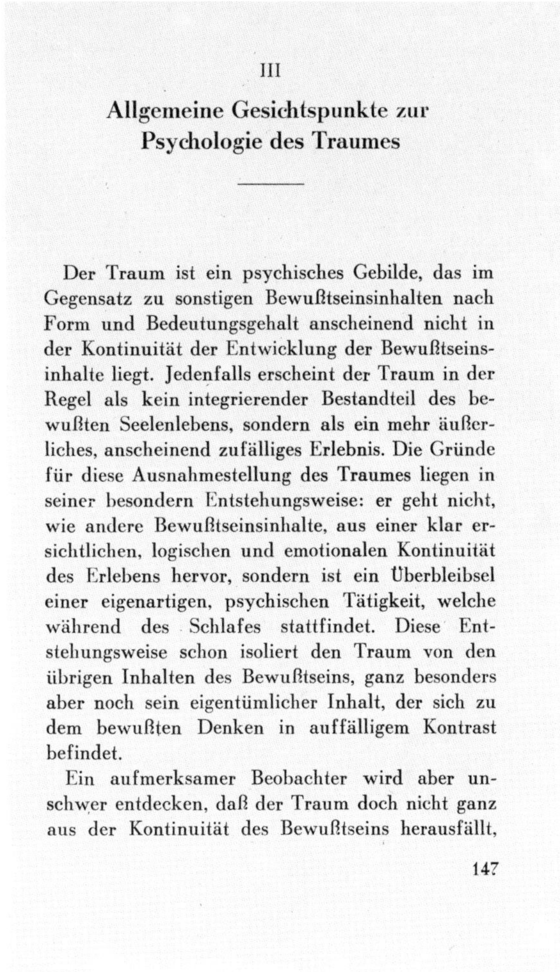

III

Allgemeine Gesichtspunkte zur Psychologie des Traumes

Der Traum ist ein psychisches Gebilde, das im Gegensatz zu sonstigen Bewußtseinsinhalten nach Form und Bedeutungsgehalt anscheinend nicht in der Kontinuität der Entwicklung der Bewußtseinsinhalte liegt. Jedenfalls erscheint der Traum in der Regel als kein integrierender Bestandteil des bewußten Seelenlebens, sondern als ein mehr äußerliches, anscheinend zufälliges Erlebnis. Die Gründe für diese Ausnahmestellung des Traumes liegen in seiner besondern Entstehungsweise: er geht nicht, wie andere Bewußtseinsinhalte, aus einer klar ersichtlichen, logischen und emotionalen Kontinuität des Erlebens hervor, sondern ist ein Überbleibsel einer eigenartigen, psychischen Tätigkeit, welche während des Schlafes stattfindet. Diese Entstehungsweise schon isoliert den Traum von den übrigen Inhalten des Bewußtseins, ganz besonders aber noch sein eigentümlicher Inhalt, der sich zu dem bewußten Denken in auffälligem Kontrast befindet.

Ein aufmerksamer Beobachter wird aber unschwer entdecken, daß der Traum doch nicht ganz aus der Kontinuität des Bewußtseins herausfällt,

147

Titelblatt von Freuds «Traumdeutung»[3] (Erstausgabe).

Kapiteltitel aus: C. C. Jungs «Psychologische Abhandlungen, Band II», Zürich 1928[4].

sich in Bildern ausdrückte, war schon vor Jahrtausenden diejenige der Primitiven. Felszeichnungen und Mythen berichten uns davon. Jetzt sollte der moderne Mensch wieder zu ihr zurückkehren, um aus seinen Seelentiefen Gefühl und Emotion, Bewegung und Erschütterung emporzuheben und in Farben und Formen einzufangen. So entstand zum Beispiel das Malen als therapeutisches Hilfsmittel und fand regen Anklang und weite Verbreitung bei Kindern und Erwachsenen, bei Gesunden und Kranken: teils um sich spielerisch zu entladen, teils um durch diese «Entladung» eine neue Forschungsart darzustellen, durch die den Geheimnissen der Seele nachgespürt werden könnte. Diese neue Untersuchungsmethode ist in stetem Wachsen und hat ihren Höhepunkt noch keineswegs erreicht. Sie scheint durch die Vielfalt ihrer Möglichkeiten etwas zu verlebendigen, was den Urgründen der Seele entstammt. Darum soll in den folgenden Kapiteln vor allem diesem modernsten Weg zur Menschenkenntnis – dem Malen – nachgegangen werden, um seine Eignungen und Grenzen in den verschiedensten Aspekten aufzuzeigen.

Als ob der Ring sich schließen würde: Nachdem sich das Einzelbewußtsein aus dem äußeren Kosmos langsam herausgelöst, von dem Kollektiv abgesondert und sich immer persönlicher und vielgestaltiger auseinandergefaltet hatte, neigt es sich nun, an seine Grenze gelangt, zurück zu seinem Ursprung, wo seine Teile und Differenzierungen im Urschoß des «kollektiven Unbewußten», im inneren Kosmos, der in den gemalten Bildern in Erscheinung tritt, zu einer Einheit zusammenfließen, um dann – durch das Bewußtsein emporgehoben – vom erneuernden Lebenswasser der Tiefen gespeist und gestärkt, das Leben in sich und um sich herum erfolgreicher meistern zu können. Damit Synthese werde, müssen die Pole zuerst auseinandertreten, um nach der Vereinigung – in fernen und veränderten Zeiten – sich vermutlich von neuem zu trennen. Gibt es in diesem Wechselspiel jemals ein Ende? Findet die «Bestimmung» nur im Jenseits ihr Ziel?

Anscheinend ist es noch keinem Irdischen verliehen worden, das eigene Antlitz so zu sehen, wie es wirklich und wahrhaftig ist. Selbst der Spiegel, wie man ihn auch halten und drehen möge, wie klar und scharf er sei, wird den Menschen immer nur in ewiger Vertauschung, als sein eigenes Gegenüber, widerspiegeln. Aber schon diesem Gegenspieler standhaft und unerschrocken ins Auge zu blicken, fordert oft mehr Mut und Demut, als ihn auf dem Wege erdachter «Systeme» und «Methoden» bezwingen zu wollen, um dann, trotz eifrigen Bemühens, vielleicht doch an ihm vorbeizuschauen: Denn die Seele des Menschen ist göttlicher Natur, und alles Streben, bis zu ihrem Wesenskern vorzudringen, wird hier auf Erden wohl immer nur Stückwerk sein.

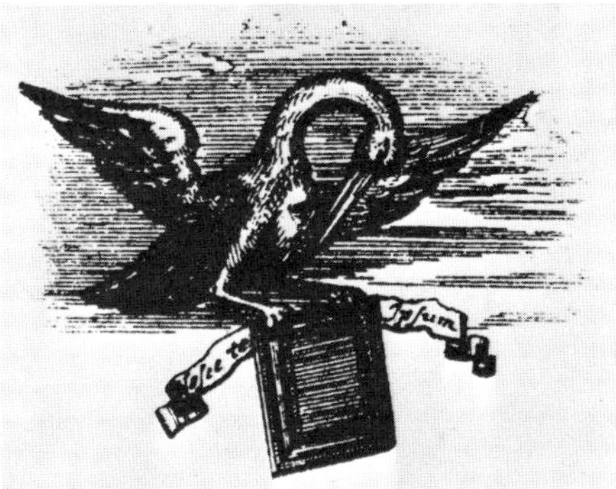

Die Bilder aus dem Unbewußten

I.

Einführung

Das 1922 veröffentlichte, jetzt auf seinem Gebiet bereits zu den Klassikern zählende Buch von Hans Prinzhorn «Bildnerei der Geisteskranken» stellte seinerzeit einen kühnen Vorstoß in eine noch relativ unbekannte Welt dar. Seine Behauptung, daß wir hinter der ästhetisch oder kulturell zu bewertenden äußeren Erscheinung eines jeden Gestaltungsprozesses «einen Kernvorgang annehmen müssen, der in seinem Wesen in der souveränsten Zeichnung eines Rembrandts oder dem kläglichsten Gesudel eines Paralytikers das gleiche sei, nämlich Ausdruck von Seelischem»[1], eröffnete für die Kunstbetrachtung wie auch für die Psychopathologie neue Horizonte. Seither ist die Reihe der Publikationen über dieses oder über verwandte Themen zu einer wahren Flut angeschwollen. Nicht nur in den psychiatrischen Anstalten sowie in der Kinderpsychologie und Kinderpädagogik steht die «Bildnerei» in hohem Ansehen, sie ist sozusagen in jeder psychotherapeutischen Praxis, welcher Schule immer, ein wertvolles Hilfsmittel geworden, das man nicht mehr missen möchte. Selbstverständlich gibt es auch schon mehrere internationale Gesellschaften für «psychopathologische Kunstgebilde», die sich bemühen, alle Bestrebungen und Ergebnisse zusammenzufassen und zu koordinieren.

Der bildnerische Ausdruck hat in den letzten Dezennien die Grenzen künstlerischen Schaffens gesprengt und ist in die verschiedensten Gebiete eingedrungen. Durch die «Macht der Bilder» soll alles Gedruckte anziehender, die trockene Statistik verständlicher und schmackhafter, die Kauflust unwiderstehlicher, die gestörte Seele zugänglicher und gelöster gemacht werden. Das einseitige Vorherrschen der Vernunft und Logik, das Überhandnehmen begrifflich-abstrakter Formulierungen, die Tendenz zu Formeln und Schlagwörtern haben den Zugang zu den schöpferischen Tiefen der Seele verstellt und dadurch den Menschen von den Quellen seiner Ein-

fälle und Gefühle, somit also auch von der Welt seiner Bilder abgeschnitten. So blieb er, intellektbestimmt, der Materie verfallen und der Ratio ausgeliefert, auf unergiebigen Höhen des Geistes, der Angst ausgesetzt, um unausweichlich das Opfer einer Neurose zu werden.
Das mußte zur Umkehr führen, denn die Seele läßt sich nicht in die Zwangsjacke einer Einseitigkeit sperren; zu ihrer natürlichen Ausgewogenheit braucht sie das Rationale ebenso wie das Irrationale.
Erstaunt sehen wir daher, wie sich heute – gleichsam als Gegenkräfte – neue Bereiche auftun: die Mikrophysik, die ungegenständliche Malerei, die Parapsychologie und nicht zuletzt die moderne Psychologie des Unbewußten. In all diesen Gebieten drückt sich Unfaßbares und trotzdem tief Bedeutungsvolles aus, und die Beziehung zum Irrationalen wird durch sie wieder transparent.

Die Bilder

Der Begriff «Bilder aus dem Unbewußten» ist relativ neu. Da er mit dem Begriff des Unbewußten eng verbunden und ohne diesen überhaupt nicht zu denken ist, vermag er auch nur bei denen Geltung zu haben, die die Existenz einer unbewußten Psyche akzeptieren. Wir verstehen unter diesen Bildern jede Art von sichtbarer Darstellung eines seelischen Inhaltes oder Vorganges, sei dieser veranlaßt durch eine fest umrissene oder eine mehr oder minder vage Vorstellung, einen Zustand, ein Gefühl, eine Erinnerung, eine Phantasie, eine Traum- oder Wachvision, ein Geschehen usw., das wir in Worten nicht adäquat ausdrücken können, weil es in abstrakte Begriffe kaum zu fassen ist. «Aus seelischem Material wird also gewissermaßen eine andere Wirklichkeit geschaffen», sagt Jung, «eine Verstofflichung und Konkretisierung, die unser Gemüt und unser Wahrnehmungsvermögen direkt, unter Umgehung unseres intellektuellen Verstandes anspricht.»[2]
Natürlich enthalten diese «Bilder» nicht nur «unbewußtes» Material. Von der Photomontage bis zu den Stimmungsklecksen, von der Wiedergabe einer Landschaft bis zu mythischen und archetypischen[3] Vorstellungen können in ihnen alle Themen verwendet und aufgearbeitet werden.
Was uns trotzdem erlaubt, sie alle als «unbewußt» zu bezeichnen, ist der «Einfall», der in ihnen Gestalt erhält, die unbewußt gesteuerte «Wahl» der Bildelemente und -motive, die festgehalten werden. Immer ist es die Art

und Weise, die einmalig und eigenständig aus den Tiefen der Seele emporsteigt, und nicht bewußte Entscheidung und Formulierung, die bei ihrer Entstehung maßgebend ist. Eigentlich müßte man, je nachdem, zwischen mehr oder minder unbewußten Bildern unterscheiden, was bei ihrer Erfassung und Deutung mit in Betracht zu ziehen ist.

Als «Bilder aus dem Unbewußten» können im weitesten Sinne ebensogut farbige wie einfarbige Kritzeleien, Zeichnungen, Malereien, Plastiken sowie Scherenschnitte, Klebearbeiten u. a. m. gelten, insofern sie eben Spontanmanifestationen innerer Vorgänge beziehungsweise Vorstellungen wiedergeben, die mehr ausdrücken, als unser Bewußtsein mit seiner Begriffssprache richtig zu vermitteln imstande wäre. Das uns so Geoffenbarte ist nichts Erdachtes und Spekuliertes, aus dem Bereich des Bewußtseins Stammendes, sondern eine Botschaft von der «andern Seite» unserer Seele, aus dem grenzenlosen Land des Unbewußten, in dem alle Bilder ihren Ursprung haben. «Die Einbildung ist die Wiege, das Gedächtnis das Grab aller Dinge» (Binding), kann daher in diesem Zusammenhang mit vollem Recht behauptet werden. Was ein «Bild aus dem Unbewußten» vor allem charakterisiert und was uns interessiert, ist also eben jenes in ihm enthaltene Element, das mit dem Bewußtsein nur begrenzt faßbar und ausdrückbar ist und uns von den emotionalen Hintergründen der Psyche Kunde bringt.

Richtige «Bilder aus dem Unbewußten» ermöglichen uns einen Einblick in jene Seelenlandschaft, wo das Unaussprechbare, das nur Dunkel-Geahnte und Dumpf-Gespürte, das Unfaßbare und doch gewaltig Drängende beheimatet ist, das sich einst in Kulten und Riten, Mythen und Märchen auszudrücken vermochte und heute oft nur mehr in Komplexen und Ressentiments, in neurotischen und psychotischen Zuständen, in Symptomen physischer und psychischer Natur in Erscheinung tritt.

Gelingt es nun, durch einen Darstellungsvorgang etwas aus diesem «Ungeformten», das mit um so mehr psychischer Dynamik geladen ist, je tieferer «Schicht» es entstammt, ans Licht zu ziehen und ihm auf diese Weise «Körper» zu verleihen, so ist die Möglichkeit vorhanden, sich einer solchen Tätigkeit spontan hinzugeben und das Ergebnis unter Umständen mit einem Zweiten einer gemeinsamen Auslegung zu unterziehen; also das vorerst unreflektiert Dargestellte auch verstandesmäßig dem Bewußtsein einzubauen, was einer schöpferisch-gestaltenden Arbeit am eigenen psychischen Wesen gleichzustellen ist. Denn nur an dem, was vergegenständlicht ist, kann Wandlung eintreten. Mit diesem Stück unbewußter Psyche kann man dann wie mit einem richtigen Gegenüber eine Beziehung aufnehmen,

es gleichsam ansprechen und sich mit ihm auseinandersetzen. Eine solche spontane Reaktion auf eigene Inhalte vermag zu einer seelischen Entspannung zu führen und zu einer schöpferischen Schaffensquelle zu werden.
Eine Patientin, die vor Spinnen und spinnenähnlichen Tieren eine derartige Angst hatte, daß sie bei ihrem Anblick – sogar wenn sie ein solches nur abgebildet sah – in lautes Schreien verfiel, verlor diese Angst in jenem Moment, in dem sie, dem Rat des Analytikers folgend, in den kreisförmigen Leib des Tieres zwei Augen, eine Nase und einen Mund zeichnete und ihm damit ein «Gesicht» gab (Bild 1), zu dem sie sich in Kontakt setzen konnte.
Ist dieser einmal hergestellt, so kann man ein solches Bild besinnlich betrachten, mit Entdeckungseifer untersuchen, sich mit ihm in ein Zwiegespräch einlassen, man kann es – mit einem Wort – auf sich wirken lassen[4].
Es ist kein flüchtiges Schaumgebilde mehr wie oft ein Traum, sondern eine innere Wirklichkeit, die zu einer äußerlich sichtbaren wurde und durch die Arbeit, die ihm sein Schöpfer widmete, auf diesen zurückzuwirken vermag: es hat *Ausdrucks-* und *Eindruckscharakter* zugleich. Indem es das innere psychische Geschehen vergegenständlichend ausdrückt, hat es eine unschätzbare *diagnostische* Bedeutung; indem es während seines Emporgehobenwerdens aus dem Unbewußten seinen Hersteller zu einer anhaltenden und konzentrierten Innenschau und zu einer aufmerksamen Betrachtung dieses seines Innern zwingt, erhält es als wirksame Arbeit des Menschen an der eigenen Seele einen eminent *therapeutischen* Wert.
Dabei wird nicht nur ungestaltete, im Unbewußten gefangene psychische Energie zu Ausdruck und Form befreit, sondern es wird auch sein verborgener Sinn wahrnehmbar und erfaßbar, wodurch der psychische Entwicklungsprozeß vorangetrieben werden kann. Das Verstehen des Verborgenen erlaubt sein Annehmen und schafft eine entsprechende Bewußtseinserweiterung; mit der Erweiterung des Bewußtseins wird unser Unterscheidungsvermögen geschärft, unsere Selbsterkenntnis von Täuschungen, unser Wissen von Projektionen befreit, unsere Reifung gefördert. Bewußtseinserweiterung und seelische Entwicklung sind eng miteinander verknüpft, sie bedingen sich gegenseitig.

Es war die Pioniertat von C. G. Jung, diese Zusammenhänge erkannt und sie in seine psychotherapeutische Arbeit mit Neurotikern einbezogen zu haben. Er war es, der in sorgfältiger Beobachtung nicht nur den therapeutischen, sondern auch den diagnostischen Wert der Malereien und Zeichnungen von Analysanden, das heißt von Personen, die in psychotherapeu-

1 Die Spinne

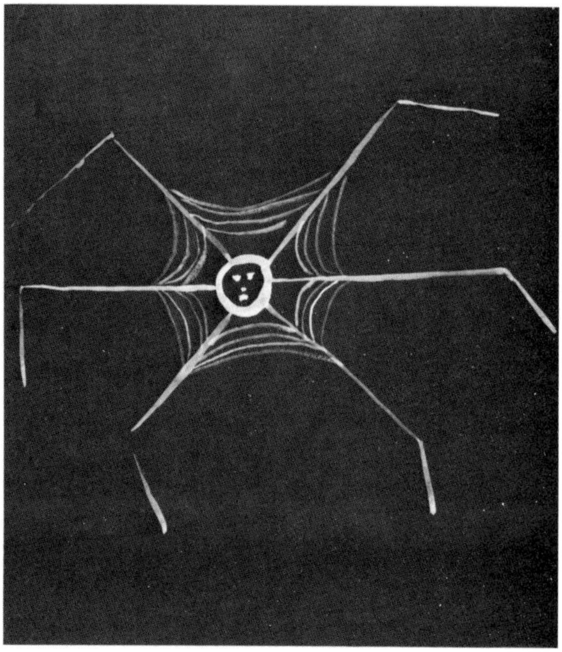

tischer Behandlung stehen, und solchen, die in ihrer Not spontan zu malen beginnen, entdeckte. Er war es, der – von seiner Intuition sowie von seinem umfangreichen Wissen der mythologisch-religiösen und historischen Analogien geführt – ihre Geheimnisse zu entwirren versuchte und den Weg zu ihrer wissenschaftlichen Verwendung und Auswertung freigelegt hat. Er betrachtete sie als eine Art Ideogramme unbewußter psychischer Elemente, oft als Abbildungen dunkel gefühlter Vorgänge und geahnter Inhalte des seelischen Hintergrundes, die sozusagen mit «umgewandtem» Auge[5] wahrgenommen – und meistens noch unverstanden –, mit Stift und Pinsel anschaulich gemacht werden. Jung hat diese Tätigkeit auch «aktive Imagination» genannt, denn das Bewußtsein muß dabei bis zu einem gewissen Grad «aktiv» mitbeteiligt sein; nicht indem es wertet, sondern indem es am Bild «arbeitet», es formt, Inneres äußerlich zum Ausdruck bringt. Dies steht im Gegensatz zur «passiven Imagination», bei der die Bilder am inneren Auge vorüberziehen, ohne festgehalten und in irgendeiner Weise – sei es durch Malen, Modellieren, Dichten, Tanzen usw. – sichtbar gemacht zu werden. Sie bleiben ungestaltet, sie bleiben Tagträume, Wachphantasien.

Die Beziehung zur Kunst

Alle große, echte Kunst hat seit jeher eine Ahnung vom Sein und Sinn solcher innerer Bilder gehabt und hat ihnen – jenseits aller begrifflichen Formulierung – durch Malerei, Skulptur, Dichtung, Musik oder andere Gestaltungen Ausdruck verliehen. Insofern nun auch ihr Mutterboden das Riesenreich des Unbewußten ist, aus dessen unergründlichem Schoß der zeugende «Einfall» aufleuchtet und zur Geburt im Werk drängt und nicht nur das Bewußtsein mit seinem kritisch unterscheidenden Verstand, läßt sich in der Tat eine gewisse Verbindung zwischen den «Bildern aus dem Unbewußten» und den Werken der großen Kunst herstellen. Beide stammen natürlich aus den strukturell gleichen Schichten. Nicht ganz zu Unrecht wird daher die Methode der Verwendung solcher Bilder in der angewandten Psychologie als «Art-Therapy» bezeichnet.
Trotzdem muß man dabei einen scharfen Unterschied machen. In der Kunst wird das Material durch ein Gestalten, in dem Inhalt und Form zu einer höchstmöglichen Einheit verschmolzen und zur Vollendung gebracht werden, seinen Sinn offenbaren. Dagegen können die «Bilder aus dem Unbewußten» sozusagen nur als Rohmaterial der unbewußten Seele angesprochen werden, zu der die zusammenballende und formende schöpferische Kraft eines wirklichen Künstlers hinzukommen müßte, um sie als «Kunstwerke» bezeichnen zu dürfen. Natürlich ist es dabei nicht ausgeschlossen, daß manchen «Bildern aus dem Unbewußten» ebenfalls die Qualität eines Kunstwerkes zugebilligt werden kann. Dennoch ist der Gesichtspunkt, von dem aus diese Gebilde gemacht, betrachtet und beurteilt werden sollen, ein völlig anderer.
Für den Künstler bilden die Inhalte seines Unbewußten den Stoff und den Anlaß der künstlerischen Gestaltungstätigkeit und lassen ihn zum wegweisenden und gültigen Sprachrohr des zwar Unausgesprochenen, aber immerwährend Urlebendig-Wirksamen in der Seele der gesamten Menschheit werden. Die «Bilder aus dem Unbewußten» jedoch haben, wie ein «journal intime», nur für denjenigen Bedeutung, der sie aus sich herausstellt; sie haben nur für diesen die Überzeugungskraft einer Evidenz. Auch schafft der Künstler aus einem inneren Nicht-anders-Können, gleichsam als Instrument einer überpersönlichen Macht, und nicht in bewußter Absicht zu einem psychologischen oder therapeutischen Ziel und Zweck. Bei den «Bildern aus dem Unbewußten» steht hingegen der Ausdrucks- und Wirkungswert in bezug auf den einzelnen, der sie macht, im Vordergrund. Vor allem, wenn man etwas über das Bild aussagen will, beziehungsweise

darüber, was es für seinen Verfertiger zu bedeuten hat. Darum sind auch das ästhetische Moment und das Könnerische dabei gänzlich Nebensache. Sie haben ihre Bedeutung lediglich als Ausdruckswerte der Seele.
Es verdient vermerkt zu werden und ist nicht uninteressant, daß mancher professionelle Künstler, wenn es zum Beispiel in einer psychotherapeutischen Arbeit um die Gestaltung seiner «Bilder aus dem Unbewußten» geht, unbeholfen und verloren ist, kindliche und primitive Produkte hervorbringt, wie wenn er noch nie einen Pinsel geführt hätte, im Gegensatz zu manchem Laien, der bis dahin keinen Strich hinsetzen konnte, dessen Vorstellungen jedoch so stark, so scharf und so dynamisch geladen sind, daß er sie mit einer relativen Vollendung «abbilden» kann. «Bei solchen Bildern soll es sich gar nicht um Kunst handeln», sagt Jung, «sondern um mehr und anderes als bloß Kunst: nämlich um die lebendige Wirkung auf den Hersteller selber.»[6]
Die Beschaffenheit des Bildes gibt Auskunft über den inneren Zustand seines Schöpfers, und an der Darstellungsweise und Darstellungsfähigkeit läßt sich ablesen, wie er zu diesem Zustand steht, ob er davor flieht, ob er davor Angst hat oder ob er Geduld und Hingabe besitzt, sich damit zu befassen, seine Freude daran zu haben usw.; sie verrät den Entwicklungsgrad nicht seines gestalterischen Könnens, sondern seiner seelischen Reife. Hier geht es nämlich um den individuellen «Erlösungswert» eines Bildes, unabhängig von seinem künstlerischen Wert. Man könnte sogar von einer schöpferischen «Katharsis» sprechen, die durch das Bild bewirkt wird. «Denn das Anschauen und Verfertigen der inneren Bilder bedeutet das Lebendigmachen der Seele», sagt Jung[7].
In ihrer Ausdruckskraft ist ihr diagnostischer, in ihrer Eindruckskraft ihr therapeutischer Wert eingeschlossen, wobei diese beiden «Kräfte» stets in Wechselwirkung zueinander stehen. Auch wenn vorerst beim Malenden oder beim Betrachter kein rationales Verstehen vorhanden ist, mag sich schon allein durch das Ergriffensein, das die Bilder vermitteln, ein belebender und oft heilender Effekt einstellen. Das gilt vor allem dort, wo diese «Bilder» archetypischer Natur sind und daher eine numinose Wirkung ausüben können. Sogar wenn man meint, sie verstandesmäßig erfaßt und nach allen Regeln der Kunst gedeutet zu haben, bleibt immer noch etwas zurück, was nur als Emotion erlebt oder durch Intuition erahnt werden kann. Dies ist der Grund, warum es nicht auf eine mehr oder weniger gelungene, hilflos ungeschickte oder künstlerisch begabte Darstellung ankommt. Wichtig ist allein, daß durch ein solches Schaffen jeweils ein Quantum psychischer Energie freigemacht wird, nachdem der Inhalt des Un-

bewußten zur stofflich sichtbaren Manifestation genötigt wurde; dadurch werden Stauungen behoben, die Energie beginnt wieder zu strömen und verändert ihre Richtung. Eine energetische Neuverteilung tritt ein und kann Gelöstheit und Entspannung bringen. Auf solche Weise mag auch das bisher Verborgene, das Neurotisierende, dem Bewußtsein nähergebracht und sein Sinn besser verständlich werden, wobei Form, Linie, Farbe und Proportion ihre jeweils spezifische psychologische Bedeutung besitzen. Je deutlicher das Bild mit dem «nach innen gewendeten Auge» geschaut wird, desto erfolgreicher gelingt seine Wiedergabe. Die Form, die es erhält, verleiht dem Auszudrückenden Umrisse und Gegenständlichkeit, die Linien veranschaulichen die emotionale Bewegtheit, die Farbe den Gefühlston und die Gefühlsintensität, die Proportion der Elemente die gegenseitige Größenordnung und das Ausmaß der entsprechenden Inhalte der inneren Bilder, die auf diesem Wege heraufgeholt und aufgezeigt werden. Formschöne Bilder verraten meistens ein gewisses seelisches Ausgereiftsein ihres Gegenstandes, während farbenfrohe Bilder eine gehobene oder beschwingte Stimmung oder auch ein leidenschaftliches Ergriffensein schildern. Aus den subjektiven Farbklängen können Charakter, Art des Denkens und Fühlens abgelesen werden, das heißt, das Wesen der Persönlichkeit tritt dabei hervor[8]. Der im Bilderdeuten geschulte Psychotherapeut vermag an ihnen die momentane Seelenlage, oft sogar die zu erwartende Entwicklung wie an einer entzifferten Schrift abzulesen.
Der seelische Stoff, der in solchen Bildern eingefangen wird, ist so mannigfaltig wie die Schöpfung selber. Nicht nur Bewußtseinsnahes und Bewußtseinsfernes wird in ihnen verwendet, oft sogar in buntester Variation, in scharfsinniger oder gar humorvoller Art vermischt; auch das Phantastischste und Ungeheuerlichste findet hier seinen Ausdruck. Aus diesen Bildern spricht eine Welt für sich, an Abwechslungsreichtum und erfinderischer Gewalt den Träumen ebenbürtig. Denn dieser «innere Seelenkosmos» übertrifft oft an Gestaltungskraft und Inhaltsfülle den äußeren, und unser Auge blickt verblüfft auf die unvergleichliche Vielfalt der Themen und Ausdrucksformen, die ihn auszeichnet.

Die Beziehung zum Traum

Die gestaltenden Kräfte, die sich in den «Bildern aus dem Unbewußten» manifestieren, sind im Grunde dieselben, die auch in unseren Träumen am

Werk sind. Es kann ihnen daher derselbe Wert wie den Träumen eingeräumt werden. Sie lassen einen Lebensprozeß der Seele sichtbar werden, der sich außerhalb der Reichweite beziehungsweise unter relativ geringster Einwirkung des Bewußtseins abspielt. Je bewußtseinsnäher die «Schicht» ist, der diese Bilder entsteigen, desto Individuelleres werden sie vermitteln, je tiefer aber die Schicht ist, aus der sie kommen, desto mehr wird ihr Inhalt archaisch, symbolträchtig und kollektiv bestimmt sein. So können bei der Deutung die Prinzipien, die wir der Trauminterpretation zugrunde legen, vielfach auch hier herangezogen werden, vor allem was die amplifikatorische Methode betrifft. «Denn die Amplifikation ist stets da am Platze», sagt Jung, «wo es sich um ein dunkles Erlebnis handelt, dessen spärliche Andeutungen durch den psychologischen Kontext vermehrt und erweitert werden müssen, um verständlich zu werden.»[9]
Zudem muß man auch die «Bilder aus dem Unbewußten», nicht anders als die Träume, auf ihren individuellen wie auf ihren kollektiven Bezug hin untersuchen und deuten, das heißt, ihr individuell ausgerichteter Sinn soll mittels der von ihrem Erzeuger gelieferten, aus seinem persönlichen Leben stammenden Assoziationen erforscht und ihr kollektiv-menschheitlich bedeutsamer Sinn mittels eines Vergleiches der einzelnen Bildelemente oder ihrer Gesamtheit mit entsprechenden symbolgeschichtlichen Parallelen

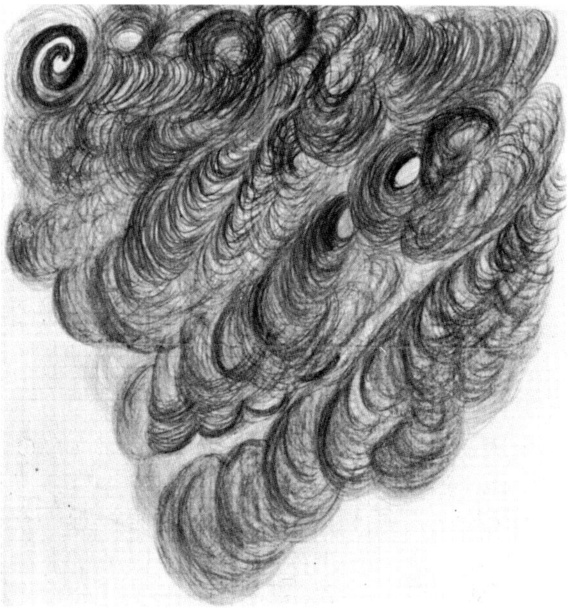

2 Der Wolkendunst

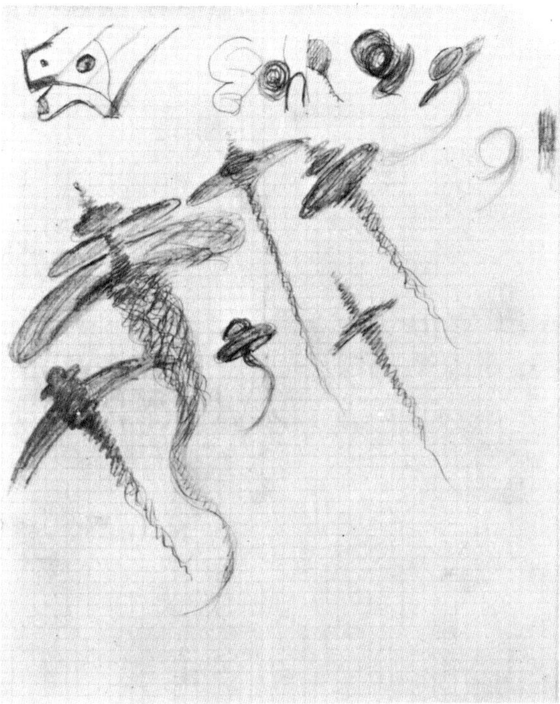

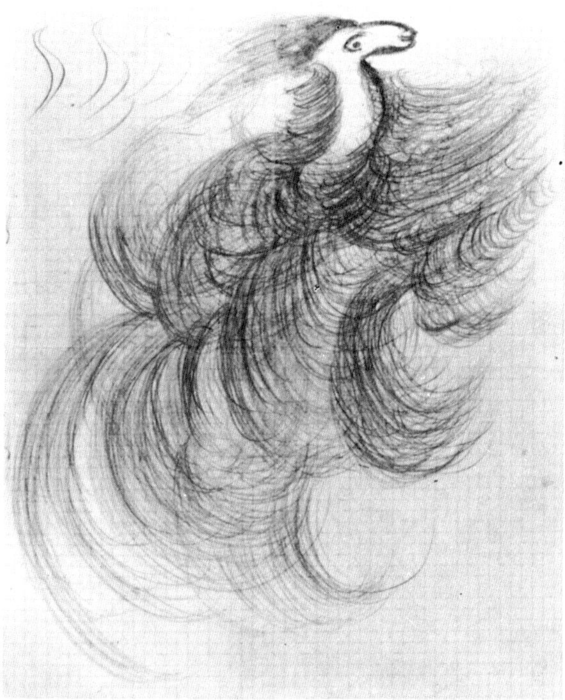

3 Kreiselnde Geschosse
4 Er ist doch ein Kamel

aufgezeigt werden. Selbstverständlich kommt sowohl die Deutung auf der Subjektstufe wie die auf der Objektstufe auch hier zur Anwendung, das heißt, es muß der symbolische Aspekt der Elemente als Veranschaulichung innerpsychischer Funktionen und Faktoren des Herstellers Berücksichtigung finden (Subjektstufe) sowie auch jener Aspekt, unter dem alle Elemente des Bildes in ihrer konkreten Wirklichkeit als solche zu verstehen sind (Objektstufe). Die Deutung auf der Subjektstufe ist bei den «Bildern aus dem Unbewußten» in einem gewissen Sinne sogar leichter und für den Hersteller und Betrachter zumindest auf den ersten Blick einleuchtender als bei den Träumen. Denn es gehört ja zu ihrem Wesen, daß sie vor allem Abbilder der inneren und nicht der äußeren Realität sind, wodurch ihr symbolischer Sinn und ihr Projektionscharakter mehr auf der Hand liegen.

Der erwachsene Mensch hat in den letzten hundert Jahren das zweckfreie «göttliche Spielen» verlernt; er ist immer mehr auf Leistung eingestellt. Auf das Spielerische als etwas Kindliches, eines jeden Nutzen Bares, schaut er etwas spöttisch und geringschätzig herab. So bleibt diese nicht unwesent-

liche Summe seines schöpferischen Ausdrucksdranges im Unbewußten gebunden und wird bestenfalls noch im Sport oder in Kollektivorganisationen, wie «Fahrt ins Blaue» und ähnlichen «Gemeinschaftsunternehmen», eingespannt und ausgelebt. Wie stark zurückgedrängt dieses Stück Seele ist, macht sich manchmal ergötzlich bemerkbar, wenn sich die Wahrheit des Unbewußten in Kritzeleien verrät und unter der Hand zum Beispiel zuerst ein «Wolkendunst» aus den unbewußten Tiefen aufsteigt, sich dann daraus aggressive «Geschosse» entwickeln, die mitten in einer ernsten Geschäftsverhandlung den bewußt höflichst behandelten Partner treffen und zum Verstummen bringen möchten, bis endlich zum Schluß die wahre innere Meinung, die man von ihm hat, in Form eines unbemerkt auf das Papier geworfenen Kamels durchbricht (Bilder 2, 3, 4).
Wie die Träume haben auch die «Bilder aus dem Unbewußten» gegenüber der jeweiligen Bewußtseinslage einen zumeist komplementierenden bzw. kompensierenden Charakter; sie vermögen aber infolge ihrer dauerhafteren und der Wahrnehmung immer wieder vor Augen gehaltenen Vergegenständlichung oft sogar stärker als jene wachzurütteln und im Sinne einer Wiederherstellung des seelischen Gleichgewichts zu wirken. Unter Umständen können solche Bilder die Träume nicht nur ersetzen, sondern durch die Möglichkeit ihres ständigen und immer wiederholbaren Vor-Augen-Führens auch einen nachhaltigeren Einfluß ausüben.

Bild und psychische Energie

Vom Funktionellen her gesehen könnte man daher das Malen eines «Bildes aus dem Unbewußten» auch als einen «psychischen Aderlaß» bezeichnen, der nicht nur eine emotionale Energie abzuführen vermag, sondern zugleich eine Veränderung des Gefälles des psychischen Energieablaufs und eine bessere Verteilung seiner Dynamik ermöglicht. In ihm vollzieht sich eine Verwandlung, indem Ungestaltetes in Gestaltetes übergeführt wird, eine Libidoumsetzung in eine schöpferische Arbeit, die formend sich formt. Dieser letzte Aspekt ist besonders bei psychischen Stauungs- und Spaltungsphänomenen von großer Wichtigkeit. Es ist bekannt, daß Strindberg in seinen Perioden von manisch-depressiven Zuständen, während deren er unfähig war, das Wort zu gebrauchen, wie besessen zu malen begann und sich damit psychisch über Wasser halten konnte. Er regredierte sozusagen zu einer vorsprachlichen, vorbegrifflichen Ausdrucksmöglichkeit. Denn die Bildsprache der Seele geht unserer abstrakten Sprache entwicklungsgeschichtlich voraus.

Dem Chaotischen, Nebelhaften, der undifferenzierten Angst wurde bei den Primitiven immer schon durch Bannung im Bild begegnet. Die «rites d'entrée» und «rites de sortie», die der Primitive bei bedeutsamen Anlässen wie Jagd, Ehe, Begegnung mit Gott u.a.m. verwendete, um sich für diese in den richtigen Zustand zu versetzen und sie mit Erfolg zu bestehen, können auch in Form von Gestaltung, von Abbildungen, wie zum Beispiel die Felszeichnungen, die rituellen Sandmuster der Navajoindianer, als eine Art Abwehrzauber oder Apotropäismus vorgenommen werden.

An etwas Ähnliches dürfen wir vielleicht auch bei unseren Versuchen mit den «Bildern aus dem Unbewußten» denken, nämlich des Beängstigenden, Übermächtigen durch sichtbare Vergegenständlichung Herr zu werden. Bild 5 veranschaulicht einen solchen Versuch. Die zwei Gespenster wurden voller Scheu und Angst auf das Papier geworfen, und die Frau, die durch ihr Erscheinen Nacht für Nacht geplagt wurde, schrieb dazu: «Diese sind die Wesen, die mich nicht schlafen lassen und deretwegen ich am liebsten nie mehr ins Bett gehen, sondern eher sterben möchte.» Die Schemenhaftigkeit der Figuren, das Bedrohende ihrer schleichenden Bewegungen, das Spukhafte der antlitzlosen Köpfe läßt uns erahnen, was die Gepeinigte, der ihr Besuch galt, fühlen mußte, als sie scharenweise bei ihr im Dunkeln herangezogen kamen, und wie erleichtert sie war, als sie sie gleichsam einfangen und der Umwelt, die ihrem Gefühl nach verständnislos für ihre Not war, im Bild vorführen konnte.

Es ist vielfach erwiesen, daß allein schon das In-Fluß-Kommen der seelischen Energie und die Möglichkeit, ihr Form zu verleihen, lösende und heilende Effekte haben mag, aber eine dauerhafte und durchgreifende Wirkung ist meistens nur dann zu erwarten, wenn die emporgehobenen und gestalteten Inhalte auch mit dem verstehenden Bewußtsein aufgenommen werden. Beim Primitiven ging es noch um ein rein unbewußtes, triebhaftes Handeln, wenn er sich der Riten und Gestaltungen im Bild und Tanz u.a.m. bediente, um seine Angst gegen das Bedrohende zu bannen; in der psychologischen Arbeit jedoch bildet das Verstehen des Hervorgebrachten einen integrierenden Bestandteil des «bannenden» Vorganges.

Nach Jungs Ansicht gilt dies in noch vermehrtem Maße bei Psychosen. Denn er ist aufgrund seiner Erfahrungen überzeugt, daß Intelligenz und psychologische Arbeit für die Schizophrenie eine verbesserte Prognose gestatten. Er meint, es sei nützlich, dem schizophren Gefährdeten oder dem leicht oder latent Schizophrenen soviel psychologische Kenntnis wie nur

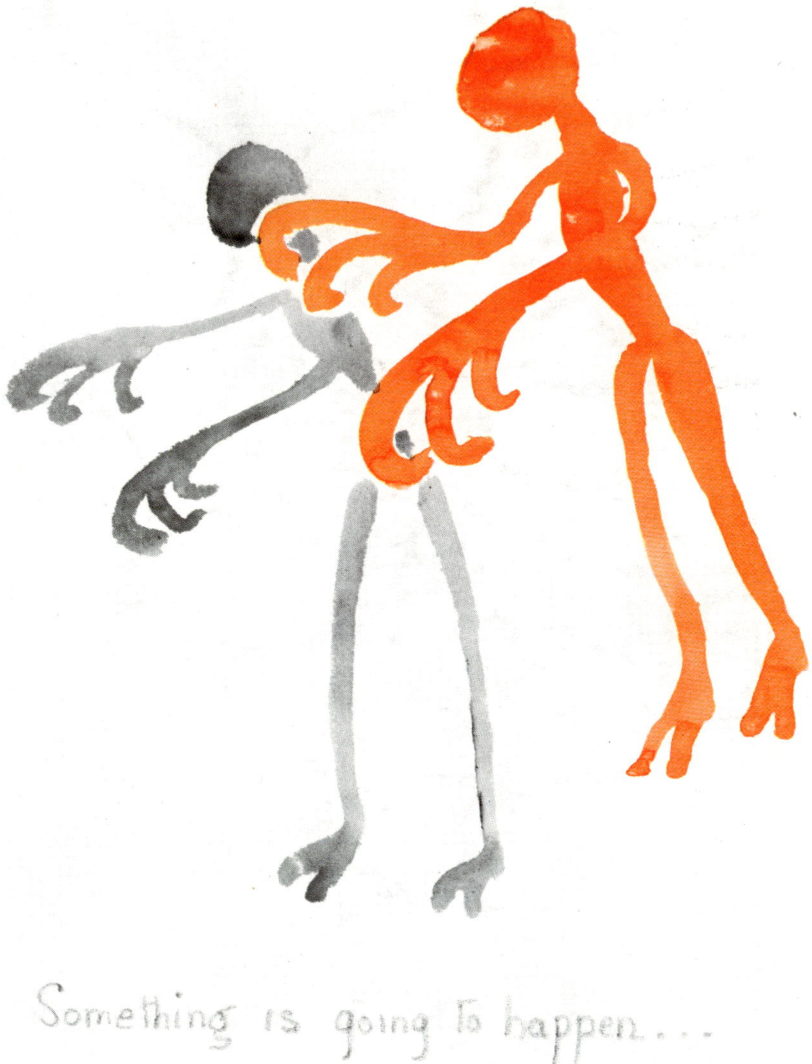
Something is going to happen...

möglich zukommen zu lassen, weil dann eine größere Chance besteht, daß dieser aus dem eventuellen psychotischen Intervall rascher herauskommt. Ebenso kann psychologische Aufklärung nach einem psychotischen Anfall unter Umständen außerordentlich hilfreich sein. Freilich läßt sich das nur durchführen, wenn ein Rapport mit dem Kranken oder Gefährdeten überhaupt herstellbar ist. Ein Minimum an Beziehungsfähigkeit seitens des Patienten ist nämlich unerläßliche Vorbedingung jeder psychotherapeutischen Arbeit. «Schizophrenie ist demnach», nach Jung, «nicht schlechthin fatal, so wenig wie Tuberkulose.» Eine psychologische Ausbildung ist bei gefährdeten Menschen als hygienische Vorbeugungsmaßnahme immer zu empfehlen[10].

Wie die Neurose weist die Psychose letztlich auf die Individuation hin. Weil sie aber in der Regel nicht an das Bewußtsein angeschlossen werden kann, verläuft sie, in sich selber zurückkehrend, gleichsam als «ouroboros» nur im unbewußten Bereich. Darum kann man die Neurose und Psychose auch als einen gescheiterten Versuch zur Selbstverwirklichung ansehen, der das Unbewußte in stürmische Bewegung versetzt, wobei jedoch das Bewußtsein zu schwach ist, um mit der Übermacht der drängenden Inhalte fertigzuwerden und sie daher – mit allen Zwischenformen ihrer Erscheinungsweisen – entweder mit Gewalt niederzuhalten trachtet oder von ihnen zerrissen wird. Durch psychologische Vorbildung oder Aufklärung wird dieser Prozeß mit dem Bewußtsein verbunden, beziehungsweise es besteht die Chance einer solchen Verbindung und damit auch einer Heilwirkung[11] durch die natürliche, eingeborene Tendenz der Psyche, die Spaltungen aufzuheben, die Gegensätze zu versöhnen und dadurch ein neues Gleichgewicht zustandezubringen, also im Sinne der «Ganzwerdung» der seelischen Ausreifung und Abrundung, der Individuation, zu wirken.

Als Beispiel für eine Heilwirkung durch «Bildgestaltung» sei ein Fall angeführt, über den Jung wie folgt berichtet[12]: «Bild 6 zeigt ein wirres Durcheinander. Pathologisch charakteristisch sind die sogenannten Bruchlinien, die das ganze Bild durchziehen. Es ist, als hätte man auf dem Eis eine Zeichnung gemacht, wobei das Eis zerbricht und die Schollen sich mit den Bruchstücken der Zeichnung regellos aneinanderschieben. Es entstehen Verwerfungsspalten wie bei einem geologischen Umschichtungsvorgang: Nichtzusammengehöriges wird zueinandergestoßen. Alle Einzelheiten befinden sich in einem zerfallenen Zustand, was die ‹Seelenlandschaft› der Malerin des Bildes ausgezeichnet charakterisiert.»

An Einzelheiten sind auf dem Bild zu erkennen: ein schiefes Auge, Blut und Wunden, eine stigmatisierte Hand, anatomische Details, phallische Sym-

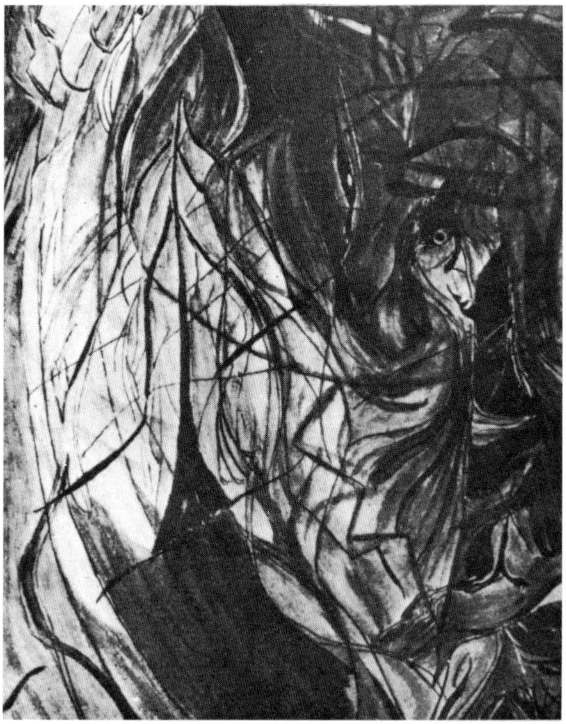 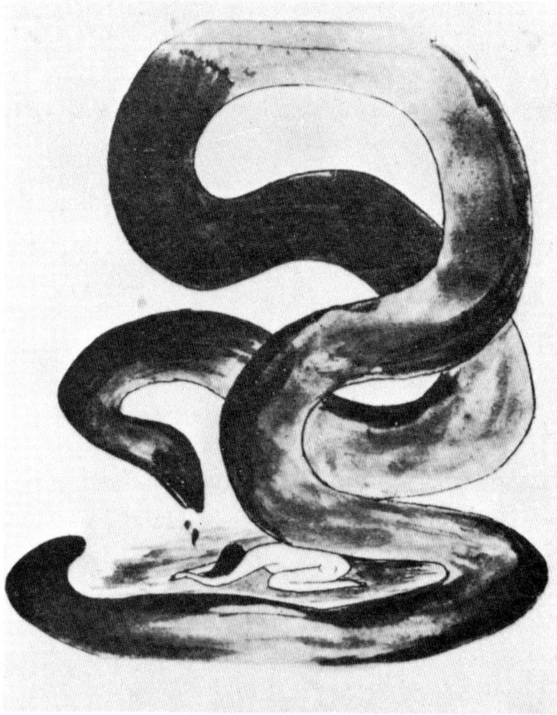

6 Wirres Durcheinander
7 Die Riesenschlange

bole, eine Schlange, die an einem weiblichen Genitale vorbeizischt. Die Farben sind in kalkigem Weiß-Grau-Schwarz gehalten, das von dem starken Rot mancher Details belebt wird. Wenn solche Bilder regelmäßig auftreten, weisen sie stets auf schwere psychische Störungen hin.
Auf Bild 7 ist die Bedrohung durch die Schizophrenie bereits in eine einheitliche Form gebracht. Die Gefahr wird als Riesenschlange dargestellt, von der eine nackte Frauengestalt – die Patientin selber – zu Boden gedrückt wird. Vom Maul der Schlange tropft Gift auf ihr Haupt. «Ein solches Bild ist ein ungeheures Erlebnis»[13], sagt Jung. Die Patientin realisierte allerdings die inhaltliche Bedeutung ihrer Darstellung nicht. Sie war von all ihren inneren Erfahrungen in eine richtige Panik geraten. Es war deshalb unumgänglich nötig, daß sie ihrem inneren Chaos gegenüber einen Standpunkt gewinne, und hierzu mußte sie versuchen, es in Bilder zu fassen und zu gestalten. So mußten ihre überdurchschnittlichen zeichnerischen Fähigkeiten in den Dienst des Gesundungsprozesses gestellt werden, wobei durch ihre Bilder eine Neuverteilung der psychischen Energie ermöglicht wurde.

Zum Malen des Schlangenbildes wurde sie eigentlich durch einen Traum angeregt. Er war von einer Art, die sich in Worten nicht schildern läßt. Er kam über sie, wie ein erschütterndes Geschehen, das sich jeder Beschreibung entzieht. «Die Riesenschlange gibt es besser wieder, als man es irgend sonst tun könnte», sagt sie selber davon. Und Jung fügt hinzu[14]: «Eine derartige Bemerkung muß uns zur Vermutung führen, daß es sich hier um eine Erfahrung handelt, die aus einer außermenschlichen Sphäre stammt, sei sie nun unter- oder übermenschlich. Es ist charakteristisch für alle solchen Erlebnisse, daß sie als außerhalb des Wortbereiches empfunden werden.» Gelingt es aber, sie in ein Bild zu fassen und damit in eine Ausdrucksform zu bringen, die in Worten beschreibbar und verständlich ist, so ist dadurch eine gewisse Erlösung aus dem schizophrenen Zustand erreicht. Denn die Qualität der Unverstehbarkeit und Unaussprechbarkeit von archetypischen Elementen, die aufsteigen, aber nicht gefaßt werden können, verursacht das Entstehen der Schizophrenie. «Das Gehirn ist zu eng, der Archetypus ist zu weit, so daß der Geist daran zerbricht.»[15]

Die Deutung

Wir müssen also bei der Erfassung und Deutung der «Bilder aus dem Unbewußten» auf zwei Aspekte achten: erstens auf ihre *lösende* Eigenschaft, die aus ihrem Spielcharakter stammt, jenseits von Deutung und Verstehen, und zweitens auf ihre *«erlösende»* Fähigkeit, die sich als Ergebnis einer sorgfältigen Deutung und Verarbeitung einstellen kann. Wann, in welchem Zeitpunkt auch dieser zweite Aspekt herangezogen werden soll und in welchem Ausmaß, läßt sich in keine Regel zwingen. Wie bei jeder Arbeit am lebendigen Material der Seele müssen das Bewußtmachen und die Deutung mit äußerster Vorsicht und mit einem besonderen Fingerspitzengefühl vorgenommen werden. Vielleicht noch mehr als in der Analyse der Träume geht es hier um eine Deute-Kunst. Schon die Entscheidung, wann und welches Bild man einer Deutung unterziehen soll, ist oft nicht leicht zu treffen. Denn es ist keineswegs gesagt, daß Bewußtmachen immer am Platze ist. Jung berichtet, daß er einer Patientin tantrische Texte zu lesen gab, als sie ahnungslos tantrisch-philosophisch scheinende Vorstellungen malte. Daraufhin versiegten jedoch ihre Einfälle, und sie hörte auf, zu malen: Der innerseelische Prozeß ist gestört worden. Die «ratio» funkte dazwischen.

8 Zwischen zwei Feuern

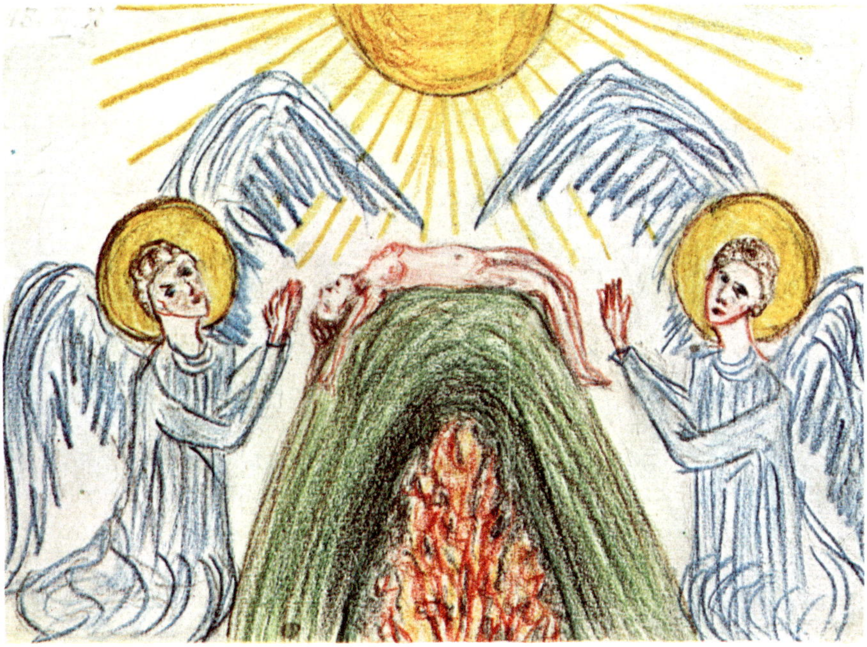

Meistens steht nämlich der Schöpfer des Bildes ohne persönliche Assoziationen, oft verständnislos seinen Produkten gegenüber. «Die Natur selbst will die Vereinigung der Gegensätze; erst wenn sie vereinigt sind, ist ja der dem Menschen naturgemäße Zustand erreicht. Wenn man die Entwicklung, die auf dieses Ziel hin tendiert, nicht stört, so wird sie sich vollziehen. Die Aufgabe des Analytikers kann in solchen Fällen nur darin bestehen, den Vorgang zur Auslösung zu bringen und ihm seinen Lauf zu lassen. Sonst wird er immer aufs Neue durch das Dazwischentreten des Bewußtseins, das sich gegen die Vereinigung wehrt, unterbunden.»[16]

Nicht selten vermittelt das Bild selber eine Erklärung und Deutung, ohne den auslegenden Eifer des Analytikers; es trägt wie ein Märchen seine Moral in sich (Bild 8). Es wirkt weiter auf den natürlichen Wachstumsprozeß der Seele wie ein Ferment, dessen Wirkung man mit einem Eingriff nur stören würde.

Nicht jeder Fall ist aber gleich, und so ist auch Zurückhaltung von seiten des Analytikers nicht immer am Platze. Unter Umständen ist es nötig, daß nicht nur der Sinn eines ganzen Bildes, sondern auch der eines jeden seiner Elemente ganz sorgfältig verdeutlicht wird, sonst verfällt dessen Verfertiger dem Wohlgefühl der «lösenden» Wirkung des Bildes und versinkt noch tiefer in die schillernde Archetypenwelt des Unbewußten; dadurch unterliegt er vollends der stets drohenden Gefahr, der verantwortungsbewußten Auseinandersetzung, die ihm die Wahrheitsaussage des Bildes vermittelt, weiter auszuweichen und damit dessen «erlösenden» Wertes verlustig zu gehen. In einem solchen Fall ist es geradezu lebensnotwendig, daß der Hersteller seine Bilder auch versteht, denn sie wachsen ihm sonst über den Kopf, und er kann durch sie in ein Chaos hineingerissen werden, das seine ohnehin schon beträchtliche Verwirrung nur vergrößert, wie das bei vielen Schizophreniegefährdeten im Sinne der vorangehenden Ausführungen geschehen könnte.

Die Handhabung der Deutung hat sich also ganz nach dem individuellen Fall zu richten, nach der Fassungs- und Erfassungskapazität des Verfertigers, nach seinem psychischen Entwicklungsgrad und nach verschiedenen anderen Imponderabilien. Durch diese Art Bilder kann die Kommunikation zwischen Analytiker und Analysand auf einer vorverbalen Ebene stattfinden, was zum Beispiel bei autistischen Patienten von besonderem Vorteil ist[17], so daß Deutungen überflüssig werden. Die Übertragungssituation wird «wortlos» gefördert, das gegenseitige Verstehen trotzdem vertieft. Häufig bricht unbewußtes, zu stark emotional geladenes Material durch und findet in einem Bild seinen Ausdruck, während einer Phase der psychologischen Arbeit, in der das bewußte Erfassenkönnen der quälenden Problematik noch nicht spruchreif ist, wohingegen das Bild unter Umgehung des Bewußtseins die Integration eines Problems zu erleichtern vermag. Ob es in solchen Fällen nicht besser ist, die «Art-Therapy» selbständig vorzunehmen und wirken zu lassen und von den analytischen Aussprachen abzusehen, ist eine noch zu wenig geklärte Frage.

Für die endgültige Beurteilung eines Bildes in allen Einzelheiten sind – genau wie bei der Deutung eines Traumes – selbstredend auch die Aufnahme einer Anamnese, die genaue Kenntnis der Bewußtseinslage, die psychologische und weltanschauliche Einstellung seines Erzeugers, unerläßliche Voraussetzung. Aus einem Bild allein, ohne Kenntnis der übrigen Daten, läßt sich für dessen Verfertiger nichts absolut Gültiges erschließen. Immerhin kann man – wie bei den isoliert vorgelegten Träumen – jene Elemente deuten, die einen archetypischen Charakter haben, also einer allgemeinen Symbolik entsprechen, das heißt nur den kollektiv gültigen und nicht den für den Autor selber allein gemeinten Sinn aufzeigen. Oft ist aber auch schon das befriedigend und erlaubt treffende Diagnosen, weil sich durch ein umfassendes kultur- und symbolgeschichtliches Wissen vieles aufdecken und aufklären läßt.

Wieviel von der Deutung, die der Analytiker für sich jeweils erarbeitet, mitgeteilt werden soll, bleibt im einzelnen Fall der Überlegung und Erfahrung des Deutenden vorbehalten. Jungs Auffassung, daß die «Bilder aus dem Unbewußten» eines seelisch Gesunden und jene von seelisch Gestörten in bezug auf ihren Ausdrucksgehalt gleich behandelt werden sollen und nur die aus ihnen gezogenen Schlußfolgerungen für das einzelne Leben variieren, behält auch hier seine volle Geltung. Denn bei den Inhalten des kollektiven Unbewußten handelt es sich nie um Verdrängtes, so daß die «Bilder», die von Gesunden und Kranken gemalt wurden, sich desto mehr gleichen, je tieferer «Schicht» sie entsteigen, indem sie archetypische Inhalte herausstellen, die allgemein-menschliche, typische Motive veranschaulichen. Freilich bleibt die Verarbeitungsweise dieser Motive mehr oder minder durch den seelischen Zustand dessen, der sie vornimmt, bedingt.

II.

Der methodische Leitfaden

In den Werken von Jung finden sich nirgends systematische Anweisungen für die Deutung von «Bildern aus dem Unbewußten». So habe ich mich in zwanzigjähriger Arbeit bemüht, einen Leitfaden zusammenzustellen, anhand dessen man dem Verstehen dieser Bilder näherzukommen vermag. Dieser Leitfaden ergab sich einerseits aus der praktischen Erfahrung mit meinen Schülern sowie mit seelisch gestörten Analysanden und andererseits aus der aufmerksamen Beobachtung und Untersuchung von Tausenden von solchen Malprodukten. Es ist zu hoffen, daß er – mit gebührender Sorgfalt herangezogen – eine gewisse Orientierung in dem vielschichtigen und subtilen Material erlauben wird.
Im nachstehenden will ich mich nur auf gezeichnete und gemalte Bilder stützen, die ohnehin die am häufigsten betätigte Ausdrucksform der «aktiven Imagination» darstellen und sich am leichtesten durch Illustrationen veranschaulichen lassen. Alle anderen Formen, wie Plastik, Collagen, Photomontagen, Scherenschnitte, schriftlich festgehaltene Phantasien, Choreographien und vieles andere mehr, muß ich der Kürze halber übergehen. Ich bringe hierbei nicht eine Serie von Bildern, die in einer Einzelanalyse entstanden sind, sondern eine Auswahl, die von zahlreichen Analysanden – teilweise auch von neurotischen, sich aber nicht in Analyse be-

findenden Menschen – ohne Rücksicht auf Alter, Geschlecht, Herkunft, Beruf, Bildungsgrad und Gesundheitszustand angefertigt wurden. Ich benütze hier auch keine von den Malenden zu ihren Bildern gemachten Assoziationen und halte mich an das, was sich allein aus dem Material, das mir vorlag, herauslesen läßt.

Die meisten dieser «Maler» wissen auch nur wenig oder nichts zu ihren Produkten zu sagen. Aus je tieferen seelischen «Schichten» das Bild kommt, desto fremder und undeutbarer scheint es nämlich für dessen Autor zu sein. Und wenn er es doch benennt, so mit einem Wort seines rationalen Erklärungswunsches, das zumeist nichts mit dem «wahren», dem verborgenen und deshalb um so wichtigeren Sinn und Inhalt des Bildes zu tun hat. Was ich bei meiner «Methode» der Bilderdeutung wissen muß, sind Geschlecht, ungefähres Alter des Malers und ob das Bild einer inneren Vision oder einem Traummotiv entsprechen soll, sowie öfters, an welcher Stelle mit dem Malen des Bildes angefangen wurde.

Meine Absicht ist, einige wichtige Gesichtspunkte aufzuzeigen, durch deren Beachtung auch der im Verstehen und Deuten solcher Bilder völlig Unbewanderte sie diagnostisch – wenn auch nur in großen Zügen – beurteilen kann. Natürlich gibt es Bilder, bei denen nicht alle hier anzuführenden Gesichtspunkte eine Anwendung finden können. Doch sichert ihr systematisches Heranziehen, daß die wichtigsten Merkmale, die am Bild zu beobachten sind, bei der Deutung in Betracht gezogen werden, will man es so gut als möglich diagnostisch erfassen. Dabei läßt sich selbstverständlich keine in jeder Einzelheit unumstößliche Diagnose stellen, immerhin aber erstaunlich vieles von den Bildern «ablesen», oft sogar ein dem Malenden unbewußt gebliebener, verschlüsselter Sinn entdecken. Es handelt sich dabei vorerst um einen bescheidenen Beitrag, der als neuartiger Versuch zur Stützung einer psychotherapeutischen Arbeit, gleich welcher «Schule», gewertet werden möge. Die Vielfalt und Komplexität des Materials und die Breite seiner Ausfächerungsmöglichkeit ist so groß, daß seine ausführliche Beschreibung eine mehrere Bände umfassende Studie erfordern würde, eine Aufgabe, die noch der Durchführung harrt.

Selbstverständlich bleibt jede Erfassung und Deutung solcher Bilder ein Wagnis, denn jeder reagiert anders, jeder ist mehr oder minder subjektiv beeinflußt, ergriffen, berührt. Was einem als schön oder häßlich, als «angenehm» oder «unangenehm» erscheint, das hängt von zahllosen Faktoren ab, vom Geschmack des einzelnen, von seiner Beziehungsfähigkeit zu den inneren Bildern, seinem Kulturniveau, ja seiner ganzen Persönlichkeit. Darüber läßt sich also nicht streiten. Immerhin gibt es Gesichtspunkte, die eine gewisse Objektivität der Beurteilung und der Interpretation dieser Bilder gewährleisten. Man kann sie nicht nur von einem ästhetischen Standpunkt – wie bei den Werken der Kunst –, sondern auch von einer formalen, dynamischen oder auch psychologisch-inhaltlichen Sicht her prüfen und deuten.

Eine brauchbare Richtschnur zum formalen Aspekt eines Bildes stellt zum Beispiel die Graphologie dar. Das Schriftfeld hat seine eigene Symbolik, die in unserem Zusammenhang wertvolle Hilfe zu leisten vermag. Folgende Illustration möge das veranschaulichen:

9 Graphologisches Diagramm

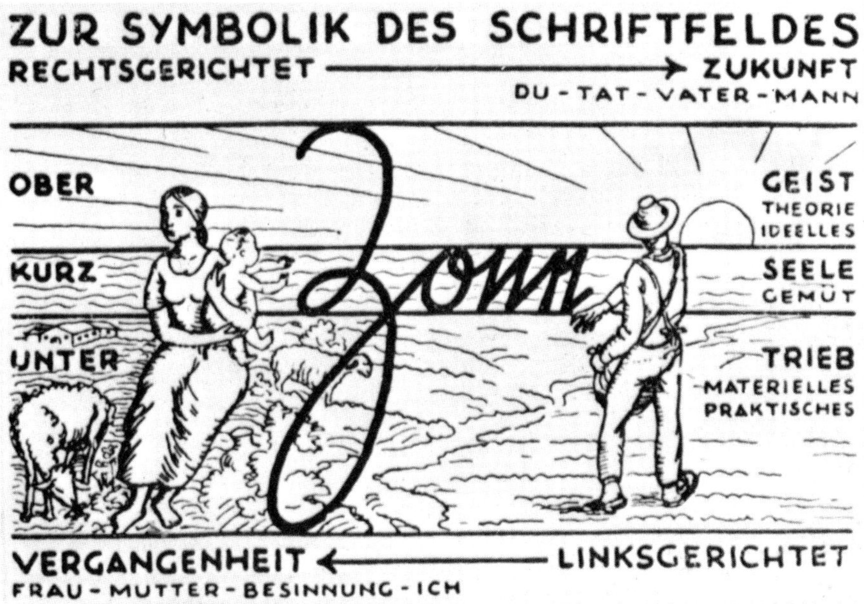

Eine nähere Erklärung scheint hier überflüssig. Es läßt sich so klar unterscheiden zwischen dem Extravertierten, der stets nach «rechts» läuft, weg von seinem Inneren in die Arme der Umwelt, nach der er sich in den meisten Belangen orientiert, und dem Introvertierten, der sich nach «links», zu sich selbst zurückzieht, der die Umwelt scheut und sich nach seinen inneren Vorstellungen richtet. Die moderne Graphologie arbeitet mit einer «raumsymbolischen» Betrachtungsweise. Stellt man sich die Schrift als «senkrecht

stehende Wand» vor, so lassen sich die Begriffe «oben» und «unten» auch auf die Schriftfläche anwenden.
In Anlehnung an die antike Auffassung vom Menschen, wonach der Kopf Sitz der Seele und der Leib Sitz der Triebe ist, wird die Schrift in drei «Zonen» geteilt; aus den verschiedenen Längen und ihren Proportionen innerhalb des Gesamtbildes werden Rückschlüsse auf die entsprechenden Eigenschaften des Schreibers gezogen. Solche und noch zahlreiche andere «Schlüsse» lassen sich aus dem Vergleich zwischen einzelnen Aspekten der «Bilder aus dem Unbewußten» und den graphologischen Merkmalen ziehen, so zum Beispiel die Bedeutung der Proportion, des Richtungsverlaufes, der Anordnung auf der Unterlage u.a.m. Auch mit dem Rorschachtest gibt es Berührungspunkte, etwa in bezug auf das Formniveau, auf die Probleme der Perspektive, auf den Symbolcharakter des Bildes und seiner Elemente usw.[18]. Im Verlaufe dieser «Anleitung» werden immer wieder solche Vergleiche hergestellt, um den diagnostischen Ausdruckswert des Bildes erkennen zu helfen.

Die Bedeutung des verwendeten Materials

Wichtige Aufschlüsse gestattet auch die Wahl des Materials, das vom Maler verwendet wird. Sie muß ihm überlassen werden, außer es sprechen gewichtige Gründe dafür, daß man ihm Anregungen gibt oder gar Vorschriften macht. Die «freie Wahl» hat nämlich eine eminente psychologische Bedeutung, sie kommt aus den unbewußten Tiefen der Seele und kann bei der diagnostischen Bewertung nicht hoch genug eingeschätzt werden. Es ist keineswegs gleichgültig, ob jemand Blei, Tinte, Tusche, Aquarell, Pastell, Kreide, Fingerfarbe oder Öl benützt, um seine seelischen Inhalte zu veranschaulichen. Man kann aufgrund der Erfahrungen sagen – wobei natürlich die Ausnahmen die Regel bestätigen –, daß im allgemeinen die Wahl des zur Darstellung verwendeten Materials unbewußt gesteuert wird und daher, weil sie eben nicht «zufällig» ist, eine besondere Beachtung verdient. Diese Wahl ist aufschlußreich, sie gibt oft Einblick in seelische Zustände, die dem Malenden selbst unbewußt sind.
Ist jemand von seinen unbewußten emotionalen Bereichen abgeschnitten, lebt er sozusagen ausschließlich «in seinem Kopf», ist er also Rationalist, so wird er Farben – die für Gefühle stehen – meiden und sich spontan an Bleistift, Feder oder Tusche halten. Die Wahl eines dieser drei Medien ist stets

Symptom für eine rationale Einstellung zumindest in bezug auf das Dargestellte. Denn mit diesen Medien läßt sich eine lineare, flächige, rationalistische Einstellung am besten ausdrücken, wobei sich wieder der *Bleistift* am besten dazu eignet. Was man mit ihm auf das Papier zeichnet, läßt sich ausradieren, ist also gleichsam unverbindlich. Es kann vor allem blaß und dünn auf die Unterlage gesetzt werden. Obwohl man mit Bleistift auch Schattierungen anzubringen vermag, bleibt sein Charakter doch immer «strichhaft» und eignet sich gut, um etwas in seinen Konturen festzuhalten. Es hat zumeist eine abstrakte, eine theoretisierende Qualität, ist grau oder jedenfalls schwärzlich.

Mit *Tinte* oder *Tusche* lassen sich hingegen die Umrisse ausgeprägter ziehen, die Nuancen jedoch weniger ausdrücken. Dadurch kommt oft eine Art «Schwarz-Weiß-Malerei» zustande, die auf ein allgemein ähnliches seelisches Verhalten hinweist. Vielleicht kann man hier eine Parallele zu den Skelett- und Geographie-Antworten beim Rorschachtest ziehen, die ebenfalls auf Intellektualismus schließen lassen.

Um mit Bleistift und Feder eine größere innere Bewegtheit vermitteln zu können, muß entweder eine überdurchschnittliche, künstlerische Begabung vorliegen oder eine sich wuchtig in das Bild drängende und dieses bestimmende Energieladung, was bei den hier in Frage kommenden Menschen zumeist durch psychische Stauungen und Sperrungen unmöglich gemacht wird. Die Sparsamkeit nämlich, mit der sie nur Konturen hinstellen, stammt nicht aus einem Willen zur Reduktion auf das Wesentliche, sondern aus einem Nichtgebenkönnen oder Nichtgebenwollen, aus einer Angst, die den Einsatz fürchtet und sich auf ein Minimum an Hingabe und Festlegung beschränken möchte. Dieses Nichthergeben und Sichnichtfestlegenwollen und -können drückt sich oft auch in einer auffallenden Mattheit, Dünne und Dürre der Striche aus, in ihrer Schwäche und Blässe, besonders bei den mit Bleistift gezeichneten Bildern, sozusagen als ein Nichtdazustehenmögen. Ähnlich ist es bei einer besonders starren Linienführung, die ausgezeichnet die Unbiegsamkeit des rationalen Mechanismus der Psyche veranschaulicht. Ein gutes Beispiel ist Bild 10, gezeichnet von einem Ingenieur: Die Braut als mathematisches Problem. Diese Art von Bildern entstammen denn auch Bereichen, die dem Bewußtsein relativ nahe liegen, und offenbaren nur selten Inhalte aus den Urgründen der Seele (vgl. Bild 76).

Benützt man einen *Farbstift*, so sind die «Striche» bereits farbig und daher – so kann man sagen – auch gefühlsbetonter. Doch ist dieses Gefühl eher hart, spröde und kalt. Obwohl sich der Farbstift im Gegensatz zum gewöhnlichen

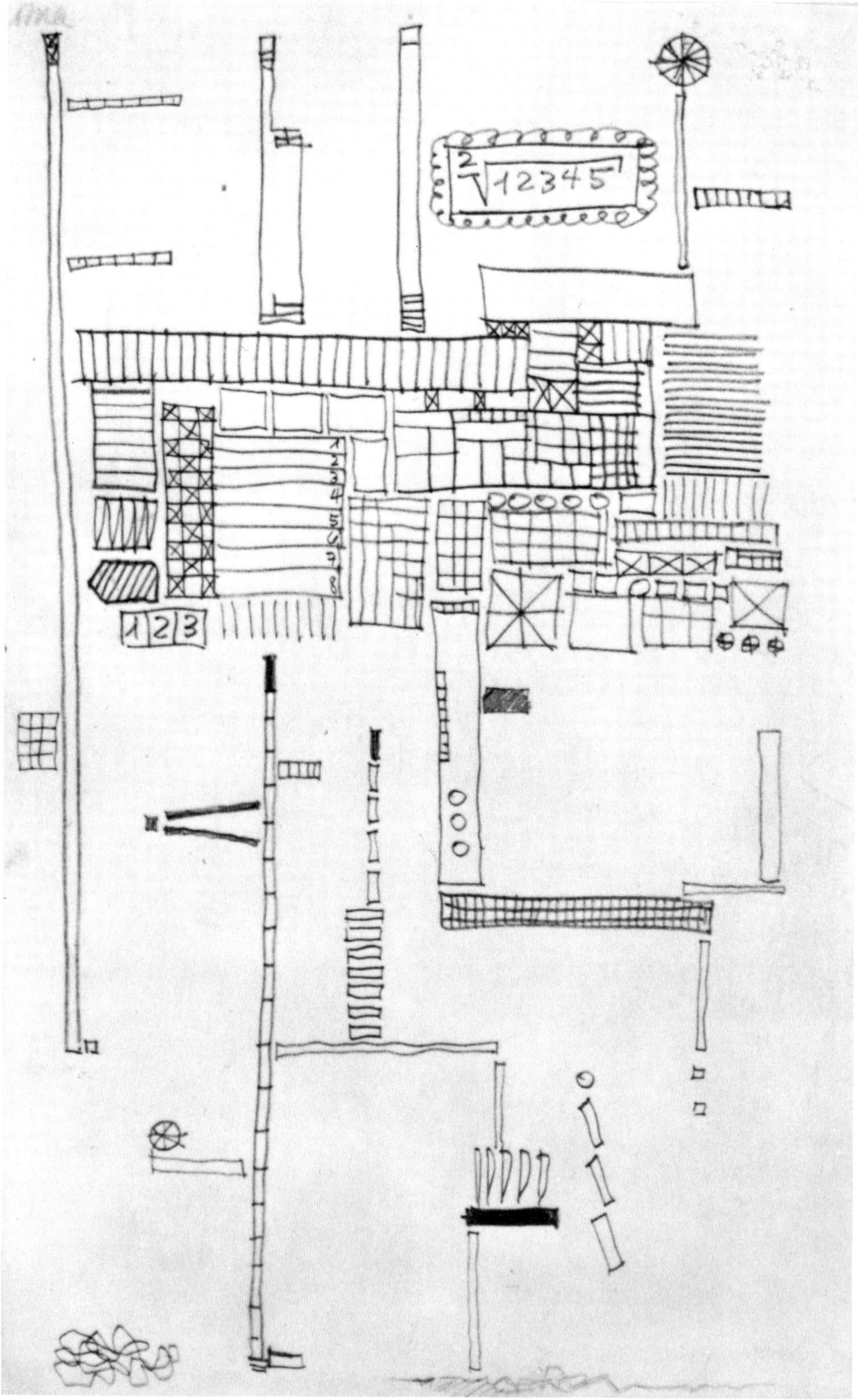

10 Die Braut

Bleistift nur schwer ausradieren läßt, ist er durch seine Sprödigkeit viel weniger geeignet, starke Gefühlsemotionen auszudrücken wie zum Beispiel Aquarell oder Fingerfarbe. Eigenartige Gebilde entstehen, wenn im selben Bild verschiedene Materialien verwendet werden (Bild 11). Das mit Bleistift Hingezeichnete soll sozusagen unbemerkt bleiben, die mit Farbstift hervorgehobenen Stellen sollen alle Aufmerksamkeit auf sich ziehen. Sie sind das Relevante. Mit farbigen Bleistiften kann man auch durch intensive Kleinarbeit die Wirkung eines Aquarells erzielen, was auf eine Ambivalenz in bezug auf den emotionalen Charakter des Dargestellten hinweist: Er ist zwar gefühlsbetont, aber nicht «flüssig», nicht schmiegsam, weich. Die Bereitschaft zum Gefühlhaften ist vielleicht schon vorhanden, aber man wagt noch nicht, es voll zur Geltung zu bringen (Bild 12).

Ganz im Gegenteil erlaubt die Verwendung von *Kreide* oder *Pastell* satte, weiche, oft primitive, dickflüssige Gefühle zur Schau zu stellen. Sie können

11 Der Einäugige

12 Das heilige Feuer

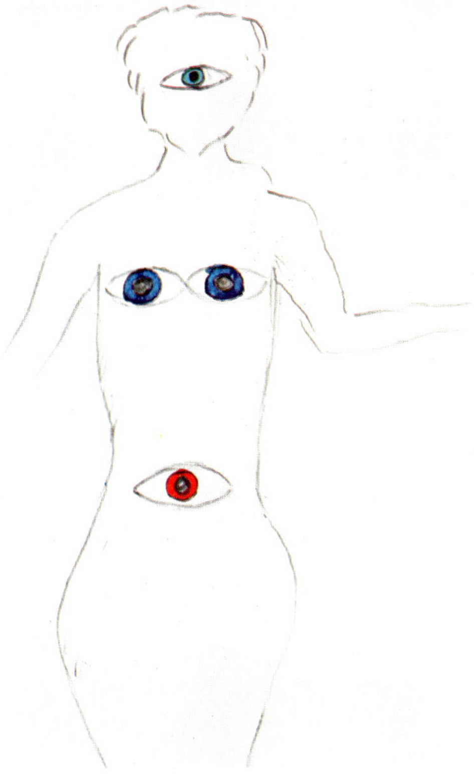

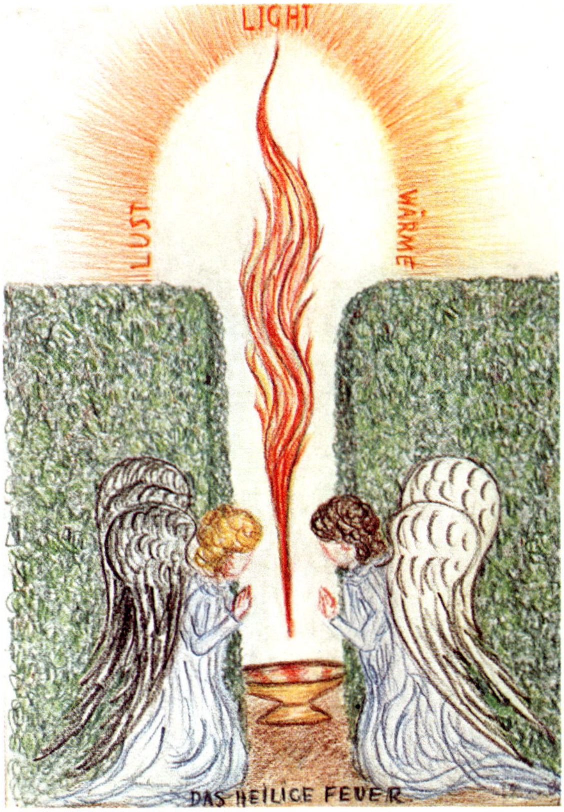

allerdings auch psychische Undifferenziertheit, Unklarheit, Schwerfälligkeit, oft Grobheit, je nach dem inneren seelischen Zustand, verraten. Zwischen Kreide und Pastell steht die *Ölkreide,* mit der sich schöne, farbig satte und auch nuancenreiche Bilder malen lassen, Bilder, mit denen man vielseitige seelische Verfassungen veranschaulichen kann. Wer zur Ölkreide greift, der hat bereits das Bedürfnis, etwas von der Vielfalt seiner inneren Welt zu vermitteln. (Vgl. Bilder 83, 84.)

Ein neuartiges Malmaterial ist die *farbige Tinte.* Sie ist flüssig wie Aquarellfarbe, und mit dem schönen farbigen Glanz ihrer Tönungen kann man seltsame Gemütszustände besonders erfolgreich darstellen. (Vgl. Bild 57).

Sehr beliebt ist die *Plakatfarbe,* die sowohl Einfaches, Primitives als auch Inhaltsreiches, Gefühlsstarkes – allerdings oft etwas pastös – auszudrücken vermag. Weil sie sich «decken» läßt, erlaubt sie nachträgliche Verbesserungen, Änderungen usw., was natürlich vor allem jene, die Anfänger im Malen sind, anzieht. (Vgl. Bild 63.)

Ein neues, bisher erst in den USA bei der Kindertherapie verwendetes Material stellen die sogenannten *Fingerfarben* (Bild 13) dar. Sie können aber auch in der Therapie von Erwachsenen mit Erfolg benützt werden, weil sie das Abreagieren von verdrängten, aggressiven Bedürfnissen und Trieben gestatten. Indem man nicht mit einem Pinsel malt, mit dem man keinen Druck auf die Unterlage ausüben kann, sondern mit dem Finger, mit dem man nach Belieben zu drücken, zu kratzen, zu schmieren vermag, lassen sich Wut und Aggression nach Bedarf austoben. Zudem besitzen diese Farben den Vorteil, wie Öl übereinander aufgetragen werden zu können und einander ungeschmälert zu decken, sich also wie Ölfarbe verwenden zu lassen. Dabei sind sie «sauber», das heißt, man kann sie sowohl von den Händen als auch vom Papier, von den Kleidern usw. leicht abwaschen, ohne daß Flecken zurückbleiben. Sie eignen sich für einfachste wie für kompliziertestе Darstellungen. Und für das Schmieren, das den Kindern so oft zu ihrem Schaden verwehrt wurde, sind sie besonders durch das reichliche Vorhandensein der häufig verbotenen braunen Schmutzfarbe geradezu ideal. Die in der Kindheit vermißte Freiheit zum «Dreckmachen» kann durch sie endlich nachgeholt werden und zur Lockerung neurotischer Sperrungen und Zwänge führen. (Vgl. Bilder 108, 109.)

Am besten allerdings läßt sich alles Seelische durch *Aquarellfarben* ausdrücken. Ihr fließender, durchsichtiger, feinstofflicher Charakter ermöglicht, letzte Seelennuancen zu veranschaulichen. Man kann mit ihnen Übergänge leicht bewerkstelligen. Fließendes und Diffuses läßt sich ausgezeichnet durch sie vermitteln. Wer Aquarellfarben bevorzugt, der muß

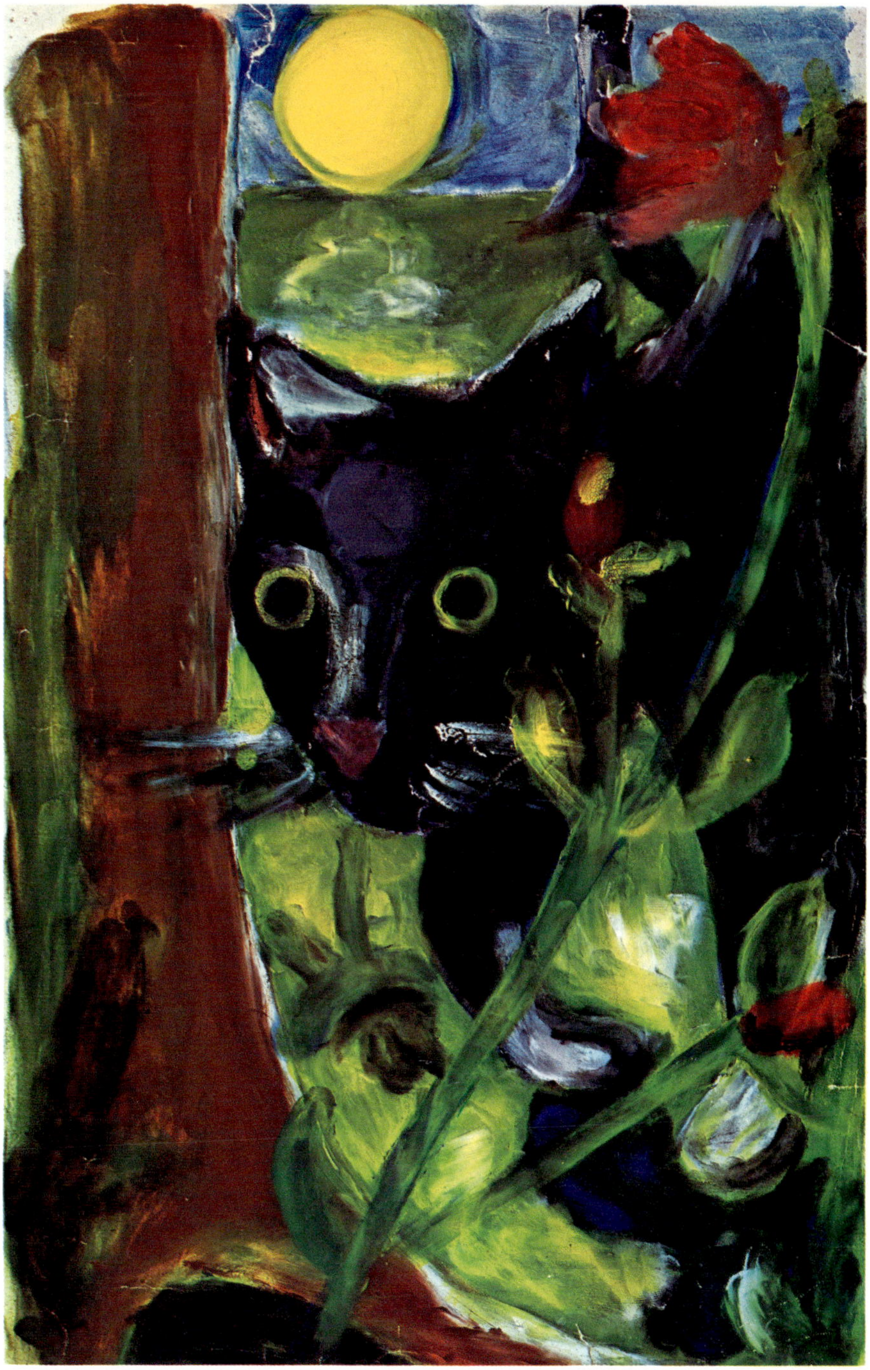

13 Die Katze

bereits eine Gewandtheit im Malen besitzen. Daß sie ihm als Material liegen, erlaubt schon, auf eine gewisse Freude und Leichtigkeit in der Handhabung oder zumindest auf eine positive Einstellung zum Malen als Hilfsmittel der Psychotherapie zu schließen. Das Aquarell hat freilich den großen Nachteil, daß es nicht überdeckt werden kann und seine Konturen nicht wegwaschbar sind. Was steht, das gilt. Was gemalt wurde, ist verbindlich. (Vgl. Bilder 42, 98, 128ff.)
Während Wasserfarbe enthüllt, drückt *Ölfarbe* die Komplexhaftigkeit der seelischen Inhalte aus. Durch sie läßt sich alles darstellen, alles vermischen. Sie trocknet langsam und ist schwer zu handhaben. Darum wird sie von Analysanden nur selten als Medium gewählt; sie halten sich lieber an einfacher verwendbare Materialien. Sie sind ja nur selten «Könner», und wenn sie es sind, dann läßt man sie lieber zu einem anderen Material greifen, zum Beispiel zu Plastilin, damit sie sich in ihrer vollen Spontaneität bewähren können; denn gelerntes Malen verhindert jene kindliche Selbstverständlichkeit des Ausdrucks, die sowohl für den diagnostischen wie für den therapeutischen Wert allein von Bedeutung ist.
Der Umgang mit Ölfarben erfordert ein beträchtliches Können, soll es nicht bei plumpen, unbefriedigenden Versuchen bleiben. Es hat allerdings den großen Vorzug, der schillernden Fülle der unbewußten Psyche gerecht zu werden und ihrer Komplexnatur adäquat Ausdruck geben zu können. Ihre Ausdrucksmöglichkeiten durch Kontrast-, Ergänzungs- und Mischwirkungen der Farben sind unendlich. Sie vermögen demjenigen, der sie benützt, die Illusion zu geben, daß er mit ihnen verdecken kann, was die tiefen unbewußten Bereiche nicht preisgeben wollen – oder im Gegenteil, daß er sich in ihnen bis zu seinen verborgensten Paradoxien zu offenbaren vermag.
Vielleicht könnte man hier noch die *Collagen* erwähnen, die heute von vielen modernen Malern anstatt der Farbe durch das Kleben von farbigem Papier, von Stoffresten und anderen Materialien zusammengetragen werden. Sie stellen eine Art farbiger Photomontage dar, die aber von den hier besprochenen Bildern doch etwas abweicht, obwohl auch sie in ihrer Zusammensetzung die Spontaneität der Wahl sowie in bezug auf Form und Farbe und die übrigen Kriterien eines «Bildes» bis zu einem gewissen Grad unter gleichen Gesichtspunkten analysiert und diagnostiziert werden dürfen.

Interessanterweise läßt sich manchmal auch feststellen, daß die von den Malenden verwendeten Materialien in der oben angeführten *Reihenfolge* in

Gebrauch genommen werden. Die ersten, zumeist schüchternen Produkte der Maler werden mit einem Bleistift auf die Unterlage gesetzt. Nur langsam entschließen sie sich, ein anderes Medium zu wählen, und gehen dann von einem zum anderen über; sie durchlaufen verschiedene «Stufen» ihrer Ausdrucksstärke und sogar ihrer Ausdrucksfähigkeit. Der Übergang vom Grau-Schwarzen zur Farbe, vom Bleistift etwa zum Aquarell oder zum Malen mit den Fingern, geht parallel mit dem Differenzierungsprozeß der Psyche des Malenden und mit der Beziehung seines bewußten Ich zu den emotionalen Inhalten der eigenen Seele. Die innere Entwicklung wird auch an einer Serie von Bildern und der für sie benützten Materialien offenbar.

Natürlich werden nicht alle Menschen die ganze Folge verwenden, sondern einige Medien auslassen. So bleibt mancher bei Tinte oder Tusche stecken, denn er hat ja Angst vor den Farben, das heißt vom Auftauchen seiner verdrängten Gefühle. Hat jemand aber den Sprung in die Farbenwelt gemacht, so kann man von einem geglückten Öffnen des «Gefühlsraumes» seiner Seele sprechen und deren Entwicklung eine zuversichtliche Prognose stellen. Im umgekehrten Fall, wenn einer gleich mit pastösen Farben wie Kreide oder Pastell beginnt, die er kindlich primitiv aufträgt, dann läßt sich die Entfaltung seiner Psyche vor allem im Fortschritt seiner Darstellungsfähigkeit, in der Verfeinerung der Schattierungen, in der besseren Ausarbeitung der Einzelheiten ermessen.

Die Beziehung zwischen Bild und Raum

Die Gesichtspunkte der Graphologie sind auch bei der diagnostischen Bewertung der *Raumsymbolik* eines «Bildes aus dem Unbewußten» wichtige Hilfsmittel. Ein Bild, das auf seiner Unterlage keinen Platz mehr hat, ist zum Beispiel wie ein Baum, dessen Krone abgeschnitten wurde, er sprengt den Rahmen. Er ist in seiner Expansionsrücksichtslosigkeit ebenso charakteristisch für den Seelenzustand des Malenden wie einer, der inmitten eines riesigen leeren Blattes nur einen winzigen Platz in Anspruch nimmt; nicht anders wie ein Mensch, der zum Platzen enge oder zum Schlottern weite Kleider trägt.

Auch der Ort auf dem Blatt, wo das Bild hingestellt wird – rechte, linke Seite, oben oder unten, in der Mitte oder in einer Ecke –, ist zu beachten, denn er hat in jedem einzelnen Fall eine spezifische, verschiedene Bedeu-

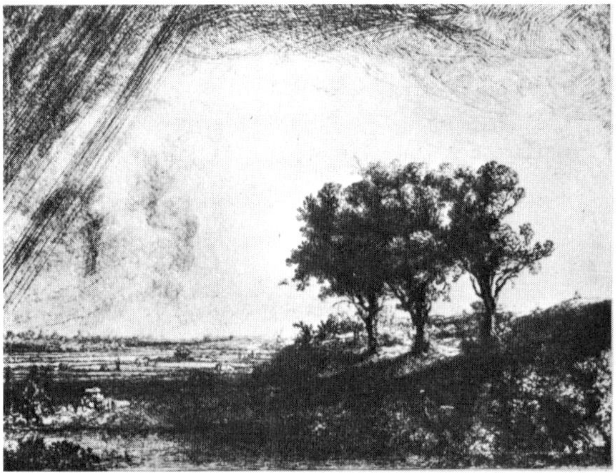

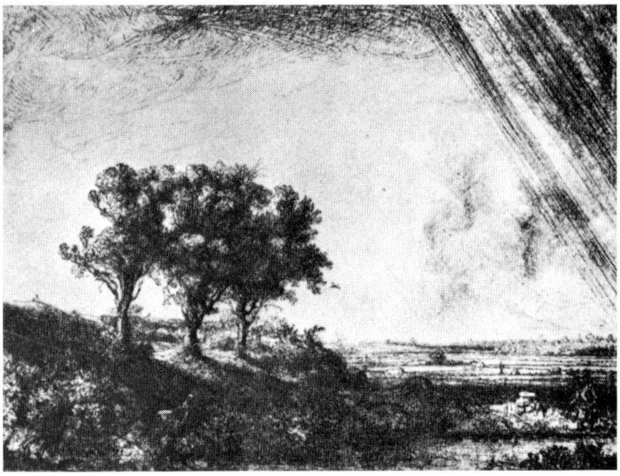

14 Die Bäume rechts
15 Die Bäume links

tung. So ist etwas, das zum Beispiel in der Mitte steht, wichtiger und bedeutsamer als ein Ding, das in eine Ecke geschoben wurde. Manche Maler teilen ihr Bild durch einen senkrechten Strich in zwei Teile (vgl. Bild 60), andere durch eine horizontale Linie (vgl. Bild 17 und 24), wieder andere stellen es in die vier Ecken zwischen einem koordinatengleichen Strichkreuz. (Vgl. Bild 87.)
Wie wir im graphologischen Schema gesehen haben, bedeutet es etwas ganz Verschiedenes, wenn ein Bild ganz nach links oder rechts gerückt ist, wenn es sich gleichsam auf sich selbst zurückzieht oder auf der Unterlage nach rechts zu fliehen droht[19]. Steht zum Beispiel eine Baumgruppe oder ein Haus links im Bild, so öffnet sich die rechte Seite und vermittelt das Gefühl eines sich ins Unendliche ausdehnenden Raumes, während ein Bild, das rechts hingestellt ist, den Weg in die Umwelt gleichsam versperrt (Bilder 14, 15). Der Erlebnischarakter der Bilder wird dadurch vollständig verschieden[20]. Das nach Rechts-Offene und das nach Rechts-Verstellte erwecken im Betrachter eine ganz andere Reaktion.
Bei der Beachtung der Links- und Rechtssymbolik gibt es allerdings eine Ausnahme. Wenn nämlich der Autor sich selbst abbildet, dann muß sich der Betrachter des Bildes mit ihm gleichsam identifizieren, sich an seine Stelle denken (wobei es auch vielsagend ist, wenn sich jemand als Tier, Pflanze oder gar als eine göttliche Figur darstellt), dann ist der linke Rand der Unterlage die rechte Seite des Malers und der rechte Rand seine linke Seite. Dann schaut er eigentlich aus der Unterlage heraus, uns zugewendet. Wie wichtig das ist, können wir zum Beispiel am Bild 126 feststellen, wo der Vater hinter dem linken Auge sitzt und damit verrät, daß sein Einfluß auf

die Tochter viel unbewußter als jener der Mutter ist und daher auch viel größere Wirkung besitzt. Auch in Bild 16 steht die Analytikerin auf dem Papier zwar rechts vom Maler, aber richtig betrachtet, steht sie links von ihm und hat dadurch unbewußt den entsprechend mächtigeren Einfluß. Was unbewußt ist, hat eben eine viel dynamischere Ladung.
Darum ist es auch nicht gleichgültig, ob der Autor des Bildes, falls er sich selbst darstellt, in der Mitte steht oder nach rechts oder links gerückt ist. Im frühen Mittelalter war es üblich, daß sich der Maler in das Bild gleichsam einschmuggelte, klein in eine Ecke stellte oder die Donatoren irgendwo unten als Figürchen hinmalte. So etwas gibt ein interessantes Indiz für die Bewertung, die sich der Maler gab, und für die Stellung, die er in der Welt für seine Person beanspruchen zu dürfen meinte. Oft stelle ich zu Beginn

16* Die zwei Mütter

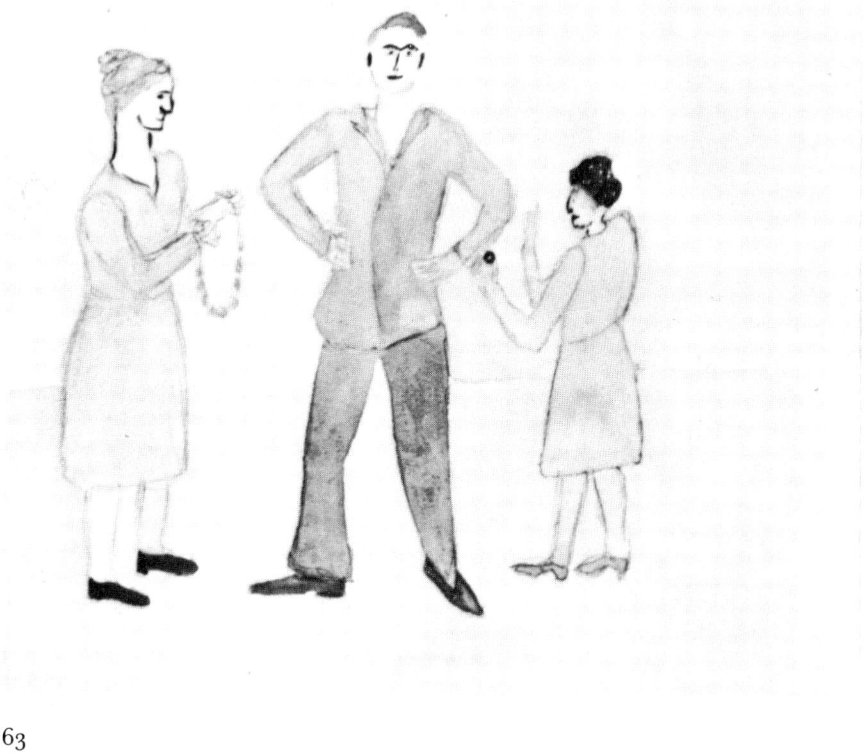

* Sternchen bedeutet: Bild im Original farbig

der Betrachtung eines Bildes die Frage: «Wo, an welcher Stelle des Blattes, haben Sie mit dem Malen begonnen?», denn es ist nicht belanglos, ob sich das Bild aus der Mitte gleichsam entfaltet oder von einer Ecke her ausgebreitet hat.

Von «links» hieß es auch immer, es sei der dunkle Bereich des «Bösen» (sinister), auch des mehr Unbewußten, und «rechts» der des hellen Bewußtseins, also des «Guten». Die Symbolgeschichte weiß noch von vielen Zuordnungen, von denen jedoch hier nur diese wenigen herangezogen werden sollen. Zu erwähnen ist aber noch, daß auch «oben» und «unten» eine traditionelle Bedeutung haben; «oben» soll dem Bereich des Geistigen, «unten» dem des Instinktes angehören. Dementsprechend sind die an diese Orte gesetzten Motive oder Farben mit den gleichen Eigenschaften behaftet beziehungsweise mit ihnen verbunden. (Mehr darüber findet sich im Abschnitt «Bewegung».)

Beachtet werden muß auch die Art der Unterlage, die für das Bild gewählt wird. Sie repräsentiert etwas von der Wertschätzung, die der Maler seinem Gegenstand gibt. Meistens wird auf Zeichenpapier gemalt, das in Heften von verschiedener Größe zu kaufen ist. Doch gibt es Menschen, die, ihr Werk im voraus verachtend, ihm keinen Wert gebend, irgendein Stück

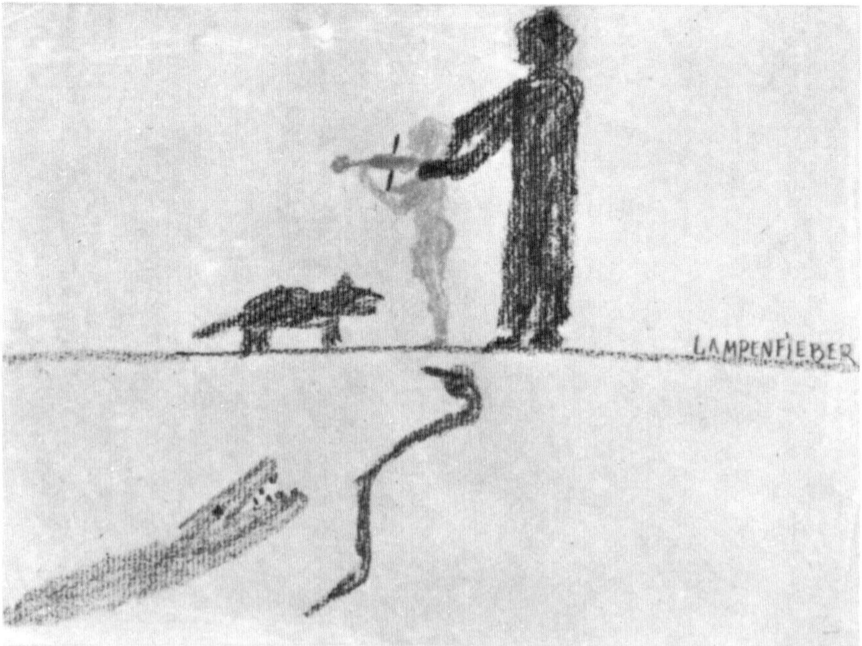

17* Lampenfieber

18 Das flammende Mutterantlitz

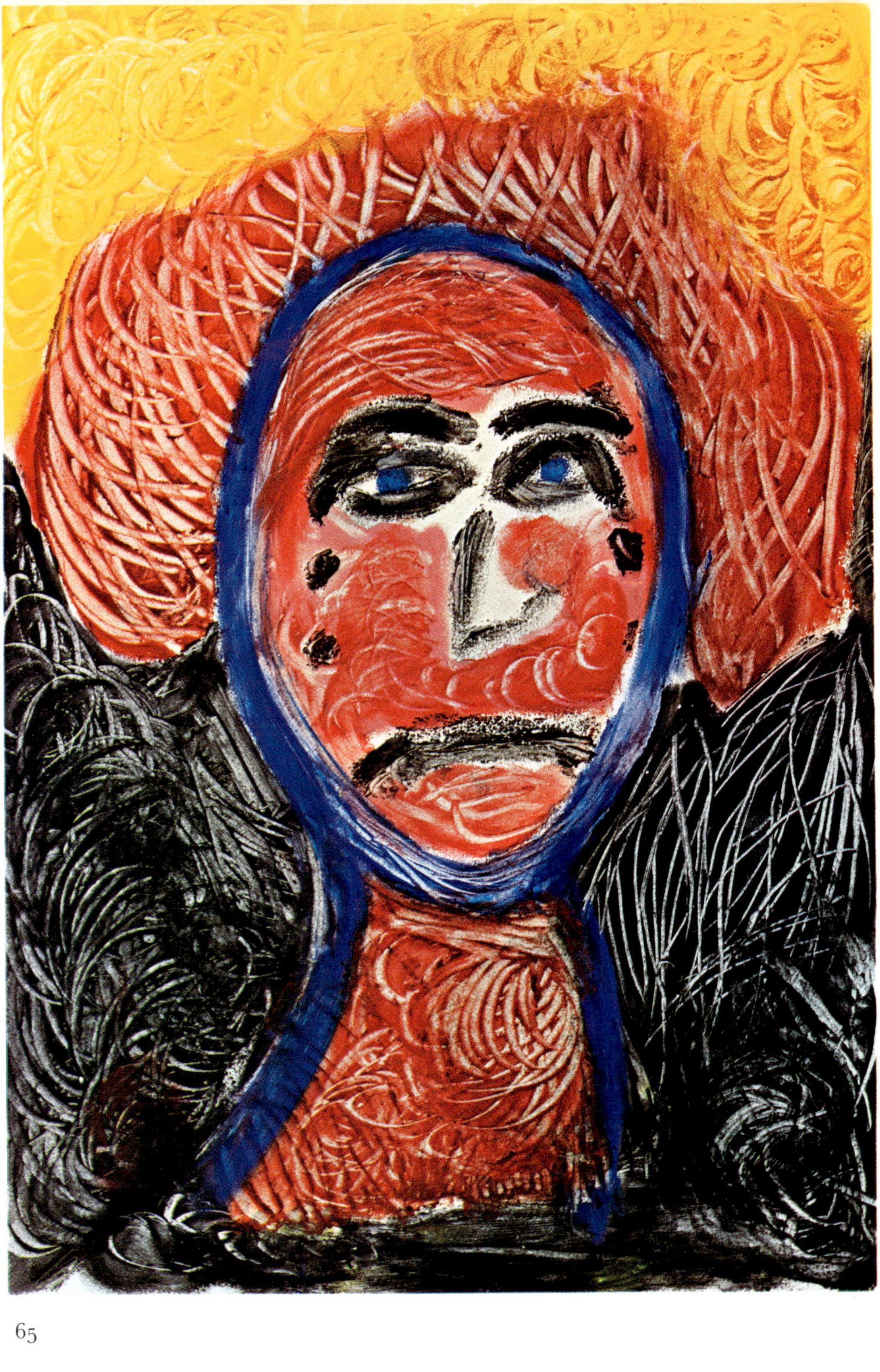

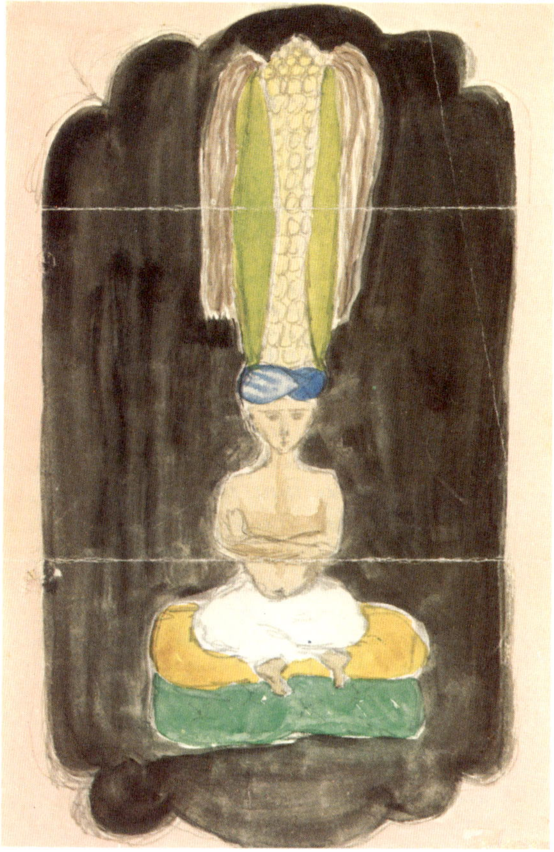

19 Der Maiskolbenhut

Papier benutzen; es kann Packpapier (Bild 17) oder eine Zeitung oder manchmal sogar Toilettenpapier sein. «Dafür ist es gut genug», heißt es wegwerfend. Leinwand oder ähnliches Material wird als Unterlage nur sehr selten verwendet, denn sie ist schwer zu behandeln und verlangt – wie Ölfarbe – Mühe und Sorgfalt.

Ob das Bild die ganze Fläche der Unterlage in Anspruch nimmt, einen *Rahmen* ausspart oder nicht, die Breite des eventuellen Rahmens und seine Form, all das ist von Belang für eine Deutung. Ein Rahmen kann schützen. Interessant ist in diesem Zusammenhang Bild 18, das von einem 30jährigen Mann gemalt wurde. Das Antlitz seiner Mutter, das aus «Feuer» zu bestehen scheint, lodert aus der schwarzen Depression des Malers hervor und wird schützend und begrenzend von einem intellektblauen Rahmen umgeben, damit das Feuer sich nicht nach allen Seiten hin ausbreitet und alles verbrennt. Ein Rahmen kann begrenzen, kann aber auch einschränken, zusammendrücken (Bild 19) und dadurch einen Seeleninhalt gleichsam

behüten oder abschnüren, also je nachdem Hilfe bringen oder Schaden verursachen. Besonders bei Bildern, die von Kranken gemalt wurden, muß darauf geachtet werden, ob eine Umrandung vorhanden ist oder nicht. Fließt das Gemalte auf allen Seiten über die Unterlage hinaus, dann ist es sozusagen «grenzenlos» und kann Überschwemmungsgefahr durch unbewußte Inhalte bedeuten (vgl. Bild 124). Hat es jedoch einen Rahmen, so ist die Flut gebannt, «gehalten»: Das bewußte Ich vermag das unkontrollierte Überströmen des unbewußten Materials abzuwehren. Auch die Form des Rahmens ist wichtig, denn eine viereckige Einrahmung bedeutet etwas anderes als beispielsweise eine barock gebogene (Bild 19), da man aus letzterer auf ein unsymmetrisches, weiches Umfassen der «eingerahmten Inhalte» in der Seele des Malers schließen kann. So lassen sich aus den verschiedenen Rahmenformen verschiedene Schlüsse ziehen.
Wichtig ist überhaupt, zu unterscheiden zwischen dem *Vordergrund,* das heißt dem Bild, und seinem Hintergrund, dem Raum, auf dem es gezeichnet oder gemalt ist. Der *Hintergrund* kann den Bereich des Unbewußten, aus dem das Bild einen Ausschnitt vermittelt, ein Stück, auf das ein Licht des Bewußtseins fällt, oder wenn eingerahmt, dann ein absichtlich begrenztes und leer gelassenes, ein «unbeschriebenes» Stück Land darstellen. Auch ob das Bild in der Länge oder Breite der Unterlage gemalt ist, kann von Bedeutung sein. Schon in der Gestaltpsychologie wurde die Relevanz eines Motivs von seiner Stellung im umgebenden Raum abhängig gemacht, womit ja die Bedeutung seiner Rolle hervorgehoben und bestimmt wird. Damit wird der *Stellenwert* eines Elementes innerhalb des ganzen Bildkontextes feststellbar. Wenn man zum Beispiel einen roten Fleck in die Mitte eines Gesichtes unter die Nase malt, der sich genau im Zentrum des bemalten Blattes befindet, dann stellt er den Mund dar; wenn man ihn auf die Wangen setzt, dann die Rötung der Wange, oder auf einen Finger, dann möglicherweise eine kleine Wunde, wenn in grünes Gras, dann eine rote Blume, wenn auf ein Kleid, dann eine Blutspur usw. Unendlich sind die Variationen, die beachtet werden müssen.

Die Proportion

Nicht nur die Proportion zwischen einem Bild und seiner Unterlage verrät Wichtiges vom Verhältnis, in dem das Dargestellte zur Innen- und Außenwelt des Malers steht. Auch das Verhältnis der Bildelemente untereinander

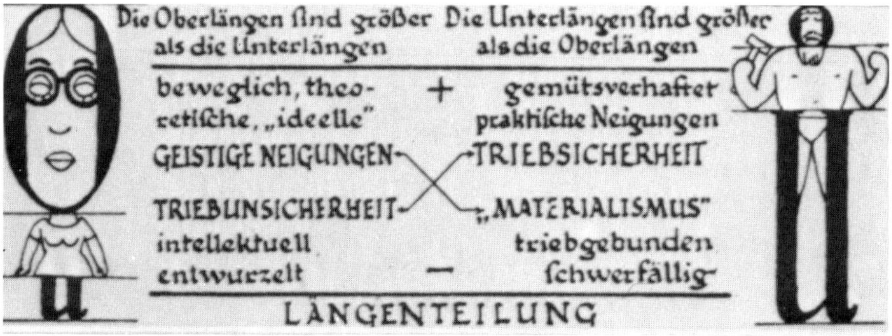

20 Graphologisches Schema

und ihr Vorbild in der Natur ist aufschlußreich für die Aus- beziehungsweise Unausgeglichenheit, in dem Bild oder Bildmotiv in der Psyche hausen.

Sind zum Beispiel in einer Schrift die «Oberlängen» unverhältnismäßig groß, so läßt sich daraus schließen, daß der Schreiber seinen «Kopf» auf Kosten seines Gemüts und seiner leiblichen Bedürfnisse vorherrschen läßt; wie man auch umgekehrt sagen kann, daß unverhältnismäßig große «Unterlängen» von einem Menschen zeugen, dessen Gemüt und Geist von seinem «Triebleben» in den Hintergrund gedrängt ist. Das graphologische Schema (Bild 20; vgl. auch Bild 9) illustriert ausgezeichnet, was zum Beispiel die Proportionsverschiebung beim Körper eines Menschen zur Schau

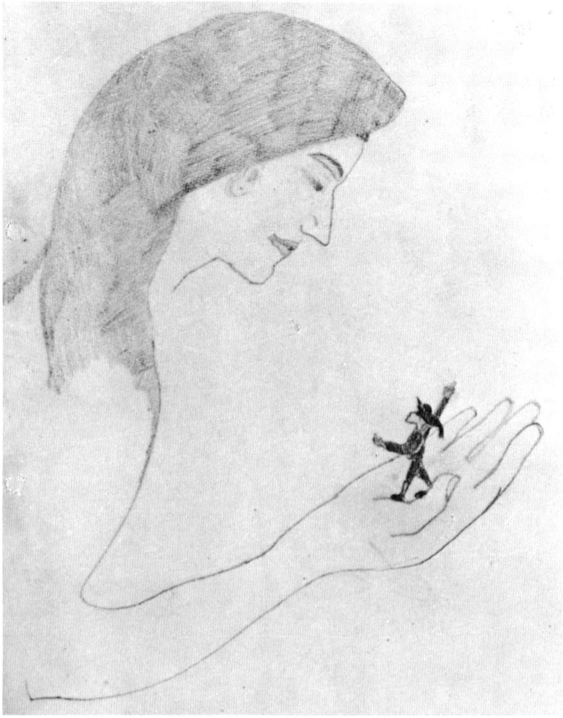

21* Das Männlein in der Hand

zu stellen vermag. Mit einem Blick erfaßt man durch die proportionalen Verhältnisse auf dem Bild, um welches Problem es hier geht. Minderwertigkeitsgefühle, Grade der Selbsteinschätzung, Unterbewertung einer Sache oder eines Gefühls springen ebenso wie ihre Überschätzung gleichsam sichtbar in die Augen.

Die Größenverhältnisse der einzelnen Bildelemente untereinander und ihre Beziehung zum Gesamtbild verraten ihre Bedeutung für den Malenden. Wie groß ist doch der Kopf dieser Frau (Bild 21), der allein die Bildfläche beherrscht, als ob dieser 52jährigen Malerin nichts anderes an sich selbst wichtig wäre! Und wie klein das Bersaglieri-artige Männlein, das sie in ihrer Hand hält! Sofort hat man erfaßt, welche Wertung sie ihm gibt. Und diese böse Kuh, ist sie nicht riesengroß im Vergleich zu den kleinen Kälbern, ihren Kindern? Sie verstellt ihnen durch ihren Unterleib sogar die Sicht in die Umwelt. Müssen sie denn nicht Angst vor ihr haben, obwohl sie zugleich Geborgenheit und Liebesnahrung bei ihren Eutern suchen? Das Problem des Malers, des kleinen Jungen, der in Wirklichkeit

22* Die Mutterkuh

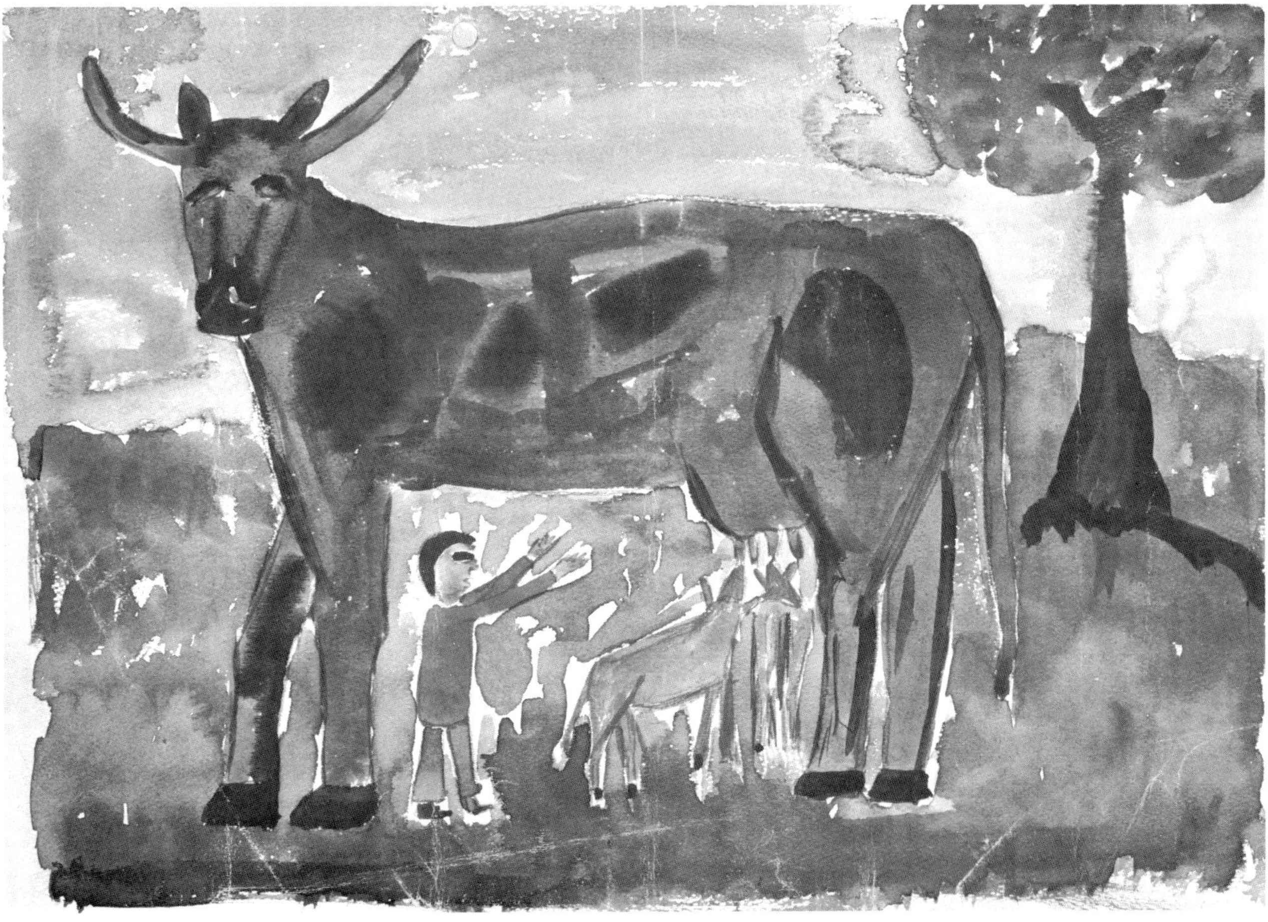

31 Jahre alt ist, wird auf den ersten Blick offenkundig. Er kommt nicht nur zu spät dran, er ist auch bedauernswert klein im Vergleich zur Mutterkuh und fühlt sich völlig ausgeschlossen. Den Himmel sieht er nicht; nur ihren Bauch (Bild 22).

Ein anderes Bild zeigt, wie «Lampenfieber» vom Sich-bedroht-Fühlen durch eine Über-Ich-Figur entsteht, die einen von hinten, vom unbewußten Hintergrund her, niederhält. Der nackte kleine Geiger, der bereits 27 Jahre alt ist, wird von vorne von einem Hund angebellt, das Publikum erscheint ihm wie Krokodil und Schlange, die auf ihn losstürzen und ihn beißen könnten. Aber das Ärgste ist der hinter ihm stehende doppelt so große Mann, der ihn lähmt (vgl. Bild 17). Ein viertes Bild, gemalt von einer 50jährigen Frau, stellt eine ungeheuerliche rote Krabbe dar, die kleine

23* Die Krabbenmutter

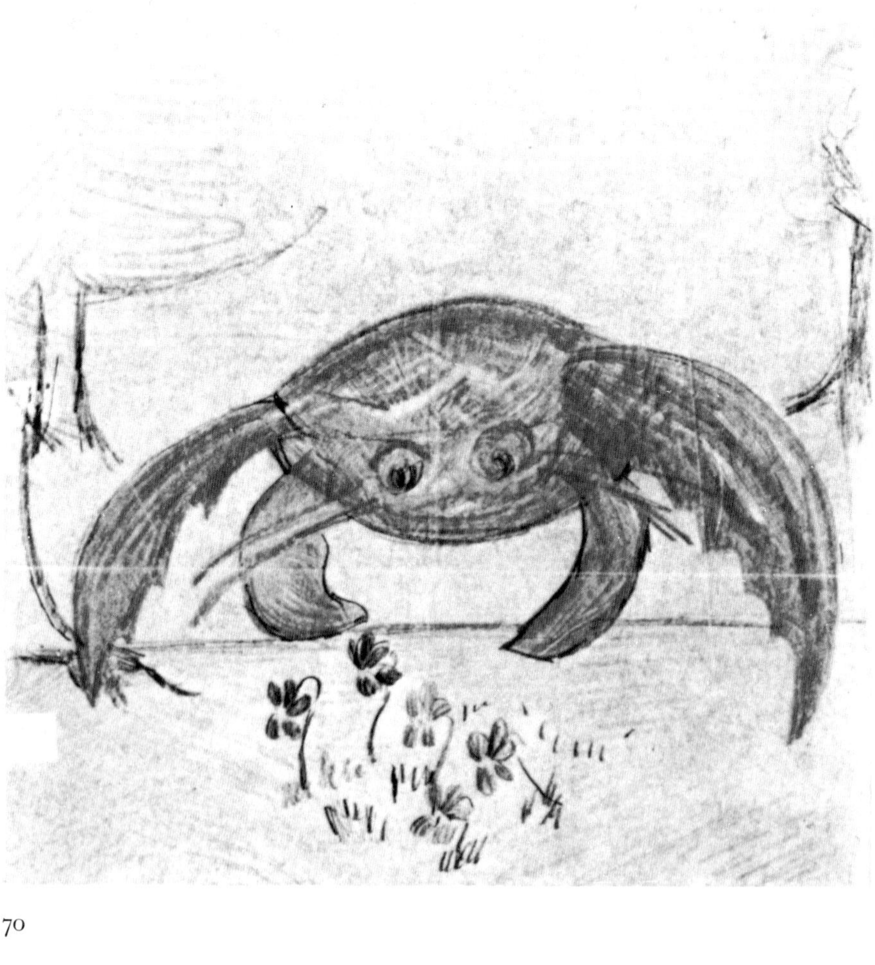

Veilchen frißt (Bild 23). Sie soll die bereits tote, aber noch mächtig wirksame Mutter der Malerin symbolisieren, die alle ihre kleinen blühenwollenden Gefühle zunichte macht. Wahrlich, gegen eine solche Macht kann man sich kaum wehren!

Beachtenswert sind auf dem Bild 24 die Proportionen der beiden Frauengestalten. Sie verraten Wesentliches über deren Natur. Die Gespaltenheit in bezug auf das Weibliche im eigenen Seelenraum und dementsprechend zu deren Trägerinnen in der Außenwelt, die das brennende Problem des modernen Mannes ist, wird in der Darstellung eines 35jährigen Ingenieurs sehr eindrücklich veranschaulicht. Die untere Figur mit ihrem Stecknadelkopf ist in ihrer überbordenden Üppigkeit nichts als geistferner, fleischlich verschlingender Schoß. Um sie herum blüht aber, von den Wassern des Unbewußten bespült, in satten Farben wuchernd, die schöpferische Fülle der Natur. Im Gegensatz dazu ist die obere Figur gleichsam «nur Kopf», ein Medusa-ähnliches, von blaß-blonden Haaren wie von Schlangen umwehtes Haupt mit stechend harten, dämonischen Augen und einem spitzbezahnten Mund, mit einem grellen Rachen, dessen Übermacht sich ebenso verschlingend auswirken kann wie die aus der Volksüberlieferung und der Neurosenlehre bekannte «vagina dentata». Der flüchtig hingeworfene durchsichtig graue und dünne Leib, der diesen Kopf trägt, ja die ganze Figur und der kahle, intellektuell-abstrakte Hintergrund charakterisieren ausgezeichnet die «Gefahr des Oberen», der sich der Mann ausliefert, wenn er sich, vor der «Gefahr des Unteren», dem rein Triebhaften, fliehend, zu ihr flüchten will.

Da Bilder wie dieses, und übrigens die meisten ihrer Art, einem archetypischen, der kollektiven Psyche des Menschen angehörenden Inhalt Ausdruck geben, sprechen sie «von Seele zu Seele» und sind auch ohne langen Kommentar verständlich. Sogar in der schwarzweißen Wiedergabe des farbigen Originals sind sie noch von ungewöhnlicher Ausdruckstiefe und trotz der Sparsamkeit ihrer Mittel von großem Beziehungsreichtum. Die Schatten, die packende Gegensätzlichkeit der Dimensionen und der einzelnen Bildmotive, ihre von gewaltigen Spannungen geladene Atmosphäre veranschaulichen die Emotionalität und Ergriffenheit, mit der sie geschaffen wurden, und vermitteln auch dem Unbeteiligten einen Eindruck von der lebendigen Intensität, mit der sie auf ihren Gestalter zurückwirken und dessen psychischen Prozeß beeinflussen mußten (vgl. Bilder 7 u. 122).

Wir sehen, welche Bedeutung dem Problem der Proportion zukommt, wie diese durch ihr sofortiges In-die-Augen-Fallen schnell und sicher einen diagnostischen Aspekt beleuchtet.

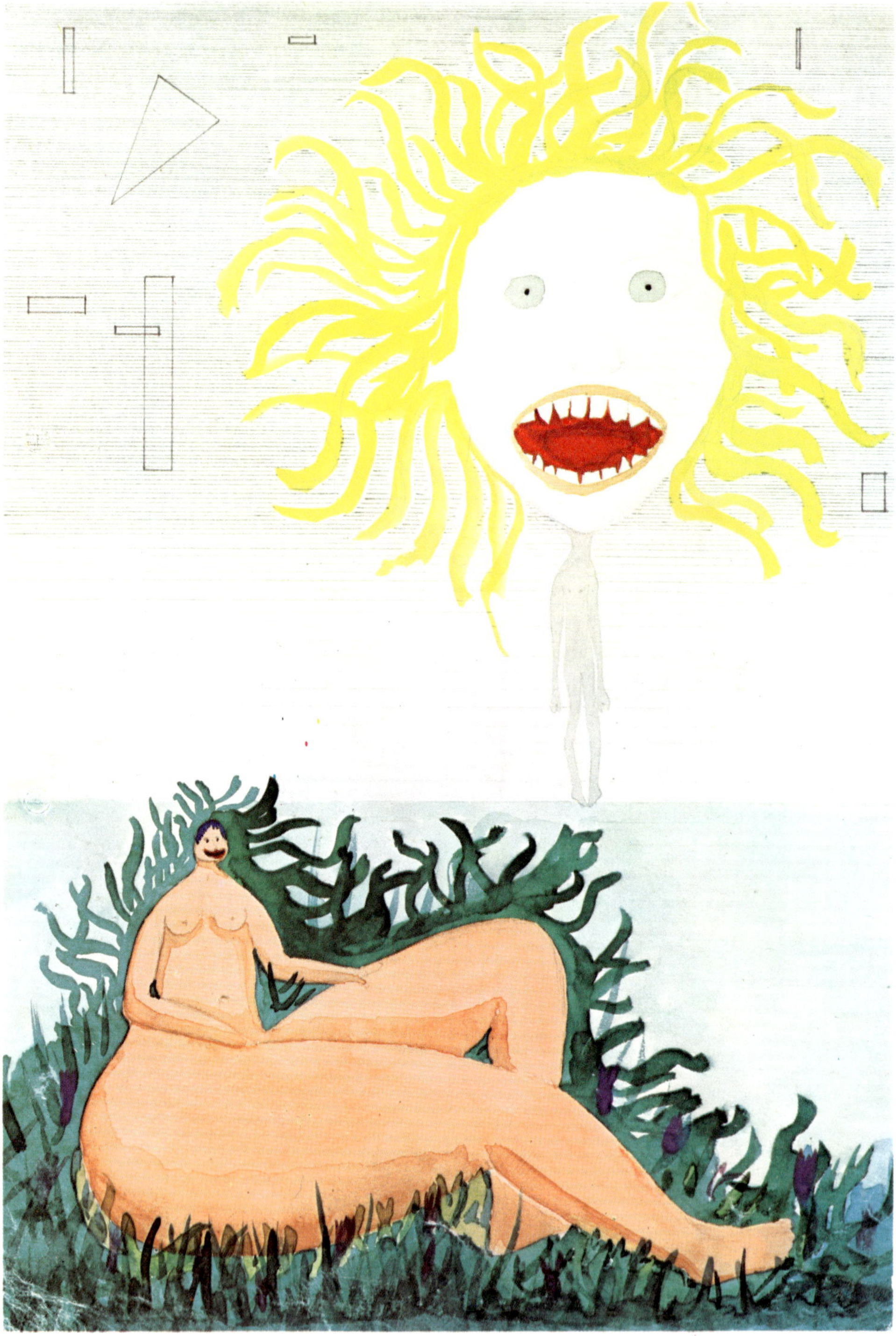

24 Seine zwei Frauen

Die Organisiertheit des Bildes

Wer ein Bild vor sich hat, dem fällt sofort auf, ob das Dargestellte auf der Unterlage gut organisiert ist oder nicht. Gerade bei Bildern, die aus großen Tiefen kommen, bemerkt man oft ein chaotisches Durcheinander, oder die einzelnen Motive sind zerrissen, unverbunden und weisen auf eine innere Gespaltenheit des Malenden hin. Das heißt also, daß ihre Geschlossenheit beziehungsweise ihre Dissoziiertheit sofort erkennbar ist und daß das Bild dadurch auch einen Blick in die Seele des Verfertigers zu werfen erlaubt (vgl. Bilder 31 und 33).

Man muß natürlich einen Unterschied machen zwischen schnell hingeworfenen Stimmungsbildern (Bild 25) und unverbundenen Bildern (Bild 26). Es gibt sogar Bilder, bei denen man von Zusammensetzungen, automatischem Abreagieren (Bild 27) sprechen kann, und solche von besonderer Gestaltarmut (vgl. Bild 66) und Gestaltfülle, was alles auf eine Parallele in bezug auf den ausgedrückten psychischen Inhalt hinweist. Francis Reitmann bemerkt in ihrem Buch[21], daß bei Schizophrenen vermutlich die gestaltbildende Fähigkeit der unbewußten Psyche beschädigt ist, weshalb sie so desorganisierte Bilder malen. Edith Zierer hat sogar ein 75 Stufen umfassendes Testverfahren ausgearbeitet, in welchem der Grad der Integriertheit oder Desintegriertheit einer Bild-Darstellung gemessen werden kann. An ihnen läßt sich feststellen, inwieweit der harmonische Ganzheitscharakter oder die Zersplitterung in allen ihren Nuancen Symptome eines gleichen Zustandes beim Bild-Autor offenbaren[22]. Laut Zierer erlaubt die Beachtung des Integrationsgrades der Farben einen Schluß auf die Intaktheit der Ich-Funktion des Malers. Denn die Desintegration auf dem Bild steht in proportionalem Verhältnis zur Desintegration seiner Persönlichkeit. Zudem fand sie, daß die kontrollierte Durchführung eines nach dieser Anleitung geführten Malprogrammes die latenten integrationsfördernden schöpferischen Quellen mobilisiert und die problemlösenden Fähigkeiten des Patienten stärkt. Was eine richtige Organisation der Bildelemente an Wirkung zu erreichen vermag, sehen wir an der sogenannten «Pictographie», die zur bildlichen Veranschaulichung von Statistiken verwendet wird und sich für eine leichtfaßliche Darstellung komplizierter Tatbestände als äußerst nützlich erweist.

Da die meisten «Bilder aus dem Unbewußten» oder zumindest einzelne ihrer Elemente – wie übrigens die Träume auch – kompensatorischen Charakter zum jeweiligen Bewußtseinsinhalt haben, kann die Desorientiertheit des Bewußtseins, also eine mehr oder minder vorherrschende Ver-

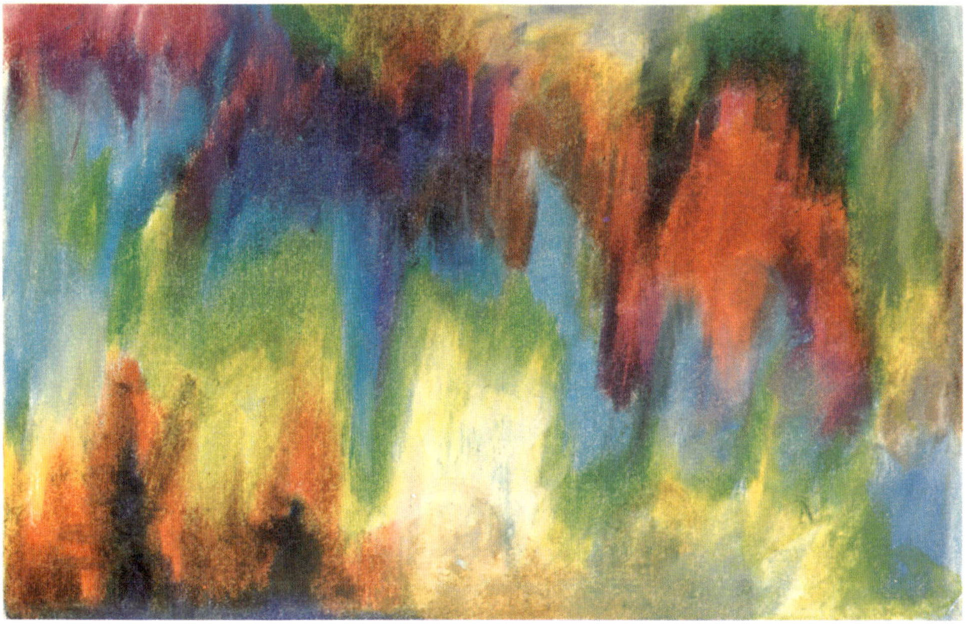

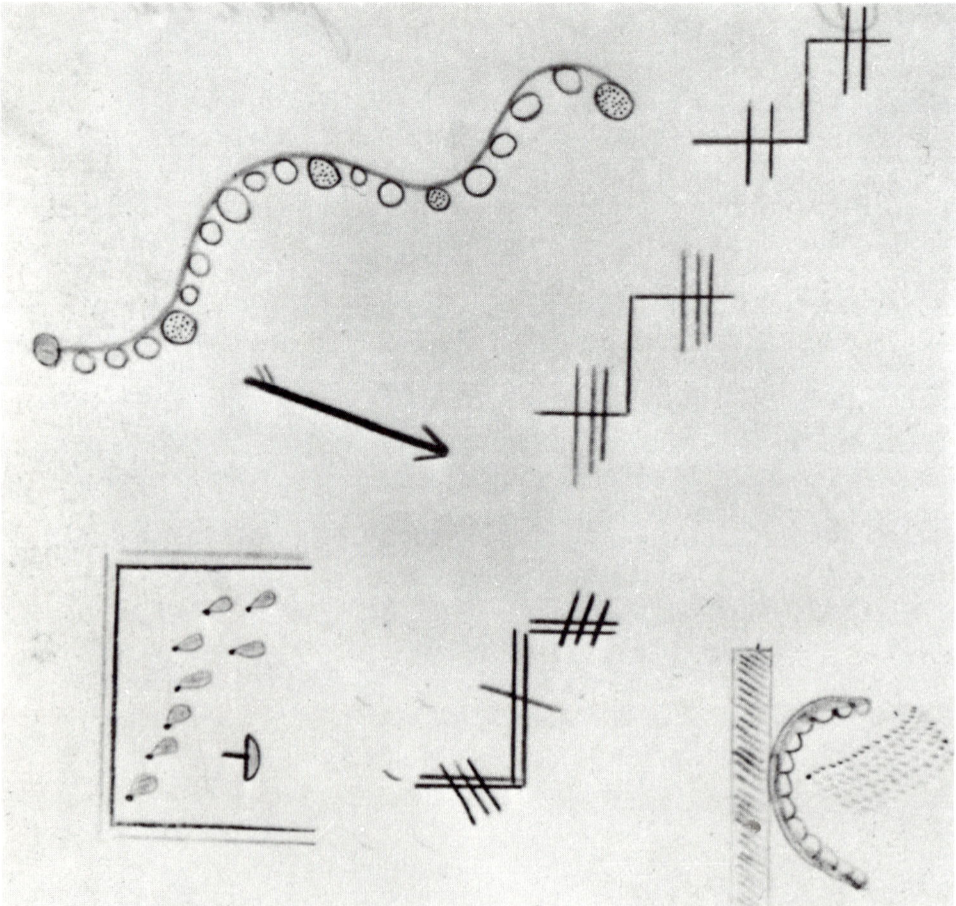

25 Gemischte Stimmung
26* Unverbunden

wirrung, eine wohlgeordnete Seelenlandschaft aus den Tiefen gleichsam als Gegengewicht hervortreten lassen. Dies zeugt von der latenten Fähigkeit der unbewußten Psyche, Ordnung zu schaffen, eine Art von Selbstregulierung, eine Selbstheilung hervorzurufen. In solchen Fällen darf man von einer synthetisch-prospektiven Deutungsmöglichkeit sprechen. Wir wissen, welche Wichtigkeit solchen Hinweisen beigemessen werden kann, wenn es sich zum Beispiel um Neurosen handelt, deren Ausgang beziehungsweise Heilungschance einem sonst eher zweifelhaft erscheint.
Diesen antizipierenden Charakter des Bildes kann man allerdings nur dann feststellen, wenn der Analysand einem bekannt ist, obwohl sich aus bestimmten Indizien auch bei Blinddeutungen mindestens sagen läßt, ob es sich um ein Produkt handelt, das aus einer Besserungsphase oder einer regressiven Phase stammt. In seinem Deutschen Seminar sagte Jung: «Wenn einfache, geometrische Figuren auftreten, die eine gewisse Armut der Gestaltung aufweisen, handelt es sich in der Regel um einen Fall, in dem das Individuelle in allen möglichen Begehren und Befürchtungen aufgelöst ist.

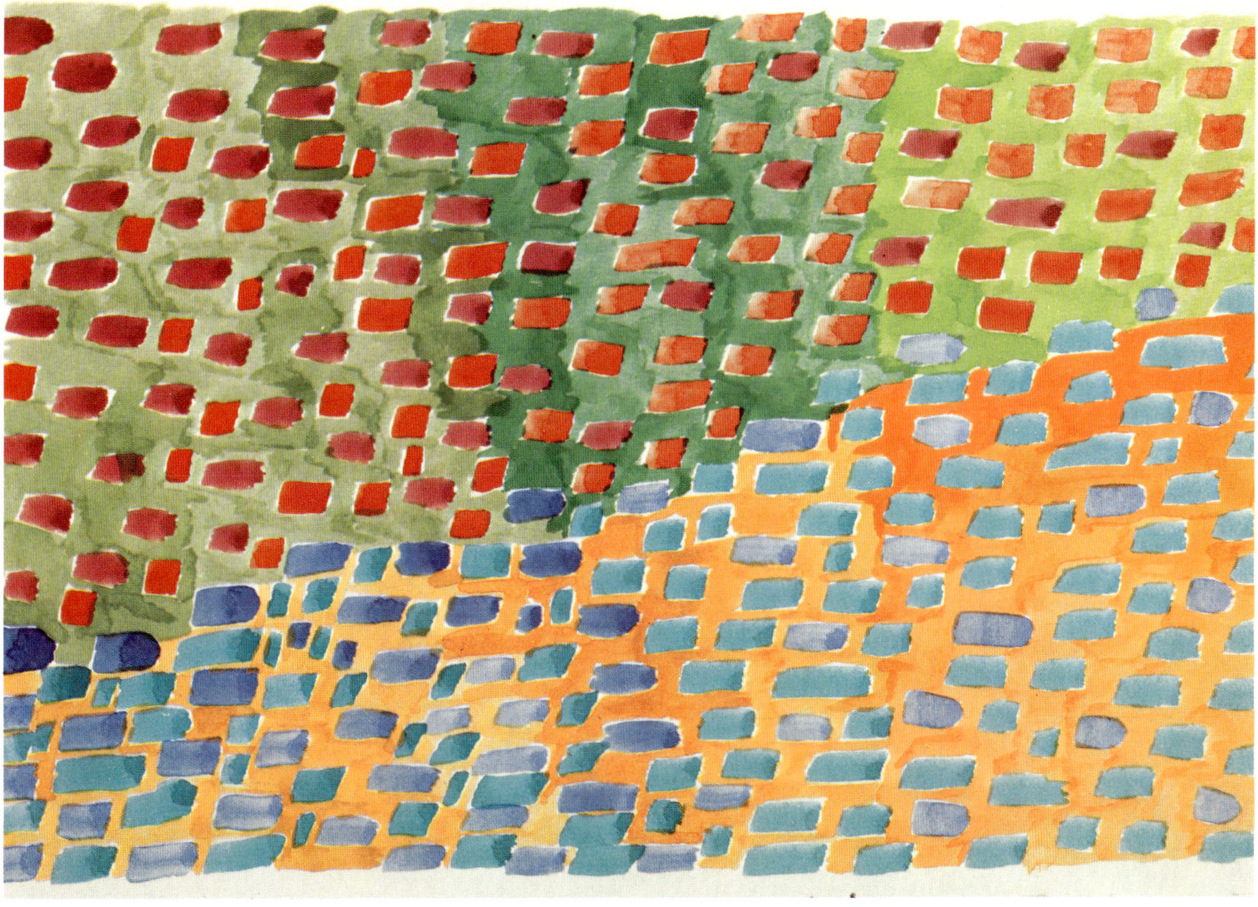

27 Abreaktion

Das Bild hat dann den Zweck, den ungeordneten, chaotischen Zustand zu beschwören und in einen einfachen, übersichtlichen zu verwandeln.»[23] In diesem Sinn können manchmal auch schemaartige Bilder, Abstraktionen verstanden werden, von denen bereits im Zusammenhang mit der Verwendung von Blei und Feder die Rede war.

Hier sind auch die verschiedenen *Mandala-Bilder* zu erwähnen, denen Jung so viel Aufmerksamkeit geschenkt hat. Er sah in ihnen sozusagen «Abbilder der seelischen Urordnung». Er meinte, sofern es nämlich in der Bibel heißt, «Gott schuf den Menschen nach seinem Bilde», dann sei darunter ein ähnliches, harmonisch Gegliedertes, ein Ausgewogenes, eine Ganzheit und Rundheit Bildendes zu verstehen, wie wir es in den Mandalas zu sehen bekommen. Mandala ist ein Sanskritwort und heißt ungefähr «hegender Kreis», «magischer Kreis», denn in ihm wird ein Zentrum, das Selbst, das Symbol des «heiligen Bezirkes der inneren Persönlichkeit» abgeschirmt, die das Abbild Gottes in sich trägt. Die Mandalas sind betontermaßen symmetrisch angeordnet, in einem Kreis oder Vieleck, meistens in einem Viereck, wodurch die «Ganzheit» der Psyche veranschaulicht werden soll. Sie gehören zu den ältesten religiösen Symbolen und haben vielenorts, vor allem im Osten, künstlerisch vollendete Formen gefunden. In ihrem kultischen Gebrauch drücken sie nicht nur «Ordnung» aus, sondern sie sollen auch

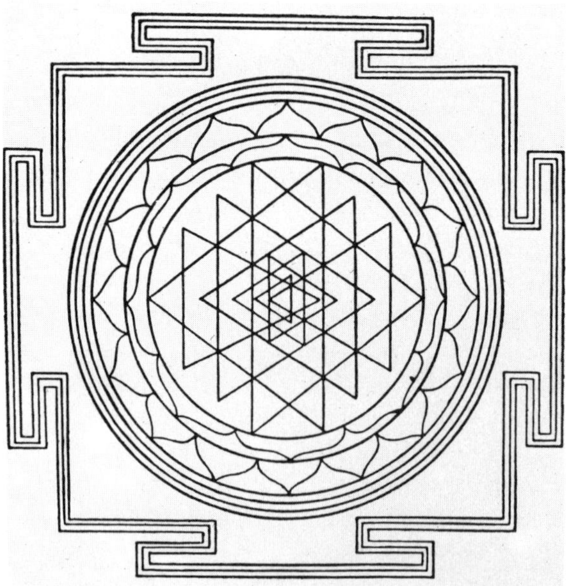

28 Shri-Yantra

29 Individuelles
Mandala

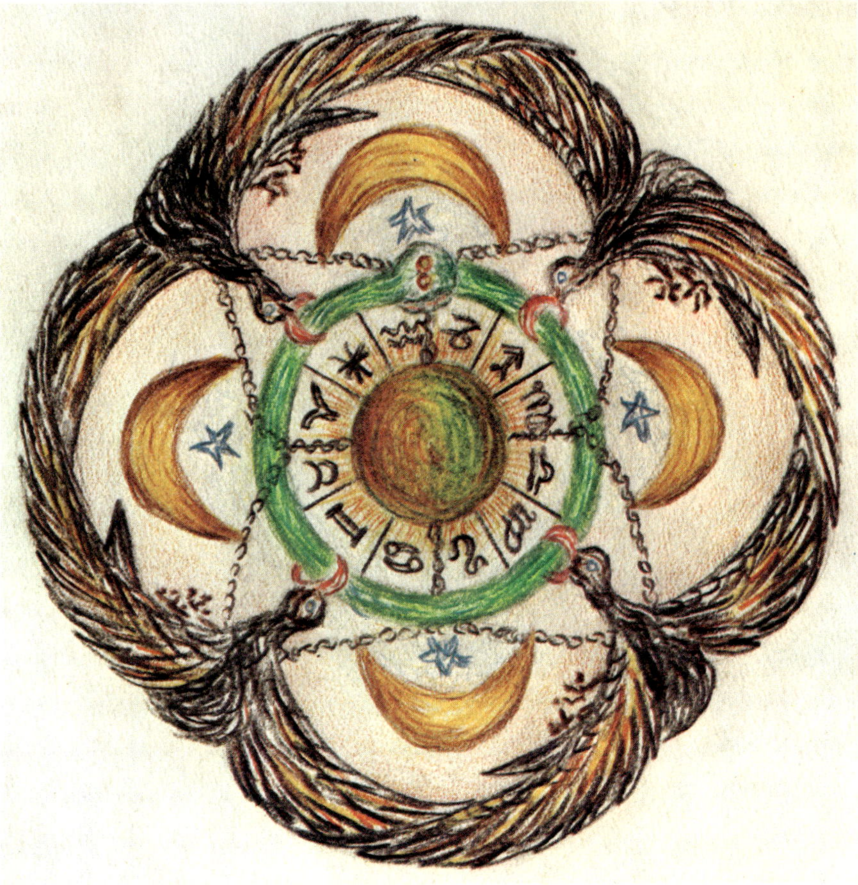

eine solche bewirken. Das meditierende Betrachten von mandalaförmigen Yantra-Bildern (Bild 28) im tibetanischen Buddhismus hat, zum Beispiel durch Identifikation mit ihnen, die Herstellung einer ebensolchen inneren seelischen Ordnung im Meditierenden zum Ziel. Dasselbe kann beim Malen und meditierenden Betrachten eines individuellen Mandalas dessen Schöpfer zuteil werden (Bild 29).
Doch nicht nur in den verschiedensten Kulturkreisen und zu allen Zeiten ließen sich Mandalas von großer Bedeutung finden. Auch die von einzelnen Individuen gemalten, gleichsam die «persönlichen Mandala-Symbole», verdienen hohe Bewertung. Allerdings darf man aus dem spontanen Auftreten eines Mandalas – weder in einem Traum noch als gemaltes «Bild aus dem Unbewußten» – schließen, daß sein Verfertiger nun bereits seine entsprechende «Ganzheit» erreicht habe. Denn Mandalas tauchen während des ganzen seelischen Entwicklungsweges auf, immer dann, wenn Chaos in

Kosmos, Unordnung in Ordnung verwandelt werden muß beziehungsweise wenn sie zur Herstellung eines Gleichgewichts nötig sind. Auch dann, wenn ein Mensch kaum etwas über den Gehalt und Zweck eines Mandalas, das er gemalt hat, aussagen kann, ist er von ihm fasziniert und empfindet es stets in bezug auf seinen Zustand als lösend, ausdrucks- und wirkungsvoll (Bild 30).

Viele Menschen malen – wie es auch in der modernen Kunst der Fall ist – Bilder, die nur aus aneinandergereihten oder ungeordnet hingeworfenen Farbflecken bestehen. Sie fühlen dabei eine gewisse Lockerung ihrer seelischen Krämpfe, eine Darstellung ihrer Gefühlslage. Alles Gestalthafte, Figurative ist dabei vermieden, die Elemente bestehen aus Gemütstönungen, die einem Bereich entstammen, der gleichsam noch «unter» dem figurativ Geschaffenen liegt. Ob man sie harmonisch und schön findet, ist daher der einzige Gesichtspunkt, den man bei ihrem Deuten anwenden kann, und nicht, ob sie richtig oder falsch wiedergegebene Ausschnitte der Natur sind.

Wir begegnen solchen Bildern am ehesten bei besonders emotional betonten Personen, die aber ihre Gefühle fast völlig unterdrückt haben. In ihren Bildern steigen sie hinab in die Urgründe und holen ihre gemalten Aussagen aus diesen hervor, von dort, wo alles noch zusammenfließt, wo die Trennungen und Spaltungen, die das Bewußtsein verursacht hat, nicht hingelangen, wo alles noch ungetrennt und einheitlich ist. Von dort kommen diese Bilder, und darin besteht auch ihr heilender Charakter (vgl. Bild 57).

Die Bewegung

Die Emotionalität des Hintergrundes der Seele kann in einem Bild aus dem Unbewußten zum Ausdruck kommen:

a) durch die Bewegtheit der Linien und Formen,
b) durch die Bewegung des Bildes beziehungsweise seiner einzelnen Elemente in eine oder mehrere Richtungen,
c) durch die verwendeten Farben und ihre Intensitätsgrade,
d) durch spezielle Darstellungsmotive, wie wogendes Meer, ausbrechender Vulkan usw. (Bild 31),

wobei diese vier Ausdrucksmöglichkeiten alle auf demselben Bild vereint sein können.

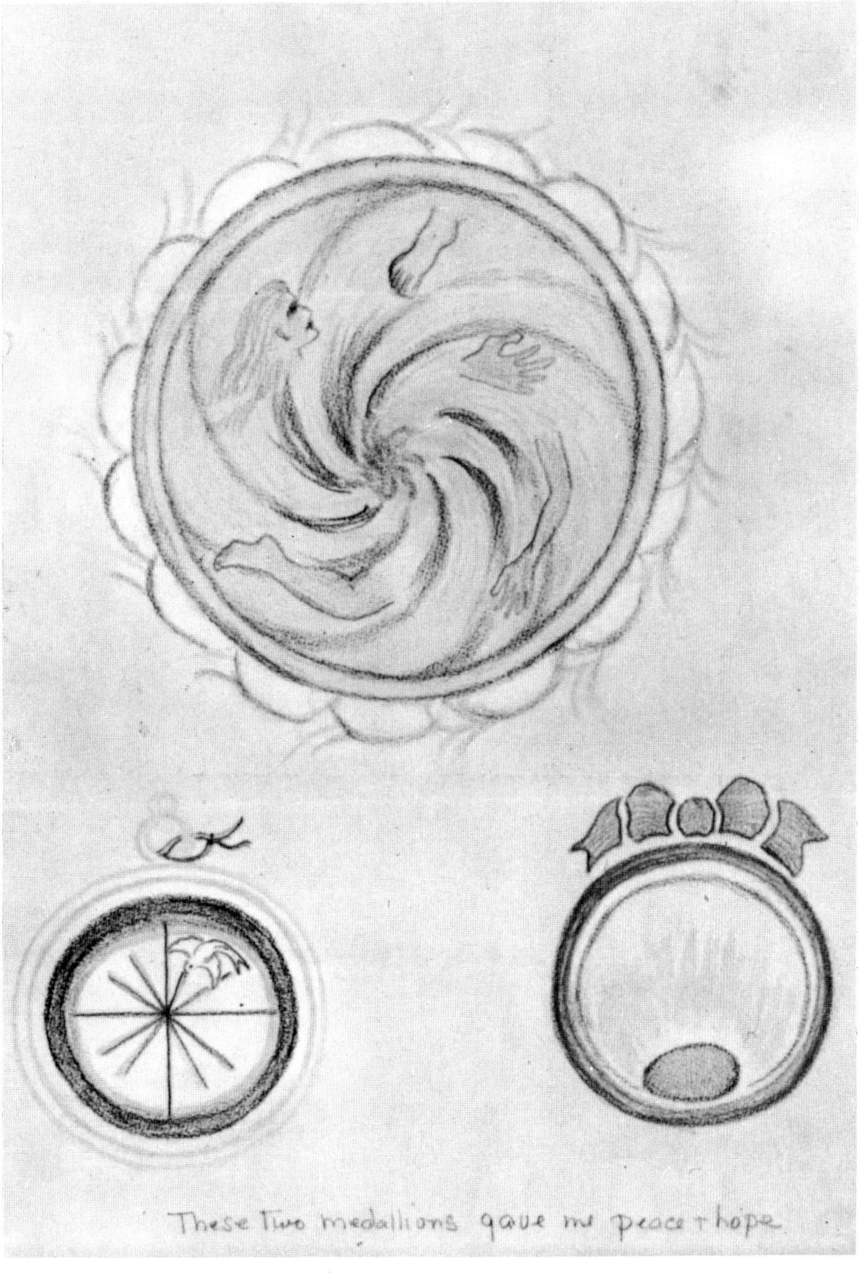
These Two medallions gave me peace + hope.

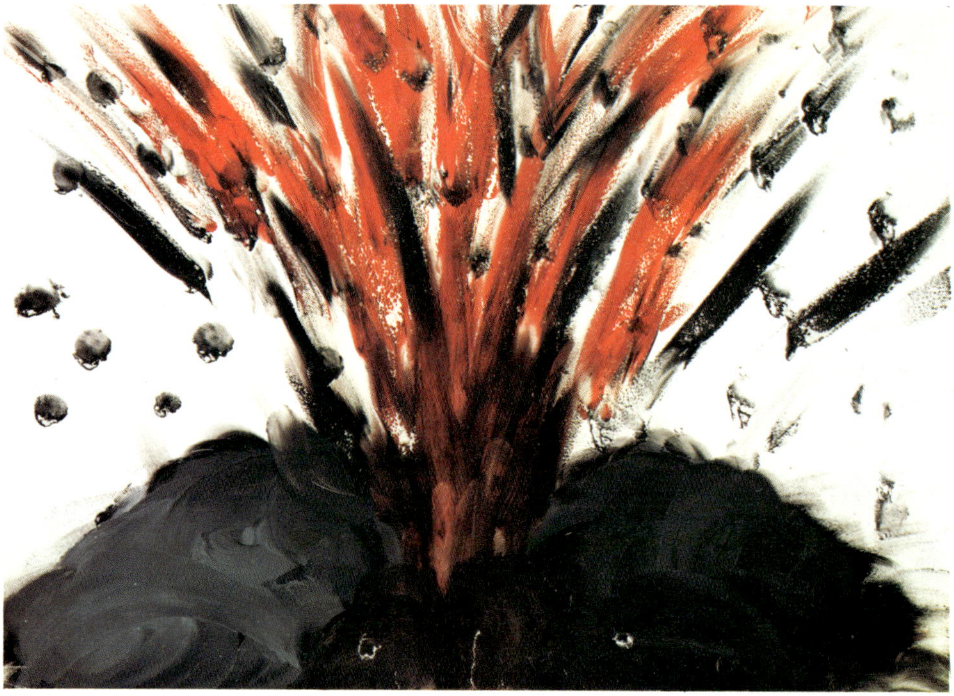

31 Sprengexplosion

Bei a) lassen sich, angefangen von einer starren, eckigen Linienführung über eine natürlich beschwingte oder aufgeregte bis zu einer völlig konfusen, desintegrierten, alle Arten von Bewegungen beobachten und auf die sich in ihnen äußernden seelischen Qualitäten folgern. Wie zerrissen mußte sich ein Mensch fühlen, als er das hier wiedergegebene Bild 32 gemalt hat. In zahllose «Stücke» droht seine Seele zu zerfallen. Auch jene Frau, die das Bild 61 malte, auf dem die ihr Ich symbolisierende Blüte von vielen Pfeilen bedroht wird, verrät, daß sie eine Selbstquälerin ist, daß ihr Zustand als ein «masochistischer» bezeichnet werden darf. Würden die Pfeile sich nicht gegen sie, sondern gegen ihre Umgebung wenden, könnte man bei ihr auf sadistische Züge schließen.

Die Bewegung im Kreis als «circumambulatio» der seelischen Mitte, durch die alle Aspekte der Seele in Betracht gezogen werden können, wie auch die Bewegung in Kreuzform, die nach allen vier Himmelsrichtungen strebt und eine ähnliche Bedeutung besitzt, haben seit alters her diese mehr oder weniger feststehende Symbolik gehabt. Ebenso sind die zwei Endpunkte der Vertikalen mit den Gegensatzpaaren oben-unten, Himmel-Hölle, aufsteigend-niedergehend und allen andern Varianten sowie die horizontalen Gegenbewegungen, wie rechts-links, außen-innen, bewußt-unbewußt und alle ihre Implikationen miteinander verknüpft worden.

Die interessanten Untersuchungen über die nach rechts oder nach links neigenden und führenden Schriftzüge sind heute allgemein bekannt. Wir wissen, wie unterschiedlich Eindruck und Stimmungslage zum Beispiel der arabischen oder israelischen von rechts nach links laufenden Schriften von den westlich verwendeten, von links nach rechts laufenden, sind. Ich möchte hier besonders auf die Bedeutung einer Bewegung im Raum in der Richtung nach rechts, als zum Objekt hin, oder nach links, also vom Objekt weg – in der Graphologie als Problem des Rechts- und Linksrandes benannt –, hinweisen (vgl. Bild 9). Bekanntlich ist dort «rechts» das Du, die bewußte Welt, die Extraversion, «links» das Ich, die unbewußte Welt, die Introversion, denen man zustrebt. Links liegt für den Abendländer das Fremde, rechts die Heimat. Man spricht von Frauen «zur linken Hand», aber nur von einer «rechtmäßigen», denn sie steht zur Rechten. Zur Rech-

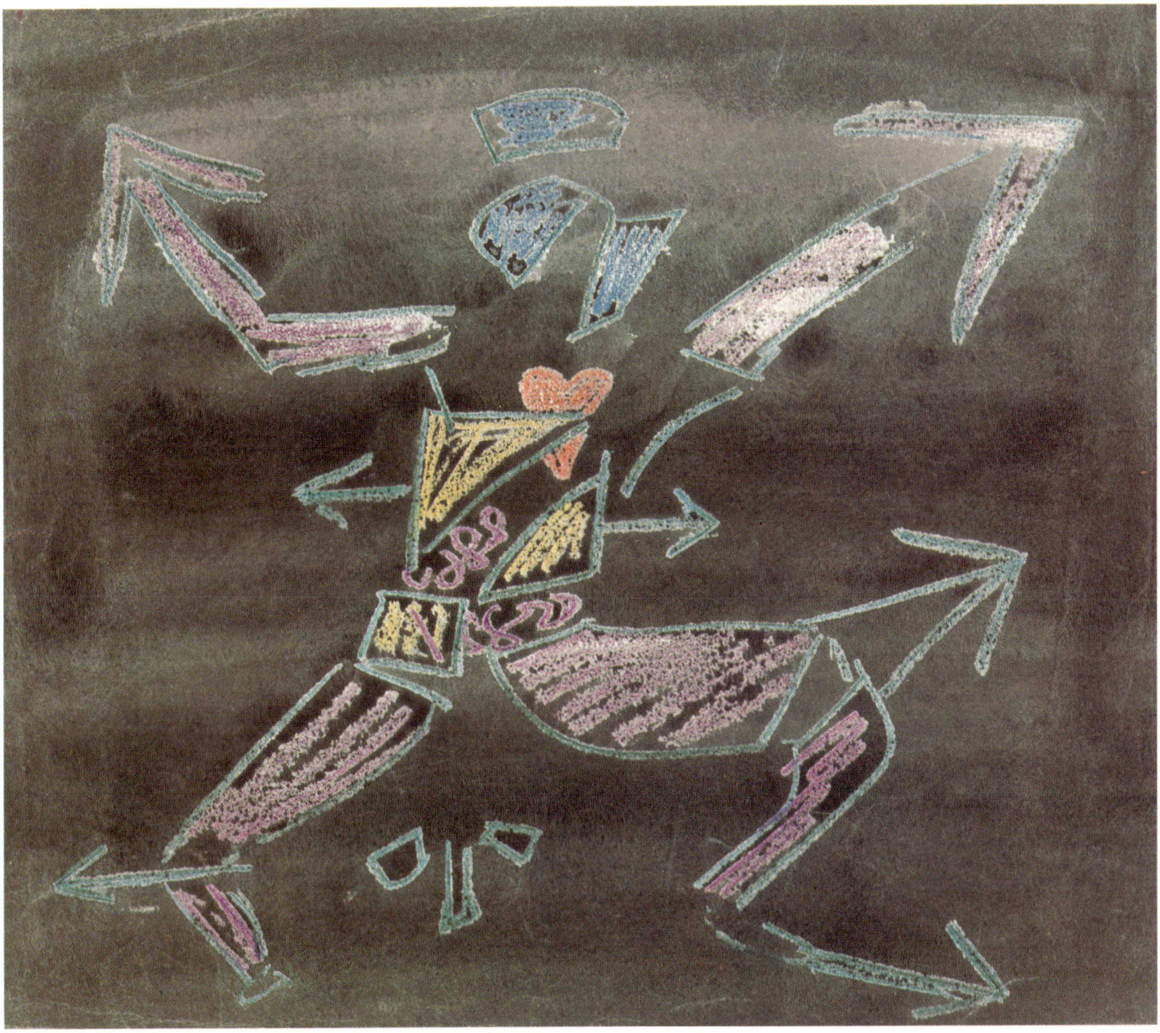

32 Zerrissen

ten des himmlischen Vaters sitzt Christus. Links die Sünder, der Teufel. – Laut einer gnostischen Überlieferung aus dem zweiten Jahrhundert nach Christus hat Gott zwei Hände. Mit der rechten rettet Er, mit der linken tötet Er[24]. Der sich nach rechts drehende Kreis führt zur Bewußtwerdung, der nach links drehende in das Unbewußtsein, in den Tod.
Trägt ein Mensch eine zu starre Maske, ist er zu stark dem Intellekt unterworfen, so wird er seine Gefühle entsprechend zu unterdrücken versuchen. Dadurch sammeln sich in den Tiefen seiner Seele unausgelebte Aggressionen, Emotionen aller Art, die desto heftiger ausbrechen, sich im Bild «Luft machen», je stärker sie verdrängt wurden. Und weil die Psyche ein System mit Selbstregulierung darstellt, ist sie dem Gesetz der Komplementierung beziehungsweise der Kompensation unterworfen. Sie wird daher, solange sie nur kann, ein Gleichgewicht herstellen, ein Gefälle schaffen wollen, um die Libido abfließen zu lassen. Von hier aus gesehen hat jeder Bewegungsausdruck in einem «Bild aus dem Unbewußten» auf dessen Verfertiger eine polarisierende und ausgleichende Wirkung und verdient darum aufmerksame Beachtung.

Die Perspektive

Ein erhellender Schlüssel zur Beurteilung des seelischen Zustandes eines Malenden ist auch dessen Fähigkeit und Bereitschaft zum Perspektivischen. Heute, wo sich das Aperspektivische und das Unperspektivische immer mehr durchzusetzen scheinen, lassen sich dazu von der Psychologie des Unbewußten her aufschlußreiche Gesichtspunkte heranziehen.
Ohne Perspektive gibt es keine Tiefendimension. Alles Körperhafte ist dreidimensional. Aperspektiv dargestellt, bleibt es in zwei Dimensionen gefangen, wird flächig und kann keinen Schatten mehr werfen. Es vermag formschön zu sein, es fehlt ihm jedoch das Naturähnliche, das «Humane», das stets einen Schatten besitzt. In der Jungschen Psychologie hat der Schatten eine ganz besondere symbolische Bedeutung: Er ist das «Menschlich-Allzumenschliche», also jene «andere Seite» des Individuums, die aus Gründen der Anpassung vom Bewußtsein verdrängt, von unserem Leben mehr oder minder ausgeschlossen, uns trotzdem immer an den Fersen haftet. Jung sagt in seinem Buch «Die Beziehungen zwischen dem Ich und dem Unbewußten»: «Der Schatten ist unser ‹dunkler Bruder›, der zwar unsichtbar, doch unzertrennlich zu uns, zu unserer Ganzheit gehört . . . die lebende

Gestalt bedarf tiefer Schatten, um plastisch zu erscheinen; ohne Schatten bleibt sie ein flächenhaftes Trugbild.»[25]
Soll nun die Tatsache, daß heute das nonfigurative, aperspektivische Malen immer mehr überhand nimmt, auf eine besondere seelische Struktur vieler moderner Menschen hinweisen? Wenn wir uns in der Kulturgeschichte umsehen, werden wir leicht feststellen können, daß zu Zeiten und an Orten, wo das Matriarchat herrschte, zum Beispiel im früheren Ägypten, auf den Kykladeninseln usw., das geometrisierende beziehungsweise abstrakte Malen und Modellieren das Vorherrschende war. Daß hingegen in patriarchalen Kulturen, wie zum Beispiel im späteren Kreta, in der Renaissance usw., das realistische, naturnahe, perspektivische Malen im Vordergrund stand. Nimmt man diese Erscheinung als eine Art Polarisierung zwischen künstlerischer Ausdrucksform und Gesellschaftsform an, so läßt sich sagen, daß in einer matriarchalen Welt die Männer in Angst vor der Übermacht der Frau lebten, die Große Mutter fürchteten und verehrten und sich deshalb ihrer Schattenzüge nicht bewußt werden wollten, sie verdrängten. Sie mieden das Dreidimensionale, in dem auch die dunkle Seite des Menschen enthalten ist. In einer Welt hingegen, wo die Männer herrschen und die Frau im öffentlichen Leben eine eher untergeordnete Rolle spielt, kann der Mann sich mehr gehen lassen, seinen Schatten offenbar ausleben. Heißt das, daß wir mit der heute bevorzugten Malweise wieder einem Matriarchat entgegengehen? Und daß sich in der modernen Kunst ihre ersten Züge ankündigen?
Bei den Malereien von Analysanden kann man immer wieder beobachten, daß beispielsweise Homosexuelle fast durchgehend abstrakt, flächenhaft malen. Die Bilder haben keine Perspektive. Wir wissen von diesen Menschen, daß sie stark muttergebunden sind, pueri aeterni, die der Wirklichkeit des Lebens ausweichen, vor der Intimität mit der Frau zurückschrekken (Bild 33; vgl. auch Bild 83). Man sagt, daß sich ihre Zahl heute vermehrt, daß die emanzipierte Frau eine zu starke Mutter ist und die emotionale Entwicklung ihrer Söhne oft hindert, indem sie sie unbewußt und ungewollt, aber doch zu fest an sich bindet. Auch bei lesbischen oder ausgesprochen männlichen Frauen können wir Ähnliches bemerken. Auch sie malen in der Analyse häufig unperspektivisch.
Viele Neurosen sind zugleich tiefsitzende Schattenprobleme. Bei Menschen, deren Schatteneigenschaften ihnen noch unbewußt sind und die daher auf einen andern projiziert werden, wie zum Beispiel bei Kindern und Primitiven oder auch bei Psychotikern, die sich vom Schatten verfolgt fühlen, kann man oft bei der bildlichen Wiedergabe dreidimensionaler Gebilde

einen völligen Mangel an Perspektive oder nur eine recht ungenügend, verzerrt und konturhaft verwendete beobachten. Die Vorliebe für abstrakte, geometrisierende oder aufgelöste Formen und Bilder scheint – nicht nur in den letzten fünfzig Jahren – auf ein inneres Problem hinzuweisen, das mit demjenigen des Schattens zusammenhängt.

Rhoda Kellog vom «Golden Gate» Kindergarten in San Francisco, die eine Zehntausende von Malereien von Kleinkindern umfassende Sammlung besitzt[26], konnte zeigen, wie die ersten Spontanprodukte der Kinder nicht die Natur nachahmende, sondern abstrakte, geometrische Gebilde sind. Bevor das Kind die Fähigkeit zu einer bildlichen Darstellung besitzt, verfertigt es die sogenannten «vor-bildlichen» Kritzeleien, die anscheinend einem abstrakten, struktur-immanenten Ordnungsgefühl Ausdruck geben. In diesem Alter – von etwa 3 bis 4 Jahren – erscheinen schon sehr häufig mandala-artige Formen, die später den verschiedensten Kombinationen unterworfen werden. Das realistische Malen kommt erst im späteren Alter des Kindes auf, erst wenn es ein nicht mehr stückhaftes, sondern ein zentriertes Ich und damit eine Fülle von abgelehnten, verdrängten und beiseite geschobenen Eigenschaften hat, die seine Schattenzüge ausmachen. Ich und Schatten entstehen parallel und ergänzen sich wie die zwei Seiten einer Medaille. Auch beim Primitiven verhält es sich ähnlich, wenn er zum Beispiel sein Ich ganz in die Umgebung projiziert, wie beim Animismus. Er braucht sozusagen einen «Halt» in der Projektion und ein Gleichgewicht, das stets in Proportion mit der Schwäche beziehungsweise Festigkeit seines Ich steht. Das alles erheischt noch gründliche Untersuchungen.
Es gibt allerdings noch einen Grund, der eine Vorliebe für Abstraktionen und Zweidimensionalität verursacht. Der heute immer mehr nach Einseitigkeit und Eindeutigkeit tendierende Mensch hat ebenfalls Mühe, dreidimensional abzubilden, weil er ja auch in sich selber nur eine Dimension kennt. Dadurch entsteht oft eine tiefe Spaltung in seinem Wesen. Denken und Fühlen sind voneinandergerissen, getrennt. Malt er aus den Tiefen seiner Seele, so werden es vielleicht nur Farbflecken sein, die sein Gemütsleben wiederzugeben versuchen. Malt er geometrisierend und unfigurativ, so wird es seine intellektuelle Seite sein, die sich dabei kompensatorisch in einer inadäquaten Form auszudrücken bemüht. Vielen Analysanden fällt es daher schwer, von Bleistift, Tinte oder Tusche in ihren gemalten Bildern zu den Farben überzugehen. Wenn sie es aber tun, dann entstehen eher naive, kindliche Farb- und Stimmungsgebilde, deren infantiler Ausdrucksweise sie sich schämen. Denn diese verrät, was sich hinter der Fassade einer stolzen Intellektualität verbirgt. (Vgl. Bilder 25, 55, 104.)

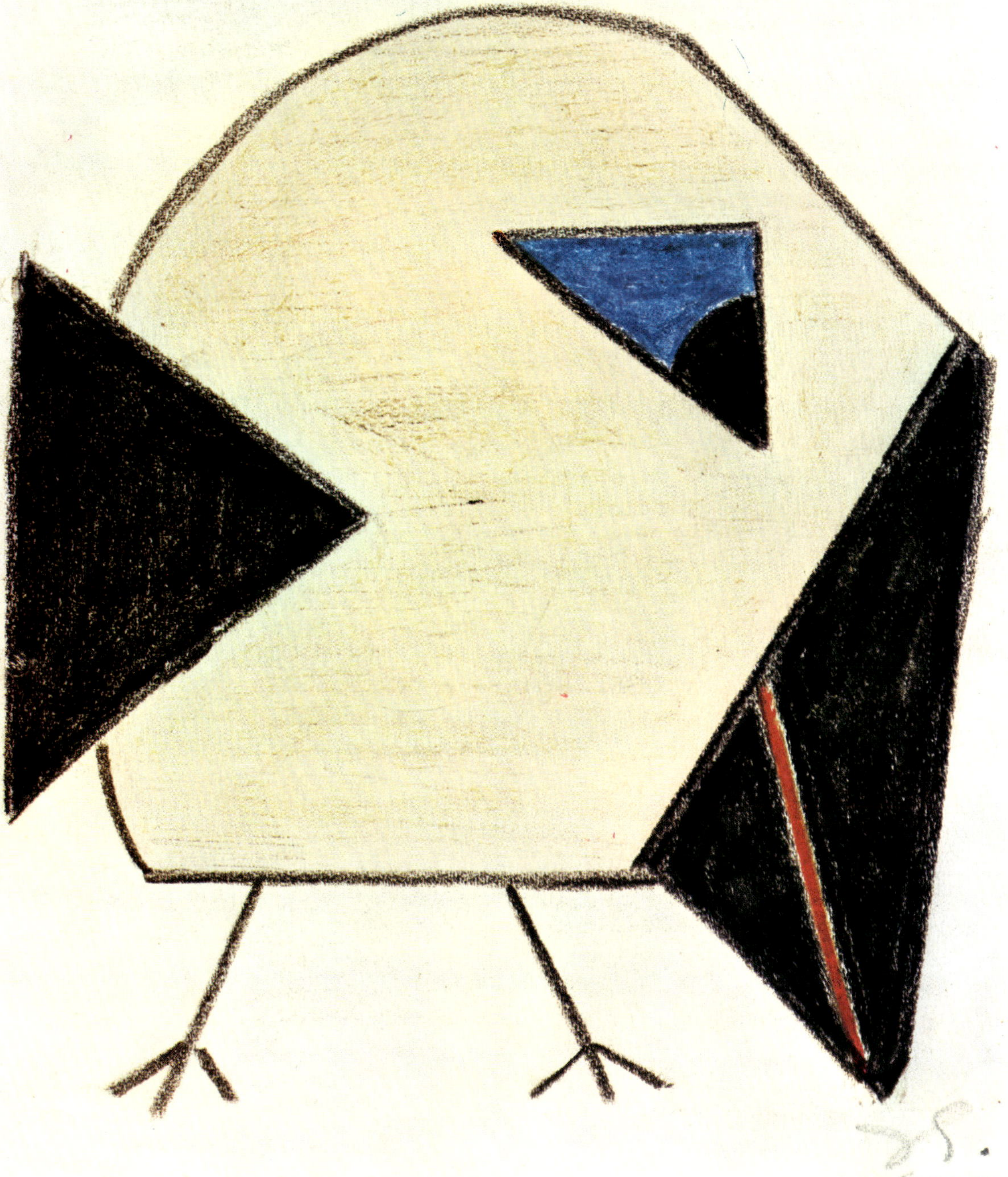

Für die diagnostische Beurteilung eines «Bildes aus dem Unbewußten» sind die darauf erscheinenden Farben von eminenter Bedeutung. Sie sind Träger und Ausdruck der psychischen Emotionalität, die den Malenden bewegt. Ihre Sattheit und Intensität, Klarheit oder Unreinheit geben in bezug auf das Gemalte einen unmittelbaren Aufschluß über die Stärke und die Wesensart dieser Emotionen. Zwischen den äußersten Extremen von Licht und Dunkel liegen alle Farben der Welt. Jede Farbe besitzt und drückt eine bestimmte, von den anderen verschiedene Gefühlswirkung aus[27]. Experimentelle Untersuchungen mit dem Lüscher-Farbtest haben gezeigt, daß die Farbwahlen nicht nur alters-, sondern auch geschlechtsabhängig sind[28]. So hat auch jeder Mensch gleichsam seine Lieblingsfarbe, die für ihn am meisten «lustbetont» ist. Johannes Itten sagt, «das Finden der subjektiven Formen und Farben heißt: sich selbst finden»[29].
Daß die Farben auch einen therapeutischen Effekt haben können, ist seit langem bekannt. Bestrahlungen durch verschiedene Farben haben eine verschiedene Heilwirkung, wie wir das aus den Behandlungen mit Blau- und Rotlicht wissen. Die Auslösung bestimmter vegetativer Reize durch verschiedenartige Farben ist einwandfrei gesichert[30]. Das Hauptanwendungsgebiet der Farbentherapie sind vegetative und affektive Störungen. Wir wissen, daß zum Beispiel Geisteskranke für die Einwirkung von Farben sehr empfindlich sind, weshalb man heute Irrenhäuser mit Bildern schmückt, die «heilend», das heißt entspannend, lockernd, gemütsbelebend wirken könnten, so etwa Malereien von van Gogh u. a. m. Farbentherapie und auch Farberziehung sind wichtige Hilfsmittel von Medizin und Psychologie geworden.
Es ist entscheidend, an welcher Stelle im Bild eine gewisse Farbe steht. Auch die Beziehung einer Farbe zur anderen ist zu beachten, denn davon hängt zum großen Teil ihr Ausdruckswert ab. Schon Goethe hat in seiner Farbenlehre darauf hingewiesen, daß jede Farbe durch ihre Umgebung beeinflußt und entsprechend verändert wird. Für eine Bildkomposition ist es nicht gleichgültig, ob zum Beispiel blau oben, unten, links oder rechts aufgetragen ist. Denn jedesmal wirkt es anders: Unten wirkt es schwer, oben leicht. Das Gleichgewicht der Farbverteilung veranschaulicht die Ausgewogenheit der im Bild steckenden Gefühle des Malers; ihre Disharmonie und schlechte Verteilung deren Unordnung und Verwirrung. Da man zudem zwischen kalten und warmen, starken und zarten Farben unterscheiden kann, läßt sich an ihnen ohne weiteres auch die Gemütslage des Malers

ablesen. Als warme Farben gelten: rot, orange, gelb, die sogenannten «männlichen» Farben; als kalte: grün, blau, violett, die sogenannten «weiblichen» Farben und ihre Übergänge, Schattierungen und Kombinationen. Zusammen stellen sie die «Ganzheit» des Spektrums dar.

Inwieweit sich nun ein Malender in seinem Bild der gerade herrschenden konventionellen und kollektiven Bedeutung einer Farbe bedient oder sich in Gegensatz dazu setzt und eine individuelle Farbwahl trifft, ist äußerst charakteristisch für ihn. Die Symbolik der Farben war in bestimmten historischen Perioden, geographischen Räumen, sozialen Schichten, in den verschiedenen Religionen, Mysterien und Kulten usw. weitgehend kollektiv festgelegt. Es hat aber daneben immer auch eine individuelle Symbolik gegeben, die von der kollektiv akzeptierten, von der üblichen abwich. Im allgemeinen hält man sich an die Farben, die man in der Natur antrifft. Malt man jedoch einen Baum zum Beispiel blau oder einen Kanari rot (vgl. Bilder 58, 59), so wird damit eine ganz spezielle «Sicht» dieses Gegenstandes ausgedrückt, die ihren spezifischen Sinn besitzt.

Im allgemeinen hat *rot* an allen Orten und zu allen Zeiten dieselbe Bedeutung gehabt. Immer wurde es mit Blut, Leidenschaft, Sinnlichkeit, Feuer, Aufruhr, Lebenssteigerung in Beziehung gebracht. Oft galt es auch als

34 Das Grauen

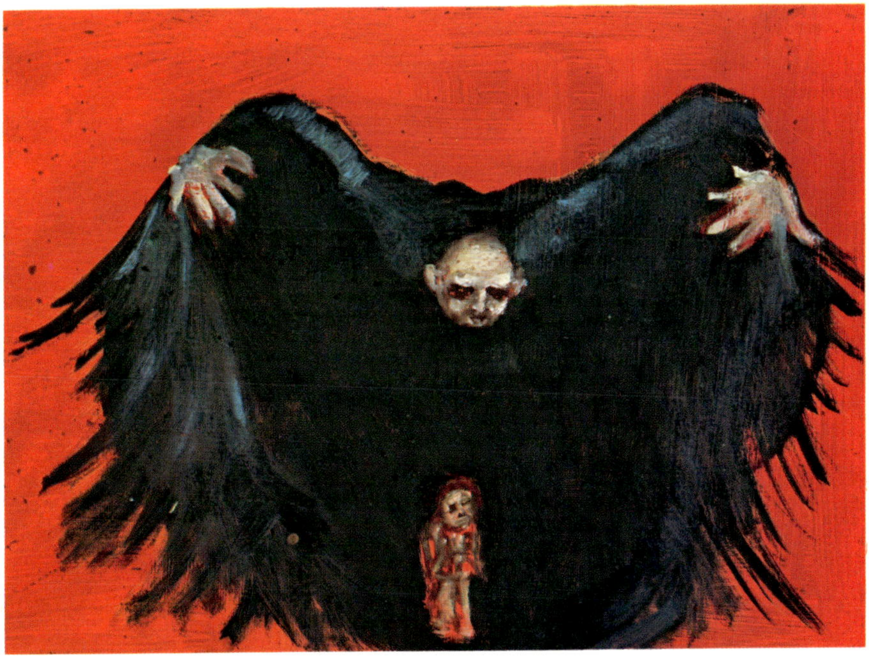

Farbe des Satans, des Lasters, der Lebensbedrohung. Rot strahlt stärkste Wirkung aus, es erregt und befeuert. Sein warmer Charakter steigert sich im Rotorange zu fiebriger, feuriger, kämpferischer Kraft. Rot ist Ausdruck von Vitalität, es steht für den Sexualtrieb ebenso wie für den Trieb nach Rebellion. Nicht umsonst sind die Jakobinermützen grellrot und auch die Fahnen von Umsturz und Revolution. Es ist daher kein Zufall, daß rot dem Kriegsgott Mars zugeordnet ist. Auf den Wangen einer Frau soll es ihre Lebensfrische versinnbilden, erscheint es jedoch auf ihrem Körper, so weist es auf blutige, vielleicht todbringende Gefahr hin. Denn auch rot hat – wie jede Farbe – einen Doppelaspekt; es kann Positives und Negatives gleicherweise symbolisieren, je nachdem wo und in welchem Zusammenhang es aufgetragen wird. Auf den Bildern 34 und 35 steht es für den leidenschaftlich erregten Hintergrund einer Figur, die in ihrer alles umfassenden Größe und Schwärze das zitternde Menschlein fledermausartig bedroht. Es veranschaulicht packend Aufregung und Angst der 45jährigen Malerin, aus deren Seelenhintergrund es hervorging (vgl. Bild 23).

35 Leidenschaftsausbruch

Im Gegensatz zu rot wirkt *blau* eher ruhig und kühl. Rot drängt sich gleichsam auf, blau, wenn es hell ist, drückt Ferne und Weite aus, es deutet Unendlichkeit an. Es kommt vom Himmel auf uns herab und weist zum Himmel hinauf. Auch das Wasser vermag in allen Schattierungen des Blau zu schillern (vgl. Bild 148). Blau entspricht symbolisch dem ruhenden See, dem phlegmatischen Temperament, dem Weiblichen, der linken Seite, der horizontalen Richtung, dem Frieden[31].

Das dunkle Blau hingegen steht für Tiefe, Nacht, Ruhe und Tod. Es ist die Farbe der Introversion[32]. Ist das Blau eher trüb, so kann es Furcht, Verlorenheit, Trauer ausdrücken. Immer hat es jedoch mit dem Reich des Seelisch-Geistigen, Übersinnlichen zu tun. Auch Treue, Sehnsucht und platonische Liebe haben eine Beziehung zum Blau; nicht umsonst sagt man «blau ist die Treue» und spricht man von der «blauen Blume der Romantik», die Novalis besungen hat.

Wenn rot und blau sich finden und mischen, dann haben wir *violett* vor uns. Es vereinigt die zwei äußersten Gefühlsgegensätze und wurde darum nicht ohne Grund die Farbe der Erhabenheit, der Mystik, der Weisheit genannt. Zauberei und Magie, Geheimnis und Faszination, mystisches und intuitivsensibles Verstehen können durch die violette Farbe symbolisiert sein. Es ist im kirchlichen Zusammenhang die Farbe der Buße, denn es repräsentiert sozusagen das Ringen des Geistes mit dem Fleisch, um es durchdringen zu können. Wenn blau das Göttliche, das Ätherische symbolisiert und rot das Menschliche, Bluterfüllte, dann finden sie tatsächlich im Violett

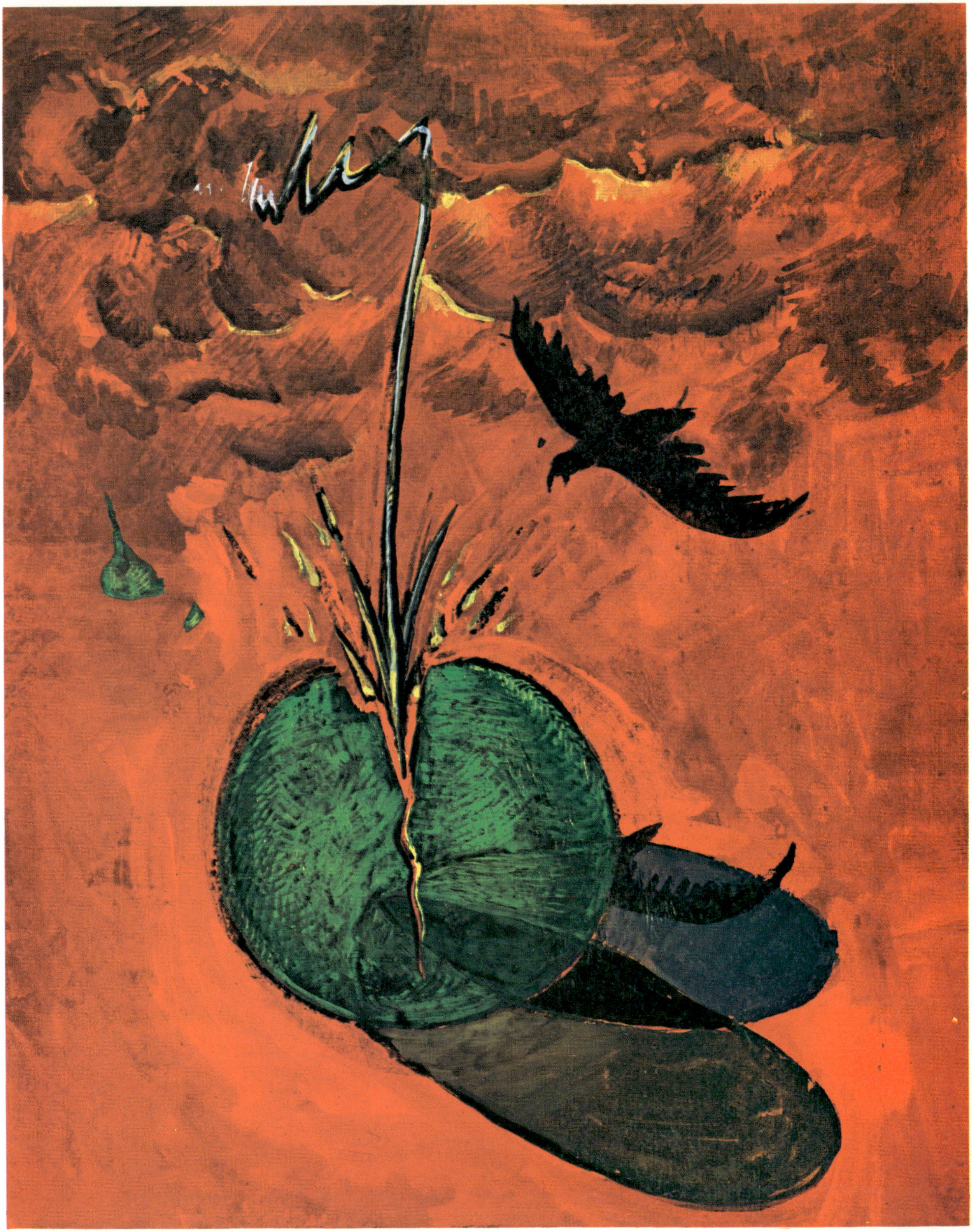

eine sinnvolle Einheit. Indem das Violett die zwei Enden des Spektrums in eines verschmilzt, ist es eine «mercurische», «seelenverbindende» Farbe.

Neben dem Rot besitzt *grün* fast überall die gleiche Bedeutung; es ist stets mit der wachsenden, sich entfaltenden Vegetation verbunden (vgl. Bild 65). Es bringt Verheißung und Hoffnung. Es ist zugleich eine «Mittlerfarbe», weil es einen Übergang zwischen dem kalten Blau und dem bereits warmen Gelb bildet. Grün heißt «noch nicht», heißt «im Werden», daher spricht man auch von einem «grünen Jungen», solange er nicht ausgewachsen ist. Grün kann aber auch Neid, Argwohn, Furcht, Krankheit, Wut und, wie das Rot, dämonische Macht ausdrücken. Alles hängt immer vom Zusammenhang ab, in dem es steht.

Gelb als vierte der Grundfarben symbolisiert Macht, Einsicht, Intelligenz, Verstand. Es ist die lichterfüllte Farbe. Sobald es jedoch getrübt wird, steht es für Falschheit, Mißtrauen, Verrat, Zweifel, ja sogar Irresein. Man wird gelb, wenn einem die Galle überläuft. Doch auch die kaiserliche Macht symbolisierenden Drachen waren im alten China von gelber Farbe. Und wenn die Synagoge auf alten Ölbildern in ein gelbes Kleid gehüllt dargestellt wird, dann soll damit ihre verstandesbetonte Haltung gekennzeichnet sein[33].

Den vier Bewußtseinsfunktionen, die Jung zur Grundlage seiner Typenlehre gemacht hat, sind bei den meisten Abendländern auch die vier Grundfarben zugeordnet. Im großen und ganzen kann man daher sagen, daß bei ihnen rot fast immer das Gefühl, grün die Empfindungsfunktion ausdrückt, wogegen sich bei gelb und blau Variationen ergeben. Dem Denken wird nämlich manchmal blau als Farbe des Geistes, des Himmels, manchmal aber auch gelb als Farbe der Macht und des Verstandes verliehen, wobei andere wieder finden, daß das Blau als Farbe des Wassers zur Intuitionsfunktion besser passe als gelb. Vermutlich fühlt sich der Mensch am ehesten von derjenigen Farbe wohlig angesprochen, die seine Hauptfunktion ausdrückt. Sehr einseitig eingestellte beziehungsweise entwickelte Menschen jedoch bevorzugen jene Farbe, die ihre Gegenfunktion – das heißt die minderwertige – symbolisiert, weil diese, wenn sie ihr begegnen oder sie malen, eine Art von Ausgleich schafft. In einem Kreis oder Viereck angeordnet, stellen daher die Grundfarben eine Differenzierung der vier Grundfunktionen dar (vgl. Bild 88). Die Frage, ob man den Typus, zu dem der Malende gehört, aus dem Bild erkennen kann, läßt sich nicht befriedigend beantworten. Manchmal geben vor allem die Farben einen Hinweis darauf, es wäre aber falsch, diesen als absolutes Kriterium ansehen zu wollen. Da gerade bei Neurotikern oder sonstwie seelisch Gestörten die

Hauptfunktion noch gar nicht recht entwickelt und die Benützung der Funktionen noch schwankend ist, vermag das aus einem momentanen Zustand heraus gemalte Bild auch keinen gültigen Aufschluß zu geben.
Ebenfalls von höchster Wichtigkeit sind die Farben *schwarz* und *weiß*. Auch sie sind Gegensätze, denn schwarz wird allgemein als das Dunkle, «Böse», weiß als das Reine, das «Gute» betrachtet. Schwarz drückt den Mangel jeden Lebens aus, es ist verbunden mit Unbewußtheit, Nacht und Trauer. Es ist die Grenze, an der das Leben aufhört und sich das «Nichts» auftut. Anschwärzen heißt verleumden. Der Schwarzseher wird im allgemeinen scharf abgelehnt. Als besonders gefährlich, ja als ominös, gilt das Schwarz, wenn es sich mit rot verbindet; dann erweckt es die Vorstellung von etwas Teuflischem und Höllischem. Man weiß, je schärfer das Licht, desto dunkler ist der schwarze Schatten. Schwarze Tiere und schwarze Menschen werden gefürchtet, weil ihre Farbe Unheil kündet. Vielleicht beruht der häufige Widerstand des weißhäutigen Menschen gegenüber den Negern auch auf einer solchen unbewußten Vorstellung.
Weiß ist wie schwarz eine «unbunte» Farbe (vgl. Bild 116). Im stumpfen Weiß gibt es kein Leben, Leichenblässe wird zum Symbol des Todes. Es ist daher nicht verwunderlich, daß bei den Chinesen weiß die Trauerfarbe ist. Wie es den Eindruck von Weite und Unendlichkeit hervorzurufen vermag, so auch den der Leere und Trostlosigkeit, der Einsamkeit. Es erscheint «der Gefühle bar», denn diese teilen sich in bunten Farben mit. Gespenster können neblig weiß sein, und auch die «weiße Frau» kündet Unglück[34]. Weiß vermag den Anfang aller Farben, Unschuld und Keuschheit, darzustellen; aber ebenfalls die Summe aller Farben erscheint weiß. Es ist daher Anfang und Ende zugleich. Auf einem «Bild aus dem Unbewußten» bedeutet ein Stück unbemaltes weißes Papier ein Vermeiden, ein Ausweichen davor, sich mit diesem Stück Inhalt zu befassen (vgl. Bild 19). Wenn dagegen die Grundlage mit weiß übermalt wird, dann liegt darin ein Streben, das Weiße und Reine, das Klare und Saubere zu unterstreichen, es sogar als etwas Festliches hervorzuheben, wie das zum Beispiel bei dem Oster-Meßgewand oder bei einer Perle, einem Marmorstein der Fall sein kann. Das Zwillingspaar Weiß-Schwarz steht übrigens, wenn es zusammen auftritt, meistens für «Glück-Unglück», sittlich gut und sittlich schlecht, es stellt eine «Ganzheit» dar.
Ein weiteres Paar kann man in den Farben *Silber* und *Gold* sehen. Sie entsprechen dem weiblichen und dem männlichen Bewußtseinslicht, dem Mond- und dem Sonnenlicht. Das Silber ist in seiner Bedeutung mit dem Weiß verwandt, das Gold mit dem Gelb; in ihnen finden jedoch beide

Farben ihre «Erhöhung». Sie haben etwas Unzerstörbares und Glanzvolles, etwas Glorienhaftes an sich. Beide sind Symbole des Jenseitigen, des Überpersönlichen.

Ebensowenig wie Gold und Silber ist das *Braun* im Spektrum vorhanden. Trotzdem ist es eine der wichtigsten, der ausdrucksreichsten Farben. Es ist geheimnisvoll wie die Mutter Erde und enthält alle Rätsel der Natur. Ihm entsteigt alles Leben und endet in ihm. Braun drückt mütterliche Kraft aus, starke Erdhaftigkeit. Es ist die Wurzel und der Stamm der grünenden Bäume und Büsche, des saftigen Ackers und als Pelzfarbe der Schutz vieler Tiere. Braun ist auch die Farbe des Kotes, der einerseits als Dreck und Schmutz verachtet und weggeworfen, andererseits als «Goldträger» hoch geschätzt wird, weil er als das beste Düngemittel wachstumsfördernd ist. Für das überzivilisierte, zu sauber gehaltene Kind bedeutet es, sobald es als Erwachsener die Möglichkeit hat, mit braun herumzuschmieren, eine wahre Erlösung und Entkrampfung, seine Malereien mit dieser Farbe zu füllen. Braun spielt bei Zwangsneurotikern eine besonders wichtige Rolle (vgl. die Kotbilder 108, 110).

Es bleiben noch *rosa* und *grau* zu erwähnen. Sie sind ausgesprochene Mischfarben. Rosa entsteht aus einer Mischung von rot und weiß und verrät meist etwas Jungmädchenhaftes, Romantisches, Sentimentales (vgl. Bild 19). Im Grau sind schwarz und weiß vermischt zu einer eher leblosen, langweiligen Farbe. Es entspricht auch der Melancholie, dem nebligen, dem grauen Alltag, es spricht oft von Lebensunlust und Ausweglosigkeit.

Über Farben wurde schon unendlich viel gesagt und geschrieben. Das Thema auszuschöpfen, ist ein Ding der Unmöglichkeit. Hier wurde nur einiges angeführt, das für die Deutung von «Bildern aus dem Unbewußten» von Nutzen sein könnte. Einiges Weitere darüber findet sich im Kapitel «Farbgestaltungen der unbewußten Psyche», in dem auch Bildbeispiele vorgelegt und speziell in bezug auf ihren Farbgehalt interpretiert werden.

Die Zahl

Auch über die Symbolik der Zahlen und ihre Rolle in den «Bildern aus dem Unbewußten» kann hier nur Wichtigstes gestreift werden[35], denn sie stand seit ewigen Zeiten im Blickfeld und Interesse nicht nur der Mathematiker und Physiker und anderer Wissenschaftler, sondern auch der Philosophen, der Kultur- und Religionshistoriker und Mystiker. Die Zahlen

36* Ritt auf dem Drachen

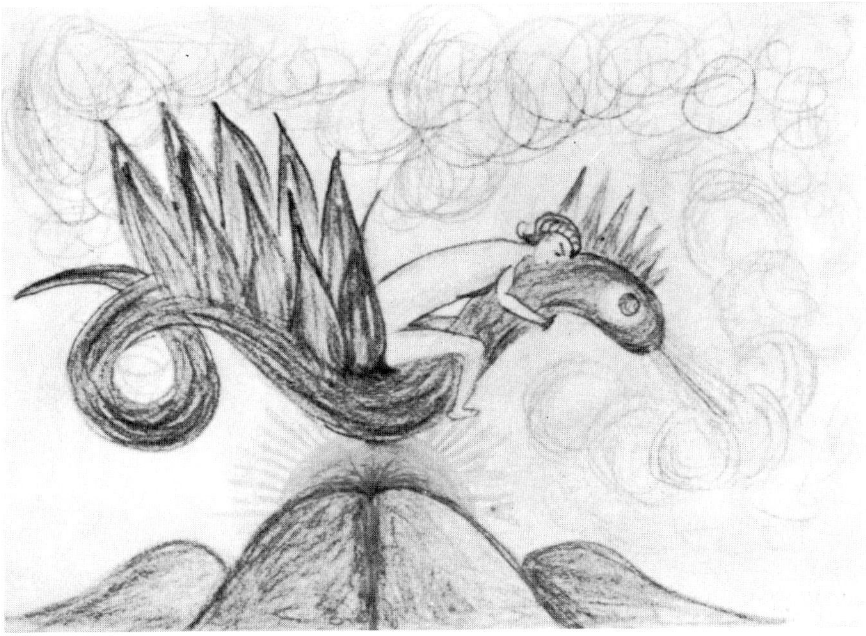

als Ordnungsfaktoren des Makrokosmos haben auch im Mikrokosmos der Seele ihre entsprechende Funktion. Sagt doch schon im vierten Jahrhundert vor Christus der Grieche Xenokrates: «Die Seele ist eine sich selbst bewegende Zahl.» Und bei Pythagoras, einem der größten Zahlenmystiker im sechsten Jahrhundert vor Christus, heißt es: «Zahlen und Maß sind das Wesen der Dinge und beherrschen sie, weil sie die Anordnung des Wesens verursachen. Die Zahl wird dadurch Mittler zwischen Göttlichem und Irdischem.»

Die Primzahlen entsprechen archetypischen Anordnern unserer Seelentiefen. Sie sind nicht auflösbar, stellen gleichsam ein In-sich-Abgeschlossenes, Individuelles dar. Von der Zahl 11 heißt es zum Beispiel, daß sie einen unlösbaren Konflikt veranschaulicht. Die Zahl 5 und so vor allem der fünfzackige Stern stehen nach alter Überlieferung für den «natürlichen Menschen», der, wie der «erste Adam» einst, noch «sündig» ist. Eigentlich haben alle Zahlen einen archetypischen Charakter, nur bezeichnen sie zwei verschiedene Welten: die geraden Zahlen das Weiblich-Empfangende, Ruhende, die ungeraden das Dynamisch-Aktive, Männliche. Die ersten gehören zum Reich des Eros, die zweiten zu dem des Logos. Findet sich im «Bild aus dem Unbewußten» einer Frau eine ungerade Zahl als Symbolträger, dann spricht das für einen Zug von Männlichkeit in ihr. Wie umgekehrt beim Mann, wenn ein Bild die Symbolik von geraden Zahlen enthält. Kommen gerade und ungerade Zahlen auf demselben Bild vor, zum Beispiel 3 weiße und 2 gelbe Blumen derselben Art oder 10 Rücken- und 7 Kopfflügel, dann zeugt das von einer gewissen Unsicherheit im Gefühl (Blumen stehen für Gefühle) oder gar in bezug auf das eigene Seelisch-Geschlechtliche (Bild 36). Heute sind Frauen oft von der Drei, Männer von der Zwei bestimmt, was dann, laut Jung, auf eine Art «seelische Geschlechtsverschiebung» hinweist.

Die *Eins* steht für den ungeteilten Uranfang und ist zugleich die Zusammenfassung alles Seienden. Sie ist damit auch ein psychologisches Symbol. Dieses entspricht in der Farbsymbolik dem Doppelaspekt des Weiß. Oft steht die Eins für das Ich, oft auch für die Einmaligkeit Gottes. Sie ist die Monade, die sich nicht weiter entfalten muß, die eine abgeschlossene Welt darstellt. (Vgl. Bild 154.)

Die *Zwei* als Zahl des Paares, der Gegensätze, deutet auf die androgyne Natur der Psyche hin, aber auch auf die Dissoziierbarkeit ihrer Struktur und bezeichnet, wenn sie im «Bild aus dem Unbewußten» deutlich hervorgehoben ist, ein Geschehen unter dem Aspekt des Weiblichen. Als Träger polarer Gegensätze besitzt die Zwei das Wesen des Widersachers, des Zweifels, des Zwillinghaften, von sterblich-unsterblich, das allem Lebenden eignet. Es heißt von ihr beim Dichter Friedrich Rückert: «Die Zeit ist Zweifel, Zwist, Zwietracht, Zwiespalt, Zwitter, die Zwei ist Zwillingsfrucht am Zweige, süßlich und bitter.»[36] Denken wir an alte Illustrationen, die die Zeit symbolisieren: Diese wird meistens durch eine doppelgeschlechtliche Person veranschaulicht, deren eine Gesichtshälfte nach vorne, die andere nach rückwärts schaut. Die Zwei ist – da sie eine Polarität ausdrückt – auch Sinnbild für ein Streben nach Vereinigung, aus der dann die Drei, das «Kind», hervorgehen kann.

Die *Drei* ist im Gegensatz zur eher unbeweglichen Zwei eine dynamische Zahl. Sie stellt Bewegung, Vorwärtsschreiten, Entwicklung dar. In ihr erfüllt sich die Zwei. «Dreiheit ist Entfaltung des Einen zur Erkennbarkeit», sagt Jung[37]. Die Drei spielt in der Überlieferung eine besonders große Rolle. Wir finden sie in den Märchen als Zahl der zu lösenden Rätsel, der zu erfüllenden Aufgaben. Auch in der Mythologie steht sie in entscheidender Beziehung zu Schicksalsmomenten wie die Moiren, die Nornen usw. Bekannt ist der Kreuzweg als Dreiweg mit seiner Aufforderung zur schicksalsbestimmenden Wahl. Als Dreieinigkeit spielt die Drei nicht nur in der christlichen Religion eine große Rolle; auch in Indien und anderswo begegnen wir dem Abbild des Göttlichen in seinen dreifachen Aspekten, (Gottvater, Christus, der Hl. Geist im Abendland; Brahma, Shiva, Vishnu in Indien; Isis, Osiris, Horus im alten Ägypten usw.). Oder als Erwartung von Liebe, Glaube, Hoffnung. Der Beispiele gibt es unzählige. Allerdings muß die Dreiheit als etwas, das Abstrakt-Geistiges symbolisiert, aufgefaßt werden, die eine in der konkreten materiellen Realität noch nicht existierende Qualität bezeichnet. Kommt diese hinzu, dann entsteht eine *Vierheit*, die überall als Ausdruck von Inkarniertem, Konkretisiertem, Geschaffenem, Materiellem verstanden wurde. Die christliche Trinität «befindet sich» zum Beispiel, theologisch-religiös definiert, im metaphysischen Bereich; wird sie zur Vierheit ergänzt, so wird sie zur irdischen Wirklichkeit. In diesem Sinn ist die Kombination 3 + 1 etwas anderes als einfach die Vierheit, die das «Irdische» darstellt. Allerdings muß man unterscheiden zwischen einer Vierheit, die im Quadrat angeordnet ist, und einer, die eine Kreuzform aufweist. Wie die Drei hat auch die Vier ihren Weg in eine reiche Symbolüberlieferung gefunden. Schon weil sie mit den Mondphasen, den vier Horizonten usw. verbunden ist, empfindet man sie stets als etwas Abgeschlossenes, in sich Ruhendes. Die Quaternität ist nämlich die logische Voraussetzung für jedes Ganzheitsurteil . . . denn diese muß einen vierfachen Aspekt haben. Das heißt: «Die Vier symbolisiert die Teile, Qualitäten und Aspekte des Einen.»[38] Sie ist daher Symbol der Ganzheit und Vollständigkeit – allerdings vor allem, wenn sie auf dem «Bild» in «geordneter» Form erscheint.

Auch bei der *Fünf* ist die Ordnung innerhalb des Bildes entscheidend. Handelt es sich um ein Quadrat, in dessen Mitte sich das Fünfte befindet, dann haben wir es mit einer «quinta essentia» zu tun, das heißt mit einer Zusammenfassung der Vier zu einem zentralen Einheitspunkt, also zu etwas besonders Wichtigem. Sind ihre Glieder jedoch wie die fünf Finger aneinandergereiht, so wissen wir, daß diese Haltung laut alten Vorstellungen einen magischen Schutz gegen den «bösen Blick» zu geben vermag. Als pentagramma veneris (Stern der babylonischen Liebesgöttin Ishtar) ist die Fünf hingegen ein Symbol für «freie Liebe», was ja gut zum «sündigen Menschen» paßt.

In der *Sechs*, wenn sie einen sechszackigen Stern bildet, sind das männliche Dreieck (mit der Spitze nach oben) und das weibliche Dreieck (mit der Spitze nach unten) zu einer harmonischen Ganzheit vereint, wobei sie natürlich die den beiden zugeordneten Eigenschaften mit sich bringen. Deshalb wird der sechszackige Stern oft auch als Ausdruck eines Gleichgewichtes, eines harmonisierenden Ausgleichs angesehen. Die Sechs hat

einen zyklischen Ablaufscharakter, was durch die sechs Tage des Schöpfungswerkes in der Bibel und im Koran und durch anderes mehr erhärtet wird. In der Zahlenmystik und Symbolik wird die Sechs oft mit «Ehe» zusammengebracht, in erster Linie wegen der zwei gegensätzlichen Dreiheiten, die sie in sich schließt. In diesem Sinne stellt sie auch einen Hinweis auf den «Sexus», das heißt auf die «zum Zeugen beste Konstellation» dar. Im religiösen Bereich wird der Sechsstern als Stern von Bethlehem bezeichnet, als Ganzheitsbild, das den drei Magiern den Weg zu Christus wies, und als der Schild Davids, der ihm Kraft und Macht gab: Eine bedeutsame Zahl, die mit Christus, Moses, Mohammed in enger Beziehung steht. Als Hitler den Juden als Kennzeichen den sechszackigen, gelben Stern aufzwang, merkte er nicht, daß er ihnen damit ein Ganzheitssymbol zu tragen befahl, das als höchste Auszeichnung und nicht, wie er beabsichtigte, als Makel hätte verstanden werden können.
Die *Sieben* hat ebenfalls zahllose Verbindungen mit den alten Religionen, mit den Mythen und Märchen und Überlieferungen der Kulturgeschichte. Denken wir an die sieben Tage der Woche, an die sieben Sünden und Tugenden, an die sieben Planeten, die Sieben Weltwunder usw. Sieben ist die Zahl der Fülle, die der Vollendung vorangeht. Sie ist Hinweis auf eine Ganzheit (vgl. Bild 36). Eine reizvolle Vorstellung ergibt sich aus der Zusammenschau der Vier und der Drei zur Sieben, zum Beispiel in der Übereinanderstellung von Quadrat und Dreieck, wodurch eine Art «Haus» entsteht. Dieses ist gleichsam ein Abbild der Ganzheit des Menschen, indem das Stoffliche der Vier mit der aufgesetzten, geistig bestimmten Drei das ganze Wesen der sterblich-unsterblichen Kreatur versinnbildlicht. In dieser Weise ist in der noch schlüsselgebundenen Malerei des frühen Mittelalters bei den Christgeburtsbildern das Haus, die Krippe, der Stall dargestellt, in dem der Herr das Licht der Welt erblickte[39].
Die Sieben führt zur *Acht* und erfüllt sich in ihr. Wo eine Sieben zu finden ist, erscheint auch die Acht konstelliert. Sie ist die wichtigste Glückszahl. Durch das achte Tor, so hieß es, schreitet man nach dem Tod ins Land der Seligen. In Dantes «Divina Commedia» wohnt Gott im achten Stockwerk. Die Acht beherrscht, ebenso wie die Vier, das Mandala, veranschaulicht Ordnung und Symmetrie. Sie zu erreichen, ist Ziel des höchsten Strebens. Gold entspricht der Zahl acht.
Einen ganz anderen Charakter hat die *Neun*. Sie besteht aus der dreifachen Drei und ist insofern in dreifachem Sinn «männlich» bestimmt. Sie wird darum auch als «angelische Zahl», als die Zahl der Askese und der Summe aller Tugenden verstanden. In verschiedenen Krankheiten soll bei Krisen

am neunten Tag die Wendung erfolgen, eine Art Neugeburt oder besser «Geburt» analog dem Ende der neunmonatigen Schwangerschaft. In einem gewissen Sinn ist sie auch eine heilige Zahl. Sie übersteigt die Acht, also das «Glück» durch höchste Vergeistigung, durch überirdisches Sein.
Womöglich noch höher steht die *Zehn*. Pythagoras sagt von ihr: «Aus Eins (aus dem Urgrund des Seins) plus zwei (der Polarität der Erscheinungen) plus drei (der dreifachen Wirkung des Geistes) plus vier (der vier Elemente, das heißt der Materie) summiert sich die Zehn als Vollendung der Vollkommenheit»[40], weshalb sie in der Zahlenmystik auch als die Zahl Christi betrachtet wird. Ebenso sind die Fähigkeit zu handeln und alles zu ergreifen durch zehn Finger ermöglicht. Es wird behauptet, daß dem «Stein der Weisen» die Zahl zehn entspricht.
«Die heiligen Zahlen ruhen in der *Zwölf*», lesen wir in Schillers Piccolomini. Auch sie stellt eine abgerundete Ganzheit dar, symbolisiert in den zwölf Aposteln, den zwölf Tierkreiszeichen, in der Stadt des Neuen Jerusalem mit ihren zwölf Toren u. a. m. Ein Dutzend ist etwas Abgerundetes, zwölf Aufgaben, wie in der Heraklessage, sind eine abgeschlossene Kette, die in ein Ziel mündet.
Von diesen letzten, Glück und Ordnung verheißenden Zahlen, unterscheidet sich grundsätzlich zuerst die *Elf*, die wie schon erwähnt, einen unlösbaren Konflikt symbolisiert, die als Zahl von vorsintflutlichen Ungeheuern und des anfänglichen Chaos gilt, und dann die Zahl *Dreizehn*, die Hybris und Übermut darstellt, da sie ein Geschlossenes, die Zwölf, überschreitet. Angeblich verhüllt sich die Sonne stets hinter einem Tierkreiszeichen, damit sie nicht zusammen mit ihm eine Dreizehn bilde. Christus ist ja der Dreizehnte neben den zwölf Aposteln, und sich mit ihm gleichsetzen zu wollen, ist derart überheblich, daß es mit Untergang enden müsse. So sind diese zwei Primzahlen ungern gesehen.
Jung hebt hervor, daß gerade in der höchsten Verwirrung des Bewußtseins Bilder aus dem unbewußten Bereich der Psyche hervortreten, die das Chaos durch Ordnung kompensieren. Dann steigen Mandalas empor, die auf die Zahl vier oder acht aufgebaut sind oder eine Fünf als Zentrum aufweisen. Ein Mandala, das fünf Ecken besitzt, kann als «gestört» angesehen werden, und dementsprechend ist auch der seelische Zustand des Malenden nicht in Ordnung. Selbstverständlich gibt es auch Bilder, in denen sich die Symbole in einer Fülle von Zahlen offenbaren, wie zum Beispiel durch die Körner eines Maiskolbens (vgl. Bild 19), die Ameisen eines Termitenhügels und wie auf dem verkohlten, schwarzen Baum, mit dem eine Patientin in der zweiten Analysestunde ihren Zustand veranschaulichen

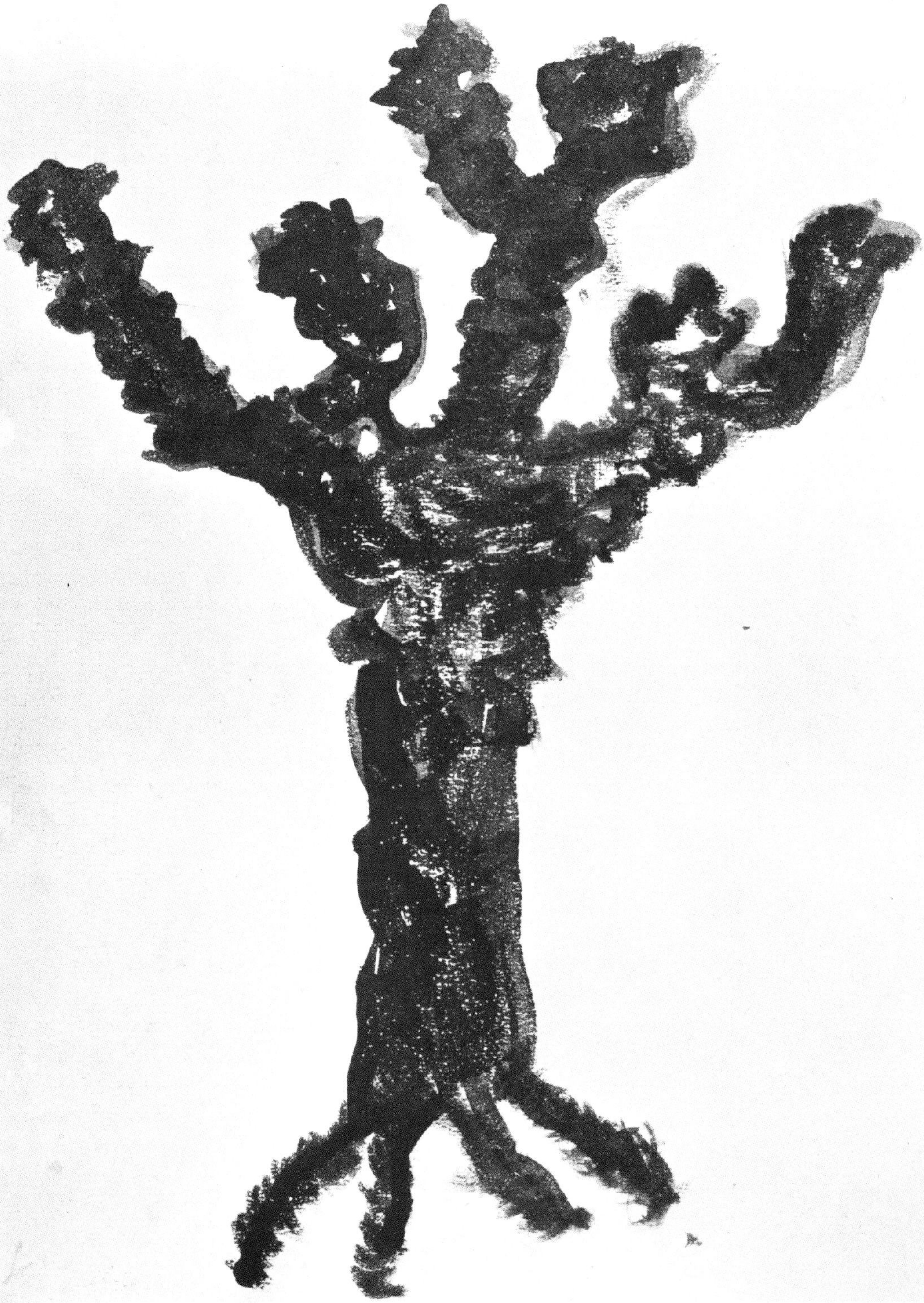

37 Der schwarze Lebensbaum

wollte (Bild 37). Sie sagte, als sie mir das Bild vorlegte: «Das bin ich.» Trotz des Mangels an grünendem Leben erlauben die seltsame Bewegtheit seiner Äste und die schmächtigen, viel zu kurzen Wurzeln infolge ihrer auf eine potentielle Ganzheit hinweisenden Vierzahl eine prospektivere Prognose, als es die momentane Lage der Patientin aufwies.

Die Anordnung der Zahlen innerhalb des Bildkontextes ist ein wesentlicher Faktor für dessen Harmonie und Ausgewogenheit. Ob ein Bild einen organischen oder einen kranken, gestörten Eindruck macht, hängt weitgehend von der Organisiertheit seiner zahlenmäßig erfaßbaren Elemente ab. Reichtum und Armut der Inhalte wird ebenfalls anschaulich in der Zahlensymbolik sichtbar. Denn es ist bezeichnend, wenn eine Blüte nur drei oder unzählig viele Blätter trägt, ein Baum nur einige wenige Äste oder eine gewaltige Menge hat, eine Ähre kaum einige Körner in sich birgt, ob es irgendwo von Schlangen wimmelt, ob sich ein Baum vor Früchten krümmt, ein Stern vier, fünf oder mehr Zacken hat usw. Eine ungeordnete Vielzahl ist für Jung kein gutes Omen. Es deutet auf eine vorhandene oder mögliche Desintegration hin, oft auf Fieber oder sonst eine Erkrankung des vegetativen Systems, bei der das unbewußte Material seine ursprüngliche Ordnung verloren hat.

Selbstverständlich ist in einem «Bild aus dem Unbewußten» die Zahlensymbolik nur einer der Ausdrücke, durch die sich unbewußtes Material verrät. Aber sie vermittelt neben der Farbsymbolik und dem Proportionsaspekt vielleicht am stärksten etwas vom unsichtbaren Zustand der Seele und hat daher einen wichtigen diagnostischen Wert. Das Vorhandensein einer Drei, einer Zwei, einer Vier, von ungeraden oder geraden Zahlen sowie ihrer Anordnung in den Bildelementen gibt uns oft einen wertvollen Schlüssel in die Hand. Es kann uns, oft in scheinbar trostlosen Zustandsbildern, über eine noch verborgene, positive, zukünftige Möglichkeit Auskunft geben.

Die Bildelemente

Nach Beobachtung der formalen Gesichtspunkte und der symbolischen Bedeutung eines «Bildes aus dem Unbewußten», sind auch seine Elemente zu untersuchen. Wie bei der Interpretation eines Traumes muß man jedes für sich einzeln auf seine inhaltliche Aussage hin unter die Lupe nehmen, prüfen, was es darstellt und was es ausdrücken will. Dann verbindet man jedes Element miteinander und ergründet seinen speziellen Sinn, um schließlich das ganze Bild zusammenzuschauen und zu deuten. Zu jedem Bildelement sollten – wie bei den Träumen – die persönlichen Assoziationen des Malenden, also eine subjektive Amplifikation, und, je nachdem, auch objektive Assoziationen, das heißt vergleichendes, archetypisches Material herangezogen und auf seinen Gehalt hin erforscht werden. Jung lehnt Standarddeutungen, wie sie die Psychoanalyse Freuds benützt, ab und will immer die Konstellation innerhalb des Kontextes, in dem ein «Element» erscheint, ermittelt wissen. Auch die jeweilige Bewußtseinslage des Malenden muß als wichtiger Faktor berücksichtigt werden. Denn jeder Bildinhalt hat einen aktuellen Bezug zu seinem Hersteller. Er kann ein allgemeines Charakteristikum in bezug auf ihn aufzeigen oder Abbild eines momentanen Zustandes sein, er kann für dessen ganzes Sosein Gültigkeit haben oder – wie auch ein Traum – nur der gegenwärtigen Lage des Bewußtseins etwas hinzufügen.

Was ist im Bild dargestellt? Was kann überhaupt Gegenstand der Darstellung sein? Im Grunde genommen alles, was die Seele bewegt, was in ihr vorgeht: Wünsche, Gefühle, Zustände, Erinnerungen, Nachbildungen, Abbildungen realer Dinge, ein innerer Kosmos, dem äußeren ebenbürtig. Material aus der bewußten Welt ebenso wie aus dem Reich der unbewußten Psyche kann in solchen Bildern festgehalten werden. Gemalt wird immer, was sich aus einer unendlichen Vielfalt von inneren Bildern am stärksten ans Licht drängt. Da die Phantasiewelt unerschöpflich ist und sich im Raum der Seele ohne Grenzen entfalten kann, sind ihr nur Beschränkungen durch das verwendete Material beziehungsweise die der Gestaltungsfähigkeit des Materials selber gesetzt, in dem sie sich in der konkreten Wirklichkeit ausdrücken will. In Analogie zum Weltbauspiel-Test für Kinder, den Margarete Löwenfeld in London eingeführt hat[41], ist es bezeichnend, ob jemand seine «Welt» mit einer Fülle von geschaffenen Dingen aufbaut, ob er nur Pflanzen, nur Tiere, aber keine Menschen dabei verwendet, ob er das Gestaltete nach allen Seiten hin offen läßt oder teilweise oder ganz einzäumt, was er abriegelt oder mit einem Steg oder einer Brücke verbindet usw.

Nehmen wir als Beispiel die Frau mit dem blauen Kopftuch und dem rotgrün gekleideten kleinen Mann in ihrer Hand (vgl. Bild 21). Was bedeutet es, daß nur ihr Oberleib auf das Bild hingesetzt wurde? Anscheinend ist nur dieses für das Auszudrückende wichtig. Warum ist der Kopf hervorgehoben? Was bedeutet ein Oberleib und was ein Kopf? Jedes in sich und beide zusammen? Was das Kopftuch? Was bedeutet die Hand und hier die linke Hand? Wir erhielten schon bei der Untersuchung der Proportionen dieses Bildes wichtige Hinweise, aber sie gaben uns noch keine Antwort auf obige Fragen. Und der buntbekleidete, kleine Mann in der Hand der Frau? Er scheint wohl ein Soldat, ein Uniformierter zu sein. Er stellt einen «Typus» dar. Was bedeutet eigentlich seine ausgestreckte Hand? Will er die Frau begrüßen oder, wie es den Anschein hat, sie evozieren? Und dann, sind einmal alle diese Einzelheiten aufgedeckt, fragt man sich: Was will das ganze Bild aussagen, welchen Seeleninhalt will es herausstellen?

Vermutlich hat uns die Malerin sich selbst im Bild vor Augen geführt, was wir allerdings nur durch Befragung erfahren können. Wenn wir das tun, müssen wir uns auch danach erkundigen, wo sie das Bild zu malen angefangen und was sie zu allererst zu Papier gebracht hat. Das ist wichtig, denn

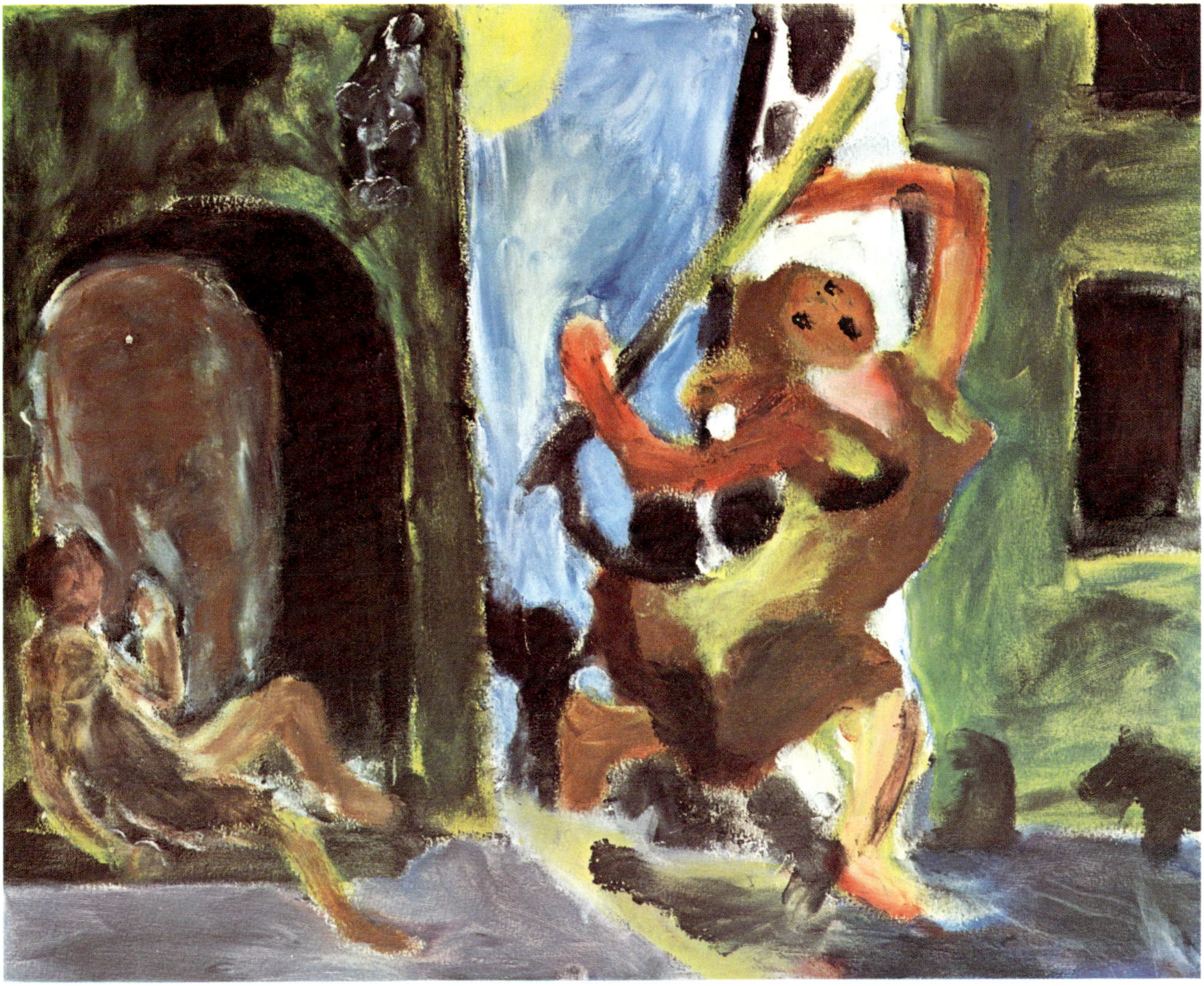

38 Die Vision

daraus wird ersichtlich, was sie vorerst zum Malen drängte. Oft entsteht nämlich ein Bild gleichsam unter der Hand, zu Beginn weiß der Maler noch gar nicht, was er malen möchte, oder weiß nur ein Motiv, das ihn dann zum Weiterführen, zum Ausschmücken und Ergänzen leitet. Oft aber sieht er das ganze Bild schon im vornherein deutlich mit seinen inneren Augen und bemüht sich dann – manchmal durch neue Versuche – es möglichst haargenau auf das Papier zu bringen.
Ein weiteres Beispiel, bei dem die einzelnen Elemente des Bildes sorgfältig beachtet werden sollten, stellt links einen Torbogen dar, in dessen Schatten ein Mann liegt (Bild 38). Auf Befragung gibt der Maler zu, daß er es selber ist. Er liegt passiv da, er scheint zu schlafen. In der Mitte des Bildes öffnet sich die Häuserreihe, ein Stück Himmel wird sichtbar. Eine relativ große Frauengestalt rennt mit erhobenen Armen hervor, sie flieht vor drei kleinen, schwarzen, undifferenzierten Kobolden, die sie mit Stöcken verfolgen. Sie ist die weibliche Seite des Schlafenden, die sichtbar wird, wenn er ins Unbewußte sinkt und nicht merkt, daß bösartige Kobolde, seine Schattenseiten, ihr nachjagen, um sie zu schlagen. Rechts im Bild befindet sich ein schwarzer Hund, Symbol der dunklen Triebe des Malenden. Das Ganze vermittelt einen beredten Ausschnitt aus dem inneren unbewußten seelischen Zustand des Herstellers. Es stellt eine diagnostische Fundgrube dar, die sich einem allerdings nur dann eröffnet, wenn man in der Welt der Symbole zu Hause ist.

Die individuelle und kollektive Bedeutung

Bilder, deren Inhalt bewußtseinsnahen Bereichen entnommen sind, haben – vielleicht mit Ausnahme einiger Einzelheiten – in ihrer Bedeutung *nur* für den Malenden selber Gültigkeit. Wenn jedoch Inhalte aus tieferen Schichten zur Darstellung gelangen, wenn es um ein Material aus dem kollektiven Unbewußten geht, dann soll neben dem individuell ausgerichteten Sinn immer *auch* die allgemeine und überpersönliche Bedeutung erschlossen und hervorgehoben werden. Insofern nämlich archetypische Motive vorhanden sind, ist deren kollektiver, allgemein menschlicher Aspekt in Betracht zu ziehen, um sie nicht auf eine rein persönliche Problematik zu reduzieren.
Hier sehen wir das Bild der «schrecklichen Mutter» (Bild 39), gemalt von einem 30jährigen Mann. Als Vorstellung lebt sie seit ewigen Zeiten in der Seele des Mannes. Wir begegnen ihr schon in der griechischen Mythologie

39 Die Medusenmutter

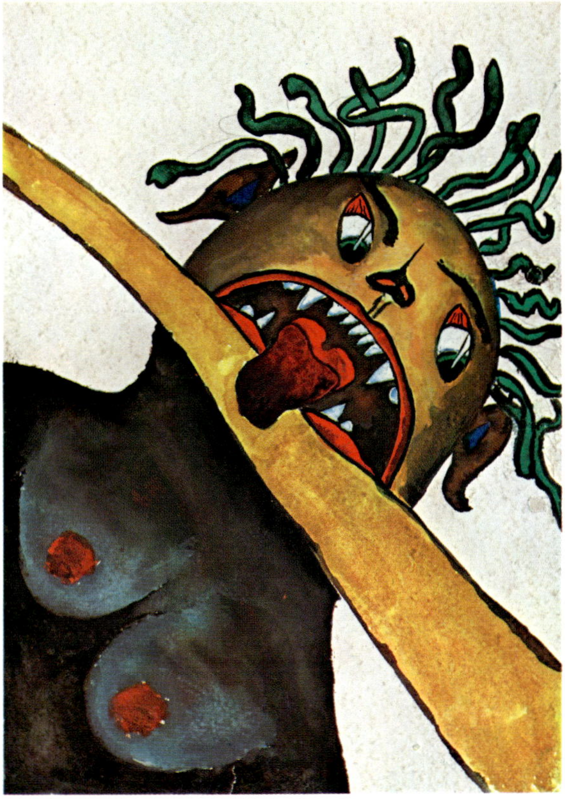

als Gorgo beziehungsweise Medusa mit ihren Schlangenhaaren und ihren Erstarrung und Wahnsinn bewirkenden furchtbaren Augen. Auch als Kali in der indischen Mythologie und in vielen anderen hat sie diesen schreckenerregenden Aspekt. Sie in einem Bild festzuhalten, hat einen bannenden Effekt. Der Maler kann auf diesem Bild feststellen, daß zwar die «schreckliche Mutter» seinen Weg mit ihrer Zunge – mit ihrem ewigen Reden – verstellt, daß aber doch noch ein schmaler Pfad vorhanden und von ihr frei ist, so daß er mit Vorsicht und Mut an ihr vorbeigehen kann. So ist sein Schicksal und dasjenige aller Männer, die sich ihr ausgeliefert fühlen.

Je stärker das Symbolische in einem Bild vorherrscht, desto mehr tritt dieser Blickpunkt in den Vordergrund. Allein die Tatsache, daß jeder in einem Symbol anschaulich gewordene Archetypus sozusagen «doppelgesichtig» ist, das heißt nicht nur ein Gewordenes darstellt, sondern auch ein Werdendes, in die Zukunft Weisendes, legt die Berücksichtigung beider

Bereiche nahe (vgl. Bild 148). Obwohl völlig ahnungslos über den vielfältigen Sinn dieses Bildes, hat die Malerin in ihm ein tiefes Wissen auch über dessen allgemeinmenschlich gültige Symbolik zum Ausdruck gebracht. Denn nicht nur das eigene Gefährdetsein, die eigene Unfreiheit ist in ihm veranschaulicht, sondern zugleich auch die Unerbittlichkeit des relativen, letztlichen Unfreiseins und ewig Unfreibleibenmüssens aller Kreatur. Ein solches archetypisches Bild – sei es mit noch so ungeschickter Kinderhand zustande gebracht – wird auch meistens nicht verfehlen, jeden Betrachter irgendwie zu beeindrucken. Berührt es doch Probleme, die seit eh und je die menschliche Seele in ihrem Bann hielten.

Das Erfassen eines Bildes in seinem archetypischen Bezug hat für den Hersteller immer einen stark emotionellen Erlebnischarakter und übt meistens eine nachhaltige Wirkung aus, auch wenn ihm der wahre Sinn, den es enthält, verborgen bleibt. Das Zusammenschauenkönnen beider Aspekte – des individuellen und des kollektiven –, die ein Bild in sich vereint, ist Bewirkung und zugleich Ausdruck der Überwindung von inneren Zerrissenheiten, von psychischen Dissoziationen aller Art. Es stellt eine richtige Aufbauarbeit dar. Im Grunde genommen ist es eine Parallele zur Traumdeutung auf den zwei Ebenen der Subjekt- und der Objektstufe. In diesem tieferen Verstehen der in solchen Bildern herausgestellten, doppelaspektigen Inhalte, das nicht mehr Abstraktion oder bloßes intellektuelles Aufnehmen ist, sondern zu einem lebendigen Bestandteil des gesamtpsychischen Funktionierens wurde, liegt sein heilender Aspekt beschlossen.

In den Bereichen der Inhalte des kollektiven Unbewußten, das heißt der archetypischen Bilder, findet sich bei Mann und Frau die gleiche Symbolik. «Zuunterst» in der Seele verschmilzt alles zu einer einzigen archaischen «Welt», in der die Unterschiede sich noch nicht herauskristallisiert haben. Der Archetypus beziehungsweise das Symbol ist überpersönlich und umfassender als das Ich und dessen Bewußtseinsbereich. So sind Bilder, die von Gesunden, von Neurotikern oder von Psychotikern gemalt wurden, sobald sie archetypisches Material veranschaulichen, kaum voneinander zu unterscheiden. Erst wenn man den Bewußtseinszustand des Betreffenden kennt und weiß, ob das Bild von einem Mann oder einer Frau stammt, kann man sie dementsprechend auseinanderhalten. Es gibt zwar sogenannte psychotische Merkmale auch in den «Bildern aus dem Unbewußten», aber sie kommen häufig auch bei Neurotikern vor, ja oft bei Gesunden. Vor allem sehen wir solche bei Menschen, deren Bewußtseinseinstellung sehr einseitig ist. Wenn einer sich zum Beispiel nur mit Physik oder Mathematik befaßt und alles durch die Brille dieser Wissenschaften sieht, dann entsteigen kompensierend dazu seinem unbewußten Bereich archetypische Bilder, die ein Gleichgewicht wiederherzustellen versuchen. Der immer Nur-gut-sein-Wollende wird von dämonischen und teuflischen Gebilden heimgesucht, der zu Intellektuelle von triebgeladenen Urtieren usw. Manchmal trifft man «Bilder aus dem Unbewußten» – wie in sogenannten «großen Träumen» –, die einen Umsturz, ein Erdbeben, ein kosmisches Geschehen von universalem Charakter darstellen und wie ein Weltuntergang anmuten oder auch wie eine Weltgeburt, bei der die Gegensatzpaare noch nicht geschieden oder noch ganz nahe beieinander sind. Sie steigen empor, weil sie durch ihre Symbolik das Vermögen besitzen, dem modernen Menschen und dessen gespaltener Psyche die verlorene Einheit wiederzugeben.

Ein solches Bild stellt «das Seelenkind» (Bild 40) dar. Es wurde von einer des Zeichnens unkundigen 30jährigen deutschen Patientin im Laufe ihrer bei Jung durchgeführten analytischen Arbeit gemalt und stellt den Versuch

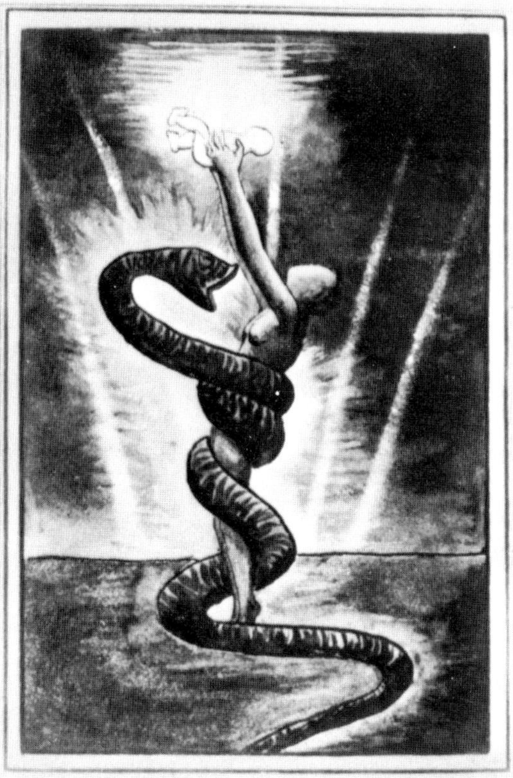

40 Das Seelenkind

dar, ihrer damaligen Seelenlage einen gemäßen Ausdruck zu verleihen. Die Schlange, nach alter Vorstellung eine Personifikation der niederen Lebenstriebe, der «Rückenmarkseele», symbolisiert gleichsam als «spiritus vegetativus» die ungelebte, verborgene und daher unentwickelte psychische Seite der Patientin, die verwandelt und differenziert werden muß. Vorerst aber ist sie noch der beängstigenden Umschnürung dieser Schlange ausgeliefert. Mit ihr hat sie sich in der psychologischen Arbeit auseinanderzusetzen, das heißt eine «Vereinigung» einzugehen, um im weiteren Leben – sie erkennend – den von ihr drohenden Gefahren standhalten zu können. Aus der Verbindung dieser Gegensätze (Ich-Schlange) entsteht als Frucht das Kind, die Kostbarkeit, der neu errungene seelische Wert. Das Kind erscheint vom goldgelben «Strahl von oben» in Licht gehüllt, während Frau und Schlange noch vom «Strahl von unten» umgeben sind. Auf dem Bild ist dieser als grünes Licht, das der Erdtiefe, dargestellt. Sowohl die Gesamtdarstellung als ihre Einzelmotive bergen eine Fülle archetypischer Motive, die in den mannigfaltigsten symbolgeschichtlichen Bereichen vorkommen und ihre Parallelen haben. Sie gelten für das Individuum ebenso wie für das Kollektiv, das heißt, sie veranschaulichen Eigenschaften und Probleme, die sowohl den einzelnen wie auch die Menschen im allgemeinen angehen.

Ein Deutungsbeispiel

Anhand des bisher aufgezeigten «Leitfadens» soll nunmehr versucht werden, ein Bild von seinen verschiedenen Aspekten her zu deuten, und zwar handelt es sich um ein Bild, bei dem fast alle «Gesichtspunkte »herangezogen werden können (Bild 41).

Der allgemeine Eindrucks- und Ausdruckscharakter

Man sieht schon auf den ersten Blick, daß das Bild eine Konfliktsituation darstellt. Der erste Eindruck, den man von ihm bekommt, ist zwiespältig. Einerseits ist es nämlich ansprechend, anderseits abstoßend. Man ist vorerst betroffen vom Aufeinanderprallen gegensätzlicher Welten. Bei längerer Betrachtung jedoch entbehrt es nicht eines naiven Humors. Aber auch seine emotionelle Ladung ist nicht zu übersehen. Ein junges, 18jähriges englisches Mädchen hat darauf – wie es sagte – sich und seine Mutter bildlich festgehalten, als diese ihm den Besuch eines Theaterstückes verbot.

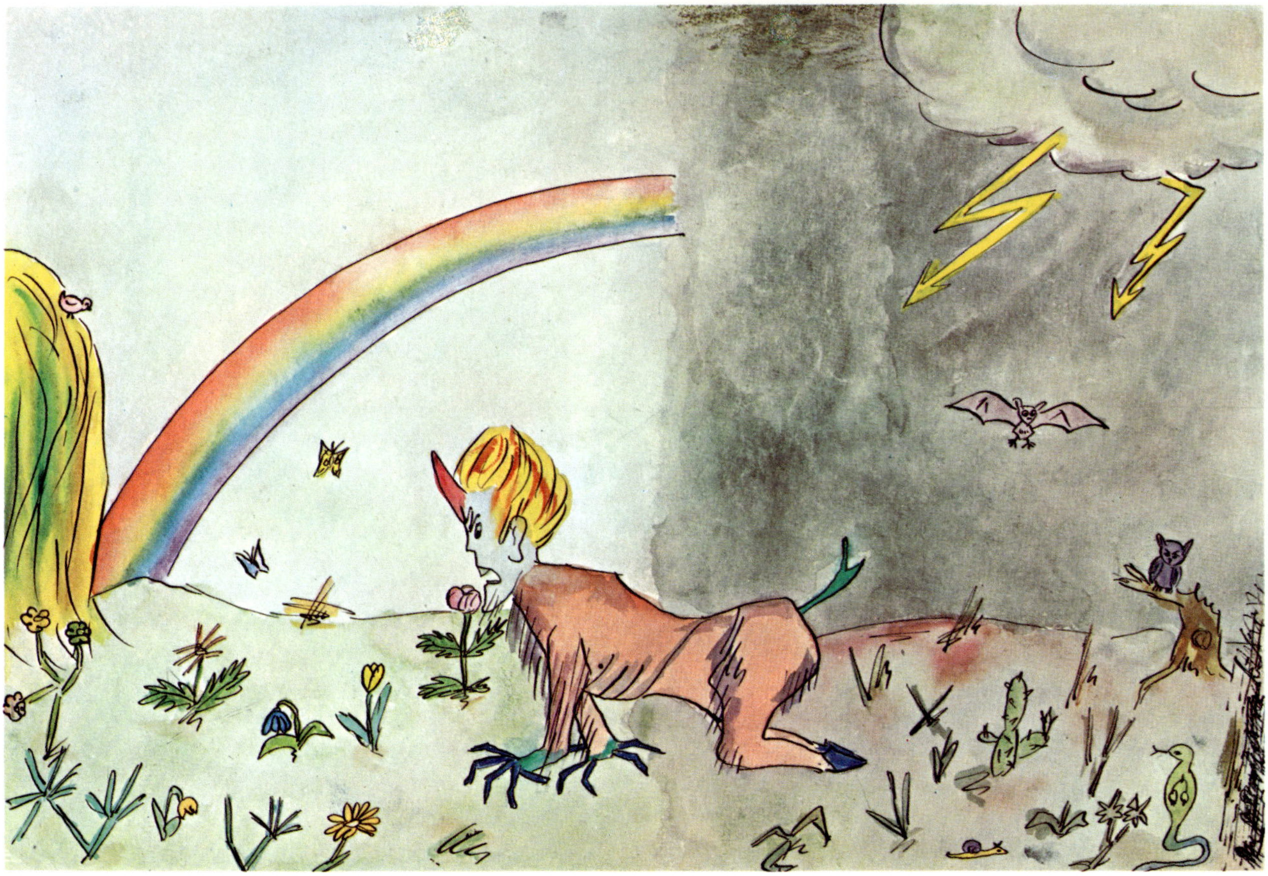

41 Die verschlingende Mutter

Die Bedeutung des verwendeten Materials

Das Bild ist mit Aquarellfarben gemalt. Sie entsprechen dem zarten, leicht flüssigen, nuancenreichen «Seelenstoff» der Malerin. Allerdings hat sie nachträglich – mit Ausnahme der Wolkenwand – alles mit schwarzer Tinte umrandet, vermutlich um das Gemalte schärfer hervorzuheben. Sie verrät damit, daß sie bemüht ist, das Erlittene nicht verschwimmen zu lassen, sondern es rational zu begrenzen und zu erfassen.

Die Beziehung zwischen Bild und Raum

Wir haben einen Ausschnitt aus der Seelenlandschaft der Autorin, ein Stück aus ihrem inneren, unbewußten Bereich vor uns, wie es sich in ihren Augen, in ihrem Bewußtsein, nach dem Enttäuschtwordensein durch ihre Mutter präsentiert. Ein Rahmen ist nicht vorhanden. Die «Landschaft» dehnt sich nach allen Richtungen hin weiter aus. Wir wissen nicht, was sich alles jenseits der Blattränder abspielt. Das Bild selber füllt die ganze Unterlage aus. Es teilt sich vertikal in zwei gegensätzliche Bereiche. Auf der rechten Bildseite sehen wir die Welt des Dunkeln, auf der linken die des Hellen. Das «Böse», das Bedrohliche kommt also von rechts, von der Außenwelt, vom Du, und rückt unerbittlich gegen die lichte, die «blühende» Seite vor. Ganz links befindet sich eine Art von Heustock und darauf ein kleiner Vogel, der vorsichtig spähend nach unten guckt. Die Pole sind auseinandergerissen, doch weist der sie verbindende Regenbogen auf den Versuch hin, die zwei Seiten miteinander zu verbinden, als «Friedensbrücke» zu wirken. Mit seinem Spektrum, das alle wichtigen Farben umfaßt, ist er ein Symbol der Ganzheit, ein Vermittler zwischen den Gegensätzen. Vielleicht drückt er die Sehnsucht der Tochter nach Versöhnung aus.

Die Proportion

In bezug auf die vorhandene Malfläche sind die Elemente des Bildes und die ganze Anordnung proportional richtig aufgezeigt. Nur der Kopf des «Monstrums», der «verschlingenden Mutter», ist vielleicht etwas zu groß geraten. Im Vergleich zur winzigen Nase, dem Organ des Spürsinnes, sind Kinn, Mund und Ohr überdimensioniert. Auch die Krallen an den Vorderfüßen sind recht groß, was alles auf aggressive Züge schließen läßt. Im Innern der Malerin scheint das Bild, das sie hier herausstellt, klar und ausgewogen zu sein. Sie weiß, was sie vermitteln will.

Die Organisiertheit des Bildes

Trotz der auffälligen Spaltung in zwei gegensätzliche Hälften macht das Bild nicht den Eindruck einer Dissoziation oder Desintegration, sondern hat den Charakter einer relativen Geschlossenheit. Alles scheint an seinem Platz, am richtigen Ort zu sein. Die wichtigste Figur befindet sich im Zentrum, wohin sie auch gehört. Die zweite «Figur», der kleine Vogel, hält sich ganz links, auf der «Ichseite» auf; er befindet sich außerhalb der Reichweite des Tragischen, das auf dem Bild abrollt.

Die Bewegung

Die Bewegung verläuft ausgesprochen von rechts nach links. Sogar die zwei Blitze halten diese Richtung ein. Nur die kleine Schnecke unten rechts und das Vögelchen außen links weisen eine entgegengesetzte Tendenz auf. Es ist eindeutig, daß die Hauptbewegung das Refugium des Vogels, die Seite der Introversion, der inneren Wirklichkeit, bedroht. Auch die Bewegung der Blitze von oben nach unten bringt Gefahr für die sich unter ihnen ausbreitende Erde. Interessant ist noch die Aufwärtsbewegung der Haare, die eine starke Emotion zum Ausdruck bringen, und der aufwärts gerichtete Schwanz, der etwas «Optimistisches» an sich hat.

Die Perspektive

Die eher kindliche Malweise gewährt der Perspektive wenig Raum. Immerhin lassen die Muttergestalt, das Heu und manche Tierlein und Blümchen eine schwache Dreidimensionalität erkennen. Insbesondere hat der relativ massive Körper mit den lodernden Haaren einen gewissen Tiefenaspekt, was darauf hinweist, daß die Malerin bemüht ist, «naturnah» abzubilden und sich nicht in einen Wolkendunst zu verlieren. Das Scharf-Erfassen-Wollen ist übrigens bereits durch die Umgrenzungen mit der Feder sichtbar geworden.

Die Farben

Die Farben sind in diesem Bild sehr aufschlußreich. Am auffallendsten ist das Rosa der mittleren Figur. Rosa ist eine Mischfarbe, sie besteht aus weiß (Unschuld) und rot (Leidenschaft), sie hat von beiden etwas an sich. Sie wird darum als romantische Farbe bezeichnet und einem jugendlichen Mädchenzustand zugeordnet, was ja auch auf unsere Malerin paßt. Der kleine Vogel besitzt dieselbe Farbe, woraus man schließen darf – denn es ist für einen Vogel eine ungewöhnliche Farbe –, die Malerin habe sich selber in ihm dargestellt und dabei verraten, daß sie aus demselben «Stoff» wie die Mutter ist. Stark rosa ist auch der Regenbogen gefärbt, und auch die Erde, die das Monstrum passierte, weist Spuren von rosa auf. Das Gesicht ist vor Zorn und Blässe grau. Es kontrastiert grell zum roten Horn, das sich aus der Stirnmitte erhebt, dem legendären Einhorn gleich. Von diesem Fabeltier wissen wir, daß es als Symbol des Heiligen Geistes galt, ja oft als Allegorie mit Christus parallel gesetzt wurde. Das Horn als Zeichen von Macht und Stärke hat männlichen Charakter. Es zu tragen, ist Erhöhung und Auszeichnung, obwohl das Unicorn neben seinem besonders in der kirchlichen Tradition unterstrichenen positiven Aspekt in der Überlieferung verschiedener religionsgeschichtlicher Kulturen[42] auch einen negativen, zerstörerischen besitzt. In unserem Bild steht es für beide Aspekte. Das rote Horn kündet von der außerordentlichen geistigen Durchdringungsfähigkeit, von der mit intensiven Gefühlen vorstoßenden Gewalttätigkeit des weiblichen Kopfes; kein Wunder, daß die Tochter sie fürchtet. Die Haare tragen die Farbe des Feuers und sind als Symbole der nach außen drängenden Gedanken ebenfalls von bedrohlichem Charakter. Beunruhigend sind aber auch die blauen Krallen an den Vorderfüßen und die Hufe auf den hinteren. Die Krallen entwachsen zwar grünen «Handgelenken» – und grün ist die Farbe des Wachstums, der Natur –, aber sie sind blau und daher von Intellektuellem beherrscht. Ihr «Handeln» ist rational, gefühllos, kalt. Hoffnungsvoll ist nur der grüne Schwanz, der den hinteren Regionen, der Instinktsphäre, dem animalischen Bereich, entsteigt. Das bedeutet wohl, daß die schöpferischen Möglichkeiten dieser Gestalt weniger in ihrem Kopf als in ihren unbewußten «hinteren Seiten» stecken. Zu beachten wäre noch, daß die Wolkenwand grau in grau gefärbt ist; sie kündet augenfällig eine herannahende Depression an. Dem Doppelcharakter des Bildes entsprechend sind die Pflanzen und Tiere der rechten Seite farbloser und düsterer als die der linken.

Die Zahl

Wir finden keine ausgeprägte Zahlensymbolik. Das einzige, was vielleicht in dieser Beziehung noch festgestellt werden könnte, ist das häufigere Vorkommen der Zweizahl, wodurch die Darstellung als ein Problem des Weiblichen gekennzeichnet wäre. Die Zweiteilung des Schwanzes, die zwei Schmetterlinge, die zwei Blitze und schließlich die Konfrontation zweier Weiblichkeiten, der Mutter mit der Tochter, könnten als Beweise herhalten. In diesem speziellen Bild ist jedoch die Zahlensymbolik nicht von Belang.

Die Bildelemente

Vorhanden sind: die mittlere Figur, der Regenbogen, der Heustock, der kleine Vogel, Wolken und Blitze, eine kleine Eule, eine Fledermaus, zwei Schmetterlinge, verschiedene andere Tierchen und zahlreiche Blumen und Pflänzchen. Schauen wir uns zuerst das rosa Monstrum an. Es ist ein Tier mit einem Menschenkopf. Eine Art von Sphinx, also ein geheimnisvolles, rätselhaftes Wesen, mit allerlei negativen und positiven Attributen ausgestattet. Ihre Körperbehaarung unterstreicht das Tierhafte, das Horn aber kündet von ihrer geistigen Potenz, der offene, bißbereite Mund, das lange, scharfe Kinn und die gierig wilden Augen sprechen von ihrer Aggressionslust und ihrem verschlingenden Vorhaben. Was sie gerade fressen will, scheint eine Mohnblume zu sein, und Mohn zu essen, führte seit jeher in das Land des Schlafes, des Unbewußten. Vielleicht würde also das Monstrum nach dem Genuß alles vergessen, unbewußt werden und damit die Tochter freigeben. Wer weiß, was da alles in Pinsel und Feder floß, worüber die Malerin sich keine Rechenschaft gab? – Interessant ist, daß sich in der rechten oberen Ecke ein Gewitter zusammenballt, eine von außen hereinbrechende Gedankenladung, die zwei starke Blitze in die Tiefe entsendet, gleichsam als Symbole von aggressiven, vernichten könnenden Vorstellungen, die in die lichte Tagwelt eindringen. Sie werden durch das Vorhandensein der Eule und der Fledermaus, der typischen Tiere der Nacht, unterstützt, die allerdings angeblich auch im Dunkeln sehen. Die Eule als Attribut von Pallas Athene gilt als Symbol der Weisheit, die Fledermaus gilt als Tierbegleiter der Hexen; wir begegnen auch in ihnen dem Doppelaspekt der «verschlingenden Mutter». Als Gegengewicht wölbt sich links ein farbenfreudiger Regenbogen über den Himmel. Er erscheint durch die rötlichen Farben, die in ihm dominieren, besonders gefühlsbetont und verrät – wie das viele Rosa –, daß die Malerin sich nach Frieden sehnt, daß sie voller Gefühle ist, in die sie trotz allem auch ihre Mutter einschließt. Ein Vogel ist Sinnbild für Leichtfüßigkeit, für Schweben und Fliegenkönnen, für die Fähigkeit, sich der Erdenschwere zu entledigen. Hier hat er sich hoch auf einen Heustock, der für Fruchtbarkeit und Fülle steht, geflüchtet. Dadurch dokumentiert die Malerin, daß sie – wie ein Vogel – eigentlich frei ist, außerhalb des Geschehens steht, jederzeit davonfliegen kann. Die grausame Situation liegt vor ihren Augen, und sie betrachtet sie neugierig und ängstlich, doch im Wissen, daß ihr im Grunde genommen die Mutter nichts anhaben kann. Sie ist frei wie die zwei Schmetterlinge, Symbole der Seele, vermutlich wie die der zwei Hauptfiguren, der Mutter und der Tochter, es unter dem Schutz des Regenbogens sind.

Die individuelle und kollektive Bedeutung

Der Kampf der Generationen ist ein uraltes Problem. Seitdem die Menschheit existiert, flammt es immer wieder auf. Vater und Sohn, Mutter und Tochter gehören zwei verschiedenen Welten an. Und trotzdem – sie gehören untrennbar zueinander, sie sind aus demselben «Fleisch». Daher ist ihre Beziehung so ambivalent: gleichzeitig Ablehnung und Anlehnung, sogar

Haß und Liebe sind stets dabei vorhanden. Was der eine Teil als «gute Tat» versteht und in bester Absicht tut, empfindet der andere Teil als Zurücksetzung, als Angriff. In dieses Problem ist auch unsere Malerin verwickelt. Ihm gibt sie Ausdruck im Bild von der «verschlingenden Mutter». Es ist ihre ganz persönliche Angelegenheit, aber es ist zugleich ein allgemeinmenschliches Thema, ein archetypisches Motiv. Darum geht es und spricht es auch jeden an. Darum hat das Bild eine individuelle und eine kollektive Bedeutung sowie eine unendliche Kette von Parallelen in der Menschheitsgeschichte, in der Mythologie, im Märchen- und Sagenkreis der Völker. Jeder erlebt es aber anders und stellt es auch anders dar.

Zusammenfassend kann man sagen, daß das vorliegende Bild in seiner außerordentlich treffsicheren Weise ein momentanes, aber sich im Leben einer Tochter oft wiederholendes archetypisches Motiv darstellt. Seine Untersuchung mit Hilfe verschiedener Gesichtspunkte erlaubt einen erhellenden Einblick in den Seelenzustand der Malerin, eine Diagnose der Gemütsverfassung, in die sie durch das Theaterverbot ihrer Mutter geworfen wurde. Sie malt diese als böses, sphinxartiges Wesen, ausgestattet mit Zügen der Kraft, der Macht, der schöpferischen Gabe, aber auch als erbarmungsloses, angriffiges, räsonierendes Geschöpf, im Grunde unbegreiflich in der rätselhaften und gegensätzlichen Vielfalt ihrer Eigenschaften. Indem es blühende Blumen, Symbole der Gefühle, frißt und ihm ein dunkles Gewitter folgt, wird es mit Recht von der Tochter gefürchtet und zugleich mit Staunen beobachtet. Das Vögelchen, durch seine Farbe als Sinnbild für die Tochter festgestellt, erweist sich jedoch der Mutter überlegen: es malt sich als freie Kreatur, die sich außerhalb des Geschehens befindet und jederzeit davonfliegen, ihrer «Tyrannin» entfliehen kann. Daß das malende Mädchenherz jedoch nur mit einem Auge weint und mit dem anderen schon lacht, beweist der Regenbogen, durch den es alle Gegensätze überbrücken und Frieden stiften möchte.
Die Diagnose des Bildes zeigt, daß die Malerin auf dem Weg zur Versöhnung ist. Das Herausstellen, das Konkretisieren ihrer inneren Seelenlage, hat bereits therapeutisch gewirkt. Diese Lage zu malen, hat sie entspannt und erleichtert.

Bildserien

Oft besteht das Bedürfnis, einen dynamischen Ablauf, der sich in den inneren Bildern kundtut, festzuhalten. Dann entstehen zum selben Thema längere oder kürzere Serien von Bildern. Sie bedeuten den Ablauf eines dramatischen Geschehens, wie er im Traume möglich ist, sie stellen einen gewissen Ersatz dafür dar. Denn wie im Traum erhält jedes Bild seinen Kontext durch das ihm vorangehende und nachfolgende Bild. Die Entwicklung des dargestellten Themas zu beobachten, ist besonders interessant, gewährt es doch Einblicke in das lebendige, innere Geschehen der Psyche des Malers. Wie von einem Filmstreifen läßt sich in einer Serie von Bildern der emotionelle Rhythmus der unbewußten Psyche ablesen. Es ist, wie wenn eine filmische Handlung einem vor Augen geführt würde, die das bewußte Leben der Psyche in seinem vielfach verborgenen Aspekt begleitet und ergänzt.
In einer Bilderserie wird erkennbar, ob und wie sich die Einstellung des Verfertigers zu seiner Arbeit und zu seinen unbewußten Geschehnissen während eines gewissen Zeitablaufes verändert oder nicht. Merkmale von Ernst und Spott, Angst und Aggression, Hingabe und Flucht u.a.m. können alternierend auftauchen, sowohl hinsichtlich der Wahl der Motive, mit denen sie ausgedrückt werden, als auch ihrer Darstellungsweise, zum Beispiel durch Wechsel der Farben für dasselbe Motiv, durch Hinzufügung oder Weglassen einzelner Gegenstände, durch die Veränderung ihrer Zahl usw. Es können auch einzelne Themata, wie zum Beispiel der Kopf der negativen Großen Mutter, vom selben Maler in unzähligen Variationen festgehalten werden, wobei sich feststellen läßt, wie das Bild in seiner Vorstellung immer wieder gleiche und auch ungleiche Züge trägt. Ihre Haare und ihr Mund spielen dabei eine vorherrschende Rolle. Sehr oft erscheinen sie wie Schlangen mit züngelnden oder feurigen Zungen, aber stets in einer anderen Länge und Farbe. Oder dann ist der Mund voller fletschender Zähne, rot oder schwarz in seiner Tiefe usf. (vgl. Bild 39).
Aber nicht nur die Bilder, die über ein bestimmtes Thema innerhalb einer kurzen Zeit reihenweise entstanden sind, sondern alle Bilder, die während einer längeren Periode zustande kamen, sollten miteinander verglichen und als Sequenz zusammengeschaut werden. Denn es ist wichtig, ob und welche neuen Themata aufgegriffen wurden, wo und wie oft gemeinsame Elemente aufgetreten sind und vor allem, *wie* sich diese in der Zwischenzeit verändert haben. Niemand ist nämlich imstande, ein «Bild aus dem Unbewußten» ohne großen inneren Widerstand später noch einmal getreu nach-

zumachen. Es gelingt auch – falls es versucht wird – niemals genau gleich. Das Leben der Psyche hat sich inzwischen weiterbewegt, vielleicht auch weiterentwickelt und verlangt nach einer neuen Ausdrucksform. Baynes[43] erwähnt in seinem Buch, daß sich an Bildern, die er seine Patienten ein- bis zweimal erneut aus dem Gedächtnis malen ließ, jedesmal in Abweichungen des Gedächtnisbildes vom Original Zeichen der psychischen Veränderung nachweisen ließen. Das Lichterwerden derselben Farben kann die seither erfolgte Aufhellung der Stimmung bedeuten, Verdüsterung den Eintritt einer Depression bestätigen oder vorwegnehmend aufzeigen usw. Das Alternieren von Störungs- und Dissoziationsphasen mit geordneteren Phasen oder der von innen kommende Impuls, das Chaotische des seelischen Innenraumes durch Formung und Gestaltung zu bannen, läßt sich nirgends so eindeutig beobachten wie in einer Serie von Bildern desselben Malers. Sie sind daher für eine Diagnose von besonderem Wert.

Krank oder gesund läßt sich an einem einzigen Bild selten endgültig feststellen. Denn die Fähigkeit des Bewußtseins, mit den psychischen Inhalten fertigzuwerden, sie unter Kontrolle zu bringen, ist nicht immer die gleiche. Wir sehen das besonders gut an Bildserien sogenannter Grenzfälle. Da die im kollektiven Unbewußten liegenden Bilder allen Menschen gemeinsam sind, also nicht unter die Kategorie «krank» oder «gesund» fallen, hängt es ausschließlich vom Zustand und der Stellungnahme des Bewußtseins ab, ob sie eine Ausdrucksform erhalten, die sie als «krank» charakterisiert oder nicht.

Dies ist vornehmlich bei Psychotikern auffällig, deren Bewußtsein die Formen zerbröckelt oder überdimensioniert oder durch andere Merkmale als «krank» darstellt (vgl. die Bilder 6, 7).

Hierzu soll eine Serie von neun Bildern, gemalt von einem 34jährigen kanadischen Arzt, als Beispiel dienen (Bilder 42–50).

Kurz nachdem er in Zürich ankam, entflammte er plötzlich für das Zimmermädchen der Pension, wo er abgestiegen war. Da sie sich mit ihm nicht einlassen wollte, geriet er in eine gewaltige Erregung und verfiel der Vorstellung, daß sich in seiner Schädeldecke ein Loch geöffnet habe, das jedoch mit einer Schildkröte – dem Symbol der Großen Mutter – zugedeckt sei. Auf meine Aufforderung hin malte er seinen Zustand im Bild 42. Das Weibliche erscheint darauf in den Gehirnwindungen gefangen; der Maler versucht es zu befreien. Das alles geschieht in einem lunaren Bereich.

Auf Bild 43 hat sich die Schildkröte in eine Riesenkrabbe verwandelt. Sie hat acht Beine, was auf ein Ganzheitssymbol hindeutet. Sie ist die «prima materia», die verwandelt werden muß, damit der Maler gesunden kann.

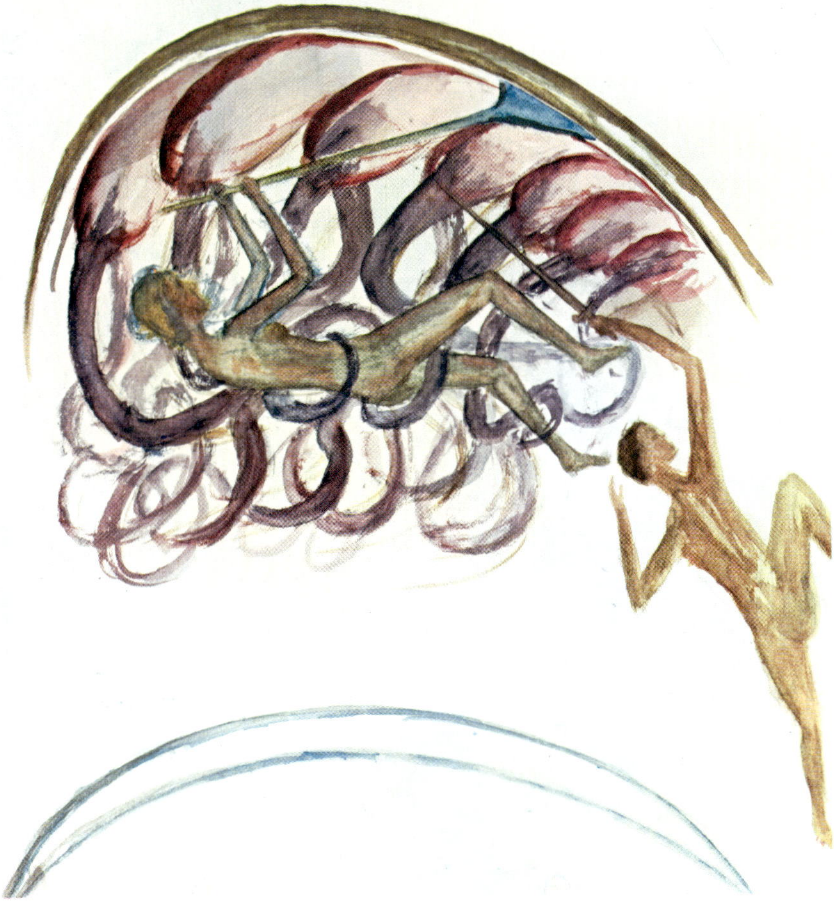

42 Die Frau im Gehirn

Er ist aber viel zu klein, um mit dem Riesentier fertigzuwerden. Er versucht es zu bekämpfen, indem er ihm das Rückgrat aufschneidet.
Bild 44 zeigt, daß ihm ein gewisser Erfolg beschieden ist, denn die Krabbe verliert an Fülle, und der Maler wird dementsprechend größer. Er ist ein «Held», ein moderner Marduk, der wie im babylonischen Schöpfungsmythos den finsteren Urdrachen mit seinem Schwert tötet. Wir sehen, es geht um ein archetypisches Geschehen.
Bild 45: Geschützt unter einer Glashaube sitzt ein sonderbares Tier, das Träume aufzeichnet. Es stellt den Riesenschatten des Malers dar. Dieser befindet sich auf dem Dach der Haube, braun wie ein Erdmännchen, und versucht schwankend hinabzusteigen.
Bild 46: Die Schildkröte ist wieder da. Der Maler schlitzt ihr den Bauch

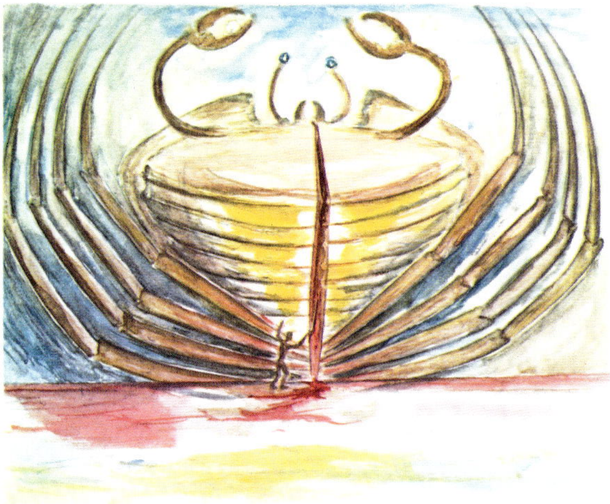

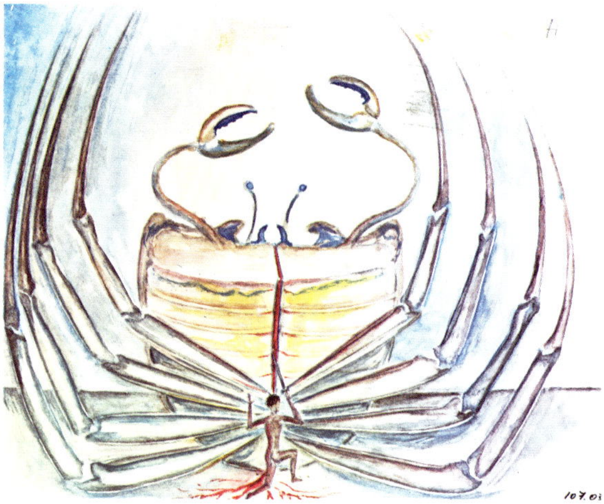

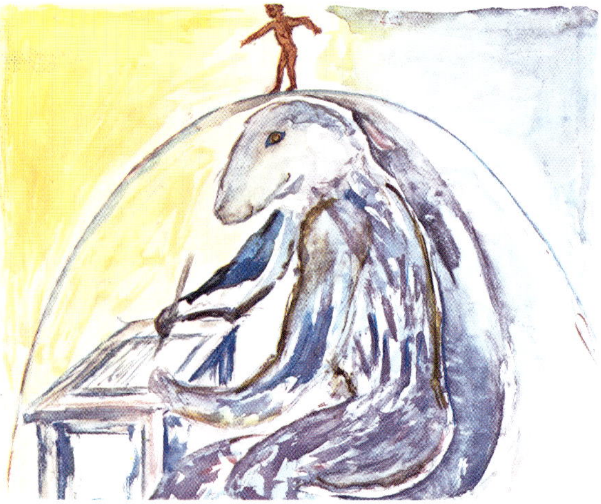

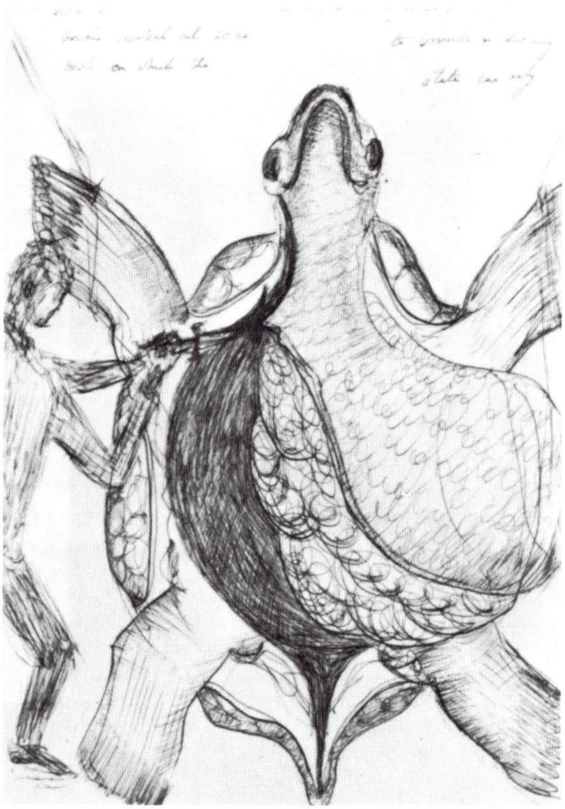

43 Die Riesenkrabbe
44 Die Tötung des Krabben
45 Auf der Glashaube
46* Das Aufschlitzen

auf. Die mit Tinte gezeichnete Darstellung weist auf ihren abstrakten Charakter hin und auf den Versuch, das Problem zu intellektualisieren. Das archetypische Bild des Unbewußten, symbolisiert als Muttertier, kann emotionell noch nicht erfaßt werden.

Erst im nächsten Bild 47 wird es farbig, erhält es Gefühl. Der Maler zieht aus dem aufgeschlitzten Bauch einen Riesenpenis – seine Männlichkeit – hervor. Damit wird das Hauptproblem offenbar.

Bild 48: Die Emotion bewirkt das gemalte Festhalten eines kopf- und fußlosen weiblichen Körpers. Dieser steht noch nicht auf der Erde, ist eine «Luftvorstellung»; einen Kopf traut ihm der Maler nicht zu geben, er wagt ja nicht, ihn anzusehen. Interessanterweise erscheint aber die Krabbe doppelt mit der Frau verbunden: einerseits auf ihrem Nabel in einen Mandala-Kreis gebannt, wie die Gorgo auf dem Brustschild der Pallas Athene; und andererseits befindet sich die ursprünglich sehr große Krabbe sicher in ihrer rechten Hand, sie kann «bewußt behandelt» werden.

Bild 49 bringt einen weiteren Vorstoß in die Bewußtwerdung der Problematik, denn es stellt die weibliche Figur nun mit Füßen und einem Kopf

47 Der Riesenpenis

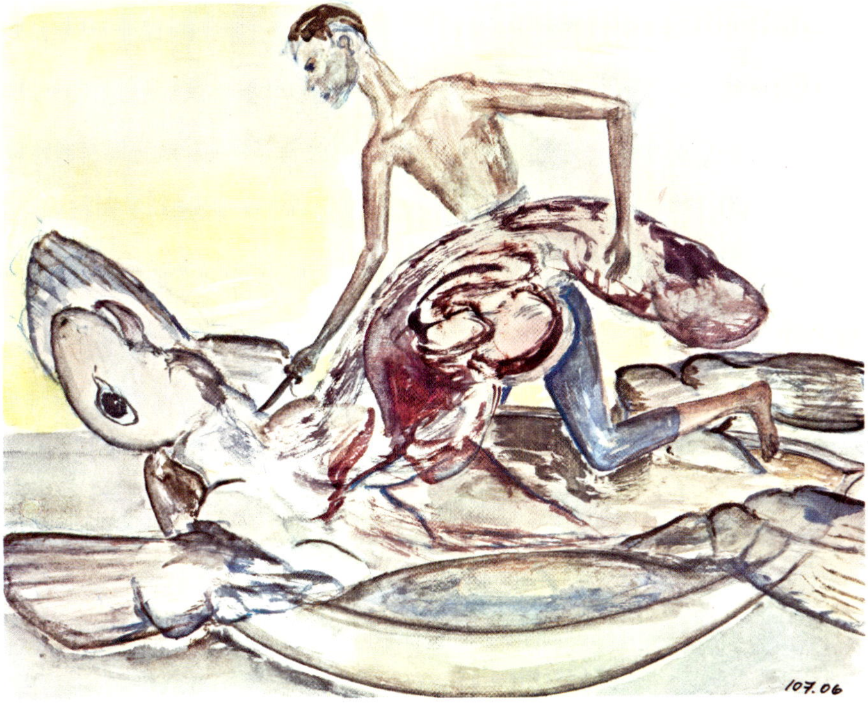

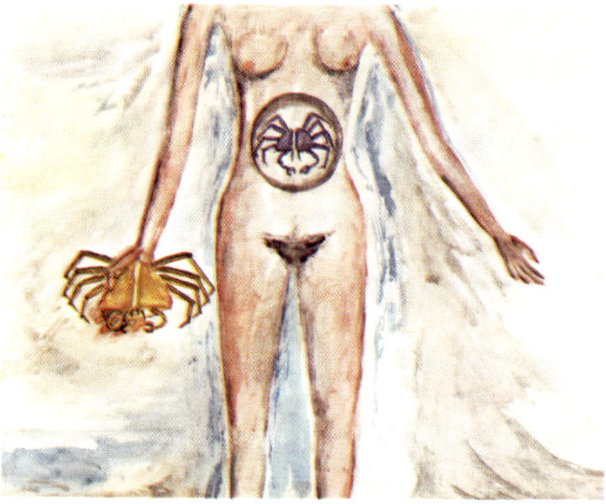

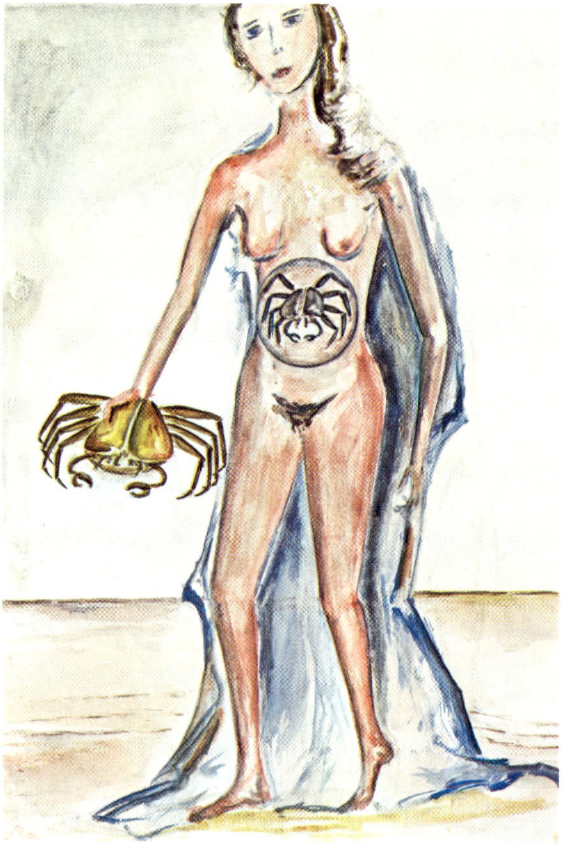

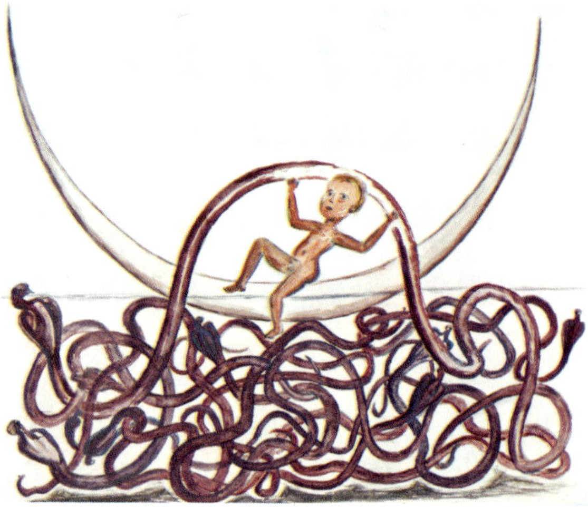

48 Die kopflose Frau
49 Die Tiere sind gebändigt
50 Das Büblein ist frei

dar, der allerdings noch nicht ganz auf dem Papier vorhanden ist. Den obersten Teil des Kopfes, der das Intellektuelle in sich trägt, kann der Maler bei einer Frau noch nicht annehmen. Durch den blauen Mantel, wie ihn die Madonna anhat, soll eine apotropäische Wirkung erzielt werden. Die nackte Gestalt verliert dadurch ihren so gefürchteten sinnlichen Aspekt. Durch das Malen dieser Bilderserie, das 16 Tage in Anspruch nahm, ist eine gewisse Befreiung von den wahnhaften Vorstellungen erreicht worden, so daß der Maler heimreisen konnte. Nach drei Wochen sandte er mir Bild 50, auf dem sich eine deutliche Besserung andeutet. Er stellt sich darauf als kleinen Buben dar, was er psychisch im Grunde auch war. Er ist nun frei und spielt mit den Gehirnwindungen, die mit schlangen- und vogelartigen Kopfenden versehen sind. Er hat das Labyrinth, in dem sein «Weibliches» früher gefangen war, unter sich gelassen. Allerdings befindet er sich noch immer in einer lunaren, das heißt von «Weiblichem» bestimmten Welt. Es sind seither fünfzehn Jahre vergangen, aber ich habe nichts mehr von ihm gehört.

Wie bringt man einen Menschen zum Malen?

Besonders wenn er «Patient» ist, wird er diese Frage einem immer wieder stellen. Doch dafür gibt es leider keine Rezepte. Jung berichtet, daß er, wenn die Träume nur Spärliches vermitteln, zu sagen pflegte: «Das Unbewußte bringt das Wesentliche, das Wertvolle nicht herauf. Gehen Sie hinunter und suchen Sie es dort und bringen Sie es herauf.»[44] Dies ist eine Suggestion, könnte man einwenden. Aber sie zwingt keinen fremden Willen auf, sondern mobilisiert nur, was ohnehin zum Emportauchen bereitliegt. Wir wissen aus Erfahrung, daß das Versickern der Träume oft auf einer unbewußten Hemmung, etwas preiszugeben, beruht und daß in solchen Fällen das Hindernis leichter abgebaut werden kann, wenn es gelingt, für die Energiestauung eine andere Ausdrucksform zu finden als den Traum. Oft kann man aber auch beobachten, daß die Träume, bevor sie verarmen, schon längst darauf hingewiesen haben – wenn man ihre Sprache zu deuten verstanden hat –, daß etwas Kostbares, Dunkles vorhanden sei, das man «holen» müsse, wenn es nicht von selbst heraufkommt. Das in Märchen und Mythen oft abgewandelte Motiv der «schwer erreichbaren Kostbarkeit» ist eine der in Symbole gefaßten Verarbeitungen dieses Problems, wenn auch in einem erweitertem Sinn.

Bei den meisten Menschen begegnen allerdings solche Anregungen zuerst einem mehr oder minder heftigen Widerstand. Viele lehnen ihre Bilder ab, nachdem sie sie gemalt haben. Die Ablehnung ist dann besonders stark, wenn das Bild etwas Krasses und Unverdauliches vor Augen führt und dadurch den Wunsch weckt, es wieder zu verdrängen. Viele finden sofort eine rationale Erklärung, was ja auch für eine Art Widerstand spricht. Sie gehen wie jene vor, die für alle Träume eine vernünftige Ursache zu haben meinen. Sie behaupten, das Bild stelle nur das und das dar, es sei nur darum und deshalb entstanden. Menschen, die jeden spontanen Einfall zerlegen, kritisieren, bekämpfen usw., sind selbstzerstörerisch. Sie bringen jede schöpferische Eingebung um. Es ist ihnen unvorstellbar, daß es ein Innen geben sollte, in dem etwas Eigenständiges enthalten sein könnte. Sie meinen «Psyche sei bloße Spiegelung des Außen»[45]. Sie wollen nicht zugeben, daß «unten», im «Finsteren» die Keime neuen Lebens liegen.
Bedauerlicherweise sind gerade jene, die sich besonders belesen oder geistig hochstehend vorkommen, am schwersten dem Rat zugänglich, ihre «Bilder aus dem Unbewußten» zu konkretisieren und zu gestalten. Sie haben Angst, sie könnten einen Teil ihres Piedestals, das sie sorgfältig aufgerichtet haben, verlieren, wenn es offenbar wird, daß sie «Dummes» oder «Ungeschicktes» machen. Sie fürchten, sich zu verraten, sich bloßzustellen, ein Stück vorsorglich verborgene Kindlichkeit, Unentwickeltheit oder auch manchen geheimen «dunklen Fleck» in ihrer Seele der kritischen Umwelt preiszugeben. Denn tatsächlich, es ist entscheidend für die Beurteilung der Entwicklungsstufe und für die Deutung des Bildes, auf welchem Gestaltungsniveau die Wiedergabe des innen Geschauten gelingt. Ist ein Inhalt noch undifferenziert, so wird er im entsprechenden Zustand veranschaulicht. Und das ist gut, denn nur dann kann er bewußt verbessert werden.
Am schwersten ist es, sogenannte Verstandesmenschen oder Stadtmenschen zum Malen zu bringen. Der Naturnahe und Naturverbundene hat ein viel ursprünglicheres Verhältnis zum Bild und vor allem zu den Farben. Der Logiker wird zum Beispiel in seinem Farbgefühl behindert, weil sich sein Verstand zwischen es und seine Sinneswahrnehmungen und seine Gefühle stellt. In erster Linie wird es der Akademiker sein, der Ingenieur und Philosoph, der Naturwissenschaftler und Mathematiker, der viel seltener eine Beziehung zu seinen inneren Bildern findet und auch viel schwerer zum Malen zu bewegen ist als zum Beispiel der Schneider, der Dekorateur, der Psychologe oder der Photograph. Untersuchungen haben auch festgestellt, daß der Schizothyme einen Zugang zumeist zu den «Formen» hat, der Zyklothyme hingegen zu den Farben[46]. So sind der Bemühung,

jemanden zum Malen zu veranlassen, die verschiedensten Grenzen gesetzt.
Es ist diagnostisch wichtig, festzustellen, ob so ein Bild dann von seinem Verfertiger abgelehnt wird oder ob es ihn zu einer weiteren Arbeit am selben Thema anspornt. Es gibt aber auch das Umgekehrte, indem der noch ungelenk Malende mit Geduld und Ausdauer dasselbe Bild solange von neuem wiederholt, bis das Gemalte dem innen Geschauten völlig oder zumindest annähernd entspricht.
Dort, wo es sich nur um eine möglichst genaue Wiedergabe eines Gegenstandes oder einer Figur handelt, ist eine Handfertigkeit von Vorteil. Wenn es jedoch um die Konkretisierung diffuser Gefühle, Zustände, innerer Visionen geht, die nur in Symbolen wiedergegeben werden können, wird die Aufgabe schwieriger, weil dann keine «Mal-Kunst» mehr genügt, sondern auch Phantasie und Intuition mithelfen müssen. Oft geschieht es, daß der Malende noch gar nicht weiß, was er auf das Papier setzen will. Er fängt mit der Farbe oder dem Bleistift irgendwo auf der Unterlage an und läßt seine Einfälle spielen. So entsteht ein Motiv nach dem anderen, und zum Schluß stellt das fertige Bild etwas Unbeabsichtigtes dar, schaut ganz anders aus, als es gemeint war. Man läßt sich sozusagen von innen her führen und bringt zum Ausdruck, was sich gerade hervordrängt.
Freilich ist das Malen und Zeichnen nicht jedermanns Sache. Es wird auch nicht jeder Analysand dazu angehalten wie zu einem Pflichtfach. Allerdings sind es oft gerade jene, die nichts davon wissen wollen – und meistens handelt es sich dabei um Rationalisten und Theoretiker, um Menschen, die von ihrer Gefühlswelt abgeschnitten sind oder die nur in ihrem Kopf leben, die es am meisten brauchen würden. Denn beim Malen wird der Denkapparat gleichsam ausgeschaltet zugunsten einer ganz anderen Seite des psychischen Lebens. Die Welt der Logik wird dabei nach und nach von jener der Sinne abgelöst, es erfolgt eine gewisse Umstellung auf eine andere seelische Wellenlänge. Jede Suggestion von seiten des Therapeuten wird sorgfältig vermieden; aber es mag ein eindrückliches Traummotiv, das verbal kaum wiederzugeben ist, Anlaß oder erster Ansporn sein, den Analysanden zum Malen zu ermuntern. Auch ein besonderes Gefühlserlebnis kann die Farbensehnsucht erwecken und zum ersten Malversuch führen.
Manche Menschen werden von innen her getrieben, zu Stift und Pinsel zu greifen, um sich für ihre Mitteilungen der Sprache des Bildes zu bedienen. Die Erfahrung zeigt nämlich, daß je tiefer die analytische Arbeit dringt und je mehr symbolisches Material auftritt, sich desto stärker ein Bedürfnis

geltend macht, das Gemüthafte, das in Worten nur schwer Formulierbare, in irgendeiner anderen Weise zu veranschaulichen. Denn nicht das Überspringen oder das Verdrängen unangenehmer Zustände, sondern nur ihr Herausstellen und Anschauen mag zur Bewußtwerdung verhelfen und dadurch zu einer Erleichterung und Befreiung. Solange der verdrängte seelische Störenfried sich nicht in einem Bild zu objektivieren vermag, hält er das Ich in seiner Gewalt, schränkt er seine Freiheit und Unabhängigkeit ein und führt zur Neurotisierung. Im Bild jedoch kann sich der im Komplex eingeschlossene Affekt erstmals entladen und sichtbare Form annehmen. Das psychische oder physische «Bildsymptom», das als Folge des Komplexes auftritt, wird dadurch zum sichtbaren Symbol des Verborgenen, die Neurose verursachenden Inhaltes.
Vielfach beobachtet man, daß zuerst noch etwas zögernd zum Bleistift gegriffen wird, um Traummotive, Einfälle oder Phantasien festzuhalten. Während des Malens entwickelt sich aber das Bild sozusagen aus sich selber heraus, gleichsam autonom, und häufig sogar im Gegensatz zur bewußten Absicht. Damit mag ungewollt etwas geschehen, was man auch im Sprachgebrauch mit der Formel «seine innere Wahrheit aufdecken» ausdrückt.
Mit der Zeit mag sich ein immer intensiverer Drang zum Malen einstellen, der Malende wird geradezu fasziniert von seinem Tun. Das zuerst häufig schwarz-weiße Zeichnen wird in dem Moment, da eine gefühlhafte Anteilnahme an Stelle des bloß intellektuellen Interesses tritt, von satten Farben abgelöst; die Bilder bekommen Reichtum und Sinnfülle.
Man kann daher in vielen Fällen schon aus der Art des verwendeten Farbmaterials und seiner Fülle Schlüsse auf die psychische Situation des Analysanden ziehen. Begnügt sich einer damit, mit Bleistift, Tinte oder Tusche Konturen auf das Papier zu setzen, dann ist er wohl ein Mensch, der sich gerne in Abstraktionen zurückzieht und der auch in seinem Urteil eine Vorliebe für «Schwarz-Weiß-Malerei» hat. Benützt er jedoch starke Farben und füllt sein Blatt mit ihnen, so ist das ein Zeichen seiner intensiven inneren Anteilnahme am Gestalteten. Ein farbenfrohes Bild läßt auf die spontane Gestaltung der emotionalen Welt schließen.
Viele können beziehungsweise wollen es nicht begreifen, daß es bei diesen Bildern gar nicht um Kunstschaffen, ja überhaupt nicht um Kunstfertigkeit geht, und behaupten, sie seien absolut nicht fähig, auch nur das Allerdürftigste abzubilden. Sie verstehen nicht, daß gerade die Spontaneität eines stümperhaften Ausdrucksbildes sein wesentlichster Wert sein könnte. Sie wollen es sich und auch niemand anderem eingestehen, daß ihre Weigerung nur auf Ausflüchten gründet und auf anderen, tieferen Ursachen

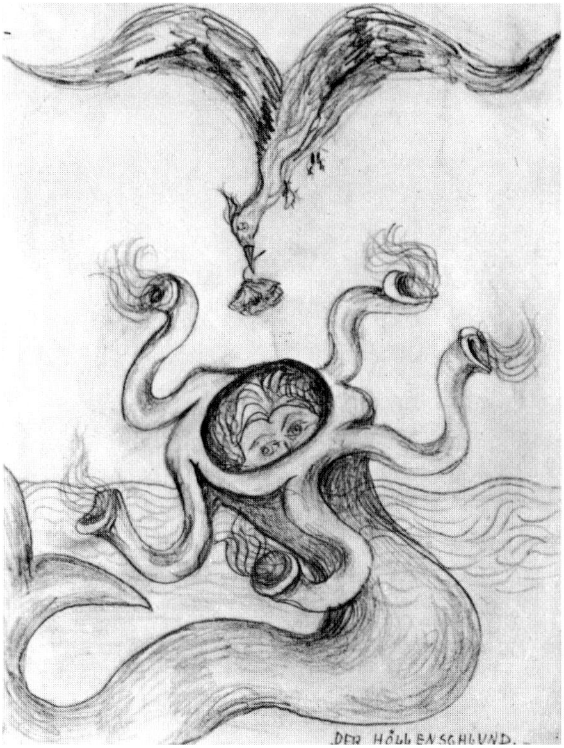

51 Bauchgrimmen

beruht, deren sie sich möglicherweise selbst nicht bewußt sind. Sind aber einmal die ersten Widerstände überwunden, so fließt nicht nur der Strom der inneren Bilder mühelos in Stift und Pinsel, sondern auch die Freude an ihrer Gestaltung ergreift den Menschen immer stärker. Jene, die nur aus Höflichkeit dem Analytiker gegenüber oder um seine Gunst zu erringen, sich zum Malen entschließen, verhalten sich eigentlich wie Kinder: es ist daher nicht erstaunlich, wenn sie «Kindliches» produzieren. Doch gerade das Produzieren verhilft ihnen dazu, sich zu entwickeln, und so verbessern sich nicht nur die Bilder von Mal zu Mal, sondern auch die Psyche ihres Verfertigers entwickelt sich entsprechend. Die Last, die man zuerst aus Pflicht trug, wird zur Freude.
Welcher Art Menschen ist das Malen anzuraten und unter welchen Umständen? Ganz allgemein läßt sich sagen, daß das Malen solcher Bilder angezeigt ist, wenn a) sich keine Träume einstellen, b) die Träume versiegen oder zu karg werden, c) der Analysand zu intellektualistisch ist, alles nur mit seiner Ratio erfassen und erklären kann, d) einer von Träumen

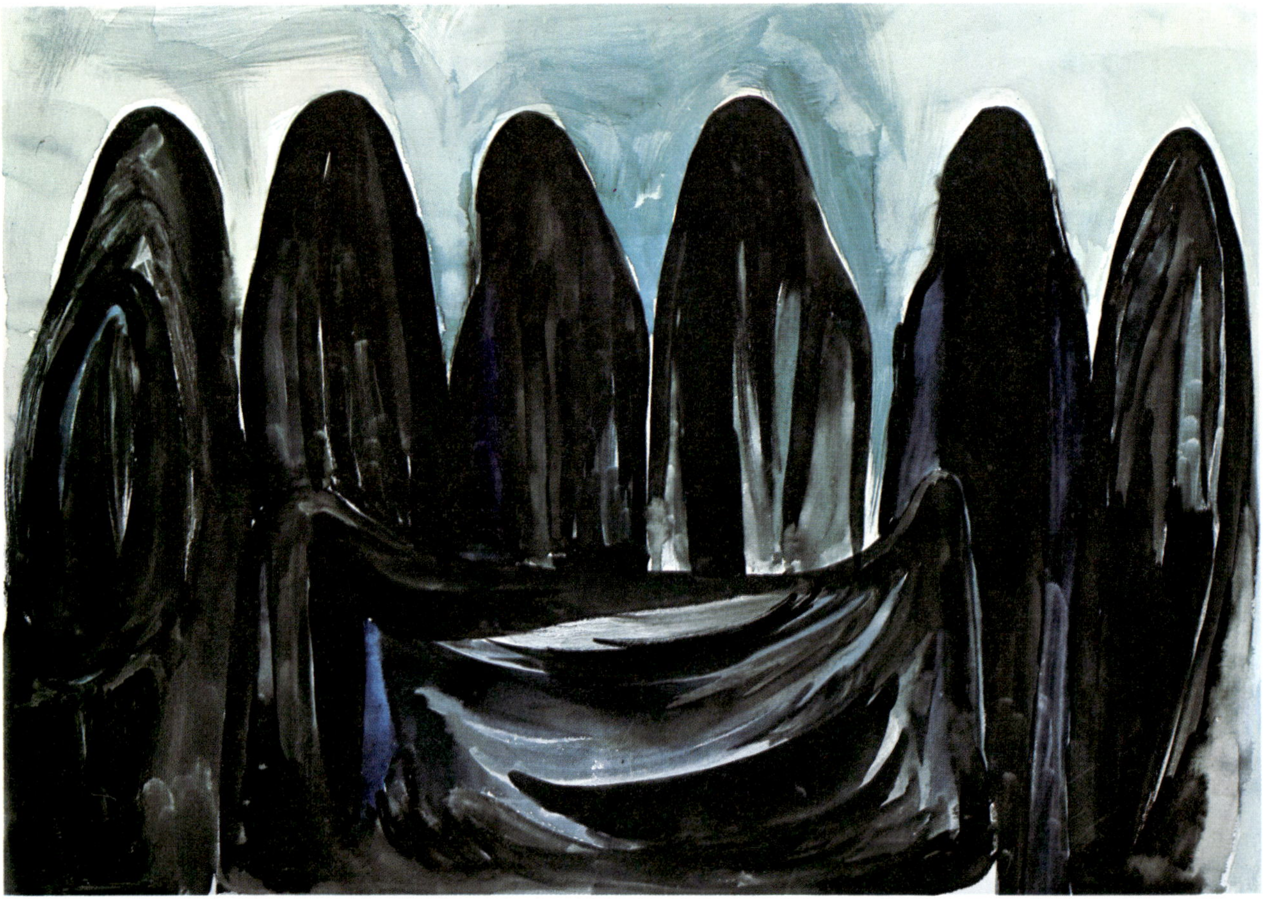

52 Trauer
53 Unter den Augen Gottes

oder inneren Bildern und Phantasien überflutet wird, e) Stimmungen vorhanden sind, die man verbal nicht ausdrücken kann, f) Gemütsbewegungen vorliegen, die sich dem Wort entziehen, zum Beispiel Aggressionen, die man nicht auslassen kann usw. Die Schattierung und der Intensitätsgrad von allem, was mit Emotionen einhergeht, erhält im gemalten Bild, besonders wenn es farbig ist, eine einzigartige Ausdrucksmöglichkeit. Denn Bilder lügen nicht, sie offenbaren das Unsichtbare in unvergleichlicher Weise.

Die ersten und naheliegendsten Impulse zum Malen gehen von den Träumen aus. Wenn ein Traumgebilde besonders eindrucksvoll ist oder sozusagen «unbeschreibbar», dann ist der Moment da, es durch Malen festzuhalten und zu gestalten. Dasselbe gilt für Zustände, die in Worten nicht wiedergebbar zu sein scheinen. Wut, Kopfweh, Bauchgrimmen (Bild 51), Schlaflosigkeit (vgl. Bild 71), Müdigkeit, Trauer (Bild 52) usf. lassen sich

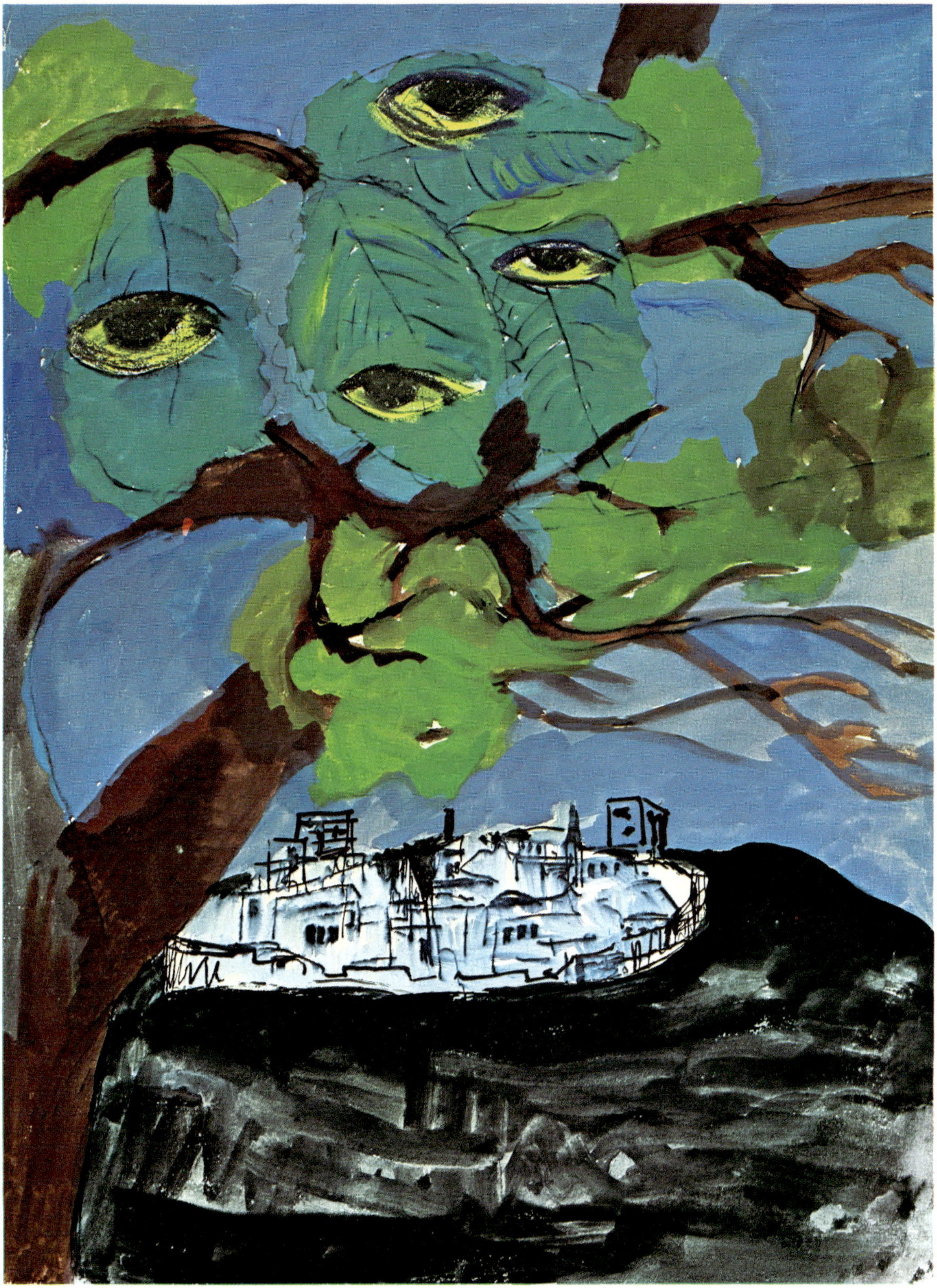

ausgezeichnet durch Bilder ausdrücken, die fast immer eine Erleichterung bringen. Manchmal muß die ganze Überredungskunst herangezogen werden, um jemanden zum Malen zu bringen, bei einem anderen genügt ein kurzes Wort, die Antönung eines Rates, damit er sich daran setzt. Oft muß man versuchen, den Wert und Sinn eines solchen Tuns klar zu machen, oft genügt es, wenn man den kindlichen Ehrgeiz anspricht. Es gibt jedoch viele Menschen, die ganz von selbst zu malen beginnen, ohne daß man es ihnen nahelegt. Denn es kommt fast in jeder Analyse, wenn sie genügend lange und ernst durchgemacht wird und eine günstige Übertragungssituation besteht, der Augenblick, in dem das Bedürfnis, sich in einem anderen «Material» als dem des Wortes mitzuteilen, alle etwaigen Bedenken und Widerstände überwindet.
Zudem gibt es Menschen, die gleichsam aus einer Intuition heraus, plötzlich, und ohne von dieser Art psychotherapeutischer Methode je gehört zu haben, den Zwang verspüren, ihr inneres Geschehen in Bildern darzustellen, als ein «Bekenntnis ohne Worte», als ein schöpferisches Phantasieren in Bildern. «Denn es gibt Vorstellungen, die man in Worte, und Worte, die man in Vorstellungen übersetzen muß», sagt Jung[47].
Die Signaturenlehre der Naturphilosophen des 16. und 17. Jahrhunderts kannte und folgte dem Grundsatz, daß alles Innere am Äußeren zu erkennen sei. Die moderne wissenschaftliche Ausdruckslehre hat viel von ihr übernommen. Wenn wir aber auch die Ausdrucksgebilde der unbewußten Bereiche der Psyche, über deren Verwendung, Deutung und Bedeutung hier einiges vorgelegt wurde, bis zu einem gewissen Grade mit jenen Lehren als verwandt empfinden können, so gehen sie doch weit darüber hinaus, was uns jene zu geben vermochten. Denn in den «Bildern aus dem Unbewußten» offenbart sich uns in erster Linie die innerpsychische Natur des Menschen. Und wir können mit Paracelsus sagen: «Die Natur ist die Bildnerin der Gestalt; sie verleiht ihr die Form, die zugleich ihr Wesen ist, und so zeigt die Form das Wesen an.»[48] Zudem jedoch vermitteln sie uns auch die einzigartige psychische Erfahrung, daß es ein seelisches Nicht-Ich gibt, das spontan in Erscheinung zu treten vermag. Sie führen uns zur Erkenntnis, daß außerhalb des Bewußtseins noch ein eigenes Leben der Psyche existiert, daß ein Ganz-Anderes, ein Größeres in uns wirkt und der An-Ordner des verborgenen Geschehens in den unbewußten Tiefen der Seele ist. Damit wird jedoch ein neues Gleichgewicht innerhalb der Psyche geschaffen: Das Ich tritt mit seinem alleinigen Machtanspruch zurück und vermag den Sinn des «Größeren», das in der Seele webt und wirkt, zu verstehen und anzunehmen (Bilder 53, 54).

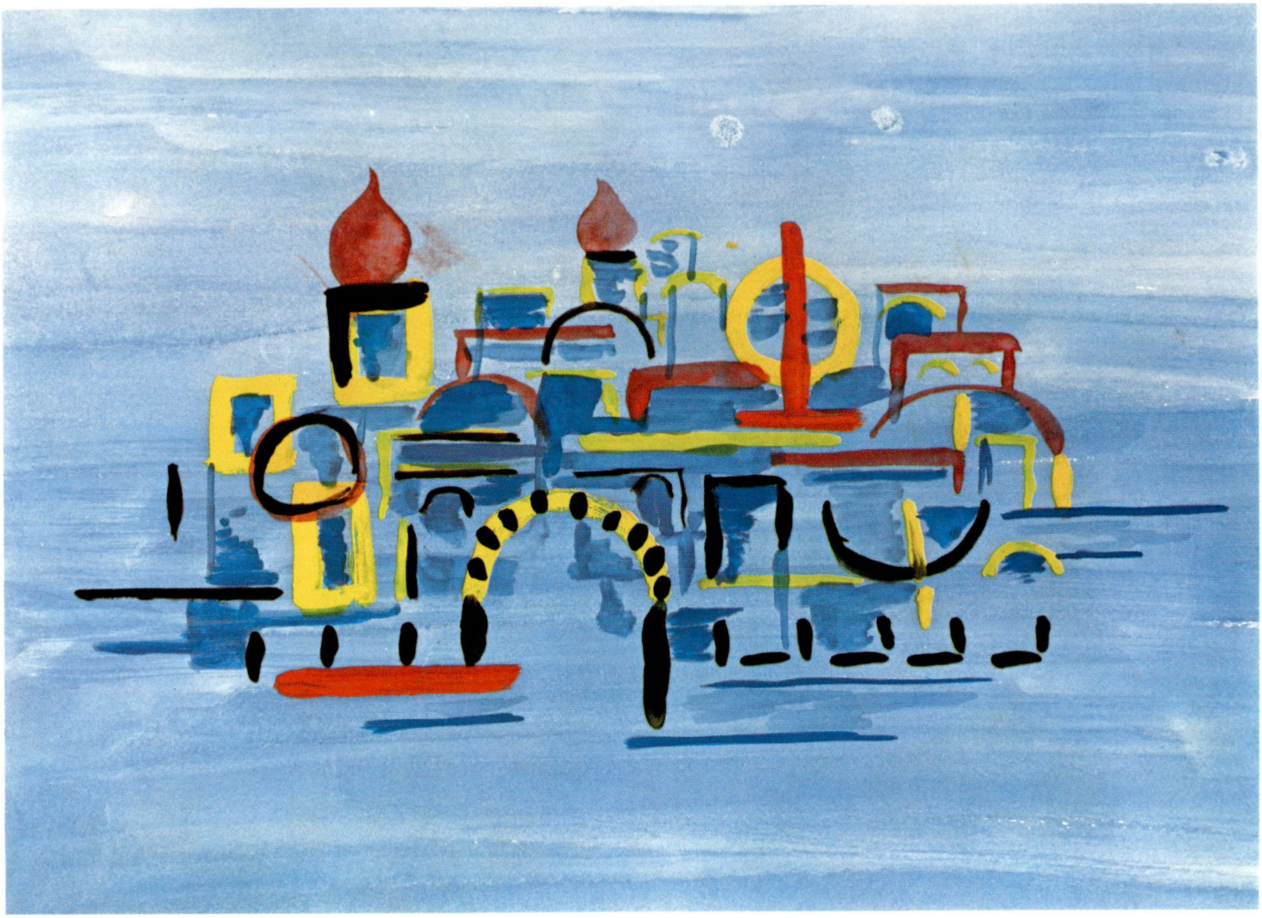

54 Das Himmelsschloß

Farbgestaltungen der unbewußten Psyche

Der abstrakte Begriff ist eine relativ späte Errungenschaft der Sprache. Zuerst redete die Seele in Bildern. Aus ihnen wob sie ein Kleid für das, was sie ausdrücken wollte. Noch heute steigen Bilder auf, sobald die Urgründe der Seele berührt werden, und erlauben zu schauen, was sich in Begriffen nur schwer fassen läßt. «Die Seele lebt in Bildern und durch Bilder und überdies von ihnen», sagt Hermann Keyserling in seinem «Buch vom Ursprung»[1].

Nachdem das begriffliche Denken im Laufe der letzten anderthalb Jahrhunderte immer mehr überhandgenommen und in seinen Auswüchsen zu einem papierenen Buchstabenwissen geführt hat, durch welches die Seele zu verdorren drohte, erleben wir jetzt an allen Orten das Erwachen eines nie geahnten Interesses für das Reich der Bilder. Millionen Menschen sitzen täglich vor dem Fernsehen mit seinen – nun bereits farbigen – Bildern. Überall greift man nach ihnen, sei es zur Illustration von Büchern, zur Darstellung von Statistiken, zur Anpreisung von Waren, ja zur Heilung von kranken Seelen. Das geschieht nicht um der Kunst, der großen Malerei willen, die seit jeher eine gottbegnadete Vermittlerin dessen war, was in den Seelen der Menschen schlummert, sondern um uns von der Reflexion weg und zur Emotion hinzuführen. Denn Begriffe spalten, Bilder aber einen. Sie machen «ganz».

In den Bildern ist es die Farbe, die vor allem die Gefühle anspricht und sie unter Umgehung des Denkens zum Erklingen bringt. Die Schattierungen der Farbe, ihre Tiefe und Sattheit, ihre Harmonie und Dissonanz, ihre Tönung und Kraft geben die ganze Skala der seelischen Regungen wieder, von der dunkelsten Trauer bis zum hellsten Glück. Aufgrund ihrer Symbolik erlaubt jede Farbe eine diagnostische Schlußfolgerung, und ihr Zusammenspiel mit den anderen Farben hat einen diagnostisch verwertbaren Aspekt. In diesem Sinne ist sie auch ein «Weg zur Selbsterkenntnis». Denn ein jedes Individuum besitzt eine eigene Seelenstruktur und damit einen spezifischen, subjektiven Farbcharakter. Dieser äußert sich nicht nur darin, daß sein Träger bestimmten Farben den Vorzug gibt, seine Kleidung oder seinen Wohnraum nach diesen richtet, sondern auch darin, daß er nicht selten bei seinen Mitmenschen einen Eindruck erweckt, der sich am besten durch eine Farbe oder ihre Schattierung umschreiben läßt.

Die Farben haben nämlich eine tiefgreifende Wirkung auf die Seele, ob man sich dessen bewußt ist oder nicht. Wir sagen zum Beispiel «das ist ein grauer, langweiliger», ein «blauer betrunkener», ein «wütender rotglühender» Mensch oder ein «grüner Junge» usw. Sprachformulierungen, wie «Schwarz-Weiß-Malerei», «pechschwarzes Gewissen», «gelb vor Neid», «grün vor Ärger», «rosarote Brille» usw., drücken bestimmte seelische Zustände aus, sie stellen eine «Stimmungsfarbe», ein «Stimmungsbarometer» dar. In seinem großangelegten Buch «Kunst der Farbe»[2] sagt Johannes Itten: «Wo die Farbflecken knapp und hart gesetzt sind, ist auch der Mensch so geartet; wo ineinanderlaufend, verwischt und ungeordnet, wird der Mensch Mühe haben, klar und einfach zu denken. Die Ausstrahlung eines Menschen und seine Farbklänge gehören zusammen. Je nach Vitalität sind die Farben blasser oder leuchtender.» Denn jede «Seelenlandschaft», wie wir ihr auf den Werken eines Malers als Abbild seines inneren Soseins oder wie wir ihr im unüberbietbaren Bilderbuch unserer Träume begegnen, hat ihre individuelle Farbe und Tönung, wie es auch «farblose» Gegenden und Menschen gibt. «Am farbigen Abglanz haben wir das Leben»[3], heißt es bei Goethe, denn es ist das Leben selbst, die von Gott geschaffene Natur, die sich in Farben äußert.

Davon, wie verschieden der Effekt derselben Objekte sein kann, wenn sie in einer jeweils anderen Farbe erscheinen, erzählt Itten eine köstliche Geschichte. Ein Industrieller lud eine Gesellschaft von Damen und Herren zu einem Schlemmeressen ein. Als die fröhliche Gruppe um den Abendtisch mit den herrlich zubereiteten Speisen versammelt war, schaltete der Hausherr ein rotes Licht ein. Das Fleisch auf den Tellern sah frisch gefärbt aus, die Kartoffeln waren leuchtend rot, der Spinat aber erschien schwarz. Alles stutzte. Aber schon wechselte das rote Licht in ein blaues über, und der Braten sah aus, als sei er verwest, die Kartoffeln als seien sie faulig. Die Gäste verloren allen Appetit. Als darauf gelb eingeschaltet wurde und der Rotwein wie dunkles Öl aussah und die Nachbarn wie Halbtote erschienen, da standen einige Empfindliche auf und verließen das Eßzimmer. Niemand konnte mehr essen, obwohl alle Anwesenden wußten, daß diese merkwürdigen Gefühle nur durch die Farbänderung der Beleuchtung ausgelöst waren.

So kann uns auch das tiefe Blau des Meeres und der fernen Berge entzücken, während dasselbe Blau in einem Innenraum unheimlich leblos, oft erschreckend auf uns wirkt. Blaue Reflexe auf der Haut machen sie bleich, dem Absterben gleich. Ein blauer Himmel voll Sonne wirkt aktiv und belebend, das blaue Mondlicht hingegen stimmt passiv und erweckt allerlei unfaßbare, sehnsüchtige Gefühle. Das rote Gesicht eines Menschen läßt uns an Fieber denken oder an Zorn; ein grünes, gelbes Gesicht erinnert uns an Krankheit, obgleich keine dieser reinen Farben an sich etwas mit Krankheit zu tun hat. Blau wirkt in-sich-ziehend, introvertierend[4]; rot vitalisierend, erregend. Die Farbe entsteht erst in unserem Auge und Gehirn. Wie diese Wellen von uns erkannt werden, wissen wir noch nicht.
Die diagnostisch verwertbaren, verschiedenen Reaktionen des Menschen auf Farben standen Gevatter bei der Erfindung der zahlreichen psychologischen Tests, die auf der Projektion unbewußter Inhalte in das Farbfeld beruhen. Genannt seien hier zum Beispiel der Pfister-Farbpyramidentest und der Lüscher-Test[5]. Interessant sind auch die Untersuchungen, die zur Bestimmung des «Farbwahlprofils» eines Volkes, der zentralbrasilianischen Indianer, durchgeführt wurden, um spezifische Charakterzüge festzustellen[6]. Es wurden auch eingehende Parallelen zwischen Affekterleben und Farbsehen gezogen[7]. Man weiß, daß das Sehen von Farben immer eine Affektreaktion, oft auch ein Affekterlebnis auslöst, aber nicht umgekehrt[8]. In diesem Zusammenhang muß auch der sogenannte «Rotschock» erwähnt werden, der im Rorschachtest eine besondere Rolle spielt. Es geht dabei um eine schockartige Wirkung, von der die getestete Person erfaßt wird, wenn sie die ersten roten Flecken in einem sonst schwarz-weißen Feld erblickt. Sie verrät damit ein neurotisches Symptom, das auf Affektverdrängung hinweist. Zu dieser Gruppe gehören auch jene, die eine Vorliebe für Grün und Blau haben und alles Rote merklich vermeiden. Reizbarkeit, Impulsivität, Empfindlichkeit, Emotionalität, alles Gefühlhafte läßt sich an der Zahl der verschiedenen Farbantworten ablesen, die ein feines Barometer für die affektive Labilität der ihm unterworfenen Versuchspersonen liefern, wohingegen die sogenannten Hell-dunkel-Antworten auf ihre Stimmung beziehungsweise ihren Depressionsgrad schließen lassen[9]. Diese Möglichkeit der Erfassung der wichtigsten Wesenseigenschaften eines Individuums verleiht dem Rorschachtest die weltweite Beachtung, die er gefunden hat.
Die Zuordnung der Farben zu gewissen Eigenschaften und Zuständen ist uralt. Sie fand ihren Niederschlag in den Mythen und Märchen, in den Sagen und Legenden aller Zeiten und ist heute noch lebendig im Volks-

mund der verschiedenen Erdteile. Doch sollen hier nur kurz einige Beispiele, die in unserem Zusammenhang von besonderem Interesse sind, erwähnt werden.

Schon im ältesten Traumbuch, das wir besitzen, im ägyptischen Traum-Papyrus (Chester Beatty-Gift im British Museum) aus der Zeit der XII. Dynastie, etwa 2000 v. Chr., wurden die sogenannten «guten Träume» mit brauner, die «bösen» mit roter Farbe eingezeichnet. Rot galt als Hinweis dafür, daß diese Träume von Anhängern des Seth-Typhon, also von Menschen, die den Leidenschaften verfallen waren, geträumt wurden. Zu diesen gehörten merkwürdigerweise neben den Besessenen, den Trunksüchtigen, Triebhaften, Frauenverführern und Raufbolden auch die Epileptiker, die Junggesellen und sogar die Rothaarigen. Von letzteren ist ja der Glaube, sie hätten eine «andere» Seele, das heißt sie besäßen eine andere Emotionalität als die übrigen Sterblichen, noch heutigentags im Volke weit verbreitet.

Wir wissen ebenfalls, daß man in der Antike mit den vier Temperamenten, die Hippokrates festlegte, Farben verband: Rot mit dem Sanguiniker, gelb mit dem Choleriker, schwarz mit dem Melancholiker und weiß mit dem Phlegmatiker. Dasselbe galt für die Säftelehre des Galen.

In der von C. G. Jung entdeckten und sinngebend aufgezeigten Analogie zwischen seelischer Entwicklung und den alchemistischen Prozeduren, die verblüffende Symbolparallelen aufweist, ist das «opus» durch typische Stufen gekennzeichnet[10]. Es handelte sich im allgemeinen um vier (manchmal auch mehr) «Stufen», und auch sie wurden durch Farben benannt, nämlich als «Schwärzung», «Gelbung», «Weißung» und «Rötung»; dazu kam gelegentlich noch die «viriditas», die «Grünung». Mit Gold und Silber waren der König und die Königin gemeint. Die Symbolik, die durch diese Farben ausgedrückt ist, charakterisiert die entsprechenden seelischen Entwicklungsphasen, die von den Alchemisten auf die Metalle projiziert wurden; sie stellt eine Art Geheimsprache dar, in die das letztlich Unerklärliche der schrittweisen seelischen Reifung verschlüsselt wurde. Zum Schluß mündeten alle Farben und Schattierungen in der «cauda pavonis», dem Pfauenschwanz, als dem Symbol der Vereinigung aller Farben. Er drückte die «Ganzheit» der vier psychischen Grundzustände aus, die den vier Farben der alchemistischen Stufen entsprachen. In seiner großartigen Farbenpracht ist er, wie der Regenbogen, ein Bild der Vielfalt und zugleich der Harmonie aller psychischen Gegensätzlichkeiten und gilt deshalb als Frieden bringendes, «vereinigendes» Symbol.

Auch in der christlichen Liturgie spielen die Farben eine wichtige Rolle. So

zum Beispiel bei den verschiedenen Meßgewändern, deren Farbe eng mit der Bedeutung des Festes, an dem sie getragen werden, verbunden ist. Grün ist die Farbe des Alltags, schwarz die der Trauer, die zum Karfreitag und zu Allerseelen gehört. Rot gilt als Farbe des Heiligen Geistes und der Märtyrer, es schmückt zu Pfingsten und zum Tag des heiligen Georg das Meßgewand. Violett als Farbe der Buße entspricht der Fastenzeit und den Adventtagen, wohingegen am Ostersonntag und zu Weihnachten, den großen Tagen des Herrn, das Meßgewand in klarem Weiß, geschmückt mit Gold, erscheint. Blau und Gelb kommen als Farben in der Liturgie nicht vor. Auch die Hierarchie der Priester wird in der katholischen Kirche symbolisch durch Farben dargestellt: Purpur ist die Farbe der Kardinäle, weiß die des Papstes usw.[11].
Vielfarbigkeit als Ausdruck der emotionalen Vielfalt der Gesamtheit seelischer Hintergrundsphänomene läßt sich auch in zahlreichen Märchen auffinden. Obwohl wir in den Märchen der Weltliteratur am häufigsten dem Farbendreiklang «schwarz-weiß-rot» (der böse dunkle, der gute helle, der blutvoll vitale Aspekt des Lebens werden durch ihn versinnbildlicht) begegnen, so gibt es auch solche, in denen jene Vielfalt als «Mann in allen Farben», als «bunter Knabe», als «mit farbigen Federn bekleideter Junge» usw. personifiziert erscheint und damit an das Pfauenradmotiv anklingt. Der buntscheckige Narr in den folkloristischen Bräuchen, in alten Bühnenwerken und Fastnachtsspielen dürfte auch in diesen Zusammenhang gehören. Ihm ist alles erlaubt, denn er ist Sinnbild für das alles Umfassende des seelischen Urgrundes[12]. Sie alle stehen für die «buntschillernde Fassade» der unbewußten Psyche, wie sie vom Bewußtsein erlebt wird, wenn es mit ihr konfrontiert ist.

Wenn die Bewußtseinsschwelle sinkt, offenbart sich die unbewußte Psyche dem inneren Auge in Farbgebilden und Farbgestaltungen ohne Ende. In Träumen, Visionen und Phantasien tritt uns ihre schöpferische Fülle entgegen und entfaltet ihre mannigfache Pracht. Laut amerikanischen Statistiken werden etwa 80 Prozent der Träume als «schwarz-weiße Bilderfolge» erfahren. Andere Untersuchungen wiederum stellten fest, daß 60 Prozent der Menschen farbige Träume haben, worunter sich vor allem die Träume von Frauen befinden[13], vermutlich weil ihr Gefühlsleben stärker betont ist. Denn Farbe und Gefühl sind eng miteinander verbunden, sie stehen gleichsam füreinander. In Träumen, deren Inhalte aus einem noch bewußtseinsnahen Material gebildet sind, in denen die sogenannten

«Tagesreste» überwiegen, werden in den meisten Fällen die Weiß-Grau-Schwarz-Tönungen vorherrschen. Sie sind der satten, scharf betonten Farben, das heißt jeder Gefühlsstärke und Gefühlsintensität bar, die den bewußtseinsfernen, den tieferen Bereichen der unbewußten Psyche entstammenden Inhalten eigen sind und sich durch eine leuchtende, eindrucksvolle Farbqualität zu äußern pflegen.

Das Problem von Farbe und Farblosigkeit hängt nämlich mit der jeweiligen Beziehung zwischen dem bewußten und unbewußten Bereich zusammen. In einer Lebenslage, in der eine Annäherung des letzteren an den ersteren oder umgekehrt erforderlich ist, erhält alles Unbewußte eine besondere Betonung, was sich in der Farbigkeit und Intensität seiner Bilder, Träume, Visionen usw. bemerkbar machen kann. Ist hingegen der bewußte Bereich dem unbewußten gegenüber mehr oder weniger unbezogen, gleichgültig oder auch ängstlich und ablehnend eingestellt und besteht doch eine Notwendigkeit, einen Kontakt mit ihm herzustellen, so bleiben die Träume farblos. Daß im Meskalin-Experiment die Farben häufig so intensiv erlebt werden, kommt davon, daß das Bewußtsein im Zustand der Herabminderung durch die Droge dem aus den unbewußten Tiefen aufsteigenden reichen, gefühlsbetonten Material keinen Widerstand entgegensetzt[14].

Die verschiedenen Wirkungen der Farben auf das Gemüt hat schon Goethe meisterlich in seiner Farbenlehre[15] geschildert. Er macht die interessante Bemerkung, daß «wilde Nationen, ungebildete Menschen, Kinder eine große Vorliebe für lebhafte Farben empfinden, daß Tiere bei gewissen Farben in Zorn geraten, daß gebildete Menschen jedoch in Kleidung und sonstiger Umgebung die lebhaften Farben vermeiden und sie durchgängig von sich zu entfernen suchen»[16]. Also dort, wo die Instinkte durch den Einfluß der Zivilisation noch nicht geschwächt sind, zeigt sich die Gefühlswelt, zeigen sich auch die Farben ausdruckstiefer, gesättigter, intensiver.

An Träume kann man sich in aller Intensität erinnern, man vermag sie in ihrer vollen Lebendigkeit erzählend wiederzugeben, aber die Vermittlung ihrer Farbwerte wird sich höchstens umschreiben lassen; niemals kann man sie mit Worten in ihrer sinnlichen Wirkung vor Augen führen. Eine unmittelbare Anschauung innerer Vorgänge gewinnt man nur durch ein auf Papier, Holz oder Leinwand festgehaltenes Bild, durch das konkret herausgestellte, in Farbe und Form sichtbar gewordene, ansonsten Unsichtbare unseres inneren Seins. Träume und Phantasien, Stimmungen und Affekte erhalten darin «Körper», sie werden mit unseren Sinnesorganen erfaßbar.

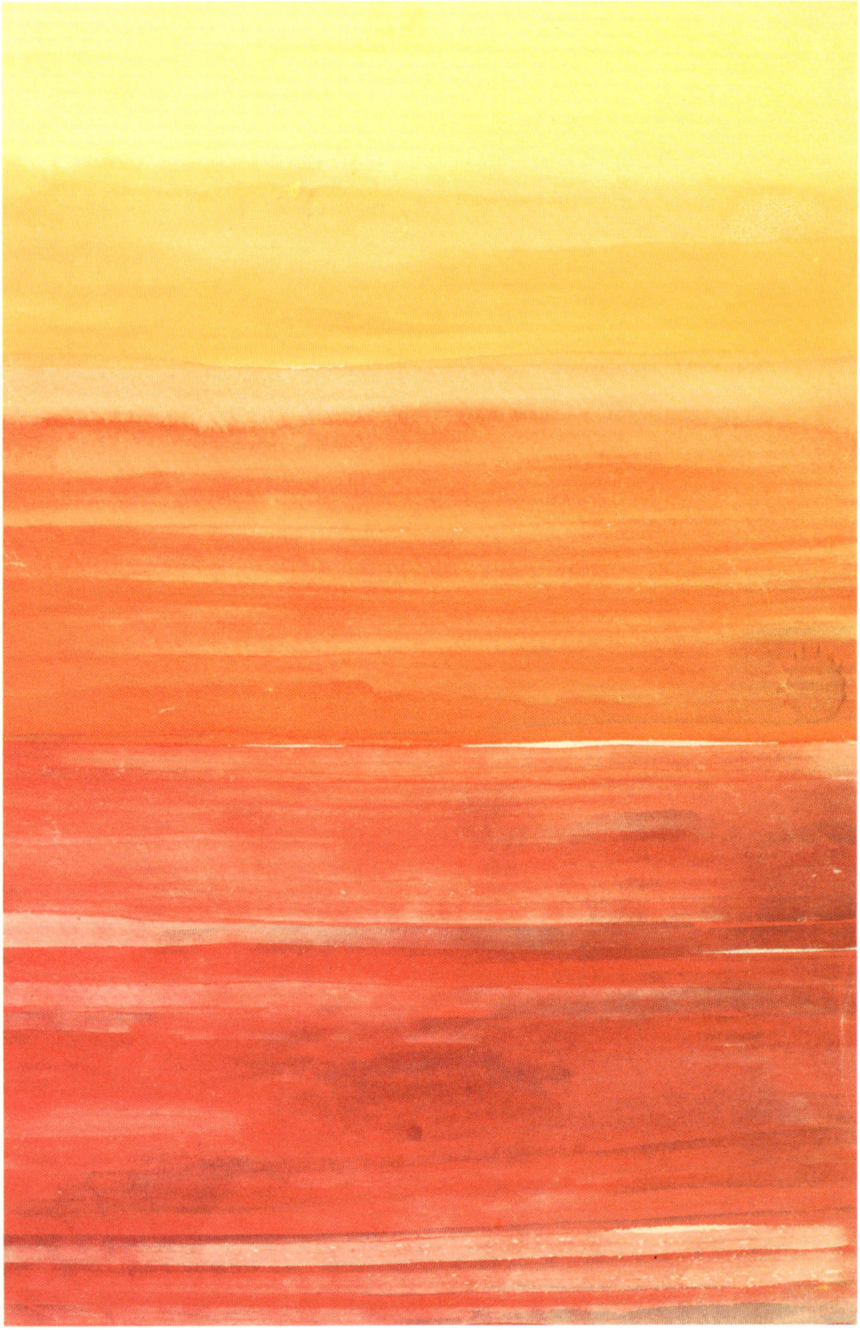

55 Durchstoß zum Roten

Diese Erkenntnis war es denn auch, die die Psychotherapie zur immer häufigeren Verwendung des Malens veranlaßte. Ohne Rücksicht darauf, ob es sich dabei um seelisch Kranke oder Gesunde handelt, stellen heute diese «Bilder aus dem Unbewußten» ein wertvolles Hilfsmittel im Inventar der Seelenheilkunde dar.
C.G.Jung hat ihnen als erster einen den Träumen gleichwertigen Rang eingeräumt und ihre Fähigkeit, einen gestörten, seelischen Ablauf günstig zu beeinflussen, hervorgehoben. Ebenfalls ihm verdanken wir differenziertere Einsichten in die Symbolik ihrer Farbwerte und Farbbedeutungen. Sie stellen eine Wirklichkeit dar, die den Vorteil hat, unser Wahrnehmungsvermögen und unser Gemüt direkt, unter Umgehung unseres Intellektes anzugehen, gleichgültig, ob es sich bei dem Dargestellten um eine fest umrissene oder um eine mehr oder minder vage Vorstellung handelt, um einen Zustand, um ein Geschehen, ein Gefühl, eine Erinnerung, eine Phantasie, eine Traum- oder Wachvision, die sich nur unbefriedigend oder gar nicht verbalisieren läßt; immer ist – schon allein durch die Farben – etwas Irrationales sichtbar gemacht worden, das vorher unbekannt oder doch unbenennbar war. Sie alle finden im jeweiligen Bild Gestalt und Ausdruck. Was und wie das festgehalten wird, Thema und Farbwahl, sind vollständig dem Autor anheimgestellt, seiner persönlichen Entscheidung überlassen, wobei die Beherrschung irgendeiner «Technik» ganz ohne Belang ist, ja sogar nicht selten als störend empfunden wird. «Farbe bekommen», heißt nicht umsonst, sein Innerstes enthüllen.

Als ein echtes Stimmungsbild kann Bild 55 angesprochen werden. Breite rechtsläufige Pinselstriche gestatten es, die Farbe spielend hinzumalen, sozusagen unkontrolliert, einen Streifen nach dem anderen. Zuerst ist es ein helles Gelb, eine für die Malerin ichnahe Farbe, die bewußte Klarheit versinnbildlicht. Sie geht langsam immer mehr ins dunkelrote über, bis zuletzt ein warmes Gefühl, das bisher unterdrückt war, sich den Weg ans Licht bahnt und sich ausbreitet. Kein Wunder, daß diese Wiedergabe der Gemütslage ihrer Autorin, einer 50jährigen Südamerikanerin, die stets große Mühe hatte, zu ihren Gefühlen zu stehen, Erleichterung und Lokkerung brachte.
Bei diesen reinen Stimmungsdokumenten, von denen es in der psychotherapeutischen Arbeit unzählige Variationen gibt, wird man lebhaft an die sogenannte ungegenständliche Kunst unserer Zeit erinnert. Denn in allen diesen «Bildern», ob sie gültige Aussagen von Künstlern sind oder stam-

melnde Mitteilungen seelisch Suchender, wird ein irrationaler Hintergrund offenbar, eine Tiefe, in der alles Dingliche in Bewegung und Gefühl aufgelöst ist und sich in der Sprache der Farbe an uns wendet. Bild 56 ist ein gutes Beispiel dafür. Es stammt von einem 31jährigen Schweizer Physiker, der nie malen gelernt hat und erst von der Psychologie Jungs angeregt zum Pinsel griff. Ein brillanter Geist, hat er sein Gemüt stets vernachlässigt, ja verachtet. Hier kommt es mit elementarer Gewalt in seiner ganzen Fülle zum Durchbruch und erreicht auch einen ästhetisch befriedigenden Ausdruck, obwohl es erst sein drittes Bild war.
Ein 40jähriger Deutscher mit starker literarischer Begabung, der mit begeisterter Hingabe an der Entfaltung seiner Persönlichkeit arbeitet, unternimmt auf Bild 57 einen Entdeckungsgang in die unbekannte Welt seiner fernen Seelentiefen. Das blaue Wasser ist Sinnbild des unbewußten psychischen Bereichs; in ihm verborgen sind die Kostbarkeiten, aus denen der Geist sich nährt, ihm entstammen die Einfälle, die im Tun und Lassen des

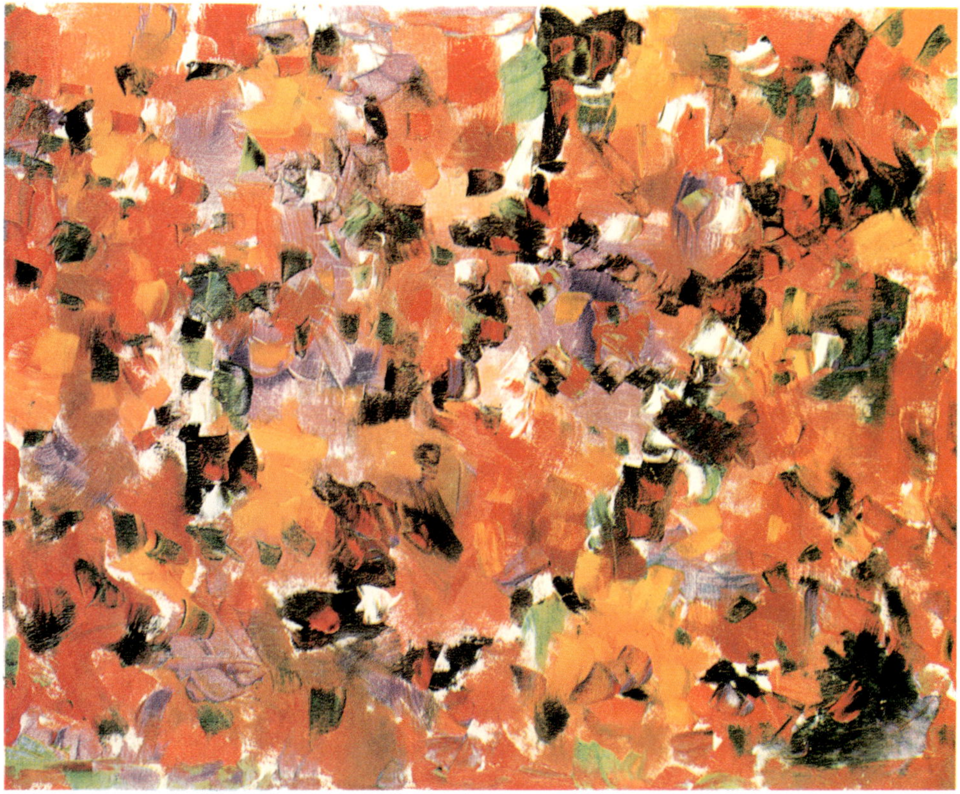

56 Gefühlsdurchbruch
57 In den Tiefen des Unbewußten

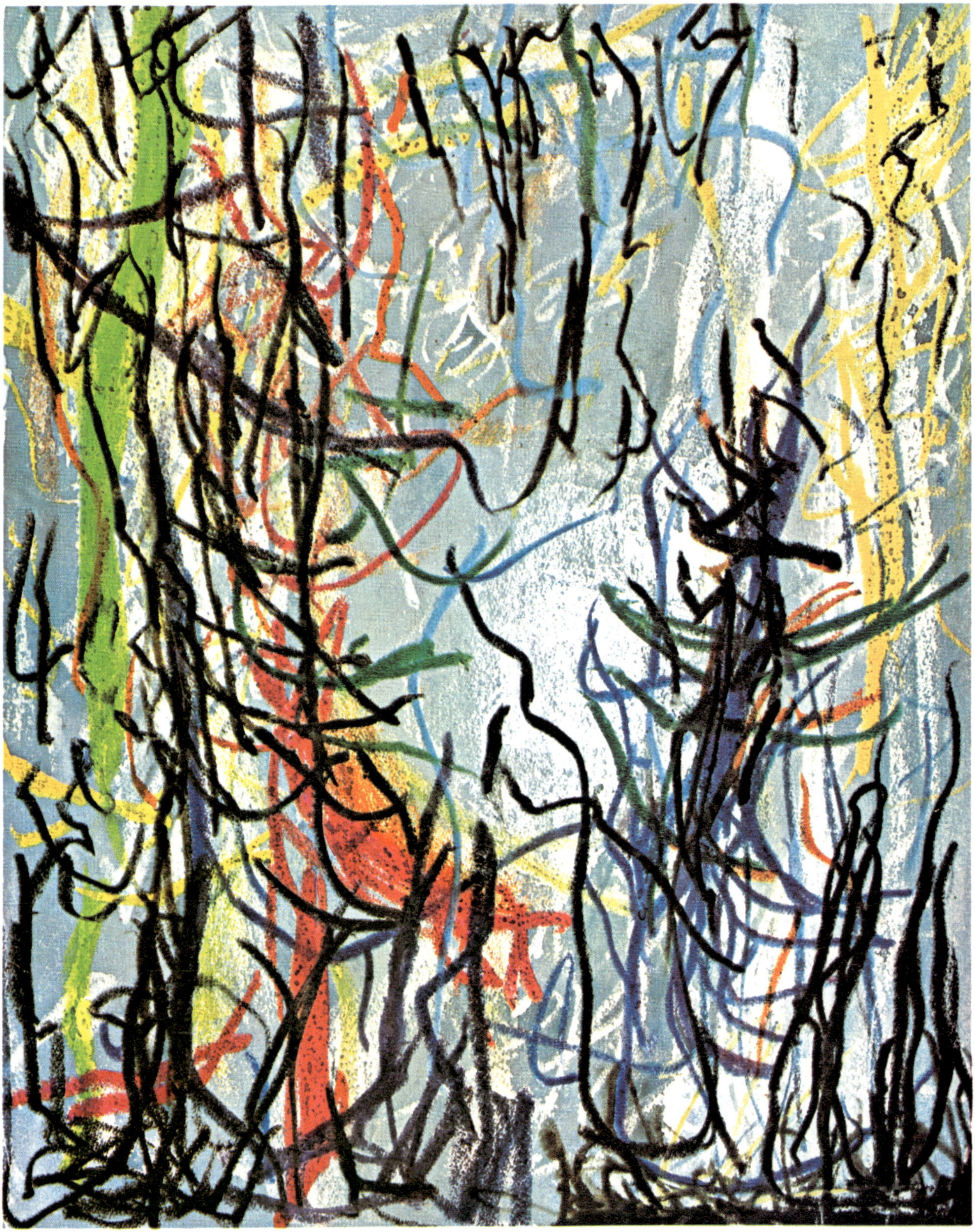

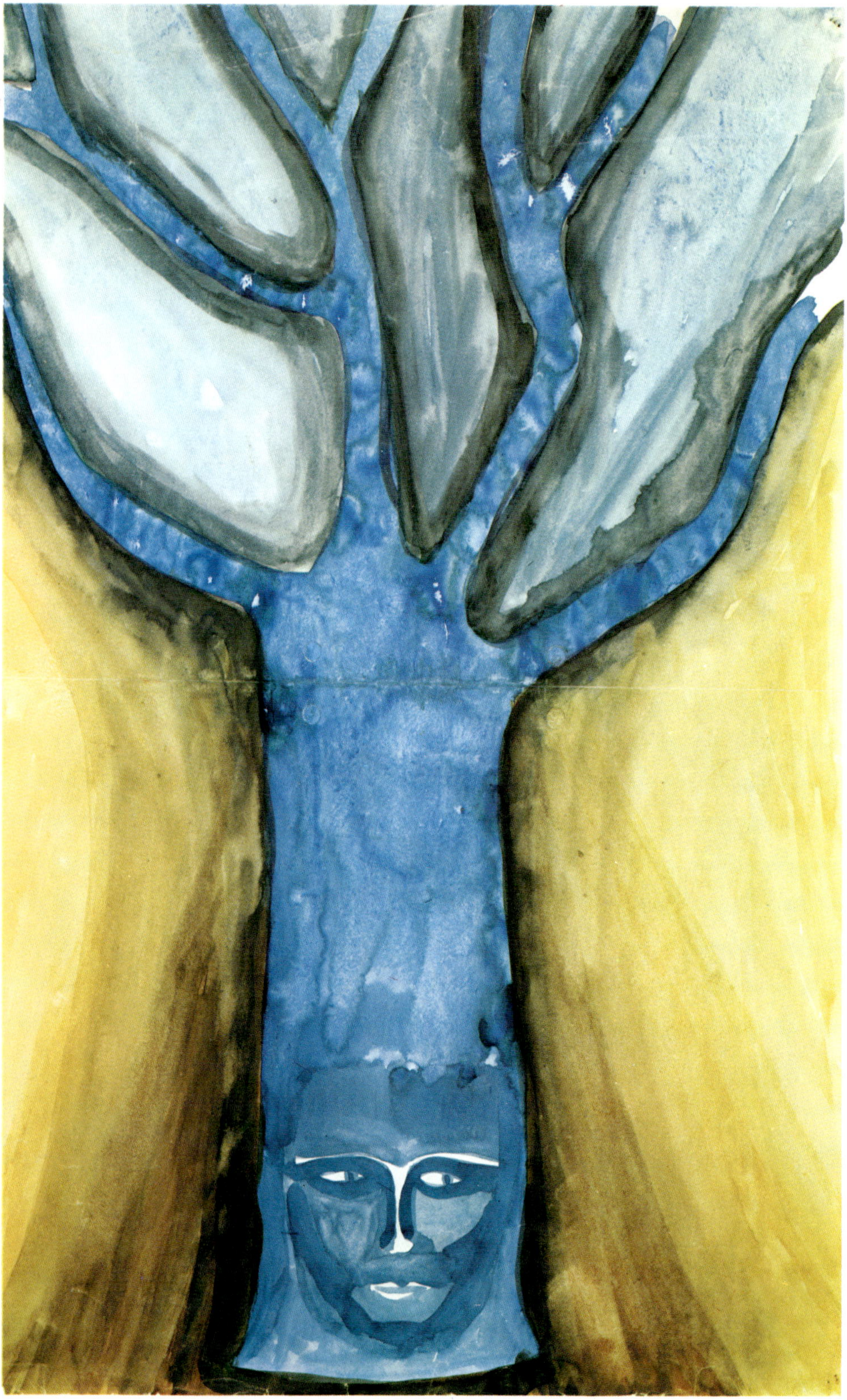

58 Der blaue Baum

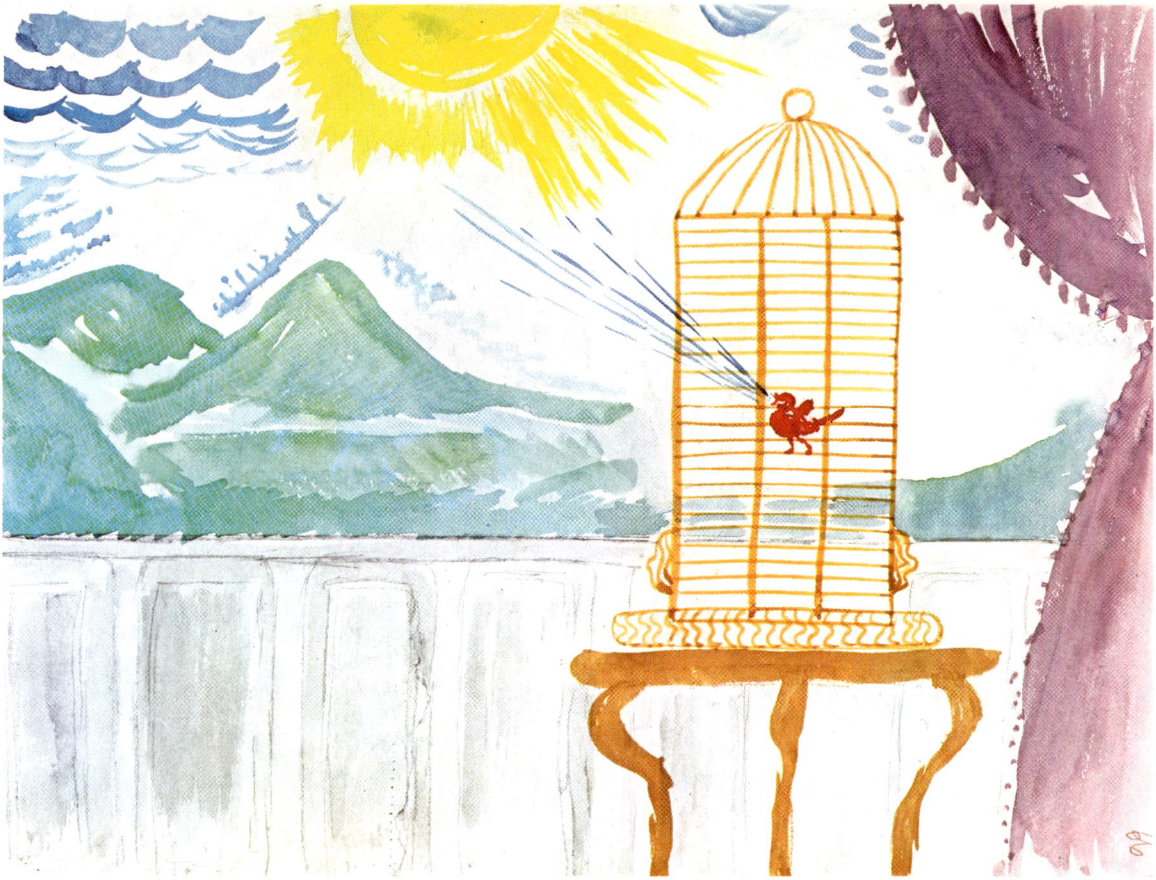

59 Das gefangene Gefühl

Menschen zum Guten und Bösen werden. Vorläufig sind sie hier noch undifferenzierte Strähnen, die emporstreben, durch Farben charakterisierte, gleichsam fließende Gefühle und Impulse, die sich wie Schlingpflanzen zur Oberfläche drängen. Ihre Vielfalt läßt auf einen Reichtum innerer Möglichkeiten schließen, die, einmal gehoben und gestaltet, üppige Ernte verspricht. Die roten Stränge sind am aufdringlichsten; sie zeugen von heftigen Emotionen, die noch in den Tiefen schlummern, aber es gibt auch zahlreiche weiße, noch unentfaltete Regionen und daneben viele schwarze, dunkle Gewächse, Zeichen depressiver und finsterer Strömungen. Das ganze Bild ist außerordentlich einprägsam; man glaubt einen Blick in die Wunderwelt der Meerestiefen mit ihrem ständig bewegten geheimnisvollen Urgrund zu tun. Wer seinem Zauber nicht widerstehen kann, wird sich diesem Flechtwerk wohl nicht mehr so leicht entwinden können.
Wie weit ein Malender seine Farbgestaltungen den allgemeingültigen Farben anpaßt oder eine subjektive, abweichende Farbwahl trifft, ist für ihn

äußerst charakteristisch. Es ist daher ebenso verräterisch wie der «blaue Baum» (Bild 58), gemalt von einem 20jährigen Mädchen, wenn eine 55jährige, führenden sozialen Kreisen angehörende Amerikanerin, die sich dauernd darüber beklagt, daß ihre emotionale Welt – dargestellt durch einen kleinen roten Vogel – in den Fesseln gesellschaftlicher Konventionen gefangen ist (siehe den hohen goldenen Käfig und das vornehme Interieur), die Töne, die dem Schnabel des Vogels entquellen, als «blaue Strahlen» malt. Denn Blau symbolisiert Rationales, Geistiges und legt hier Zeugnis davon ab, daß sich das Gefühlhafte nur inadäquat, anscheinend nur in «Meinungen» und Argumenten kundzutun vermag; das Gemüt – der kleine rote Vogel – dürfte deswegen auch weiterhin eingesperrt bleiben. Die grünende Natur in Form von busenähnlichen Hügeln befindet sich draußen, hinter den Glasscheiben; sie lockt mit ihrer jungen, prallen Frische, und zugleich ist sie der Malerin entzogen und unerreichbar. Durch den «blauen Gesang» wird sich der kleine Vogel wohl niemals befreien und hinausfliegen können. Man spürt deutlich die Tragik der seelischen Lage (Bild 59).

Im Grunde genommen ist jede Farbe doppeldeutig, ambivalent. So ist das Rot einerseits Sinnbild für Liebe und Wärme, für Sinnlichkeit und Leidenschaft, andererseits für Aufruhr und Blut, für Teuflisches und Feurig-Versengendes, also für Tugend wie für Laster. Ebenso das Blau, das auf den klaren Himmel wie auf das eisige Wasser weist und je nach Tönung Ruhe und Distanz, Treue und Enthaltsamkeit, göttliche Erhabenheit und höchste geistige Sehnsucht darstellt. Umgekehrt kann blau auch auf Dämonisches, Geister- und Hexenhaftes, Bösartiges (z. B. bei Blaubart) oder auf entleerten Rationalismus (z.B. Blaustrumpf) und sogar auf Trunkenheit weisen. Obwohl diese Ambivalenz eigentlich für alle Grundfarben gilt, erscheint in Träumen und Bildern die Spannung rot-blau am häufigsten als Ausdruck der für so viele Menschen schmerzhaften Unvereinbarkeit von Fühlen und Denken. Sie umgreift die Gegensatzpaare: Blut und Geist, Wärme und Kälte, Gewalt und Freiheit, Erde und Himmel, Umsturz und Stetigkeit, Sinnlichkeit und Moral und noch viele weitere in scharfer Eindrücklichkeit[17]. Bild 60 bringt das aufschlußreich zur Schau.

Rechts, das allgemein als die bewußte Seite bezeichnet wird, sehen wir, vor einem himmelsgleichen Hintergrund stehend, eine helle, geistbetonte madonnenartige Frau; das blaue Kleid, in das sie ganz eingehüllt ist, und die sonnengelben Haare, die im Winde flattern, charakterisieren sie als solche. Ihr Unterleib ist im Bilde nicht sichtbar, sie steht nicht auf festem Boden, sie schwebt gleichsam in der Luft. Erschrocken bäumt sie sich auf gegen die auf sie zukommende Gefahr und versucht, mit der Hand den gefürchteten tierischen Angriff abzuwehren. Links, auf der unbewußten Seite, steht nämlich ein schwarzes, wolfähnliches Tier mit scharf bezahntem Rachen, das auf sie zukommt. Die drei roten, ihm entfallenden Geifertropfen sind Indiz für die Emotionalität und Gier, die als treibende Kraft wirken. Das Tier ist auf einem Block dunkler Felsen wie angenagelt, sein Standpunkt ist hart und steinern. Es stellt den dunklen Aspekt der rechtsstehenden hellen Frau, die zerreißende, todbringende, darum «schwarze Mutter» dar, in deren Hintergrund ein Meer von sinnlicher, flammender Leidenschaft lodert.

Die krasse Gegensätzlichkeit der zwei Bildseiten, der Kontrast zwischen kalter Moral und heißer Sinnlichkeit, springt fast schmerzhaft in die Augen; sie weist durch Inhalt und Farbe untrüglich auf eine tiefe Spaltung in der Seele des Autors hin. Sie ist jedoch nicht hoffnungslos, denn die kleine grüne Pflanze mit ihren vier Blütenblättern, vielleicht einem glückbrin-

60 Die Spaltung

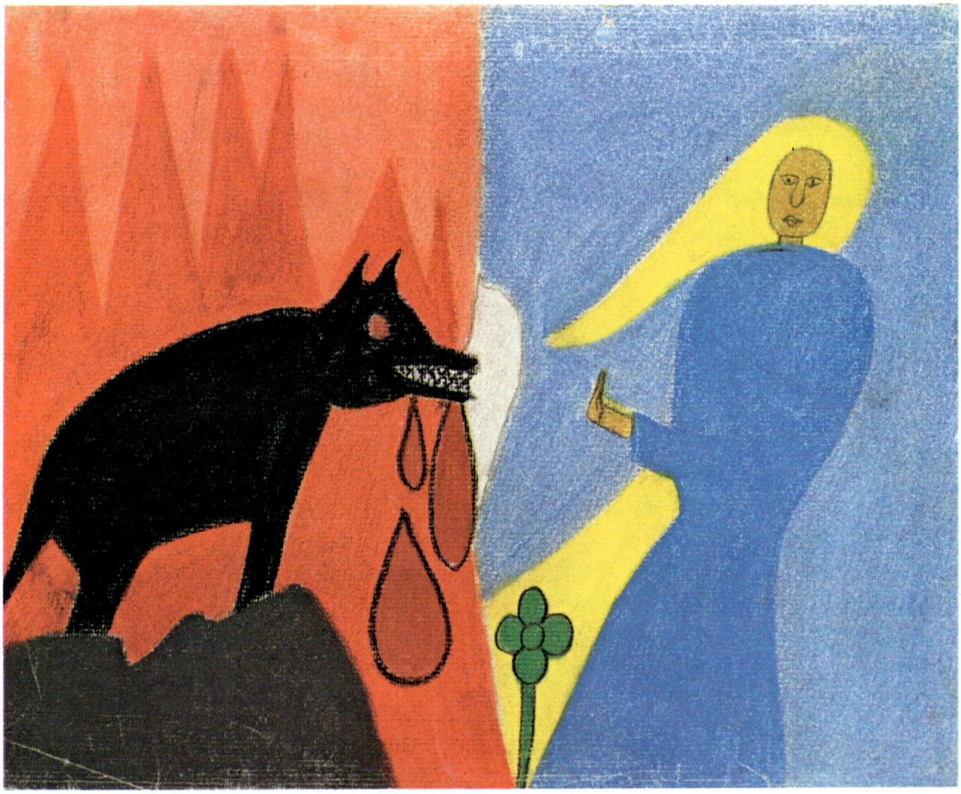

61 Die Lebensblume

genden Klee verwandt, entwächst dem Boden gerade dort, wo sich die zwei kontrastierenden Seiten noch berühren. Mit ihrer auf Wachstum und Hoffnung hindeutenden Farbe und der eine Ganzheit darstellenden Vierheit ihrer Blätter läßt sie sich als «vereinigendes», Ausgleich bringendes Symbol bezeichnen. Auch der weiße Fleck in der Mitte, der eine Art Niemandsland sein könnte, wo die Vereinigung der Gegensätze stattfinden sollte, weist auf einen möglichen prospektiven Aspekt des Bildes hin. Ohne den Autor, einen 26jährigen deutschen Mediziner zu kennen, kann man die Diagnose seiner Schwierigkeiten aus dem Bilde ablesen: er ist mit seinem bewußten Ich ganz der fleckenlosen Mutter verhaftet, ganz ihren moralisch reinen Anschauungen verfallen; er ist mit ihnen identisch. In seinem unbewußten seelischen Hintergrund jedoch lauert verdrängt, aber angriffsbereit sein triebhafter, sinnlich aggressiver Widerpart, von dem er keine Kenntnis nehmen will, obwohl die innere Spannung ihn schier zu sprengen droht. Hier auf dem Bild hat sie Ausdruck erhalten und muß erkannt und anerkannt werden, was dem jungen Mann nur nach schwerem Ringen gelang.

«Die Meinungen kommen wieder und auch das Dunkle; ob das Aufgeblühte wohl standhält?» fragt sich eine streng und dogmatisch erzogene, in ihrer Religion und Moral erstarrte 38jährige Westschweizerin. Sie ist noch ledig und einsam. Ihre «Lebensblume», die Pfingstrose, ist noch nicht voll entfaltet und ruht auf dem seelischen Hintergrund einer schwarzen Depression. Das Rot der Blüte hat einen Stich ins Violette, der Farbe der Trauer und Mystik, es strahlt nicht sinnlich-warme Vitalität aus. Lebensfeindliche Pfeile, die sich selbstzerfleischenden «Meinungen» der Malerin, drängen von allen Seiten auf ihre Lebensblume ein und verhindern ihr natürliches Aufsprießen. Eine masochistische Tendenz ist unverkennbar. Die Pfeile sind von leuchtendem Gelb, sie kommen von einem hellwachen Bewußtsein, und ihre Zahl – von oben vier, von unten drei Pfeile – verrät eine Problematik in bezug auf die schwankende Einstellung der Malerin zum Männlichen und Weiblichen, indem die Drei, laut kulturgeschichtlicher Tradition, Symbol des Männlichen und die Vier Symbol des Weiblichen ist. Aus diesem Bild läßt sich ablesen, daß, zumindest im Moment seines Entstehens, das Leben seiner Autorin unerfüllt war und vermutlich auch unerfüllt bleiben wird, wenn es ihr nicht gelingt, sich der Aggressionen gegen ihr eigenes Selbst, von denen sie ständig bedroht wird, zu erwehren (Bild 61).

Wenn der Entfaltungs- und Reifungsprozeß der Seele – die Individuation, wie Jung ihn nannte – in der psychologischen Arbeit in Fluß kommt, dann

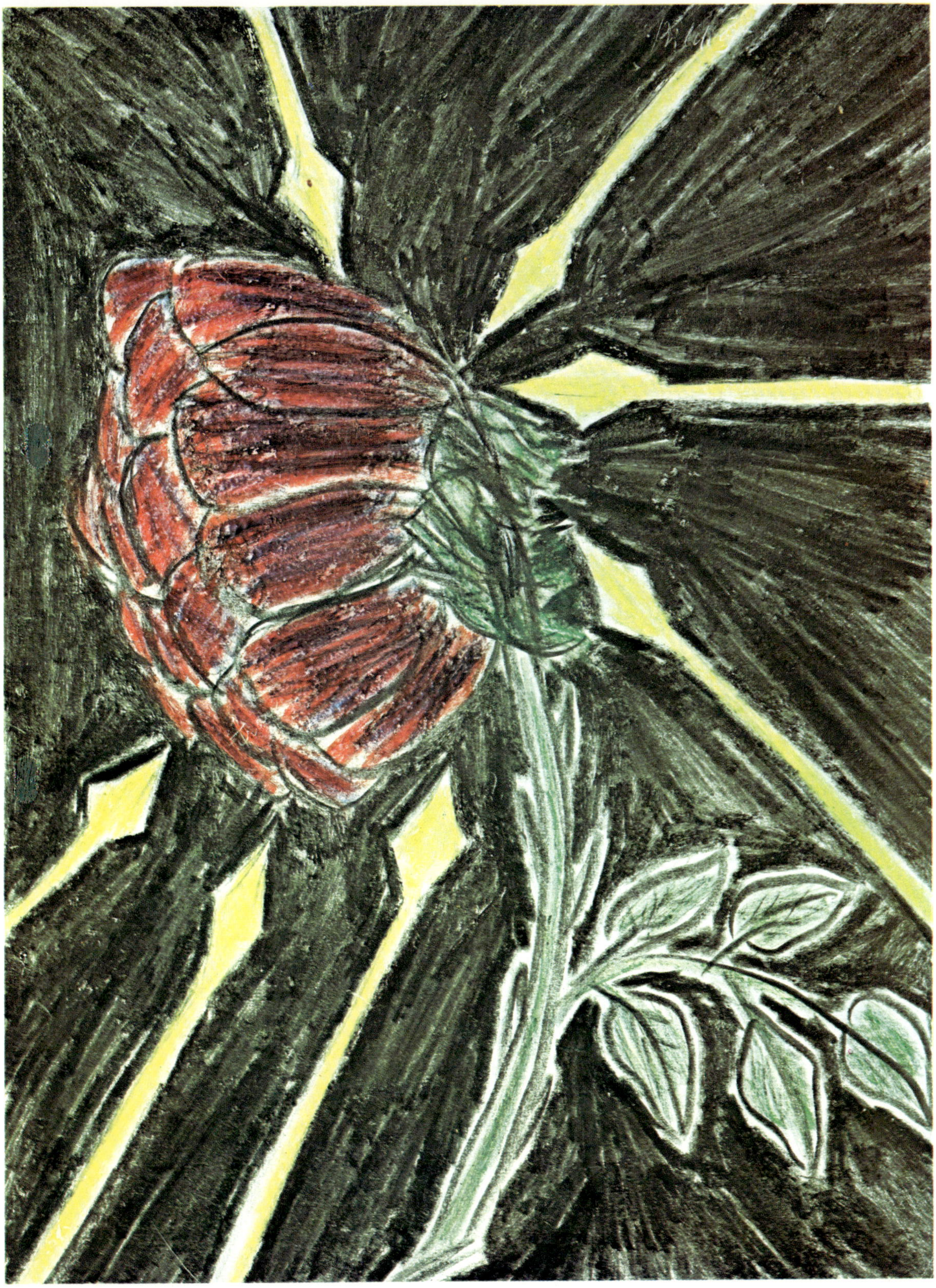

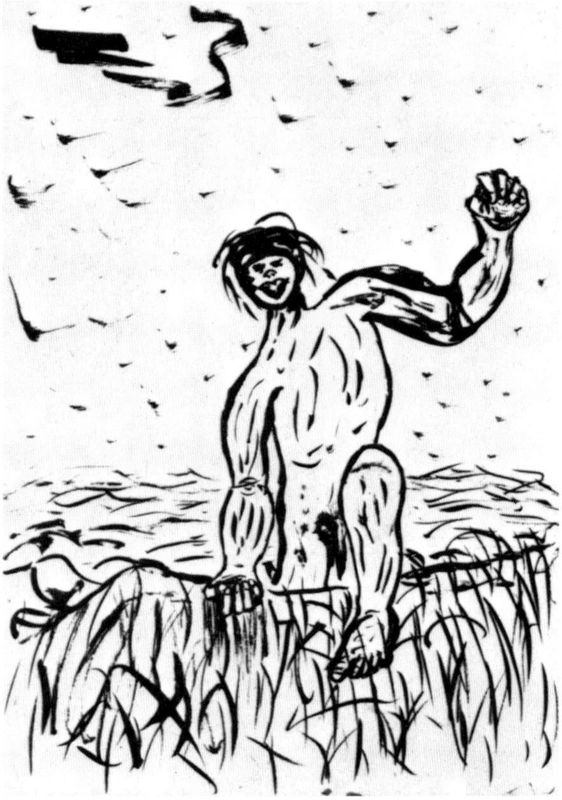

62 Der Sucher

sehen wir, daß parallel dazu in den Bildern die Konturen weicher werden, die Schwarz-Weiß-Malerei verschwindet und immer reichere und sattere Farben auftreten. Als Beispiel mögen zwei Bilder dienen, die beide von einem streng erzogenen, technisch begabten 25jährigen Franzosen verfertigt wurden. Das erste, Bild 62, stammt vom Beginn seiner Analyse, ja eigentlich wollte der Maler in ihm seine Arbeit mit mir symbolisieren. Der Jüngling, der «Erde» aus einer Art von Schlamm heraufholt, ist er selber. Er muß sich dessen bewußt werden, was sich dort alles in den Tiefen befindet. Vielleicht lassen sich auch Werte im Schlamm entdecken? In der linken Hand hat er bereits etwas Rundes ergattert und fest gepackt. Er wirkt echt in seiner «nackten Wahrheit» und drückt Kraft und Mut aus. Mit starken Strichen und mit einer unverkennbaren zukunftsträchtigen Dynamik hat er das Bild mit Tusche gemalt.
Drei Monate später greift er dasselbe Thema von neuem auf. Hier auf dem Bild 63 ist aber alles in Farbe getaucht und von einer warmen Sonne bestrahlt. Man sieht jetzt eindeutig, daß die schlammige Erde, die er heraufholt, voller Gold ist, und auch das Runde in der linken Hand entpuppt sich

als eine mit Gold gesprenkelte rote Kugel, als ein Symbol der «Ganzheit». Die scharfen schwarzen Striche sind überall weichen Farbtönungen gewichen; Wasser, Wiese und Wolken gehen in zarten Farben ineinander über. Die Nacktheit ist noch ausgesprochener geworden, und damit wird die Männlichkeit des Malers klarer akzentuiert. Verglichen mit Bild 62 ist eine grundsätzliche seelische Entwicklung offenkundig.

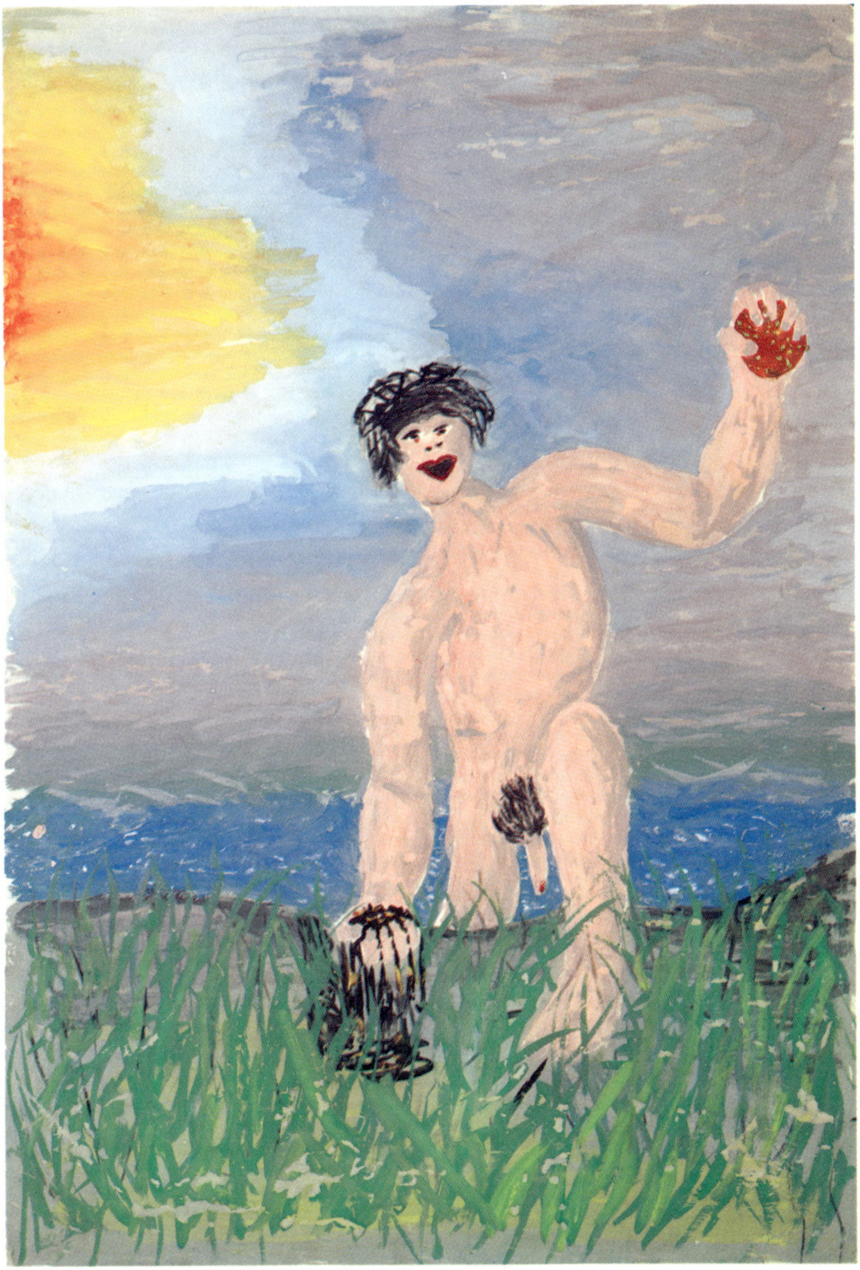

63 Er hat Gold gefunden

Auf Bild 64 verrät der rote Hintergrund sofort, daß es sich hier um ein Geschehen handelt, das von gewaltigen Emotionen getragen ist. Auch die Bewegtheit der leidenschaftlich hingeworfenen Farben spricht von einem ungewöhnlichen inneren Sturm, unter dessen Wucht die Malerin, eine 35jährige Südamerikanerin, das Bild festhielt. Es ist, wie wenn die Vereinigung des Paares ein letztes herbstliches Aufflackern darstellte, denn der danebenstehende Baum trägt bereits braunes Laub und ist bald zum Absterben verurteilt. Die Vertreibung aus dem Paradies kündigt sich damit an.

Psychologisch aufschlußreich und diagnostisch gehaltvoll ist auch Bild 65, das von einem 24jährigen Schweizer Studenten gemalt wurde. Es hält ein Traummotiv fest, das ihn in eine besondere Ergriffenheit versetzte. Der Traum lautet: «Ich befinde mich in einem Zimmer und bin gerade durch ein teuflisches Weib von irgendeinem furchtbaren Schicksal gerettet worden. Es hat mir in einer gewissen Art zur Freiheit verholfen. Ich fühle eine große Erleichterung und Dankbarkeit. – Jetzt aber steht dieses Weib mir gegenüber und diskutiert. Dann dreht es sich mir zu und sagt: ‹Manchmal habe ich den Eindruck, ich könnte töten. Ich könnte Sie erwürgen.› – Erwachen in Angst und Schweiß.» Dieses «teuflische Wesen» hat nun der Träumer im Bild wiederzugeben versucht.

Wir sehen das Brustbild einer Frau, das aus einem von roten Leidenschaftsfetzen zerrissenen Hintergrund schwarzer Unbewußtheit hervortritt. Ihre grüne Gesichtsfarbe und die flammenden hellgrünen Haare lassen sie als Naturdämon, als ein Vegetationsnumen erkennen. Die rote Iris hat dämonischen Aspekt: Leidenschaft färbt ihre Augen. Der gelbe Augapfel, Symbol des beobachtend schauenden Bewußtseinslichtes, legt Intuition als Hauptfunktion nahe, was übrigens kompensatorisch zum Grün der (minderwertigen) Empfindungsfunktion des Träumers, folgerichtig ist. Wissend scheint das Weib den Maler anzublicken. Auch das Braun der Brustpartie, das die Erd- und Naturhaftigkeit der Figur unterstreicht, weist – wie ihr Grünsein – auf «Empfindung» als noch undifferenzierter Funktionsweise hin. Wenn nämlich die weibliche Seite eines christlich erzogenen, abendländischen Mannes noch in einem heidnisch-dämonischen Naturzustand auftritt, dann spricht das dafür, daß sie noch ganz im Dunkeln seiner Seele steckt, noch völlig verschmolzen mit seinen unentwickelten Eigenschaften ist; was, nebenbei bemerkt, altersentsprechend und bis auf weiteres auch notwendig, solange nicht ein starkes, selbständiges Ich vorhanden ist, das ihr standhalten kann. Der grüne Naturdämon enthält aber auch – wie alles noch Unentwickelte – die schöpferischen Keime der Zukunft, denn Grün

64* Die Liebesszene

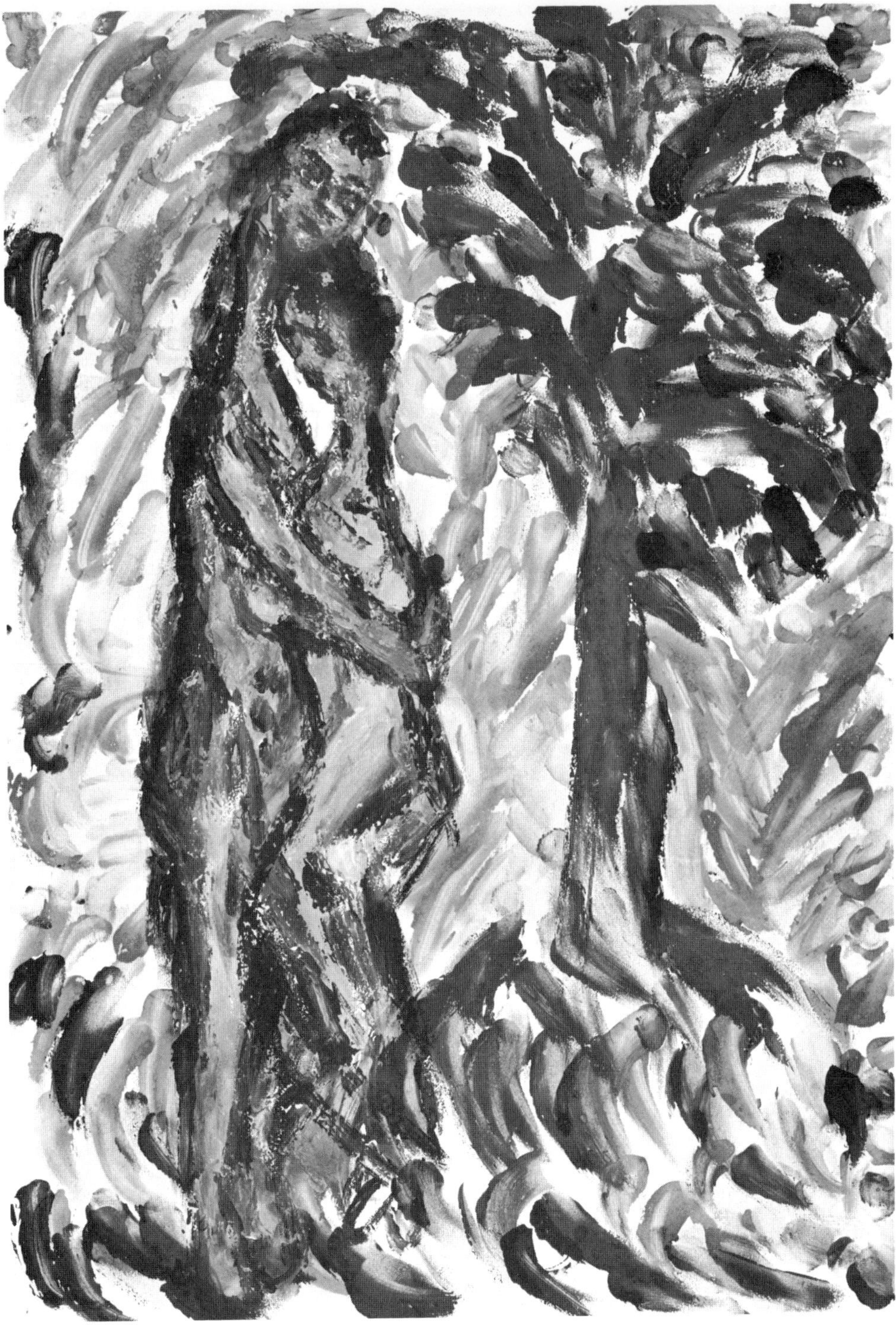

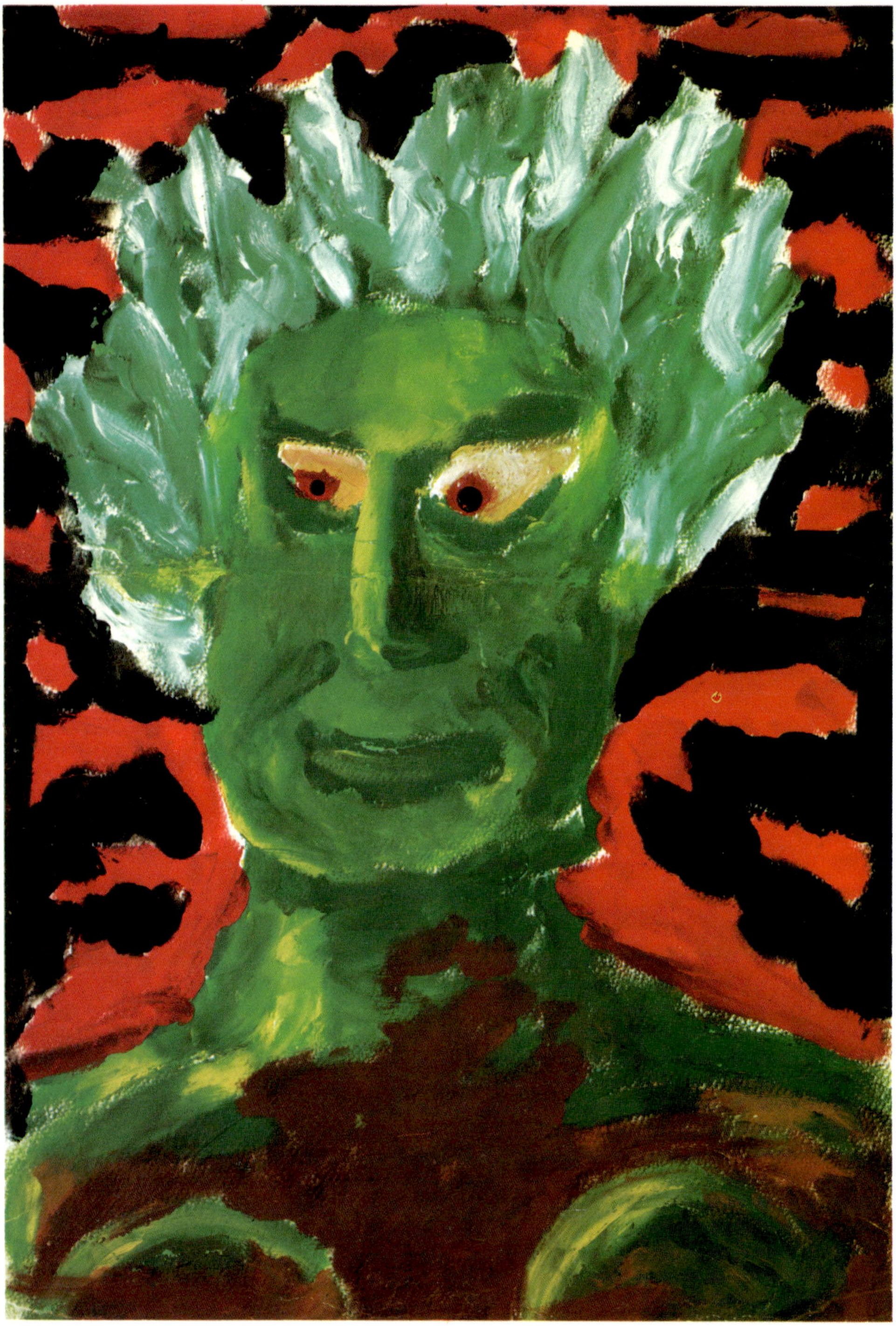

65 Der Naturdämon

hat im Bereiche der christlichen Psychologie, laut Jung, zeugende, spermatische Eigenschaft, ist die dem Hl. Geist als einem schöpferischen Prinzip zugeschriebene Farbe, es symbolisiert einen «spiritus vitae», einen Lebensgeist schlechthin[19]. Darum mag, was jetzt Panik auslöst, für den Träumer und Maler dieses Bildes einmal zum Mutterboden seiner Persönlichkeitsentfaltung werden und zu einem neuen Bild seiner inneren Weiblichkeit führen.
Immerhin ist es kein Wunder, daß ein junger Mann zu Tode erschrickt, wenn er im Traum mit einer solchen dämonischen weiblichen Figur konfrontiert wird. Hat er sie jedoch vor seinen Augen in ihrer ganzen Farbfülle, dann kann er vielleicht ein Gespräch mit ihr beginnen, in dessen Verlauf sie und er sich gleichsam verstehen und kennenlernen und sich auf diesem Wege wandeln. Darum war die Bemühung, sie auf dem Papier malend festzuhalten, von entscheidender Bedeutung.

«Bilder aus dem Unbewußten» erklären und deuten zu wollen, ist ein gefahrenreiches Unterfangen, das nur mit äußerster Behutsamkeit angegangen werden darf. Oft deuten sich die Bilder von selbst, oft sind sie lediglich Momentaufnahmen einer gerade vorhandenen seelischen Lage, die später nicht mehr gültig ist, Landschaften, an denen man gleichsam vorüberfährt, um sich von stets neuen Gegenden ergreifen zu lassen. Andere Bilder wieder sind von größerem Gewicht, sie beleuchten Grundzüge und Situationen ihres Autors, die für sein ganzes Leben schicksalhaft bestimmend sein können.
Schon das Vorherrschen einer Farbe mag nur «phasisch» sein, nicht «konstant», um so mehr gilt das vom Inhalt eines Bildes. Besondere Vorsicht ist daher am Platze, wenn man den Autor eines Bildes und seine psychische Verfassung nicht genau kennt. Auch bei einer noch so differenzierten Kenntnis der Symbolik mag dadurch der «Seele lebendiges Kleid» allzuleicht zerstört, allzuleicht etwas Fremdes in sie hineingelegt und ihr Geheimnis doch nicht gelüftet werden. Ohne Kontext und Kommentar, die vom Maler dazu geliefert werden müssen, bleibt darum jede Deutung nur Hypothese. Man kann Itten zustimmen, wenn er sagt[20]: «In dem Augenblick, da ich über die Farbe nachdenke, Begriffe bilde, Sätze setze, zerfällt ihr Duft, und ich halte nur ihren Körper in Händen.» Und dies gilt nicht nur für die Farbe. Auch Sinn und Gehalt solcher Bilder lassen sich im deutenden Wort kaum adäquat vermitteln, eben weil sie der Farbe und der anschaulichen Gestalt bedürfen, damit man ihnen gerecht werden kann.

Jeder Versuch einer erschöpfenden Sinngebung muß also – wie auch dieser – Stückwerk bleiben.
Trotzdem mag uns der flüchtige Einblick, den wir hier durch eine Beachtung der Farbsymbolik in die Ausdruckswerte und Ausdrucksmöglichkeiten der Gestaltungen der unbewußten Psyche zu gewinnen vermochten, eine Ahnung von jener bilderschaffenden Kraft der Seele geben, die zu einer neuen Form des Seins führen und damit zu einer Heilquelle werden kann.

Im folgenden werden einzelne kasuistische Fälle beschrieben, die das bisher Gesagte an praktischen Beispielen, wie sie in der analytisch-psychotherapeutischen Arbeit vorkommen, illustrieren sollen.

Selbstbegegnung in der Homosexualität

Der von Jahr zu Jahr bedrohlicher werdende Bevölkerungszuwachs hat nicht nur das Problem der Schwangerschaft, sondern auch jenes der Homosexualität immer dringender in den Vordergrund gerückt und uns gezwungen, es neu zu durchdenken. C. G. Jung sagte einmal, er frage sich, ob in ihr nicht ein Versuch der Natur zur Regulierung des Geburtenüberschusses erblickt werden könnte. Man hat den Eindruck, daß sich die Homosexualität immer mehr verbreitet, zumindest spricht man viel mehr von ihr als vorher. Vielleicht stimmt das aber gar nicht, sondern es ist nur unser Augenmerk, das stärker auf sie gerichtet ist.

Nach den einschlägigen Autoren gab es Homosexualität schon in den Anfängen der Menschheit, sie findet sich auch unter den sogenannten Primitiven[1]. Laut den «Dermatologischen Nachrichten»[2] gibt es Beweise, daß bereits im alten Ägypten – Papyrus von Turin – vor der Errichtung der Pyramiden, also 4500 v. Chr., Homosexualität verbreitet war. Es scheint auch, daß sie bereits zu den Mysterien um Isis und Osiris gehörte. Aristoteles erwähnt, daß sie im alten Kreta offiziell angenommen wurde, um der Überbevölkerung zu steuern. Sogar in der griechischen Mythologie finden wir Homosexualität wie auch unter den Göttern, siehe Zeus und Ganymed; nicht zu sprechen von ihrem Lob in den Werken von Plato[3]. In seinem «Gastmahl» gibt er eine ergreifende Beschreibung von diesen nach ihm geistig besonders hochstehenden Menschen; denn in seinen Augen war die Homosexualität die edelste Form der Liebe, eine geglückte Verbindung von Kraft und Zärtlichkeit, von Devotion, Opferbereitschaft, Hingabe und Schönheit. Er erzählt, daß es zu Anbeginn dreierlei Geschlechter gab: das Weibliche, das Männliche und das Hermaphroditische. Das Männliche stammte von der Sonne, das Weibliche von der Erde und das Hermaphroditische vom Mond, dem Ort der Seelen. Sie waren rund geformt wie ein Ball mit vier Armen und Beinen und zwei Gesichtern, auf einem runden Hals. Weil sie in ihrem Hochmut in den Himmel zu steigen und die Götter anzugreifen versuchten, hat Zeus, um sie zu schwächen, jeden von ihnen in zwei Teile geteilt. Seitdem sucht jede Hälfte verzweifelt ihre andere Hälfte und stirbt vor Sehnsucht, wenn sie sie nicht findet. So wurde jeder Mensch eigentlich zu einem Fragment und sucht ewiglich nach dem verlorenen Partner, die Männer, die von der Sonne kamen, nach dem Mann, die Frauen, die der Erde entstammten, nach einer Frau, und nur die Mondgeborenen suchen nach einem gegengeschlechtlichen Partner. Schon aus dem alten Rom haben wir zahlreiche Beweise einer Hochschätzung der Homosexualität. Sie existierte stets neben der Heterosexualität, die als eine «biologische Liebe» betrachtet wurde im Gegensatz zur «geistigen Liebe» unter Männern.

Erst seit dem Christentum besteht eine völlig veränderte Auffassung über die Homosexualität und eine eindeutige Ablehnung ihr gegenüber. Im Mittelalter wurde sie sogar der Hexerei und der Häresie gleichgestellt und entsprechend verfolgt. Es heißt, daß die Vernichtung von Sodoma und Gomorrha erfolgte, weil Gott die Menschen wegen ihrer Homosexualität bestrafen wollte[4]. Es lassen sich in der Tat zahlreiche Stellen im Alten und Neuen Testament finden, die die Homosexualität verdammen. Der streng moralische Geist, der in ihnen waltete, war eigentlich vor allem gegen die heidnischen Völker und Sitten gerichtet und wurde später auch durch Augustin und Thomas bekräftigt. Sie sahen in der Homosexualität einen Akt «contra naturam», der die Möglichkeit der Fortpflanzung unterbindet; sie steht im Gegensatz zur natürlichen Ordnung der Schöpfung und ist darum Sünde gegen Gott. Ob dabei nur die tatsächliche homosexuelle Betätigung via Anus verstanden wurde oder auch alle anderen verschiedenen Formen, angefangen von der gegenseitigen Masturbation bis zu den vergeistigten Bündnissen zweier Männer, läßt sich nicht feststellen.

Heute versuchen die christlichen Kirchen dem Problem mehr Verständnis entgegenzubringen und es vor allem in seinen differenzierteren Aspekten zu erfassen. So gibt es zum Beispiel in Zürich einen theologischen Studienausschuß zur Frage der Homosexualität, dem namhafte Persönlichkeiten angehören. Er stellt als Ergebnis seiner Untersuchungen fest: «Ursachen, Wesen und Äußerungen der Homosexualität sind überaus vielfältig, das Wissen darüber dürftig, die Heilungsaussichten schlecht. Ihre Äußerungen reichen vom rein triebhaft Animalischen bis zu sublimierter Freundschaft und Hilfsbereitschaft... Die Homosexualität der meisten von ihr Betroffenen ist ein bis heute unerklärtes Rätsel. Man weiß nicht, ob sie als Anlage ererbt – gewisse Indizien dafür gibt es – oder von der Umwelt her erworben ist, wofür es ebenfalls Anzeichen gibt. Jedenfalls prägt die Homosexualität das ganze Wesen dieser Menschen und gehört zu ihrer Konstitution. Sie ist auch weder dem Willen der Betroffenen noch irgendwelchen Behandlungen zugänglich, sondern – jedenfalls bis heute – unheilbar.» Soweit einige Sätze aus dem erwähnten Bericht.

Laut Kinsey[5] haben 37 Prozent aller Männer in den USA homosexuelle Erfahrungen gehabt. Eigentlich haben wir aber keine Übersicht und keine genaue Kenntnis über Verbreitung und Ausmaß der homosexuellen Betätigung. Nur eine relativ kleine Anzahl der Homosexuellen sucht einen Therapeuten, einen Priester oder irgend einen helfenden Berater auf. Viele haben sich mit ihrem Sosein abgefunden. Manche sind sogar zufrieden mit ihrer Art. Viele, deren Homosexualität nur latent ist, wollen nichts von ihr wissen und schreiben ihre Schwierigkeiten allerlei anderen Ursachen zu. Die meisten jedoch verstecken ihre Neigungen und schämen sich ihrer; sie sind verängstigt und eingeschüchtert und getrauen sich nicht einmal, sich einem Therapeuten gegenüber zu enthüllen.

Bei den meisten Jugendlichen im Pubertätsalter (60 Prozent nach Kinsey) ist die Homosexualität allgemein verbreitet, doch vergeht sie zumeist mit dem Reifwerden des Menschen. Meiner Ansicht nach – und viele Autoren bestätigen sie –, haben sogenannte «Verführungen», denen Jugendliche ausgesetzt sind, nur dann einen dauernden Effekt, wenn der Junge schon von sich aus homosexuell veranlagt war. In den übrigen Fällen werden sie einfach überwachsen. Trotzdem müssen die Gesetzesschranken die Jugend schützen; denn Verführungen haben – auch wenn sie nicht eine dauernde Homosexualität bewirken – oft zu schweren seelischen Erschütterungen und Störungen geführt, die mit ernsten Neurosen bezahlt wurden. Homosexualität ist heute mit Ausnahme von sechs westlichen Ländern – der Sowjetunion, Irland, Österreich, Deutschland, Ungarn, USA, wo sie unter schwerer Strafandrohung steht, unter Umständen in den USA bis zu 20 Jahren Zuchthaus – überall *nur* mit Jugendlichen verboten.

Über die Ursachen der Homosexualität gibt es vielerlei Auffassungen, von denen hier nur einige gestreift werden können. Als mögliche auslösende Ursache werden heute hauptsächlich folgende Gründe angegeben, die auch mit den von mir festgestellten übereinstimmen:

1. Homosexualität als Anlage, vor allem bei psychisch belasteten Familien, als eine bestehende Form der Psychopathie, die der psychischen Struktur innewohnt.
2. Gestörte Beziehung zu den Eltern, vor allem zu feste Bindung an eine relativ starke Mutter, Fehlen des Vaters, oder ein verachteter, böser, abgelehnter Vater, also eine Identifikation mit der Rolle der Mutter und

Suche nach dem Vater, das heißt dem Mann – oder eine Mutter, die sich für ihre Enttäuschungen, oft unbewußt, im Sohn einen Ersatz sucht.
3. Umwelteinflüsse, wo alles Weibliche und Sexuelle stark abgelehnt und entwertet wird, wo die Angst vor der Frau und die sexuelle Unbefriedigtheit zum Mann hintreibt.
4. Allgemeine Angst vor dem Leben und seinen Verbindlichkeiten, die aus einer sexuellen Beziehung zur Frau entstehen; zumeist bei noch infantilen Erwachsenen vorzufinden.
5. Notlagen, zum Beispiel im Krieg, in der Marine, in geschlossenen Männer- und Jugendheimen. Diese Art Homosexualität findet sich sogar bei Tieren in ähnlichen Lagen.

Von diesen fünf Hauptursachen – denen natürlich noch andere beigefügt werden könnten – sind die ersten zwei am schwersten, die letzten zwei am aussichtsreichsten in bezug auf eine erfolgreiche Therapie. Die dritte kann so tiefe Wirkungen haben, daß sie ebenfalls unbeeinflußbar bleibt. Manfred Bleuler meint, keine andere Quelle als die einer zu starken Mutterbindung könne wirklich bewiesen werden und als befriedigende Erklärung gelten. Dies setzt allerdings eine konstitutionelle Bereitschaft voraus. Also eigentlich ein Zusammenspiel von Umwelteinflüssen und angeborener Anlage. Laut Magnus Hirschfeld[6] stammen die Homosexuellen meistens aus degenerierten Familien. Steinach[7] versuchte die Homosexualität als Hormonstörung zu verstehen; aber M. Bleuler erklärte in seiner «Endokrinologischen Psychiatrie»[8], Experimente hätten bewiesen, daß sie keinesfalls von funktionalen Störungen der Sexualhormone in den Hoden käme. Hormone verstärken zwar den sexuellen Drang, der sich aber dann doch nur auf das eigene Geschlecht richtet. Freud hat die Homosexualität unter die Perversionen eingereiht[9], und so taten auch Ferenczi, Stekel u. a. m. Freud meinte, Neurosen seien gleichsam das Negativ der Perversion. Sie entstehen durch deren Verdrängung, wobei die Verdrängung der Homosexualität zu Paranoia führen kann[10]. Demgegenüber fordert M. Boss[11] ein viel differenzierteres Verstehen der Homosexualität und sieht in ihr eine Form der Verengung des ganzen menschlichen Daseins. Da jeder Homosexuelle ein schwaches Ich hat, geht es vor allem darum, dieses Ich in seinen Daseinsbezügen zu erweitern. A. Adler[12] faßte sie, wie alle Perversionen, als eine verdrängte Rebellion auf, um sich durch einen Kunstgriff der Aufgabe der normalen Rolle der Sexualität zu entziehen und dadurch das Selbstgefühl und die eigene Machtfülle zu erhöhen.

Sämtliche Auffassungen der verschiedenen psychotherapeutischen Schulen darlegen zu wollen, würde den Rahmen dieser Arbeit sprengen. Deshalb sei nur noch auf Jungs Verstehen der Homosexualität hingewiesen. Nach ihm geht es um ein Schattenproblem, das heißt um ein verdrängtes, ein unterentwickeltes Stück Männlichkeit im Manne und Weiblichkeit bei der Frau, die irrtümlich, anstatt aus der eigenen Seelentiefe psychologisch herausentwickelt zu werden, auf der biologischen Ebene durch «Fusion» mit einem anderen Mann beziehungsweise einer anderen Frau gesucht wird. Dies geschieht entweder durch Identifikation mit der Mutter, um vom Vater geliebt zu werden, oder durch Suche nach einer Fusion beziehungsweise Identifikation mit dem Vater, um als starker Mann eine Frau besitzen zu können. Bei den meisten Homosexuellen kommen beide Formen alternierend vor, weshalb sie im homosexuellen Verkehr je nachdem die weibliche oder die männliche Rolle übernehmen. – Bekanntlich gibt die Integrierung des Schattens, also der fehlenden Männlichkeit, ein Gefühl der Sicherheit und Kraft und daher Mut, sich dem anderen Geschlecht zuzuwenden.

Laut Terman und Miles[13], zwei amerikanischen Psychologen, gibt es von der ausschließlichen Heterosexualität bis zur gelegentlichen Homosexualität eine einzige Linie, in deren Mitte sich die Bisexuellen befinden, die verweiblichten Männer und die vermännlichten Frauen, die mit beiden Geschlechtern verkehren können, das heißt keine fixierte Sexualität haben. Es sind die sogenannten Intersextypen. Da jedoch die Nur-Homosexuellen von der «Norm» abweichen, die von den Bisexuellen zumindest in groben Zügen eingehalten werden kann, werden nur sie als Fremdkörper in der Gesellschaft empfunden. Obwohl man weiß, daß 5–6 Prozent aller Männer zu allen Zeiten und unter allen Völkern ausgesprochene Homosexuelle waren, auch dort, wo sie nicht unter Strafdrohung stehen, lehnt die breite Schicht der Bevölkerung alles ab, was von der Norm abweicht. Darum teilen die Homosexuellen in vielen Belangen das psychische Schicksal der Emigranten, der unehelich Geborenen, der Minoritäten, der Outsider aller Art. Sie fühlen sich fast immer abgelehnt, sogar verachtet und haben entsprechende Minderwertigkeitsgefühle. Und weil sie dazu noch von religiösen und moralischen Prinzipien her verurteilt werden, wird in häufigen Fällen auch ihre Seele «abnorm». Wir finden darum unter ihnen oft Lügner, Kriminelle, Desorientierte, kurz ungesicherte Menschen. Sie können ja nicht aus ihrer Haut fahren, und so werden sie in den meisten Fällen schwer neurotisch.

Die Homosexuellen «heilen» zu wollen, ist also kein leichtes Unterfangen. In meiner Praxis haben mich bis heute rund sechzig Homosexuelle zu einer Besprechung oder zu einer längeren Behandlung aufgesucht. Alle erwähnten Formen und Grade fanden sich unter ihnen. Im Laufe meiner Erfahrungen kam ich zur Überzeugung, daß es Homosexuelle gibt, die von Anlage her nicht anders sein können, mag diese Anlage angeboren oder erworben sein. Jene, die zur Heterosexualität hinfinden, sind zumeist nur aus bestimmten Gründen in der Pubertät Steckengebliebene, obwohl sie sich bis zu jenen Jahren normal entwickelt hatten. Vielleicht sind es überhaupt nur die Bisexuellen, die in der Richtung einer Heterosexualität zu reifen imstande sind.

Es ist also nicht verwunderlich, daß in Fällen, wo der einst Homosexuelle heiratet, die Ehe auf dem sexuellen Gebiet unbefriedigend ausfällt. Denn bei jeder kleinsten Enttäuschung, jeder Unstimmigkeit mit der Frau, ging der Gatte zu seinem «Freund», oder zumindest seinen Freunden. Er mußte die Gesellschaft von Männern aufsuchen, um sich von jener seiner Frau zu erholen. So sehen wir nicht allzuselten, wie solche Männer, aber auch sonst ausschließlich Heterosexuelle, ihren Sexus der Frau, ihren Eros aber dem Mann schenken und so in einer dauernden Spaltung leben. Daß dies der sich nach Einheit sehnenden Frau keine Befriedigung gibt, läßt sich nicht übersehen. Darum soll man nicht allzuleicht glauben, daß die Eheschließung für Männer mit homosexueller Vergangenheit oder solchen Tendenzen die richtige Lösung darstellt. Sie birgt zu viele Gefahren der Zerrüttung des Ehelebens in sich. Noch weniger natürlich soll eine solche Ehe aus Tarnungsgründen geschlossen werden.

Die eindeutige Homosexualität läßt sich schon bald in den Träumen dieser Menschen nachweisen; denn die Frau spielt entweder keine Rolle oder eine nur negative in ihnen. Und wenn eine doch noch als Verlockung auftritt, dann verwandelt sie sich im Verlaufe des Traumgeschehens in ihren Bruder, oder etwa in ihren Onkel oder Cousin. So habe ich mich bald dazu entschlossen, mit meinen Analysanden über ihre homosexuellen Neigungen oder Erfahrungen *nicht* zu sprechen, sondern die psychologische Arbeit auf ihre Reifung zu konzentrieren, ohne Rücksicht darauf, ob sie weiter den Mann suchten oder nicht.

Wir dürfen nicht vergessen, daß der Homosexuelle meistens ein sehr sensitiver, schwacher Mensch ist, fehlt ihm doch die eine Hälfte der Lebens- und Welterfahrung, nämlich jene mit der Wirklichkeit der Frau. Oft hat er soviel Weiblichkeit in sich, daß er keine weitere Weiblichkeit mehr um sich herum ertragen kann, daß er von ihr fliehen und seine Männlichkeit durch die Bindung an einen Mann stärken muß. Oft sind die Homosexuellen auch künstlerische, geistig begabte Menschen. Die Kulturgeschichte kennt viele berühmte Männer, die Homosexuelle waren, André Gide,

Proust, Michelangelo, vermutlich auch Leonardo da Vinci usw. Diese schöpferische Seite bei den häufig lebensmüden, unlustigen, sich verfolgt und verachtet fühlenden Menschen zu wecken und zu stärken, um ihrem Leben einen Sinn zu verleihen, sie in einem befriedigenden Beruf zu verankern und ihren Selbstwert zu heben, war mein unmittelbares Ziel.
Dadurch konnten sich viele von den zermürbenden Gelegenheitsbegegnungen auf sexuellem Gebiet, die leider häufig zu den trübsten und schmutzigsten Formen der Homosexualität führen, losreißen und ihre Zuneigung einem einzigen Manne in dauernder, auch geistig fruchtbarer Beziehung, schenken. So habe ich immer wieder erleben müssen, daß dort, wo es nicht gelang – und es gelang vielleicht mit Sicherheit nur in zehn Prozent der Fälle –, eine Umstellung auf das Heterosexuelle zu erreichen, zumindest eine saubere Form, eine geistig höher stehende Form erklommen werden konnte, die das Leben wieder sinnvoll und lebenswert machte.
Einen solchen Fall aus meiner Praxis möchte ich mit Erlaubnis des Analysanden in knapper Form vorlegen.

Bei der Behandlung eines Falles sollte man jeweils der individuellen Lage der in Frage stehenden Person Rechnung tragen und sich nicht von einem «Programm», einer speziellen Technik oder sonstigen vorgefaßten Meinungen leiten lassen. Die Weltanschauung des Analytikers ist seine private Angelegenheit, die – wenn sie gut fundiert ist – von sich aus ihre Ausstrahlung und Wirkung auf den Patienten hat; sie soll ihm jedoch nicht gepredigt oder gar aufgezwungen werden.
Auf knappem Raum den Verlauf einer Behandlung mit allen ihren Verästelungen darzulegen, ist ein Ding der Unmöglichkeit. Im Nachstehenden seien daher nur einige Hinweise gegeben und die wichtigsten Etappen geschildert.
Werner, ein schüchterner, zarter, blaßer Jüngling, war 24 Jahre alt, als er im Mai 1948 zu mir kam. Er war Verwaltungsbeamter in einer andern Stadt und konnte nur jeden Samstag nach Zürich reisen. Seine Arbeit mit mir verlief in mehreren Phasen – zuerst vom Mai 1948 bis Mai 1951, also während drei Jahren; dann ein zweites Mal von Mitte Juli 1952 bis Mai 1953, während knapp einem Jahr; und ein drittes Mal von Mitte März 1955 bis Mitte Juni 1955. Insgesamt hatten wir rund 180 Sitzungen von je anderthalb Stunden. Auch später kam er sporadisch wieder, sobald ihn etwas Besonderes bedrückte, zuerst drei- bis viermal im Jahr, später immer zu Weihnachten. Jetzt habe ich ihn seit drei Jahren nicht mehr gesehen.

Werner stammte aus einer protestantischen Bauernfamilie und war das mittlere von 5 Kindern, zwei älteren Schwestern, einem älteren und einem um drei Jahre jüngeren Bruder. Seine Großmutter mütterlicherseits war sehr arm, aber er liebte sie «am meisten auf der Welt». Die Mutter des Vaters hingegen nannte er eine häßliche alte Hexe, die immer schimpfte. Sie starb, als Werner noch jung war. Sie hatte häufig einen religiösen Wahn und war wegen Schizophrenie zweieinhalb Jahre lang interniert; ihr Halbbruder war ebenfalls ein Schizophrener und religiöser Fanatiker. Der Stiefgroßvater hatte eine ungenannte Geisteskrankheit, und alle Cousins waren «schwierig». Aber auch von seiten des Vaters sah es nicht schön aus: Ein Bruder war ein verwöhnter Tunichtgut, saß oft im Gefängnis, war Alkoholiker, Wüstling, und Werner hatte Angst und Abscheu vor ihm. Der andere Bruder des Vaters hatte eine Gattin, die wegen Depression versorgt werden mußte. Zwei Schwestern des Vaters blieben unverheiratet; die eine hatte ebenfalls eine Depression, während die andere immer schimpfte wie ihre Mutter. In der ganzen Familie herrschte eine starke Frömmelei. Der Vater selber war ein typischer Muttersohn, und dazu der Jüngste in der Familie. Er war jähzornig, schlug Menschen und Tiere. Er aß «wie ein Schwein», war schwerfällig und infantil. Er erbte das verschuldete Bauerngut. Die Mutter Werners hatte Asthma, war oft krank, wie Werner meinte, um Mitleid zu erregen. Werner hatte dauernd Angst, die Eltern könnten sterben. Die älteste Schwester Werners war sehr hysterisch, wie die Mutter, und paranoid; die zweite Schwester war depressiv. Der ältere Bruder hatte keine Kinder, war Bauer, wie sein Vater. Wie ersichtlich, hatte Werner eine schwere Erblast zu tragen. So ist es nur verständlich, wenn er sich in ein verängstigtes, passives, alle Triebe unterdrückendes und nur der Phantasie huldigendes Leben flüchtete.
«Wie ein Blitz aus heiterem Himmel» traf Werner die Entdeckung, daß seine Mutter ein uneheliches Kind war und ihr Vater unbekannt. Diese Erkenntnis versetzte ihn in Panik und innere Not. Er war damals 15 Jahre alt. Schon als Kind hatte er allerdings in seinen Phantasien die Überzeugung gehabt, seine Eltern seien nicht seine richtigen Eltern und er sei eigentlich nur ein «Findelkind». So fremd fühlte er sich in seiner Umgebung. Nur die Geschwister waren die richtigen Kinder seiner Eltern; denn er, Werner, war ja «so ganz anders».
Nach der Matura machte er eine kaufmännische Lehre, da er kein Geld hatte, um weiter zu studieren. Er berichtete, daß es sein größter Wunsch gewesen wäre, Pfarrer oder Nervenarzt zu werden, wie so viele, die ihr eigenes Gebrechen an anderen Menschen kurieren möchten. Als Hörer

meiner Vorträge meldete er sich bei mir mit der Begründung, daß er «mithelfen möchte an der moralischen Aufrichtung der Menschheit durch Selbstaufopferung und unermüdliches Schaffen und Forschen». Er liebte zu philosophieren, begeisterte sich für Musik und religiöse Probleme. Denn Werner war – wie so viele Homosexuelle – ein Idealist und Träumer. Bis zum 16. Jahr war er sozusagen «normal», jedoch oft krank und von der Mutter verwöhnt. Dann wurde er im Welschland während der Ferien von seinem Zimmerkollegen verführt, lernte zu onanieren, um auf «naturwidrige Art» – wie er sagte – geschlechtliche Befriedigung zu erlangen. Diese «sexuelle Entgleisung» schleppte er seitdem als schweres Problem mit sich herum; er kam sich sündig und verworfen vor, konnte aber nicht widerstehen. So wurde er innerlich immer haltloser und hoffnungsloser. Die bestandene Matura gab ihm für kurze Zeit wieder etwas Halt, doch folgte bald darauf ein «Nervenzusammenbruch» mit Angst- und Schuldgefühlen, Zittern und Schlaflosigkeit; Symptome, die ihn zu einer kurzen ärztlichen Behandlung führten.
Bald darauf erlitt er auch einen schweren Unfall infolge einer defekten elektrischen Leitung. In diesem verzweifelten Zustand befand er sich, als er zu sich kam. Er versuchte öfters, sich mit Mädchen anzufreunden, was jedoch stets mit Enttäuschungen endete, so daß er in Haß gegen das Weibliche verfiel. Seine Homosexualität hatte er seit den Erlebnissen in Lausanne eigentlich nur in Träumereien ausgelebt, nicht aber konkret verwirklicht. Er fühlte sich von jüngeren, starken Männern mächtig angezogen, besonders, wenn sie Uniformen trugen, so zum Beispiel vor allem von Busschaffnern, deren Kraft er bewunderte. Doch gab er zu Beginn die Hoffnung nicht auf, doch einmal «normal» zu werden und eine Frau lieben zu können.
Er stürzte sich mit großem Eifer in die Arbeit mit mir. Nachdem wir uns nur einmal wöchentlich sehen konnten, goß er das viele, das er mir zu sagen hatte, in lange Briefe, Bekenntnisse, tagebuchartige «Betrachtungen», die zu Bänden anwuchsen. Sehr bald hatte er eine starke Übertragung auf mich und war voller Hoffnung. Er hatte nicht viele Träume, aber die wenigen waren bedeutungsvoll. Der erste Traum – nach der vierten Stunde, am 22. Juli 1948 – stellte sein Verfolgtsein durch die Mutter dar. Er befindet sich auf einer schräg abfallenden Alpwiese, das heißt, er steht auf einer «schiefen Ebene». Kühe mit spitzen Hörnern nähern sich ihm von hinten, vom unbewachten Hintergrund. Da erscheint auch seine Mutter, und neben ihr eine einzige Kuh, in Jungscher Sprache ausgedrückt, ihre «andere, ihre Schattenseite, ihr archetypisches Große-Mutter-Symbol». Diese

Kuh rennt gegen ihn mit erhobenem Schwanz, ihn bedrohend und darauf ausgehend, ihn mit ihren Hörnern aufzuspießen. So sehen wir, wie hinter der realen Mutter ihre andere Seite steht und ihn bedroht, mit spitzen, penetrierenden, phallischen Hörnern. Werner springt nach links (er sucht Zuflucht auf der unbewußten Seite) hinter eine Bretterwand, die sonderbarerweise durchsichtig ist wie Glas. Diese stellt einen Verteidigungsmechanismus dar. So vermag er zu erkennen, was ihn bedroht, und von seiner gesicherten Position aus wird sein Mutterproblem für ihn durchsichtig. Aber das erschreckt ihn derartig, daß er schweißgebadet und mit Herzklopfen erwacht.

Von seiner Mutter schreibt er in seinem Tagebuch am 28. Januar 1949: «Ihr Blick, ihre Liebe, ihre Wärme werden mir viel zu aufdringlich, sie kommen mir zu nahe, und es ist, als ob ich eine unsichtbare Schale, von der ich umgeben bin, zu durchbrechen suchte. Dagegen setzt bei mir eine heftige Abwehr ein. Dabei möchte sie mich rein und sittsam und stark haben. War es denn so fromm und christlich, den ganzen Sonntag in der Predigt in der Kirche zu sitzen und dafür während der ganzen Woche ein halber Teufel zu sein?»
Sein vierter Traum am 13. August 1948 wirft Licht auf sein zweites Problem. Darin erlebt er, wie Fred, sein Nachbarfreund, oben im Dachraum ihm seinen nackten Hintern zeigt, und wie er sich anschickt, mit ihm Geschlechtsverkehr zu beginnen. Im Moment aber, da Werner sein Glied in den Anus von Fred stecken will, erwacht er verwirrt und erschrocken. Dieser Fred erscheint oft in seinen Träumen und beweist, daß Werner bereits als kleiner Bub homosexuelle Tendenzen hatte.
Später, am 21. März 1949, träumte er von einem männlichen Affen, mit dem er Sexualspiele trieb, wie früher mit den Kameraden. Er war dabei jünger als in Wirklichkeit. «Der Affe stellte sich an eine Wand, ich mit dem Rücken gegen ihn», berichtet Werner, «und er führte sein Glied in meinen After ein, wobei ich einen leisen Schmerz verspürte. Irgendwie war ich überzeugt, daß es ein Affe sei, und doch dünkte mich, in ihm meinen Nachbarfreund Fred zu sehen, mit dem meine ersten Sexualspiele stattgefunden hatten. Ich konnte diesen Traum nicht mehr vergessen.»
Noch später erinnert er sich, am 5. Juli 1950, auch mit seinem Bruder Sexualversuche unternommen zu haben, als er etwa sieben Jahre alt war. Das ist vielleicht bei Kindern nicht so selten. Denn man kann oft feststellen, daß solche Spiele unter Brüdern in der Kindheit von Homosexuellen häufig vorkommen.

Die ersten Monate vergingen mit der Besprechung der Jugenderinnerungen, der Beziehung zu den Eltern, den Geschwistern und vor allem der Ambivalenz gegenüber der Mutter und dem Haß gegen den Vater. Werner hatte noch immer die Vorstellung, er müsse sich ein Mädchen erobern; es werde gehen, es *müsse* gehen. Er unternahm verschiedene Versuche, die jedoch alle fehlschlugen. Er ging mit der Gattin eines seiner Bürokollegen ins Bett und – versagte. Dann schrieb er mir: «Oben wollte es, aber unten nicht», ein charakteristischer Ausspruch für die Versuche eines Homosexuellen. Nun erzählte er mir, er habe seit seiner Kindheit eine Phimose, «vermutlich ginge es deshalb nicht!» Er beschloß, sie operieren zu lassen, was mit Schmerzen und langen Blutungen verbunden war und ihn eine Zeitlang legitim von Frauen- und Männersehnsüchten fernhielt.
Seit der Phimose-Operation hat sich eine Änderung eingestellt. Früher ging er ins Bad, hatte aber Angst, ins Wasser zu steigen, und ging nur hin, um zu zeigen – wenn sich seine Genitalien durch das enge Trikot abzeichneten –, er sei ein Mann, mit dem Drang, die Genitalien der anderen Männer fasziniert betrachten zu können. Jetzt fühlte er sich weniger verschämt und «normaler», wie er sagte. Aber noch immer schrieb er: «Ich möchte leben, mich entfalten. Es ist ja gleichgültig, wen man in die Arme schließt, ob Mann oder Frau. Was immer Dir Gott geböte, wäre richtig.» – Ich bezog keine Stellung und ließ ihn – wenn auch schweren Herzens – seinen Kampf weiterführen, gespannt, wie er ausgehen werde. Er sollte sich frei fühlen, unkritisiert, von mir angenommen, wie er war.
Nach der Genesung schwankte er beständig zwischen den beiden Geschlechtern; einmal ist er von einem Mann fasziniert und rennt ihm nach, allerdings nur in Sehnsucht nach platonischen Gesprächen, aber eben um ständig mit ihm zusammenzusein. Das rein Sexuelle hoffte er immer noch bei einer Frau anbringen zu können. Er rieb sich dabei derart die Nerven auf, daß er vom Arzt eine Injektionskur mit Stärkungsmitteln verordnet bekam. Doch nützte alles nichts. Er wurde immer unruhiger und schlafloser. Am 6. März 1949 hatte er einen Traum – es war vor seiner 31. Stunde –, der ihn tief erschütterte, weil dieser das «Tierische» seiner homosexuellen Spiele mit Bruder Paul und Freund Fred so kraß aufzeigte.
Er erzählte ihn wie folgt: «Ich befinde mich in einer Kiesgrube, wahrscheinlich in derjenigen meines Vaters, wo meine ersten homosexuellen Spiele stattgefunden hatten. Rechts von mir hat es eine Mauer von aufgeschichteten Steinen. Um mich herum ist ein nicht sehr tiefer Teich. Ich stehe auf Steinen, die aus dem Wasser ragen. In meiner Nähe befindet sich mein Bruder Paul. Überall kriechen große und kleine Eidechsen herum;

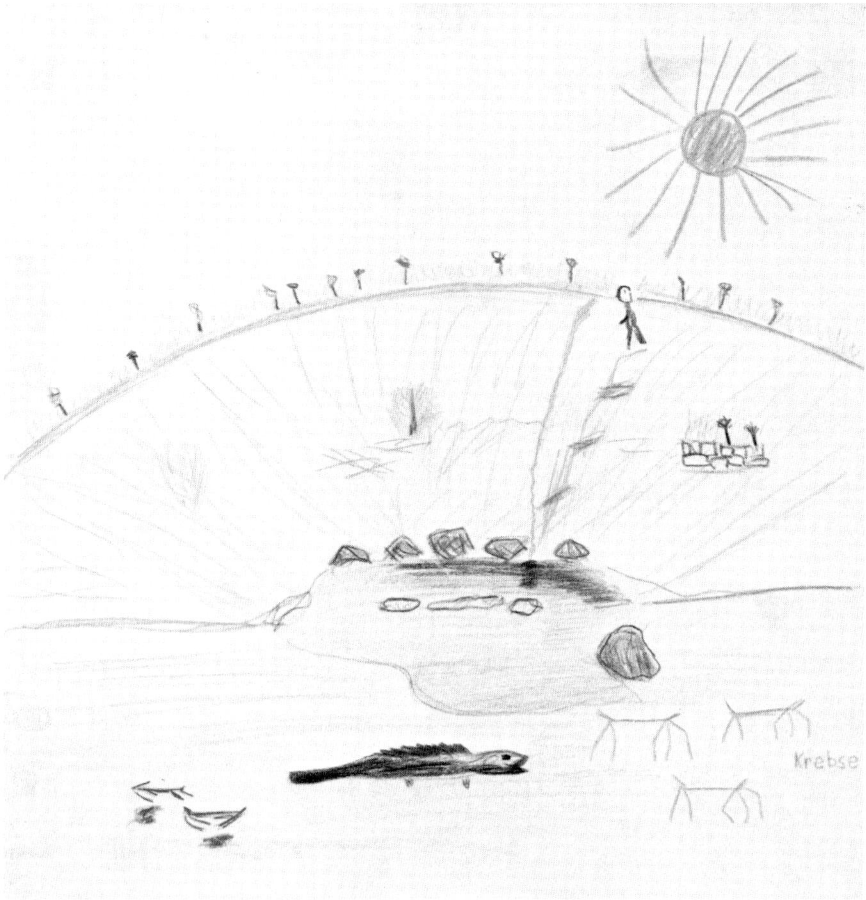

66* Die Kiesgrube

es wimmelt nur so am Boden und im Wasser. In einer Ritze der Steinmauer, ganz dicht neben mir, sehe ich eine große, farbige Schlange, die sich bewegt, als ob sie sich zwischen den Steinen festgeklemmt hätte und sich nun befreien möchte. Schließlich schnellt sie aus der Spalte hervor und springt ins Wasser. Ich sehe ganz deutlich, wie sie ganz nahe bei mir im Wasser herumschwimmt. Obschon das Wasser gar nicht tief ist und ich mich so nahe am Ufer befinde, kann ich weder vorwärts noch rückwärts. Es ist, als wollte mich die Schlange in die Füße beißen, wenn es mir einfallen sollte, meinen Platz zu verlassen.»

Es ist hier nicht möglich auf die Einzelheiten der spezifisch Jungschen Methode der Traumdeutung einzugehen. Es sollen daher nur die wichtigsten Aussagen der Träume betrachtet werden.

67* Die Augen Gottes

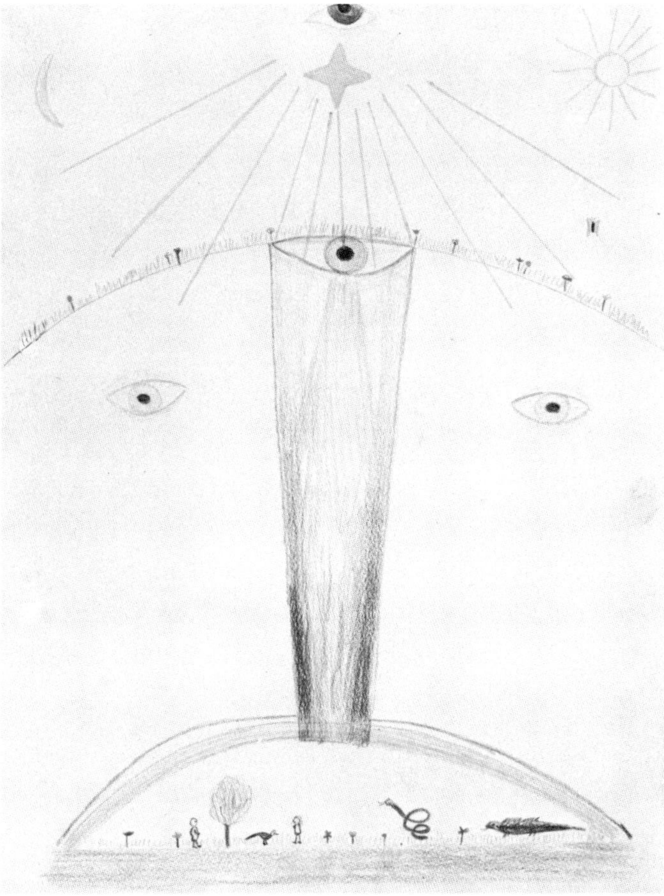

Die Kiesgrube (Bild 66). Hier bat ich ihn, ein Bild davon zu machen, damit ich besser verstehe, was der Traum veranschaulichen wollte, eine von Jung mit Vorliebe verwendete Methode. Von da an malte er verschiedentlich Bilder. Sie sprechen für sich selbst. Ihre Magerkeit und Farbschwäche verraten eindrücklich Werners innere Situation.

Die Augen Gottes (Bild 67) zeigen seine Angst, sein schlechtes Gewissen.

Der dreiköpfige Drache (Bild 68) zeigt den verschlingenden und tödlichen Charakter, den die mannweibliche Bedrohung des Tieres darstellt.

Der Muttersohn (Bild 69) ist ein erschütterndes Bild aus dem Beginn der Analyse. Es lohnt sich, es näher zu betrachten.

Die matten Farben, der dünne, harte Strich lassen erkennen, wie gefühlsarm der Autor damals war. Der farbige Stift wird in einer recht infantilen

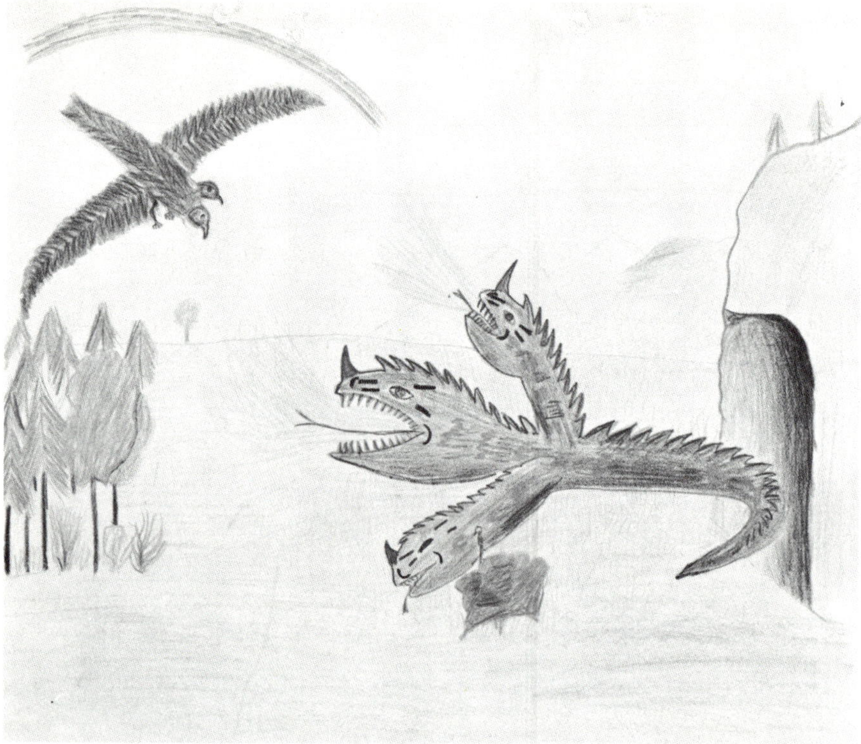

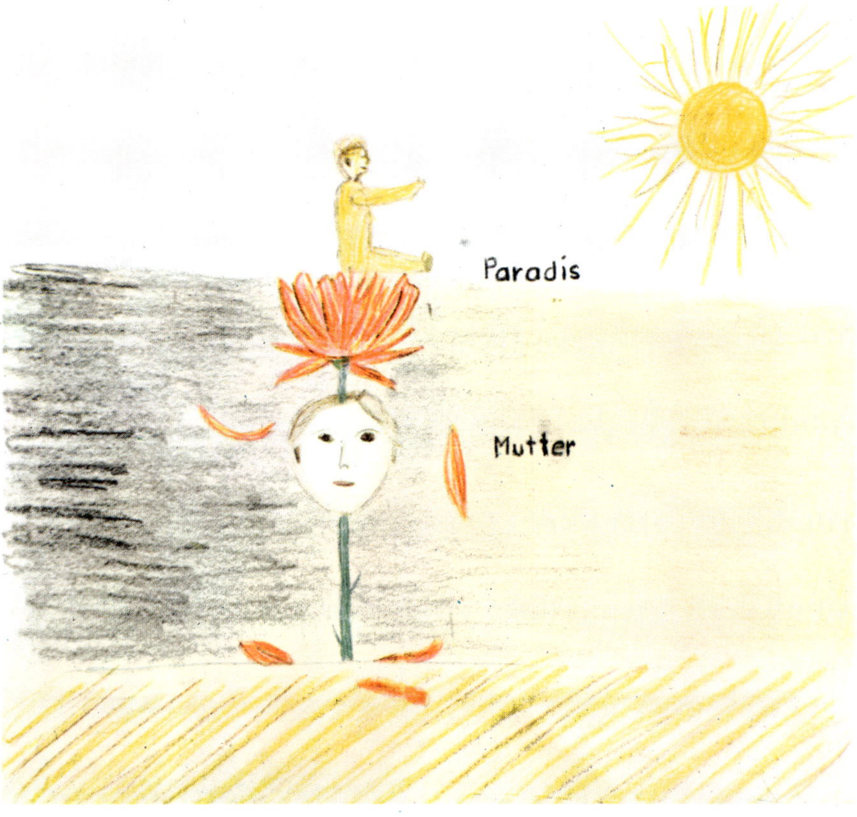

Paradis
Mutter

68* Der dreiköpfige Drache
69 Der Muttersohn
70* Tod mit Sense
71 Schlaflosigkeit

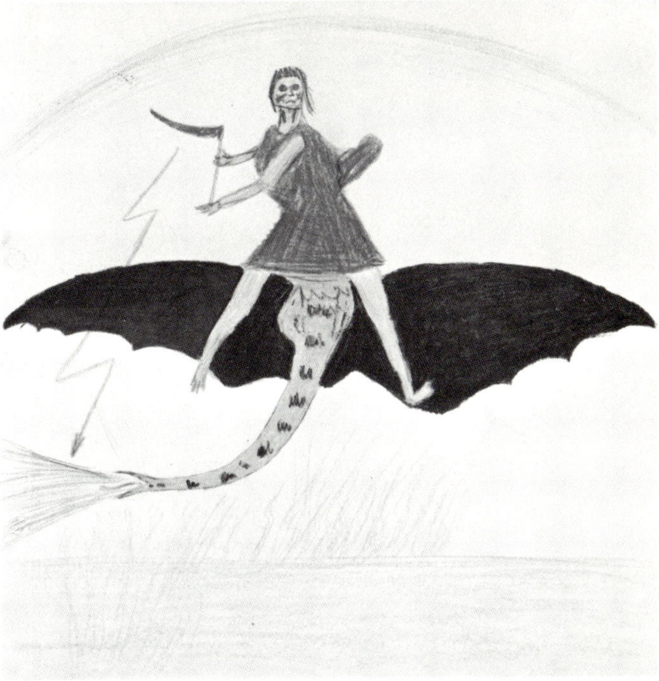

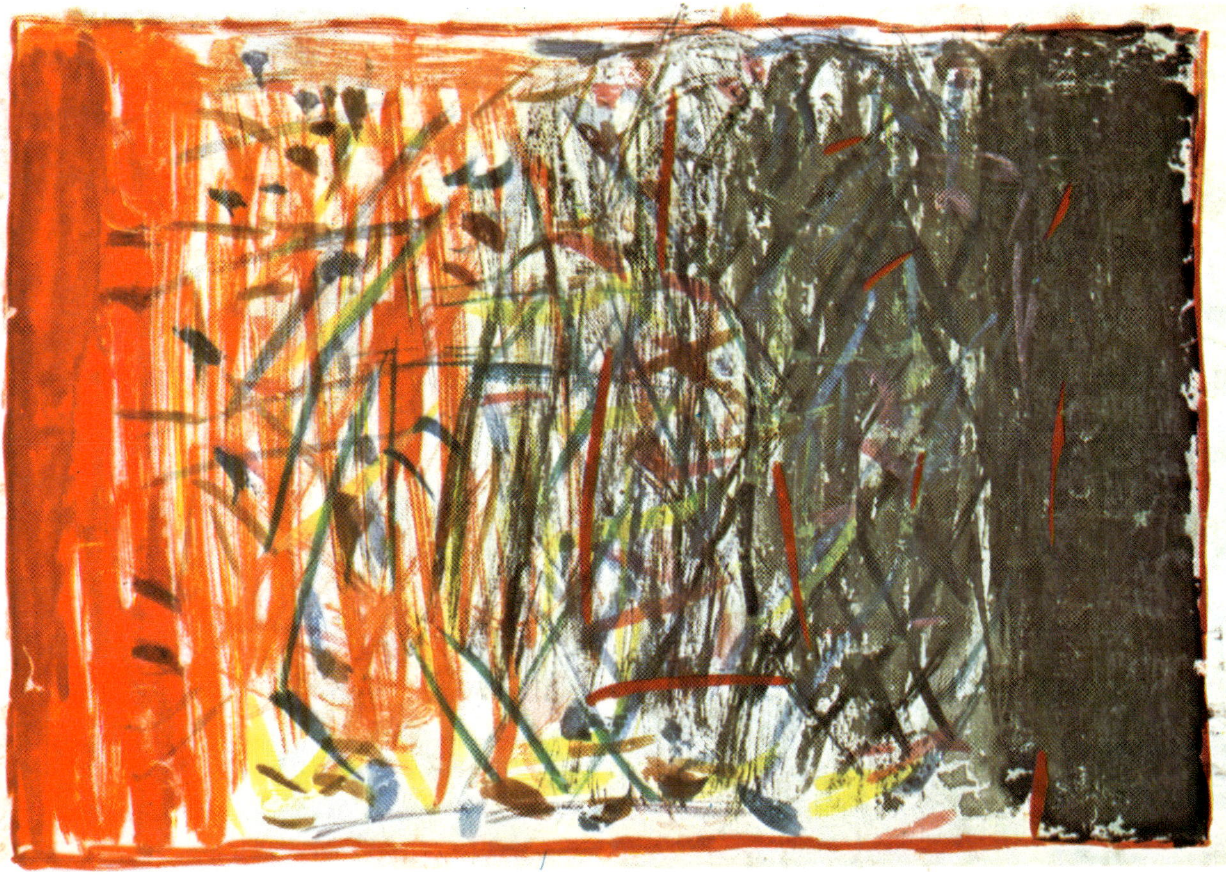

Weise verwendet; er gibt keine Wärme und wirkt kalt. Von links, der Seite des unbewußten Bereiches, entwindet sich eine kindliche Darstellung aus einer grauen Depressionswolke, in welcher der Autor – selbst noch ein Kind – ahnungslos wie ein Buddha der Sonne zugekehrt auf dem Lotus sitzt und keine Notiz von dem nimmt, was sich hinter und unter ihm befindet. Die Sitzstellung weist deutlich auf eine Inflation hin, auf eine naive Unbekümmertheit bezüglich der eigentlichen Situation.
Denn es ist nicht gerade ungefährlich, seinen Aufenthaltsort in der Luft auf einer Blume thronend zu haben und dazu noch auf einer, die aus dem Kopf der Mutter wächst und sich damit sofort als Phantasiegebilde der letzteren ausweist. Von der Mutter ist auf dem Bild überhaupt nur der Kopf, gleichsam als Frucht, am Ende eines Pflanzenstiels vorhanden; daß sie auch noch einen Körper hat, scheint der Sohn nicht zu wissen, nicht festhalten zu wollen, was ausgezeichnet zu seiner allgemeinen Angst vor dem Weiblichen und Naturhaften paßt. Er ist ja trotz seiner Jahre ein Büblein geblieben, das sich nur nach der Sonnenseite des Lebens streckt, wie das bei Muttersöhnen so oft beobachtet werden kann. Das Bild ist undifferenziert, flach und unentwickelt wie die Seelenlage seines Autors. Doch wird er bald von seiner rötlichen Phantasieblume auf der Erde landen, was die fünf herabfallenden Blütenblätter bereits anzeigen. Vielleicht symbolisieren sie damit den bisherigen Erfolg der psychotherapeutischen Arbeit, die im weiteren zu einer völligen «Entblätterung» und Ernüchterung führen muß, bevor sich eine neue seelische Situation entfalten, eine gemäße Reifung einstellen wird.
Am 25. Januar 1950, nach der 64. Analyse-Stunde, benützt er zum erstenmal statt Farbstift Wasserfarben beziehungsweise Plakatfarben, mit denen eine stärkere Wirkung erzielt werden kann.
Tod mit der Sense (Bild 70). Zuerst das Schwarz im roten Leidenschaftsfeld, dann am nächsten Tag das sprechende Bild 71 über die *Schlaflosigkeit*. Dazu schrieb er mir verzweifelt: «Jedes kleine Geräusch läßt mich auffahren, die kleinste Anstrengung, sei es Treppensteigen usw., verursacht Schwindel, Herzklopfen, Angst. Alles und alle ekeln mich an. Ich möchte schlafen, schlafen. Ich möchte mich vergiften, und doch habe ich eine Wut dagegen; fliehen und doch bleiben. Schlafmittel helfen mir nicht mehr, sie betäuben mich höchstens. Vielleicht wissen Sie eine Lösung, ansonsten ich mich umbringen muß.»
Da riet ich ihm die Schlaflosigkeit zu malen. Und das war ein glücklicher Einfall; denn er brachte seine gestauten Triebe zum Fließen, seine Gefühle zum Aufflammen. Ich fragte ihn, was die schwarze Wand von ihm fernhalten wolle: Onanie und Sehnsucht nach dem Mann, antwortete er.

Nun war das Eis gebrochen. Es folgten eine Reihe von farbsatten Bildern voller Lebensfreude. Das Jahr 1950 wurde zum Jahr der Bilder, in denen er sich und seine innere Fülle auszudrücken vermochte. Sie brachten Ruhe und Freude in sein Herz. Er malte etwa 35 weitere Bilder, von denen ich die wichtigsten vorlege.

Musik (Bild 72) vom 7. Mai 1950. Die Änderung ist auffallend: Starke gefühlsbetonte Farben bilden eine große Welle, ein Band voll dynamischer Bewegtheit. Neues Farbmaterial wird verwendet, das intensivere, der seelischen Wahrheit besser entsprechende Wirkungen erlaubt. Es ist das erste wirklich farbsatte Bild, eine Art Farbakkord, der eine starke Emotion herausstellt. Eine Schlinge im Bereich der Gefühls- und Denkfunktion (rot und blau) weist auf eine gewisse, noch vorhandene «Verknotung», eine Hemmung innerhalb des freien Flusses hin. Die Reihenfolge der vier Grundfarben zeigt ein Überhandnehmen des Roten, also des Gefühls. Dieses liegt zuoberst und ruht auf dem Blau, der Farbe der Denkfunktion. Die übrigen sind nach unten gedrängt. Der Autor hat vermutlich seine eigentliche Hauptfunktion, das Gefühl, zugunsten der in seinem bewußten Leben vorherrschenden Empfindungs-Denkfunktion zurückgesetzt; nun bricht sie hervor und schwingt sich nach oben. Sie liegt nun zuoberst, wohin sie gehört. Denn ein «Bild aus dem Unbewußten» vermag, wie ein Traum, auf eine falsche Einstellung anschaulich hinzuweisen und darum richtunggebend zu wirken.

72 Musik

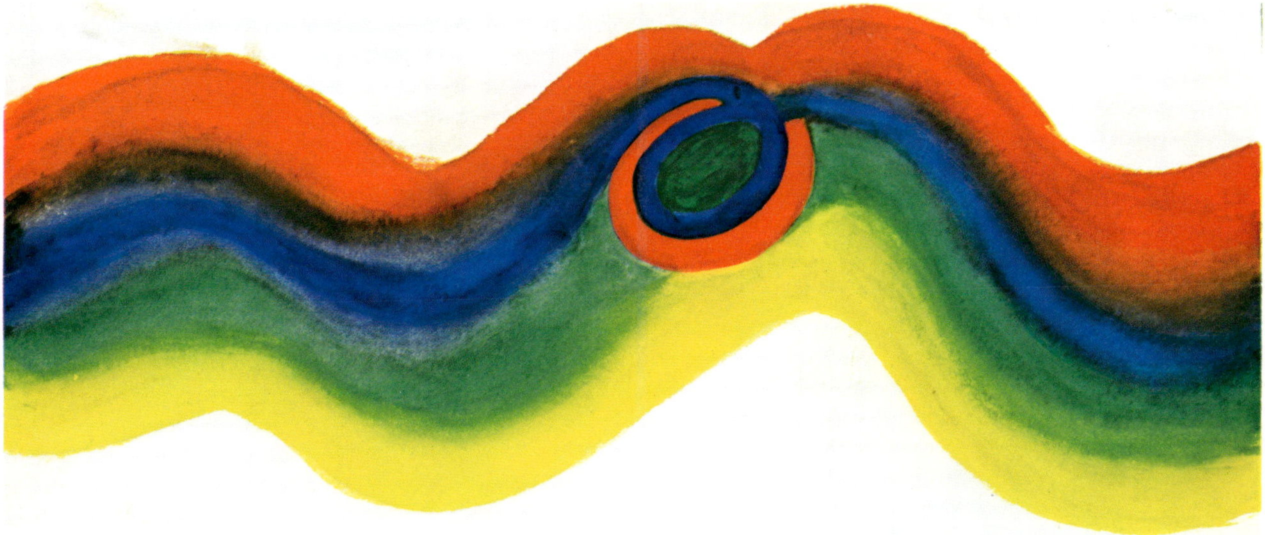

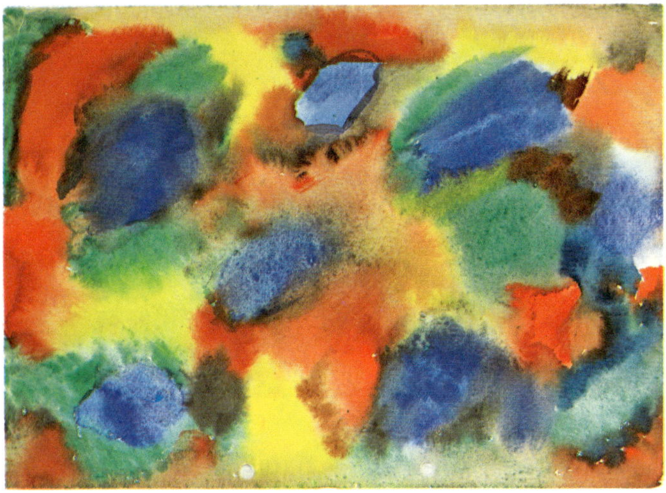
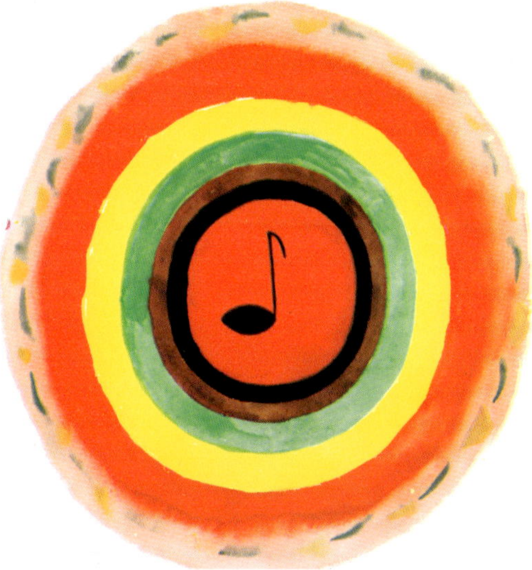
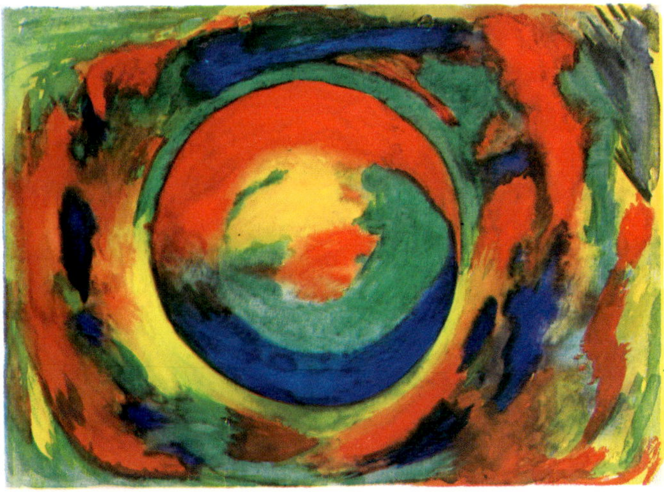
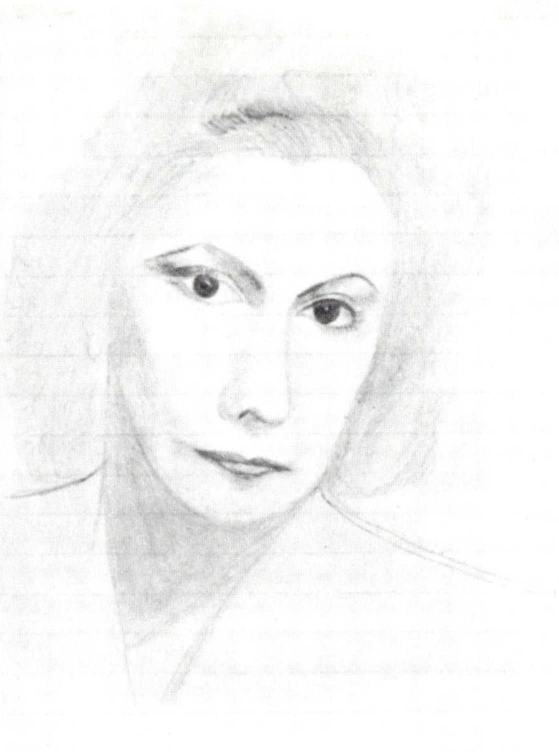
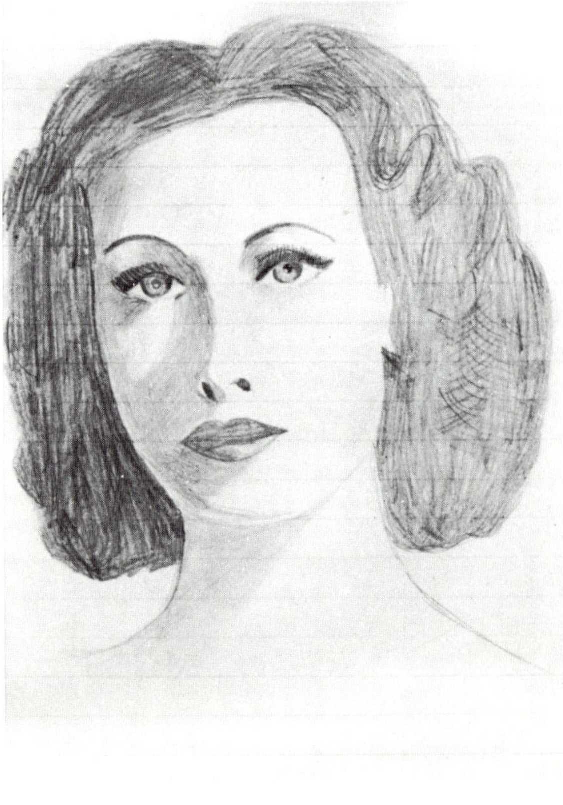

73 Operette
74 Musikalisches Mandala
75 Kreisende Musikwelt
76 Frauenkopf, Zarah Leander
77 Frauenkopf, Hedy Lamarr
78* Lebensfreude

Operette (Bild 73) vom 9. Mai 1950.
Musik im Mandala (Bild 74) und dann eine *kreisende Musikwelt* (Bild 75) vom 11. Mai 1950.
Unbändig brach die Gefühlswelt durch, aber Werner hoffte noch immer auf eine Frau. So zeichnete er mehrere *Frauenköpfe* (Bilder 76 und 77, ich zeige hier nur zwei), gleichsam, um sie lieben zu lernen. Aber es waren im Gegensatz zu der Farbfülle der gemalten Bilder blasse, konventionelle Zeichnungen ohne Gefühl; keine Frau, nicht einmal ihr Kopf, brachte ihn in Bewegung.
Am 6. Mai 1950 malte er ein farbenfrohes Bild, das er «*Lebensfreude*» nannte (Bild 78). Dazu schrieb er: «Mehrere Abende habe ich nun an diesem Aquarell gearbeitet. Ursprünglich bestand es nur aus den mittleren Längsschlaufen in den vier Grundfarben. Doch gefiel es mir nicht; es war zu fade, zu leblos, und so setzte ich mich von neuem daran. Schade, daß ich keine Zeit mehr habe; ich möchte, daß die Farben noch mehr ineinanderfließen (im Gegensatz zu den scharf abgegrenzten) und daß die fleckigen Stellen ganz verschwinden. ‹Lebensfreude› nenne ich dieses Bild. Warum, das weiß ich eigentlich selber nicht. Wie das Bild so vor mir steht, wie ich es betrachte und in meiner Seele alles mitzuschwingen scheint, wie ich mich von diesem Farbenspiel angesprochen fühle, empfinde ich eine große Lebensfreude. Ich bin jetzt so unbeschwert und, abgesehen von Schwierigkeiten, die sich unweigerlich ergeben müssen, so sorglos, zuversichtlich und hoff-

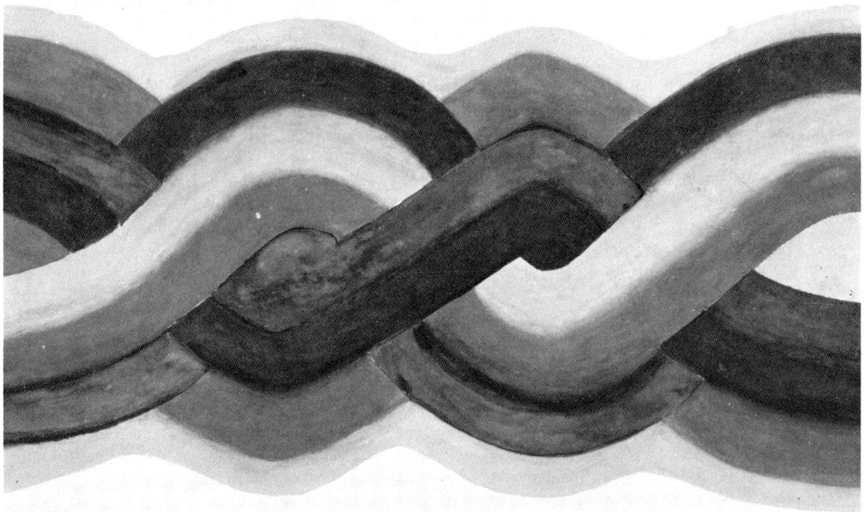

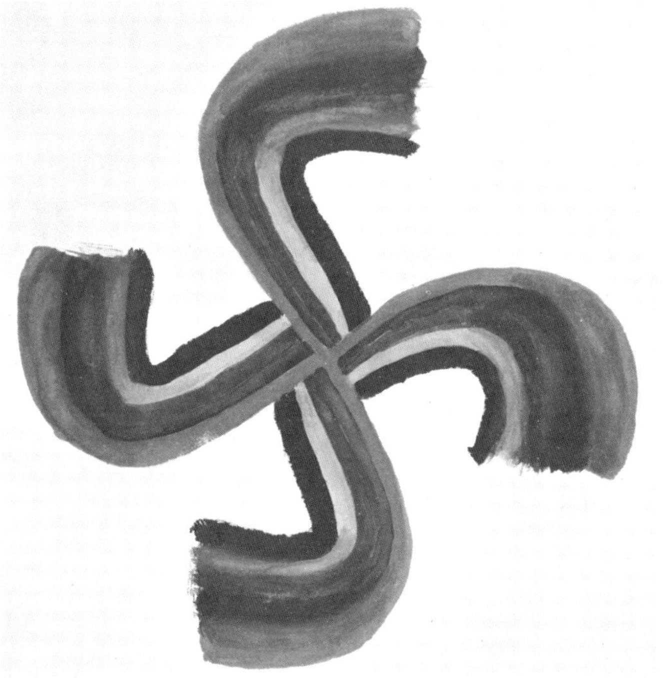

79* Rotierendes Hakenkreuz

nungsfroh. Wenn ich das Bild betrachte, taucht eine mannigfaltige Fülle von Farben und Formen in mir auf. Ich möchte mich gleich wieder hinsetzen und weiterfahren. Die Formen bleiben ganz deutlich vor mir, und mein geistiges Auge sieht sie auch lange nach ihrem Emporsteigen ganz scharf vor sich. Ich werde weiter malen, Neues schaffen und schöpfen; was zuerst dran kommt und in welchen Farben, das ergibt sich erst, wenn ich beginne. Ich freue mich jedesmal, wenn ich wieder etwas hervorgebracht habe, was mich im Innersten befriedigt, und erwartungsvoll trage ich es nach Zürich. Wenn es ‹ihr› erst noch gefällt, dann beginnt der Quell in mir nur so zu sprudeln!»

Rotierendes Hakenkreuz, 18. Mai 1950 (Bild 79), als Symbol seiner bewegten Gefühlswelt.

Und am 26. Mai 1950 entstand das Bild *Geburt* (Bild 80), ein Schmetterling, Symbol der Psyche, wurde endlich flügge. Zur Geburt der Seele schreibt er mir:

«Diesen wohl größten Vorgang in der Natur einmal, wenn auch nur in einem Film und in recht kurzen Zügen, mit eigenen Augen sehen zu können, hat mich innerlich ganz unheimlich beeindruckt. Ich hätte früher nie

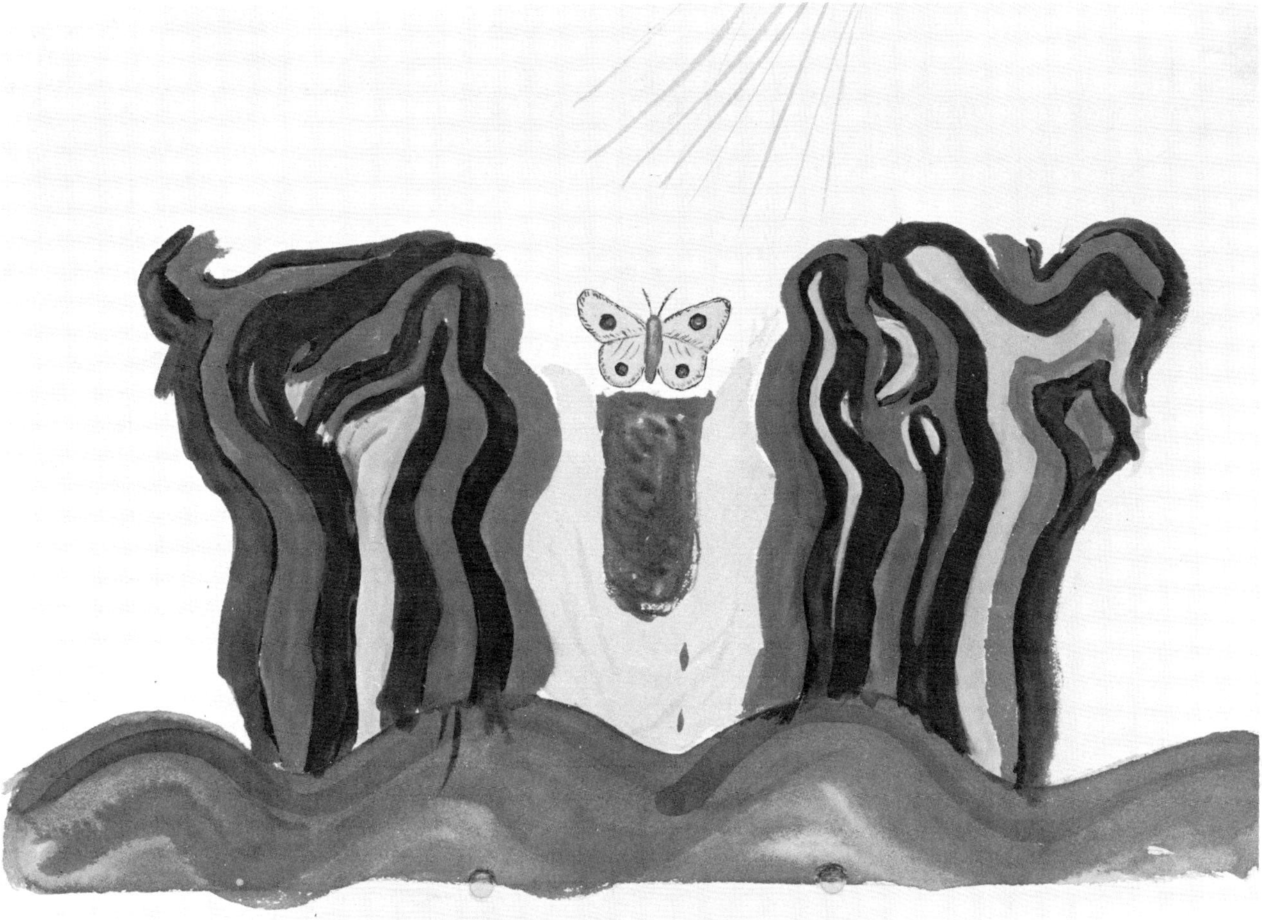

80* Die Geburt

geglaubt, daß ich diesen Akt völlig frei von Sensationslust und Neugierde betrachten könnte, frei auch von Widerständen und Abscheu. Und doch war es so: Ein unfaßbares Weltwunder hat sich mir erschlossen, in meinem Innersten hat es einen ‹Ruck› gegeben. Eine unwiderstehliche Macht drängt mich dazu, die ungeheure innere Fülle von Bildern in irgendeiner Weise aufs Papier zu bringen. Ich wollte heute abend ausgehen, mich unterhalten, aber ich kann nicht, ich muß mich hinsetzen und malen, um mich ausgeben zu können. Der unheimliche Strom muß fließen können.»

Sonnengeburt (Bild 81), 7. Juli 1950: die Sonne entwindet sich einer farbigen Schlange von Gefühlen.

Am 26. Juli 1950 malt er ein *Seelen-Ei* (Bild 82) in schon etwas dunkleren

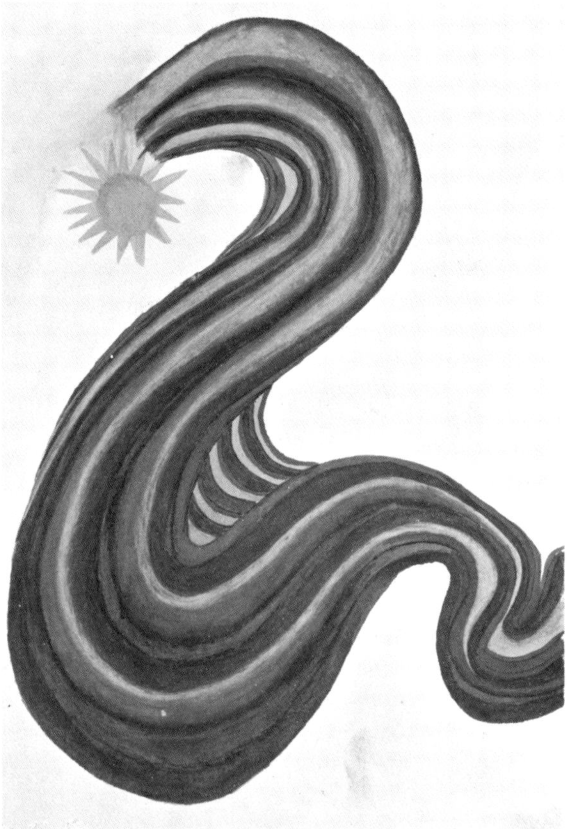

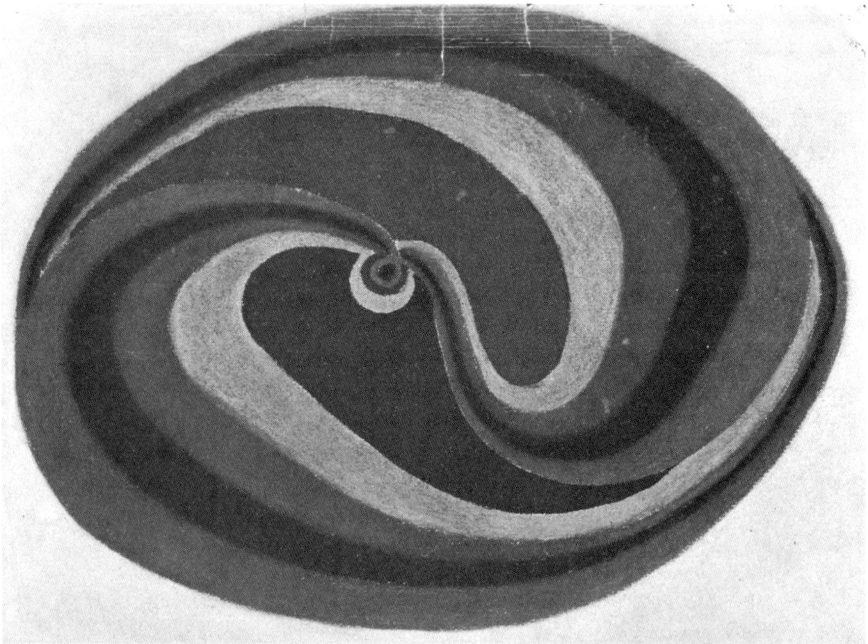

81* Sonnengeburt
82* Das Seelenei

Farben, und am 31. Juli 1950 sieht es aus wie *labyrinthische Windungen* (Bild 83), die immer wieder in sich zurückkehren.

Störung im Gesang (Bild 84) stellt sich ein. Eine neue Introversionsphase kündigt sich an. Sie führt am 11. August 1950 zum *braunen Erdkreuz* (Bild 85), an dem er leidet, am Ausgespanntsein zwischen seinen Hoffnungen, einmal «anders» zu werden und der immer stärker werdenden Einsicht, daß ihm das nicht gegeben ist.

Am 7. August 1950 bewies ihm ein Traum wieder einmal, wie groß seine Angst vor der Frau war. «Im Wald sehe ich zwei Mädel; die eine rennt mir nach. Sie hat mich schon fast erreicht. Ich renne immer schneller davon. In der Rechten halte ich ein Rütlein, mit dem ich mich zur Wehr setze, indem ich damit nach hinten schlage. Dann wende ich mich um, mit dem Gesicht zum Mädchen zu. Mit weit aufgerissenen Augen stürzt sie auf mich los. Wie schnell ich rückwärts gehen kann, ist mir unerklärlich, ich gleite, oder besser ich schwebe. Trotzdem ist sie schon ganz nahe, ich stürze, ducke mich, in der Hoffnung, daß sie mit gespreizten Beinen über mich hinweg-

83 Labyrinthische Windungen

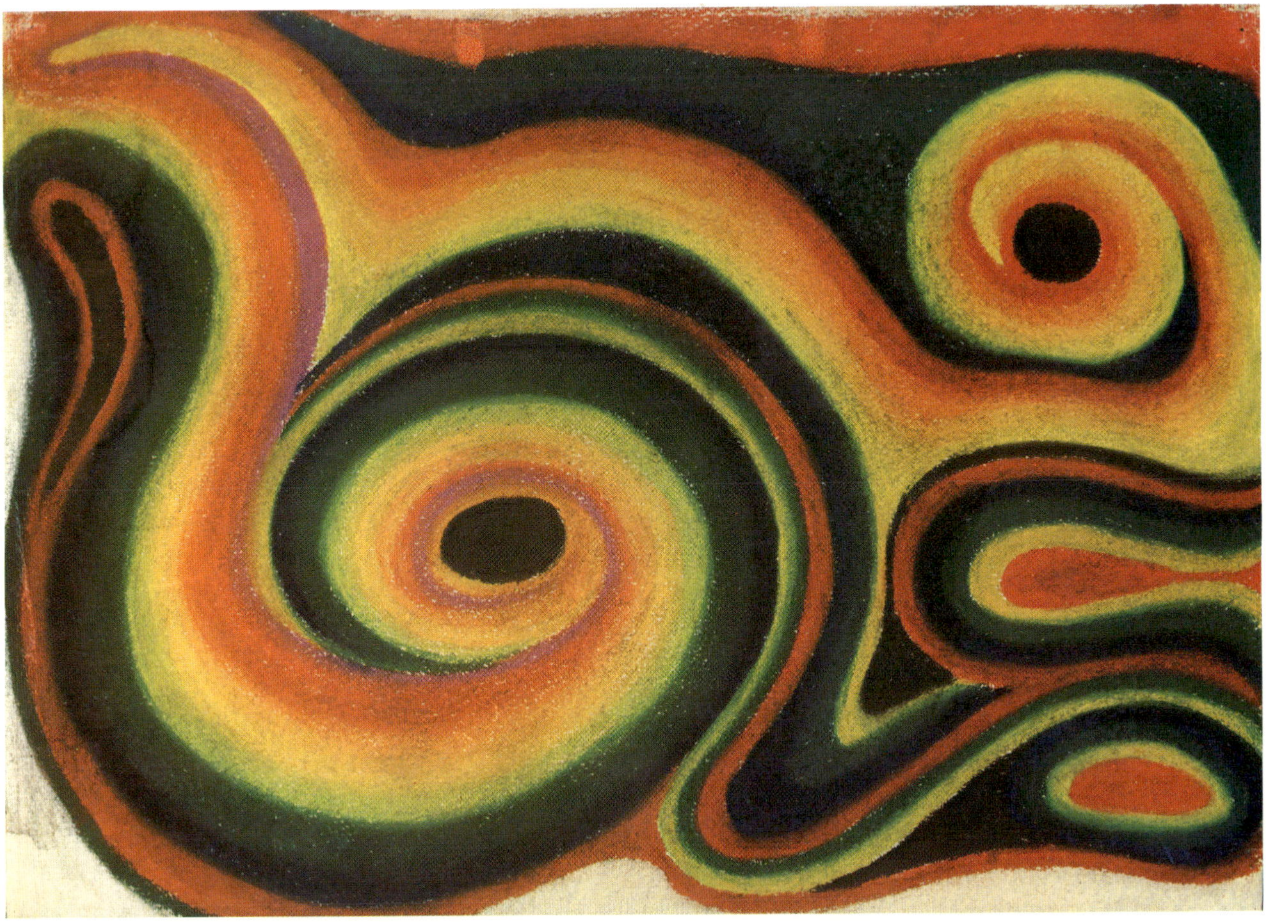

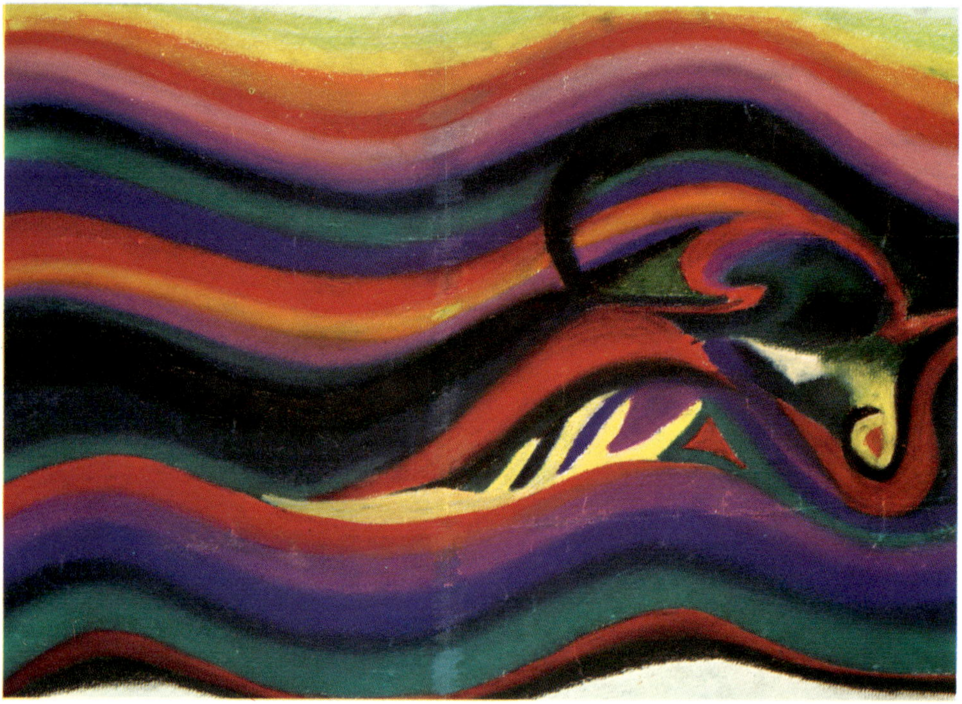

84 Störung im Gesang
85 Das braune Erdkreuz

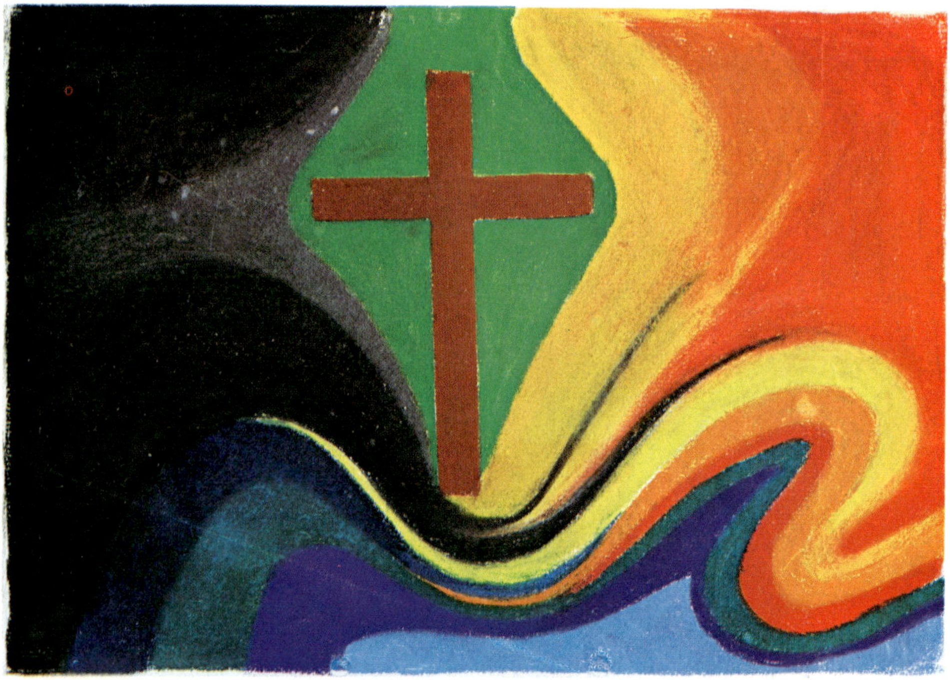

saust. Doch bleibe ich mit meinem Kopf in ihren Kleidern hängen, und sie fällt über mich her.» Die Frauen sind eben sein braunes Erdkreuz.
Er lernt eine Kinderschwester kennen und hofft auf nähere Beziehung. Zugleich aber hat er eine tief platonische Freundschaft mit einem jungen Chemiker, der ihn mehr interessiert. Er gibt das Mädchen auf, weil er nicht verträgt, daß es raucht. Dann hat er ein verwirrendes Erlebnis mit einer verheirateten Frau, der Gattin eines seiner Freunde. Sie hat ihr Auge auf ihn geworfen, lädt ihn eifrig ein, und eines Abends erscheint sie unvorhergesehen in seinem Zimmer und verführt ihn. Nach einem kurzen, frühzeitigen Samenerguß ekelt es ihn tief vor solchem Tun, und er beschließt, die Frau nie wieder zu sehen.
Dann trifft ihn im Dezember 1950 ein harter Schock. Die Aufnahme in die Pensionskasse, und damit eine feste Anstellung, wird ihm verweigert. Es stellt sich heraus, daß er in der Rekrutenschule Geisteskrankheit simuliert hatte, um entlassen zu werden, was in seinem Militärbüchlein vermerkt worden war. Man hatte sein Simulieren ernst genommen, und es war nicht gelungen, diese Irreführung rückgängig zu machen. Ich schickte ihn zum Arzt, der seinerzeit die Diagnose gefällt hat, und zur Nachuntersuchung zu einem andern Psychiater. Trotz der wohlwollenden Behandlung der Angelegenheit durch die beiden Ärzte gibt der Amtsarzt nicht nach. So bleibt er nur Aushilfsangestellter. Über alledem verliert er nicht den Mut. Er meldet sich als Reiseleiter und macht eine Tour in Italien. Er lernt schwimmen, was eine Mutprobe für ihn bedeutet; aber er besteht sie.
Mit großer Geduld, ohne Kritik und Predigt, begleite ich ihn auf seinen Wegen und Irrwegen. Ich zeige ihm die Vor- und Nachteile dessen, was ihm begegnet, und versuche mit echter Anteilnahme den final-prospektiven Aspekt allen Leidens, aller Erfahrungen, hervorzuheben. Er fühlt, daß ich an ihn und an seine Möglichkeiten glaube. Langsam dämmert es ihm, daß er nicht in der Außenwelt, sondern in seiner eigenen Innenwelt «zwischen Mann und Frau steht», daß er im Grunde ein Homosexueller ist. Seine Beziehung zu den Männern wird unter die Lupe genommen, und er wird gewahr, daß er, *wenn er* liebt, seinen Partner stets mit Eifersucht, Drängelei, Neugierde und Romantik verfolgt, daß er ihm aber zugleich auf rein masochistische Weise zum Opfer fällt; denn er wählt Sadisten zu seinen geliebten Freunden aus. Mit diesen hat er dann auch keinen Geschlechtsverkehr, sondern nur mit solchen, die er nicht liebt und nur körperlich begehrt. Da wird er aktiv und selber sadistisch. Er möchte den andern ganz besitzen, ihn körperlich klein machen. *Beide Formen der Gefühle kann er demselben Mann nicht geben.*

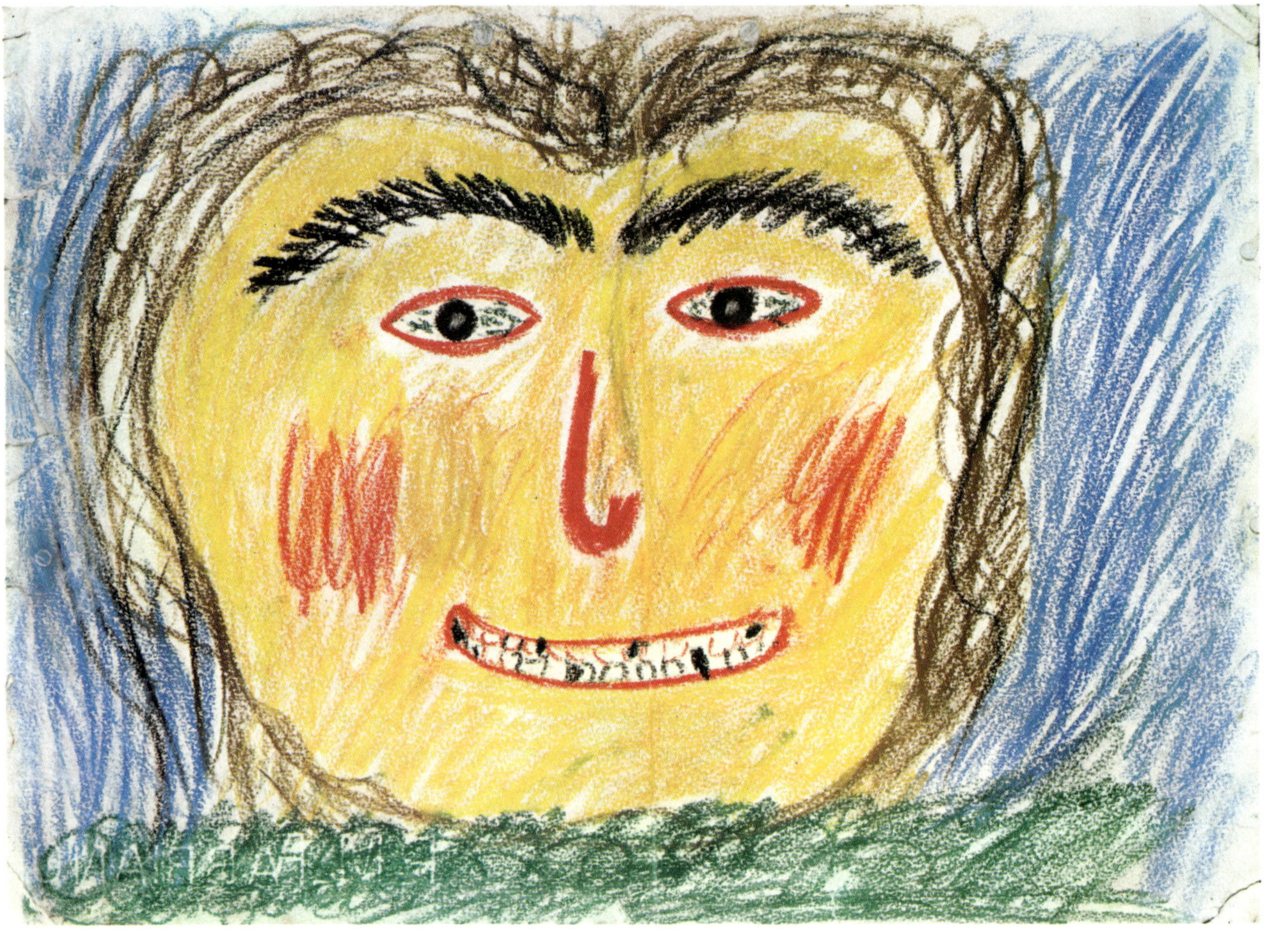

86 Mein «Schatten»

Zwei wichtige Episoden solcher Art laufen dann nebeneinander und drükken auf sein Gemüt. Da er sie nicht nur in allen Einzelheiten in seinem Tagebuch beschreibt, sondern wir sie auch analytisch zu durchleuchten versuchen, beginnt er sich ernstlich mit seinem «Schatten» auseinanderzusetzen.

Am 13. Januar 1951 malt er das erschütternde *Bild seines «Schattens»* (Bild 86), einen geisteskrank aussehenden, erschreckenden Männerkopf. Er berichtete, daß er ihn unentwegt anschauen mußte und vor sich auf einen Stuhl hingestellt hat, um verzweifelt über sich selbst klarzuwerden. Es packte ihn von innen her ein dämonischer Zwang, *hinter* das Bild zu schauen, das heißt festzuhalten, was dahinter sein mochte. Da entstand als zweites Bild (Bild 87) *Die Welt hinter dem «Schatten»*, auf dem sichtbar wird, wie reich dieser Hintergrund ist und keineswegs zerfallen, wie er meinte, und ihn darum *Wahnsinn* nannte. Oben sind zwar die beiden Teufelsfratzen und inmitten das rote Leidenschaftskreuz; aber unten rechts liegt ein Ganzheitssymbol, ein Kreis, der die Gegensatzfarben rot und blau vereint, und links über loderndem Feuer stehen drei Noten und ein grünes, hoffnungsfarbenes Dreieck. In der Mitte jedoch wieder ein bunter Schmetterling: die Seele. Der Wahnsinn, vor dem er sich im geheimen fürchtete und der sich auch in seiner Familie eingenistet hat, spukt nur in seinem Kopf, denn das Bild weist ganz und gar nicht in diese Richtung, sondern zeugt im Gegenteil – trotz Teufelsmaske – von einer Gefühls- und Gemütsfülle, ja von einem inneren Reichtum, der in sich die Möglichkeit weiterer Entfaltung birgt.

Die Deutung, die ich diesem Bilde gab, aber auch Werners inneres Wissen um dessen Aussage, verfehlten nicht, ihm neuen Auftrieb zu geben. Etwas resigniert erklärt er nun, er ahne, daß es seine Bestimmung sei, allein durchs Leben zu gehen, daß er dies aber nun doch mit Freude tun wolle.

87 Die Welt hinter dem «Schatten»

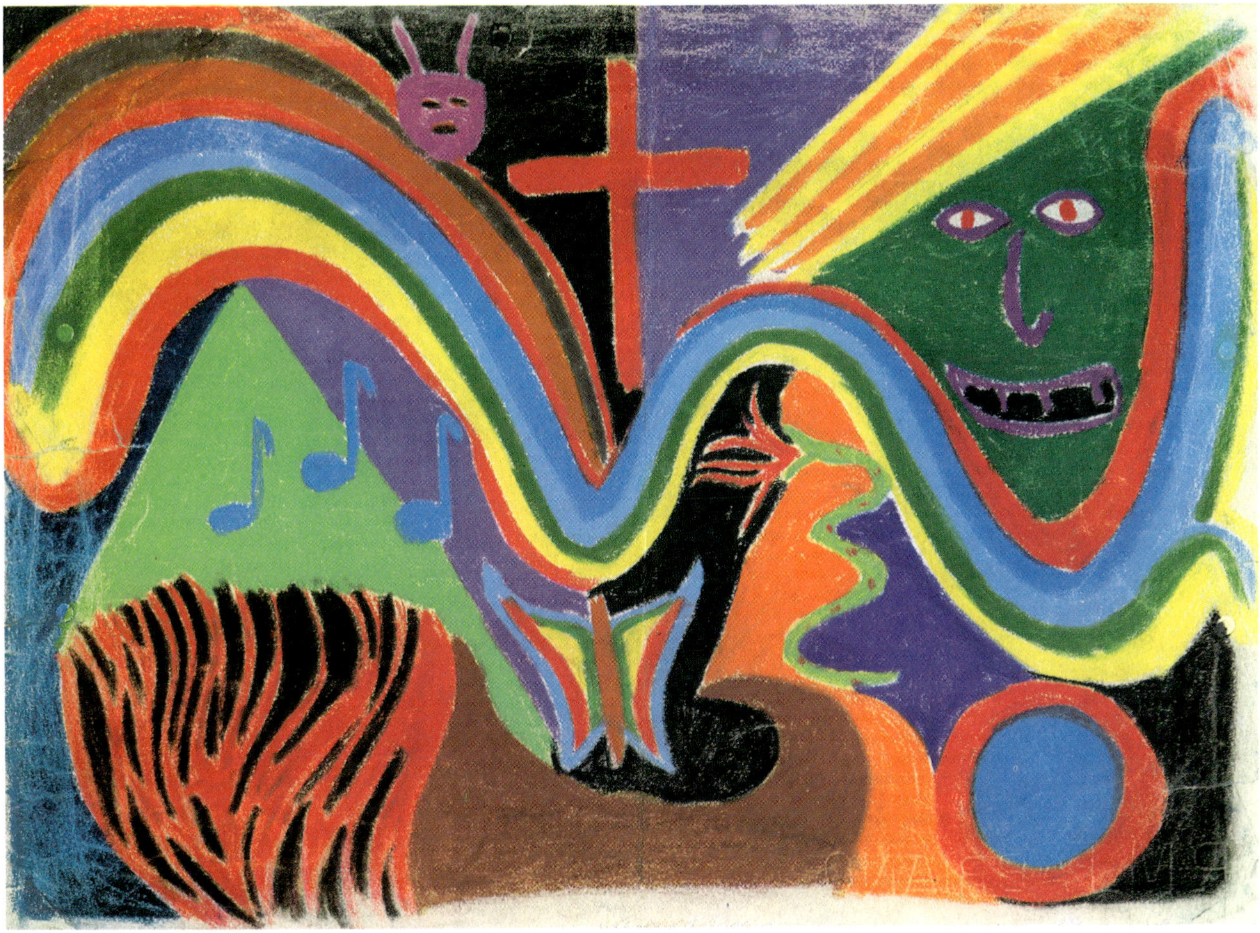

Ich verweise ihn nun auf die vielen Anspielungen auf Musik, die seine Bilder enthalten, und meine daher, er sollte vielleicht singen lernen. Singen, weil der ganze Mensch dazu das Instrument darstellt. – Daraufhin wirft er sich mit voller Hingabe in dieses Studium. Ende Mai 1951, nach drei Jahren Arbeit mit mir, will er eine Pause einschalten, und wir brechen ab. Er fährt jedoch fort, mir wöchentlich Berichte zu schicken, die ich gewissenhaft und eingehend beantworte, entweder schriftlich oder kurz telephonisch. Inzwischen hat er sein Zimmer verlassen und hat sich eine eigene Wohnung gemietet sowie ein Klavier, was ihm unendliche Freude bereitet. Im Sommer ist er wieder Reiseleiter, ebenso zu Weihnachten 1951. Am 10. Februar 1952 schreibt er mir: «Ich bin innerlich viel fester geworden, fasse alles selbstverständlicher auf. Seither bin ich auch ruhiger, schlafe wieder sehr gut.»

Nach einem Jahr Unterbrechung, das heißt im Juli 1952, möchte Werner die Analyse wieder aufnehmen, um die vielen noch schwelenden Probleme zu verarbeiten. Er hatte gerade eine Autoreise hinter sich, die er auf eine Annonce hin mit einem Bankdirektor unternommen hat, der ihn mit seiner Promiskuität anwiderte. Er selber war stets voller Sehnsucht nach einem einzigen Freund, der alle Seiten seines Wesens befriedigen könnte, hatte aber bislang noch keinen solchen gefunden. Trotzdem gehörte er nicht zu jenen, die auf der Straße einmalige Bekanntschaften machen, anonym eine gemeinsame Nacht verbringen und täglich wechseln. Er fühlte sich unendlich einsam, die Konzentration auf die Musik ließ jedoch seinen Mut nicht sinken. Diese trat an die Stelle des Malens und gab ihm große Befriedigung, da sich seine Stimme zusehends entwickelte.

In dieser zweiten Periode unserer Arbeit wurde besonders die Beziehung zu seinen Eltern durchbesprochen. «Wie gerne möchte ich meinen Eltern zeigen», schrieb er, «daß ich sie liebe, aber ich kann es einfach nicht. Ich kann ihre Blicke nicht aushalten, bin mit ihnen wortkarg, wie zugeknöpft, und leider stets gereizt.» Werner kann ihnen nicht verzeihen, daß sie so sind, wie sie sind; er kann ihnen nicht ohne die Erwartung begegnen, daß sie ideale Eltern sein sollten. Die Durchleuchtung der Familiengeschichte, der verschiedenen psychischen Störungen in der Verwandtschaft, ihre möglichen Folgen, wurden schonungslos aufgedeckt. Werner mußte sehen, daß auch ihm psychische Gefahren drohen, wenn er nicht zu dem steht, was er ist, wenn er sein seelisches Material verdrängt, anstatt es mutig verstehen zu lernen und es zu akzeptieren. Langsam konnte er sich von den bedrückenden Familienzuständen lösen und einsehen, daß er ein Mensch für sich ist und sein Leben nach den eigenen Möglichkeiten gestalten müsse.

Seine Gesangslehrerin, eine kluge Frau, sagte ihm, er sei vielleicht von Gott her zu etwas anderem bestimmt als zur Gründung einer Familie. Plötzlich fing er an, sich mit den Problemen der Religion ernstlich zu befassen, wobei ich ihn eifrig unterstützte; er sollte einmal alles, was er zu Hause und in der Schule gelernt hatte, unter die Lupe nehmen und alles in Frage stellen und sich neu erwerben. Er ahnte langsam, daß Demut von ihm verlangt werde, damit er im Gebet Ruhe finden könne. In diesem Gefühl neuer Zuversicht entschloß er sich, mit der Analyse wieder aufzuhören. Ein weiteres Jahr ist damit abgeschlossen worden.

Tagebuch und Berichte gingen jedoch weiter. Und nach zwei weiteren Jahren, während deren unsere Beziehung nie abbrach (er besuchte mich einige Male unverbindlich), war er wieder in Not und kam so Mitte März 1955 erneut zu mir. Er war von neuem einem sadistischen Mann verfallen, mit dem er seine Zweizimmerwohnung teilte und der, um ihn zu quälen, vor seinen Augen seine Freundin bei sich übernachten ließ. Kurzerhand kündigte er jedoch dem Freund und blieb mit wundem Herzen, aber doch in seinem Entschluß gestärkt, zurück. Er betrachtete das als seine Bewährungsprobe, was sein Selbstgefühl außerordentlich stärkte.
In zwei Belangen ist in diesen letzten Jahren eine gewaltige Veränderung bei Werner eingetreten: Erstens kam er in ein finanzielles Gleichgewicht, wie er es früher nie gekannt hatte. «Meine Schulden waren abgezahlt, und ich verstand es, mein Geld einzuteilen, im Gegensatz zu bisher, da ich ständig in Geldsorgen war. Mit der seelischen Erstarkung verbesserte sich auch meine Beziehung zum Geld.» «Zweitens», so erzählte er mir, «kennt man mich allgemein – auch hier im Gegensatz zu früher – als einen aufgeschlossenen, fröhlichen und geselligen Menschen. Nur wenn einer wagt, mir allzunahe zu treten, werde ich schroff und abweisend. Ich habe gelernt, das Innen und das Außen nicht zu vermischen.» Ja, er hatte Extraversion nötig und lernte, sich ihrer richtig zu bedienen.
Diese Periode unserer Arbeit dauerte nur drei Monate. Sie befaßte sich vor allem mit Träumen und Erlebnissen, die sich stets auf Werners dauernde Neigung bezogen, sadistischen Männern zu verfallen. Seine unbewußten Versuche, sich in eine Opferrolle hineinzumanövrieren, sein Drang, aus der masochistischen Situation Genuß zu ziehen, wurden langsam deutlicher. Ich hoffte nur, daß ihm der Trick, den er sich selber spielte, auch in jenen Momenten einfallen werde, in denen er daran war, dessen Opfer zu werden. Unser Kontakt blieb in der Folge aufrecht, wenn auch etwas lok-

kerer. Im Jahre 1956 sah ich ihn viermal, und im Jahre 1957 berichtete er mir von einem Traum, der mir Hoffnung gab, daß er endlich verstehen werde, wo seine Männlichkeiten verborgen sind. In diesem Traum sucht er seinen geliebten Freund überall in einem großen Haus, bis er ihn im Keller findet. Er will ihn beglückt umarmen, aber dieser sträubt sich dagegen. Als er sich endlich doch umschließen läßt, wird Werner plötzlich gewahr, daß es gar nicht der gesuchte Freund ist, sondern ein ganz anderer Mann. Trotzdem fühlt er sich beglückt, denn er weiß, es ist dieser, den er so unendlich gern hat. – Dieses Bild ließ ihn nicht los. Er schrieb mir darüber: «Ich glaube nicht falsch zu deuten, wenn ich drunten im ‹Keller des Unbewußten› meinen ‹Bruder›, meine verdrängte Seite, finde, welchen ich so lange Zeit in einem leibhaftigen Menschen suchte. Dieser Traum übt unentwegt seinen Zauber auf mich aus.» Er nahm sich nun ernstlich vor, den «inneren Freund» zu suchen.

Damit war unsere gemeinsame Arbeit endgültig abgeschlossen. Werner wußte nun genug, um sich allein zurechtzufinden. Er war gefestigt, einsichtig, demütig und unerschrocken geworden. Er hatte ein Ich entwickelt, das sich nicht mehr so leicht umwerfen ließ. Mitte Mai 1959 schrieb er mir, daß ihm bei einem großen Konzert- und Musikhaus eine Stelle angeboten worden sei, wo er auch bedeutende Chancen zum Avancieren hätte. Er war seiner Stellung in der Verwaltung schon lange überdrüssig und hatte sich zu verändern gesucht. Er bat mich um meine Ansicht, ob er es wagen solle, die angebotene Stelle anzunehmen, was ich ihm auch dringend empfahl. Das war doch genau das, was er brauchte, wo er sich bewähren konnte und wohin er mit seiner großen Musikliebe gehörte. Er trat am 1. Juli 1959 die Stelle an; damit war sein Leben in geordnete Bahnen gekommen, und er fand einen tiefen Sinn in seinem täglichen Tun. Die Männerfreundschaften verloren dadurch an Vordringlichkeit, obwohl er nie ganz darauf verzichten konnte. Aber das Sexuelle spielte dabei eine immer geringere Rolle.

Ich sah Werner zu Weihnachten 1960 wieder. Er war ein anderer, ein seriöser, gefestigter Mensch geworden, dem das Leben etwas zu geben hatte. Sogar sein jungenhaftes Aussehen war nicht mehr so auffallend. Es war ein freudiges Wiedersehen. Seither jedoch habe ich nichts mehr von ihm gehört, was ich als gutes Zeichen betrachte. Als ich diese Arbeit zum Niederschreiben vorbereitete, rief ich ihn an, um zu hören, wie es ihm ergehe. Er sagte: «Es geht mir ausgezeichnet. Ich bin sehr zufrieden und hätte nie gedacht, daß ich es aushalten könnte, so zu arbeiten und zu schuften, wie ich es jetzt tun muß. Aber es ist schön, dies zu können. Auch mein

Privatleben hat sich beruhigt. Ich habe seit zwei Jahren einen lieben Freund, mit dem ich viele künstlerische Interessen teile. Bei ihm habe ich endlich beide Seiten meines Wesens vereinen können. Ich liebe zwar körperlich, aber das steht im Hintergrund; wichtig ist die geistige Beziehung.»

Wie Sie sehen, ist es mir nicht gelungen, Werner zur Heterosexualität zu verhelfen. Ich betrachte es aber doch als einen relativen Erfolg, daß er aufgehört hat, aussichtslosen Beziehungen zur Frau nachzurennen und diese und sich selbst unglücklich zu machen, daß er im Berufsleben seine volle Befriedigung findet und auch, daß er sich einem Manne anschließen konnte, dem er die Treue hält und mit dem er seine Sexualität bis zu einem gewissen Grade zu sublimieren vermag.

Wenn man, wie ich, so viele Homosexuelle psychologisch betreut hat, wird man bescheiden. Wenn ich daher von einem meiner Ansicht nach relativen Erfolg spreche, so darum, weil es mir bei so manchem nicht einmal gelungen ist, sie aus der Selbstlüge und der Verzweiflung, in die sie sich verstrickt hatten, herauszuholen, geschweige denn, ihre Art zu ändern, obwohl ich jedesmal meine ganze Seele in eine solche Arbeit hineingelegt habe. Diese Menschen brauchen nämlich viel Liebe, Verständnis und Geborgenheit, vielleicht mehr als andere. Denn es sind arme Menschen, doch meistens mit beträchtlichen Begabungen. Gelingt es, diese zu wecken, so stehen die Chancen der Besserung höher; gelingt es aber nicht, so verfallen sie der Depression und der Neurose. Daß Werner sich von ihr befreien konnte, war mir eine große Genugtuung. Konnte ich denn mehr erwarten, als daß er sich zufrieden und schaffensfroh erklärte? Ein großer Schritt ist getan worden; eine beachtliche Reifung wurde erreicht. Werner wußte nun, «wer» er ist. Er kannte die Tücken und die hilfreichen Aspekte seines Wesens, seine Licht- und Schattenseiten. Er hatte gelernt, mit ihnen umzugehen, und auch, sie zu ertragen.

Ob er je zu einer Frau hinfindet, liegt jedoch weiter in Gottes Hand.

Malereien von Zwangskranken als Weg zur Selbsterkenntnis

Über Zwangsneurosen wurde schon viel veröffentlicht. Noch immer sind sie jedoch weitgehend unerforscht und geben einem zahllose Rätsel auf. Wir kennen die charakteristischen Symptome, die bei fast allen diesen Kranken vorhanden sind, wir begegnen ihnen in ihren täglichen Gewohnheiten, in ihren Ängsten und Vorstellungen, in ihren Träumen und Phantasien. So kam mir der Gedanke, daß man diese Symptome möglicherweise auch in ihren Spontanprodukten, zum Beispiel in ihren «Bildern aus dem Unbewußten» finden könnte, insofern sie malen beziehungsweise gemalt haben. Vielleicht erlauben solche Bilder eine weitere hilfreiche Einsicht in diese so vielfältige, nicht einfach diagnostizierbare und zu behandelnde seelische Störung. Als nicht ärztliche Analytikerin habe ich natürlich mit relativ wenigen Zwangskranken gearbeitet, weil hinter ihnen ja oft eine Schizophrenie lauert, weshalb ich sie so bald als möglich zu einem Psychiater weiterschickte. Ich habe daher nur einige, im medizinischen Sinn klassische Zwangsneurotiker in Analyse gehabt, und von diesen haben nicht alle gemalt. Allerdings hatte ich zahlreiche Analysanden mit mehr oder weniger im Vordergrund stehenden Zwangssymptomen. Sie ließen sich aber nur mit Zurückhaltung unter die «echten Fälle» einreihen.

Nach sorgfältiger Durchsicht meines Bildmaterials habe ich immerhin einiges von Zwangsneurotikern gefunden, das meine Aufmerksamkeit auf sich zog, weil ich unter den Bildern dieser Patienten, die sich durch nichts von denen der andersartigen psychischen Kranken unterscheiden, auch solche fand, die drei Hauptmerkmale aufwiesen, die mit den klassischen Zwangssymptomen in sichtbarer Beziehung standen, das heißt solche darstellten. Es waren erstens: immer wiederkehrende Stereotypien, zweitens Bilder, die zur sexuellen Sphäre gehörten, Urin, Stuhl und Genitalien zum Gegenstand hatten, und drittens solche, die eine Art von Gittermotiven und Durchkreuzungen als Sperrungs- und Vernichtungssymptome aufweisen. Mein Material ist leider zu klein, um aus diesen Beobachtungen

gültige Schlüsse ziehen zu können. Vielleicht besitzen aber andere Therapeuten unter den Lesern ähnliche Malereien oder könnten von nun an ihr Augenmerk darauf richten, ob meine Feststellungen tatsächlich auch auf andere Zwangsfälle passen und ob sich dann daraus wissenschaftlich fundierte und statistisch unterbaute Folgerungen ableiten lassen.
Als Kostprobe für das eben Erwähnte möchte ich hier aus meiner Praxis vier verschiedene Fälle kurz vorstellen und einige Bilder vorlegen, die während der Analyse gemalt wurden.

Zuerst möchte ich von einer 26jährigen Kanadierin berichten, die von ihrem Gatten verlassen mit ihrem Sohn in Zürich allein zurückblieb und in ihrer Verzweiflung von einem Arzt zu mir geschickt wurde. Sie war hübsch, intelligent, aber seelisch schwer gestört. Sie klagte, daß ihr Kopf ständig wie von einer Glashaube umgeben sei, daß sie dadurch keinen Kontakt mit den Menschen habe, denn diese seien «so weit weg» von ihr, daß sie sich auf nichts konzentrieren könne, ihre Gedanken seien dauernd zwanghaft auf ihren eigenen Zustand gerichtet. Vor allem aber stehe sie unter dem Zwang, ununterbrochen von 1 bis 8 zählen zu müssen, ganz leise, in sich, auch dann, wenn sie etwas zu sprechen oder zu lesen versuche. Sie litt unter Zwangsvorstellungen und großen Ängsten, deren Ursache sie trotz aller Bemühung nicht ergründen konnte. Hier aber, auf Bild 88, dem ersten nach zweimonatiger analytischen Arbeit, wird sie offenbar: Sie hat ihr einmaliges Ich verloren oder noch gar nie gefunden. Sie ist völlig desorientiert.
Ungeachtet seiner relativen Dürftigkeit entsteigt dem Bild eindrucksvoll die bange Frage: «*Wer bin ich?*» Und das Fragen dehnt sich bis in die vier Ecken der Welt aus. Im Zentrum der typischen, quadratischen Mandalaform, die hier als das «Gehäuse» der Persönlichkeit verstanden werden kann, befindet sich in einem weiß-schwarzen Kreis – Farben, die die Gegensatznatur der Seele ausdrücken – statt des Ich ein graues Fragezeichen. Daß dieses Grau Grauen bewirkt, benötigt wohl keines weiteren Kommentars. Mögen die vier Farben der quadratischen Umzäunung bewußt gewählt worden sein, die Wahl des Grau geschah unabsichtlich, so wie es der Verfertigerin dieses Bildes ganz unbewußt war, was sie eigentlich mit ihrem Malen darstellen wollte. Obwohl die vier Grundfarben des Vierecks von gewissen Gefühlsmöglichkeiten zeugen, sind sie durch das Zentrum, das vom Ich beherrscht sein sollte, in Frage gestellt. Auffallend ist auch noch die Dünne der Striche und die Starrheit des ganzen Bildes, die auf einen ernsten Mangel an Gemüt zurückzuführen sind.

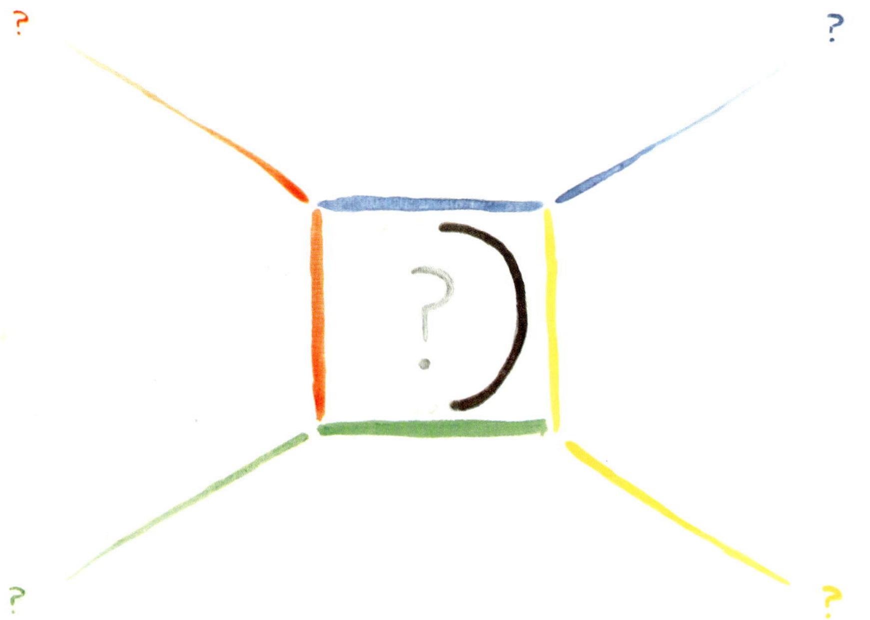

88 Wer bin ich?

Nach längerer Pause folgte das zweite Bild (Bild 89), ein schmutzig brauner Fleck mit in Rot auslaufenden Rändern. Es ist charakteristisch für das Schmutz- und Schuldproblem der Zwangskranken. Das nächste, dritte (Bild 90) zeigt einen braunen Mann, der seinen Stuhl fallen läßt, der in ihrem Unbewußten als Motiv haust und in ihren Träumen immer wiederkehrt. Auch er gehört zum Komplex der «Unsauberkeit», an dem sie leidet und der durch allerlei Zwangssymptome verdeckt und kompensiert werden muß, hier jedoch ungewollt ans Licht tritt.
Etwa nach sechs Monaten bei wöchentlich zweimaligen Sitzungen gesteht die Analysandin, sie habe ihre Glashaube «verloren», aber nur, wenn sie mit mir spreche und bei mir sei. Damit war der Bann gebrochen, sie fing an, ein Tagebuch zu schreiben und Kindheitserinnerungen aufzustöbern. Eines Tages fiel ihr ein, daß sie als kleines 3- bis 4jähriges Kind von einer Tante, Schwester ihres Vaters, öfters bewacht wurde und daß diese dabei sonderbare Spiele mit ihr aufführte. Immer, wenn die Tante kam, mußte sie sich hinlegen, und es wurden ihre Genitalien von der Tante gekitzelt, während diese rhythmisch laut vor sich hin von 1 bis 8 zählend, nach der Acht «jetzt kommts!» ausrief und dieses Spiel einige Male nacheinander wiederholte. Das kleine Mädchen verstand nicht, was vorging, aber sie

fühlte, daß mit ihr etwas Geheimnisvolles geschah, etwas, das sie seltsam wohlig durchrieselte, von dem sie jedoch ahnte, daß es etwas Böses, eine unerlaubte Sache war. Denn man hatte oft vor ihr gesagt, diese Tante sei «crazy» (verrückt), und später erfuhr sie, daß sie mit einer Schizophrenie in eine Klinik eingeliefert werden mußte. Mit der Aufdeckung dieser Kindheitserinnerung und des damit verbundenen, verdrängten Schuldgefühls, hörte das Zwangszählen auf, und es konnten eingehendere Besprechungen unternommen werden.

Aus dieser letzten Zeit – sie war von März 1955 bis November 1957, also zweieinhalb Jahre, in Analyse bei mir und hatte 248 Stunden gehabt – möchte ich noch zwei Bilder zeigen. Das eine (Bild 91) stellt die Analysandin dar, wie sie lustberauscht zwischen zwei gegensätzlichen Männergestalten schwankt – die eine rechts von ihr, auf der bewußten Seite dargestellt: als Priester, die andere links, auf der unbewußten Seite: als sexueller Verführer. Beide haben kein Gesicht; sie sind nur durch ihre Eigenschaften, einerseits Asexualität und Askese des Priesterlichen, andererseits sinnliche Begierde des nach ihr Greifenden charakterisiert. Zwischen dem letzteren und der Patientin steht ein Kreuz als Hindernis, aber auch der

89* Der braune Fleck
90* Der braune Mann

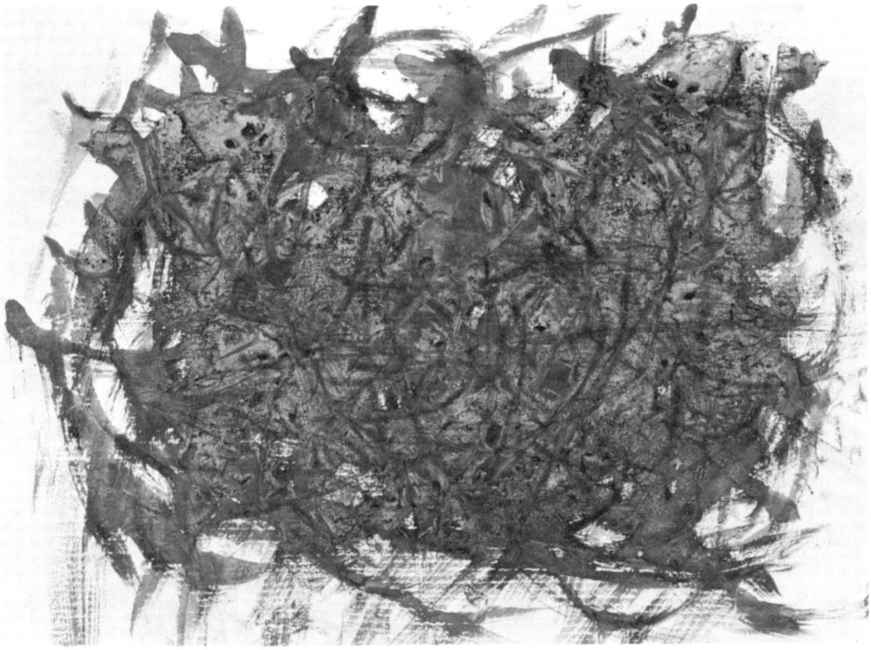

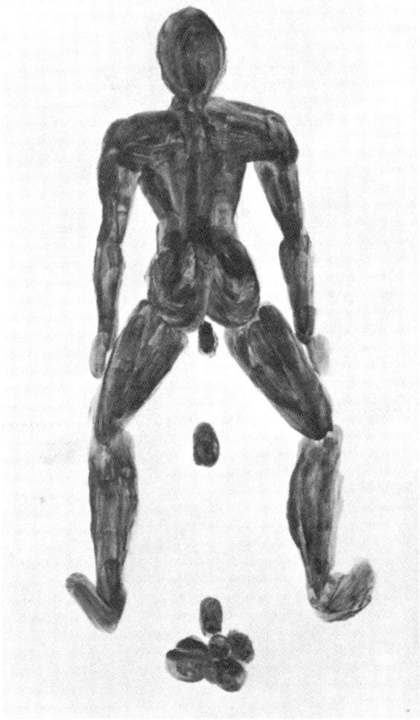

Priester bringt ihr ein Kreuz, das hinter ihm steht und damit ausdrückt, daß auch eine Hingabe an das Asketische ihr ein Kreuz, ein Leiden einbringen würde. Das mit Tusche gezeichnete Blatt zeugt von der darstellerischen Begabung der Patientin, der Mangel jeder Farbe verrät aber auch, daß das Bild vorläufig nur eine abstrakt theoretische Vorstellung ist, die sie in Unruhe und Zerrissenheit versetzt.

Das letzte, fünfte Bild (Bild 92), knapp vor ihrer Rückreise nach Kanada gemalt, läßt ihre Bewußtwerdung in bezug auf ihre Zerrissenheit erkennen. Die weißen Bänder, die sich auf das Gesicht legen, stellen auch eine Art Gitter dar, das sie von der Außenwelt trennt und zeigt, daß das Abgesperrtsein von der Umgebung noch nicht ganz aufgehoben ist. Aus Kanada hat sie mir nicht nur oft geschrieben, sondern sie erschien unerwartet vor drei Jahren in Zürich, um mir zu danken, weil sie ihrem Gefühl nach ihre Zwangssymptome ganz verloren habe. Immerhin fand ich sie noch reichlich eigenartig und diesmal eher leicht schizophren als zwangskrank.

91 Zwischen zwei Männern

92* Hinter Gittern

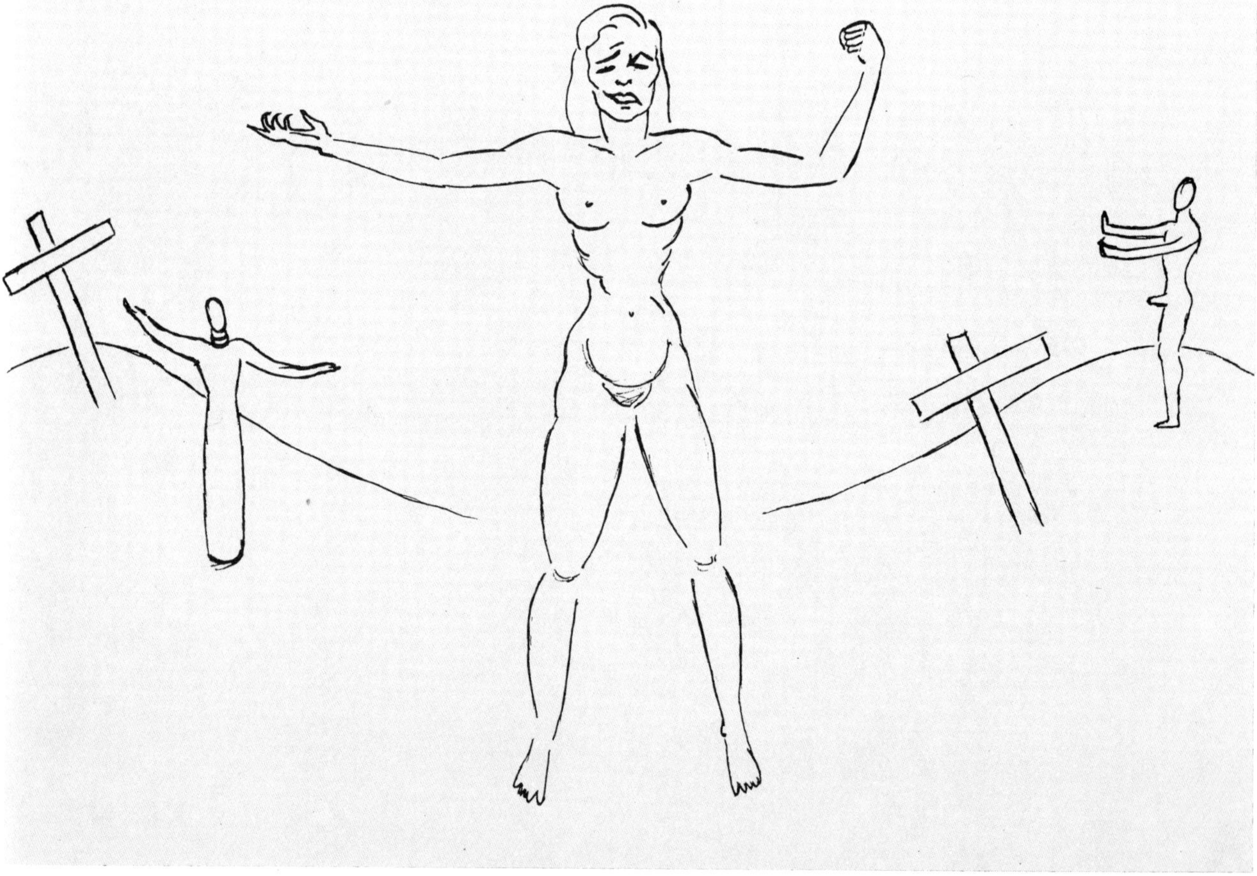

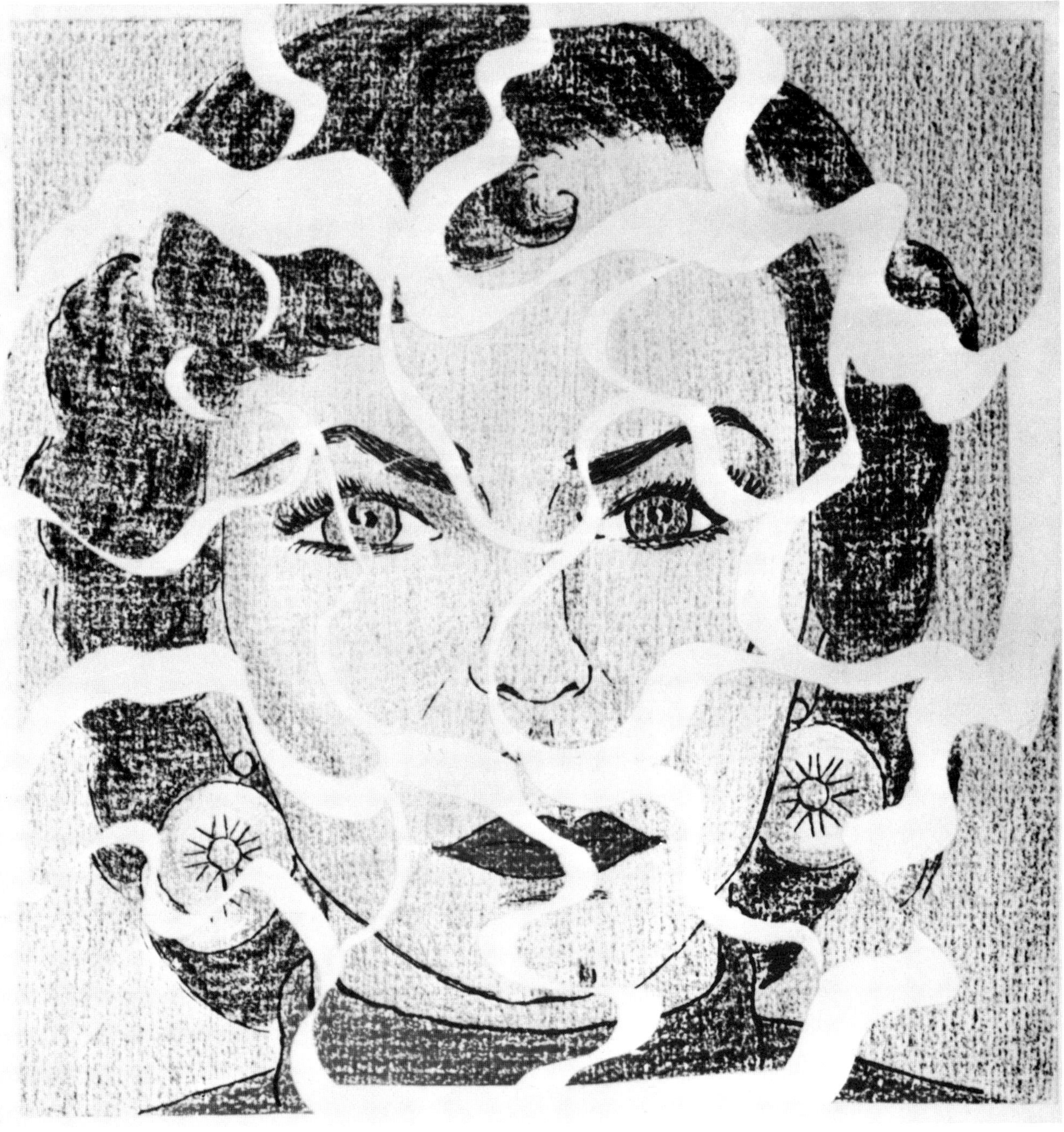

Der *zweite Fall* betrifft einen 33jährigen unverheirateten katholischen Mann, der während zweieinhalb Jahren wöchentlich einmal und später noch gelegentlich zur Analyse zu mir kam und insgesamt 108 analytische Stunden hatte. Sein Vater starb, als der Patient zehn Jahre alt war. Fünf Jahre lang war er als Verdingkind bei Fremden und wollte ins Kloster, wo man ihn jedoch abwies. Jedes Wochenende mußte er im Bett des Vaters das Schlafzimmer mit seiner Mutter, die auf dem Land wohnte, teilen. Er hatte noch nie Geschlechtsverkehr gehabt und litt unter sexuellen Zwangsvorstellungen, die ihn ununterbrochen plagten, so daß er wegschauen mußte, wenn er eine Frau sah, und auch in seinem Beruf dauernd gestört wurde. Auch seine eigenen Genitalien mußte er unter Zwang anschauen, sooft er nur konnte. Auf meine Anregung hin malte er einige dieser Vorstellungen. Aus diesen Bildern zeige ich eine kleine Auswahl.

Das erste (Bild 93) ist eine sehr realistische Darstellung jener weiblichen Organe, die ihn dauernd unterjochten. Bemerkenswert ist die braune kotähnliche Farbe der Beine. Auch das zweite (Bild 94) drückt die völlig abgespaltene Genitalität des Patienten aus; hier hat der Penis jene für Zwangskranke so bedeutsame Kotfarbe. Denn dieser so unwiderstehlich anziehende Körperteil war ja in seinen Augen «Dreck» und daran zu denken im Hinblick auf die Mutter und seine streng katholische Erziehung, schwere Sünde.

Ein Jahr später lichtet sich das Körperliche zu einer mehr natürlichen Farbe auf, aber es ist noch immer die Genitalgegend, die sein Zwangsdenken besetzt hält (Bild 95). Allerdings scheint nicht lange nachher der Versuch, zur «Seele» vorzustoßen, eine Besserung anzudeuten. Nur ist

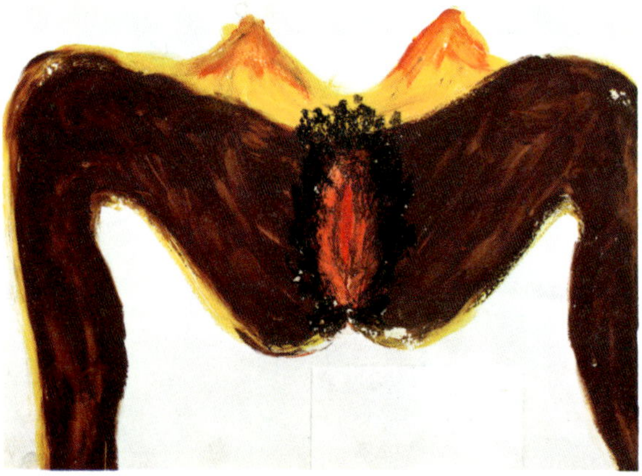

93 Weibliche Organe

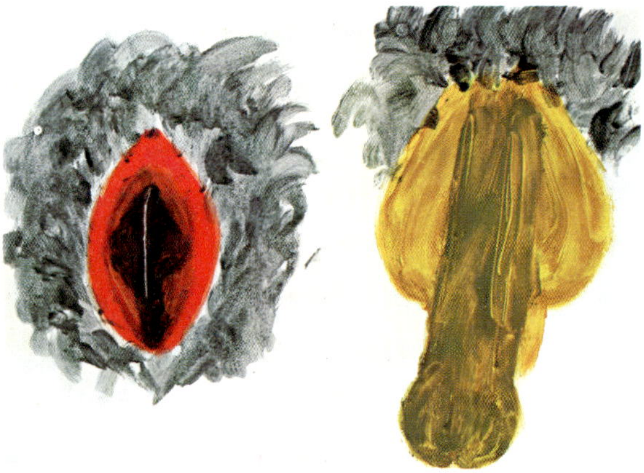

94 Die Genitalien

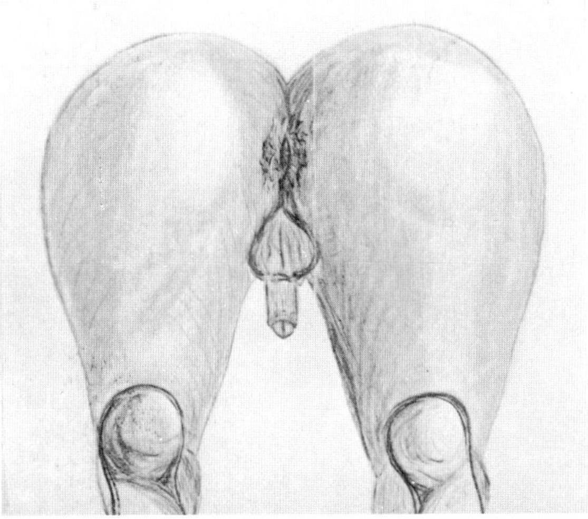

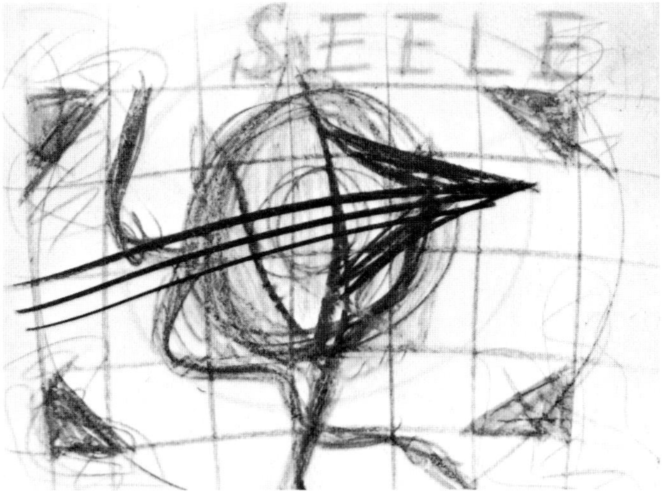

95* Das männliche Genitale
96* Die durchkreuzte Seele

dieses sonst mehr farbige als gefühlvolle Bild 96 von einem Gitter durchkreuzt und von einem großen schwarzen Pfeil gleichsam durchbohrt, wodurch es seinen positiven Aspekt einbüßt.

Zweieinhalb Monate später findet sich jedoch unter seinen nun viel freundlicheren Bildern, auf denen auch Früchte, Blumen usw. zu sehen sind, ein Versuch zu einer Art Mandala, ein Kreisgebilde (Bild 97), das prospektiv verstanden werden darf, obwohl die dicken schwarzen kreisschützenden Bänder auf die tiefe Angst und Depression des Malers hinweisen, die ihn noch gefangen halten. Zu dieser Zeit hatte der Patient sich zum Besuch einer Dirne aufgerafft, und der gelungene Koitus gab ihm etwas mehr Selbstvertrauen und den Schwung zu weiteren solchen Besuchen. Damit waren seine Zwangssymptome verschwunden. Er sagte seine Wochenendaufenthalte bei der Mutter ab und machte bei der Bearbeitung seiner Schuldgefühle eifrig mit.
Er hat mich vor etwa zwei Jahren wieder einmal aufgesucht und erzählte mir, daß er zwangsfrei sei, daß er, noch immer unverheiratet, eine ältere Frau, seine Zimmervermieterin, zur Geliebten habe und sich nun zum Primarlehrer umschulen möchte, wozu er eine Empfehlung von mir brauche. Ich fand ihn gelöst und zuversichtlich. Ob man diesen Mann unter die klassischen Zwangskranken einreihen kann, möchte ich dem Urteil meiner Leser überlassen. Die Quelle seines Zwangsdenken war bei ihm eindeutig in seiner Erziehung und Mutterproblematik zu suchen.

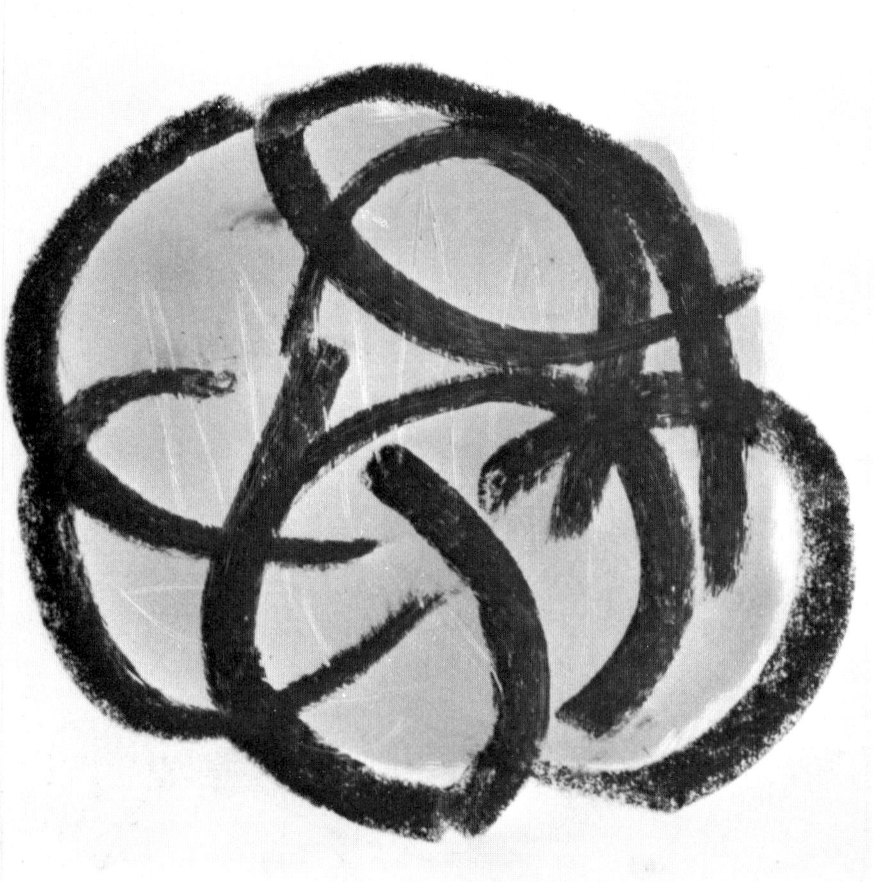

97* Depressive Kreisgebilde

Der *dritte Fall*, den ich vorstellen möchte, handelt von einer damals 45jährigen Engländerin, Mutter von drei Kindern und Gattin eines vielbeschäftigten Juristen, die ab 1945, während rund drei Jahren dreimal wöchentlich ununterbrochen und später bis 1960 (mit zwei Ausnahmen) jährlich während zwei Monaten, meistens zweimal pro Woche, also zusammen genommen während rund 15 Jahren bei mir in Analyse war. Sie hatte insgesamt 485 Analysestunden, und während dieser Zeit hat sie mehr als 6000 Bilder gemalt, von denen ich hier nur einige, ihre Zwänge veranschaulichende, zeigen will. Interessant war, daß diese Bilder meistens phasenweise auftraten und von solchen abgelöst wurden, die keinerlei Zwangs-

symptome verrieten, obwohl sie ihr tägliches Dasein unverändert bedrängten. Sie konnte schöne, oft humorvolle, naturnahe oder ästhetisch packende Bilder malen.
Sie kam aus einer von Schizophrenie belasteten Familie und hatte neben den Zwangssymptomen auch stark schizoide Züge an sich. Sie hörte Stimmen, war fast ganz entschlußunfähig und oft von Aggressionsanfällen durchschüttelt, die sie gewaltsam zu verdrängen versuchte. Das Malen bedeutete für sie eine ausgesprochene und von ihr immer wieder betonte Erleichterung. Sie konnte mit der Zeit von ihren Zwängen, jeden umzubringen, ihre Kinder zu vergiften, mich wütend zu machen usw., sprechen. Die Worte, die der Vater, als sie noch bei den Eltern lebte, täglich bei Tisch aus Erbauungsheften vorlas, beherrschten dauernd ihr Denken; sie versetzten sie in Angst vor allem Tun, denn sie könnte damit unverzeihbare Sünden begehen.

98* Das eingekerkerte Gehirn

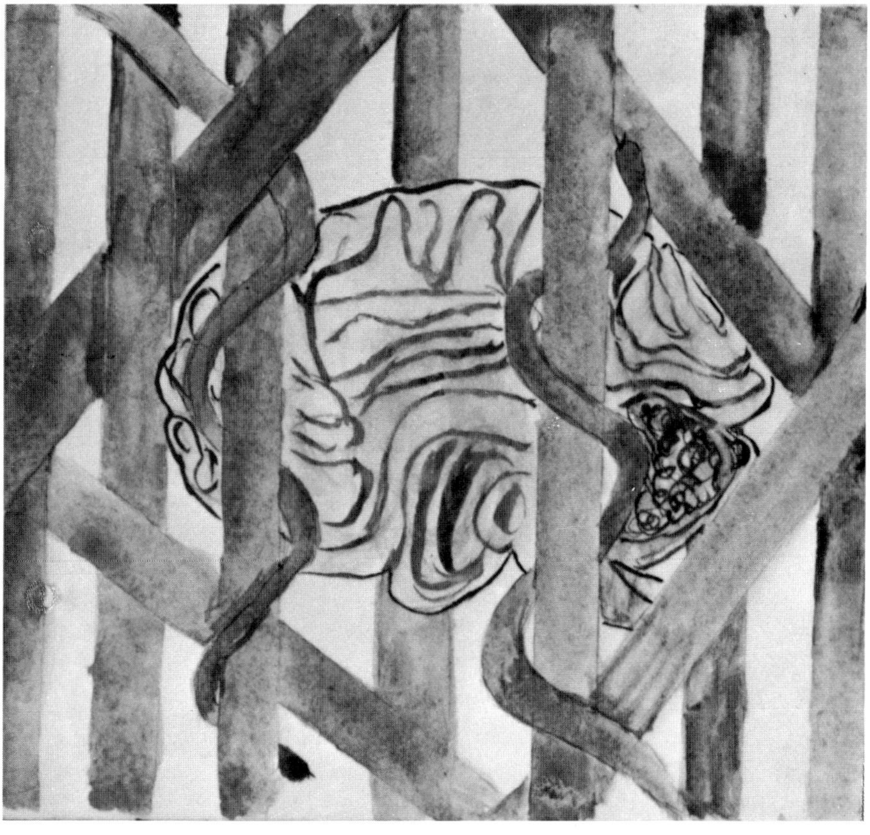

Das eingekerkerte Gehirn (Bild 98) zeigt, wie ihr Denken, ihr ganzes seelisches Sein, «hinter Gittern» gefangen ist. Die starken Stäbe verhindern jede Beweglichkeit. Nur die grünen Schlangen, Symbol ihrer Lebensinstinkte, winden sich langsam durch und beweisen, daß Hoffnung und Besserung noch möglich sind.

99 Der gefangene Instinkt
100* Das blinde Suchen
101* Kreuze
102 Kreise

Im charakteristischen Glauben an die Allmacht ihrer Gedanken litt sie unter furchtbaren Schuldgefühlen und entsprechenden Panikstimmungen, die sie einerseits durch Phantasien (durch das Pflegen von Pestkranken, durch allerlei geheime asketische Verhaltensweisen), andererseits durch Zeremonien, wie zum Beispiel immer nur auf der rechten Seite der Straßen gehen, die Haare bis zur äußersten Einfachheit glätten, sich alle guten Bissen beim Essen verbieten usf. zu entschärfen beziehungsweise zu kompensieren versuchte. Wie wenig sie sich selbst sein konnte, wie sehr ihr Instinkts- und Emotionsleben verbarrikadiert sind, davon spricht dieses Bild Bände.
Der gefangene Instinkt (Bild 99) symbolisiert durch einen Schlangenkopf mit roten Augen und einem Hintergrund voll roter Leidenschaft. So ist auch der Zwangsmechanismus, in dem sie steckt. Stets unter Denkzwang, versucht sie jede Spontaneität zu verdrängen und womöglich nur in ihrem Kopf zu leben, was zu einer entsprechenden Desorientiertheit führte.
Bild 100 zeigt *das blinde Suchen* der Augen und Beine, die sich im Kreise drehen und keinen Ausweg finden.
Um ihre Aggressionen gleichsam «abzuführen» und damit auch ihrem magischen Denken zu entsprechen, haben wir gemeinsam auch allerlei Magie getrieben, wie zum Beispiel Strohpuppen verbrannt, denen sie den Namen ihrer Eltern gab. Sie schrieb auch anonyme Briefe, in denen sie sich selber als Vergifterin ihrer Kinder anzeigte, um sie dann in viele Stücke zu zerreißen und jedes Stück in der Nacht in einen anderen Briefkasten zu werfen. Sie machte Malereien mit dem Ellbogen, die große Zeitungen bedeckten, und viele andere Dinge mehr, die dann, offen besprochen, gedeutet und damit «unschädlich» gemacht wurden. Sie mußte erleben, daß Bewußtmachen und Verdinglichen die Dämonie austreiben und unwirksam machen kann. Eigentlich waren es Methoden, wie man sie in der Spieltherapie mit Kindern verwendet, und es war erstaunlich, wie gut sie wirkten. In den trübsten Phasen ihrer Erkrankung entstanden lange Reihen von stereotyp aussehenden Bildern, von denen ich hier einige zeige.
Kreuze (Bild 101), *Kreise* (Bild 102), *Buchstaben* (Bild 103), *Farbflecken* (Bild 104), alle in höchster Eile und in großer Zahl auf das Papier geworfen. Von jedem malte sie mehrere Dutzend Bilder.

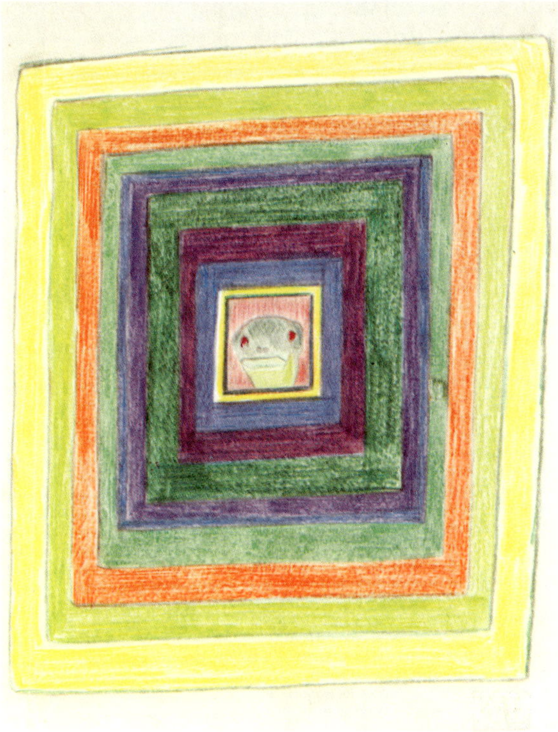

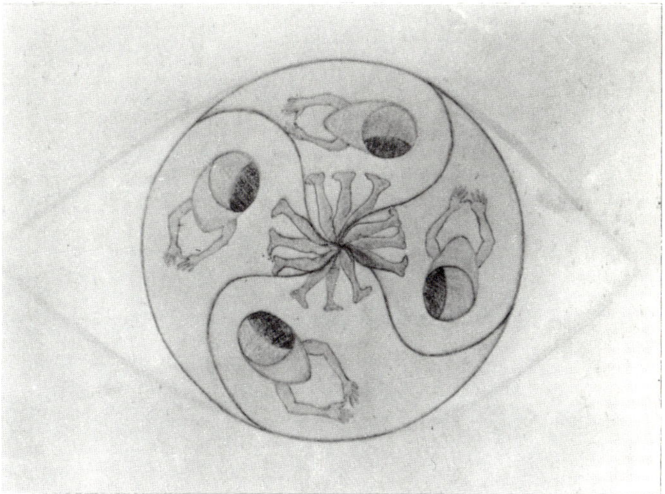

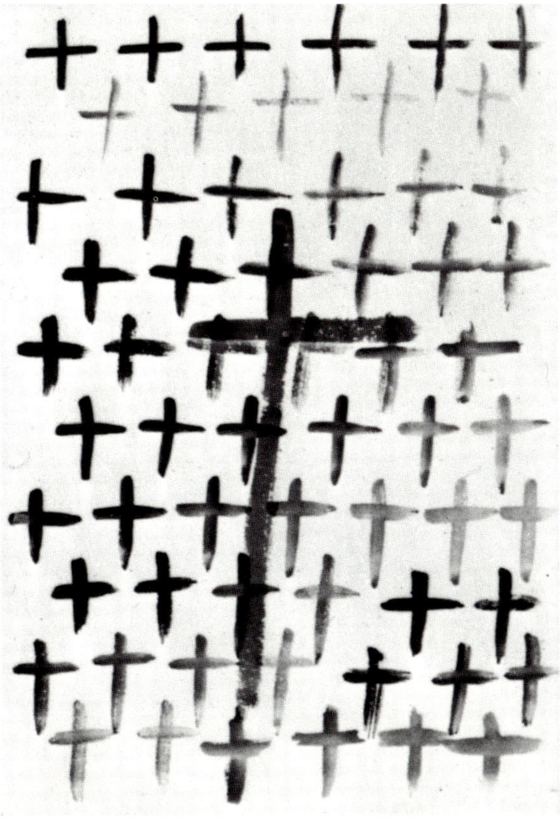

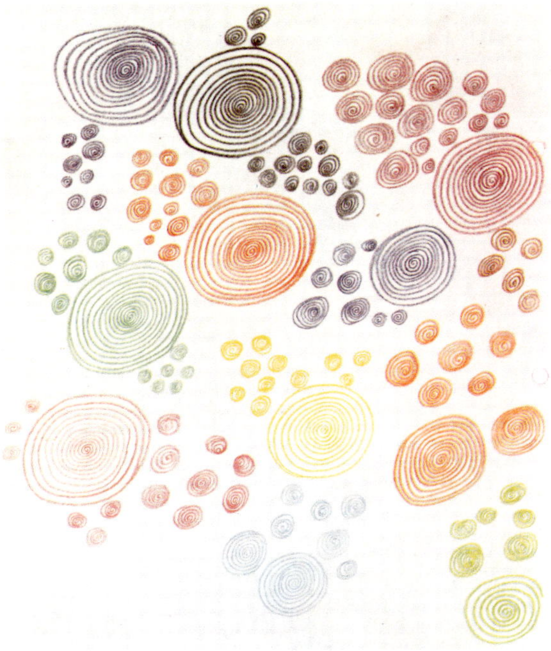

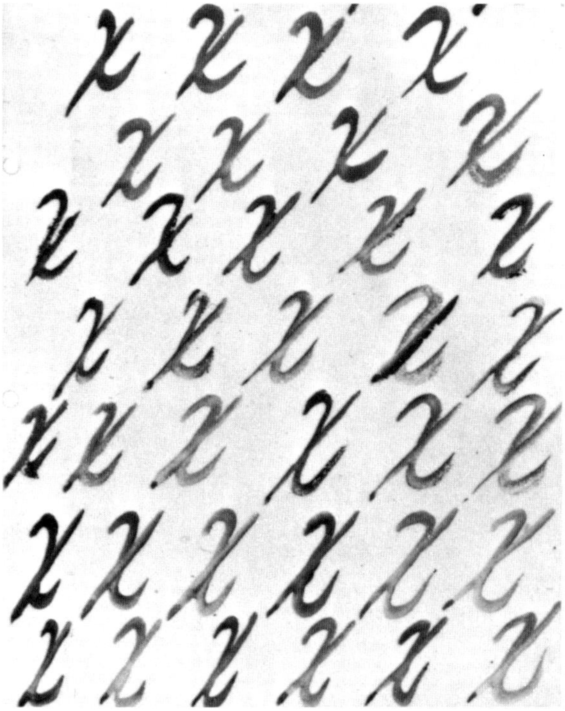

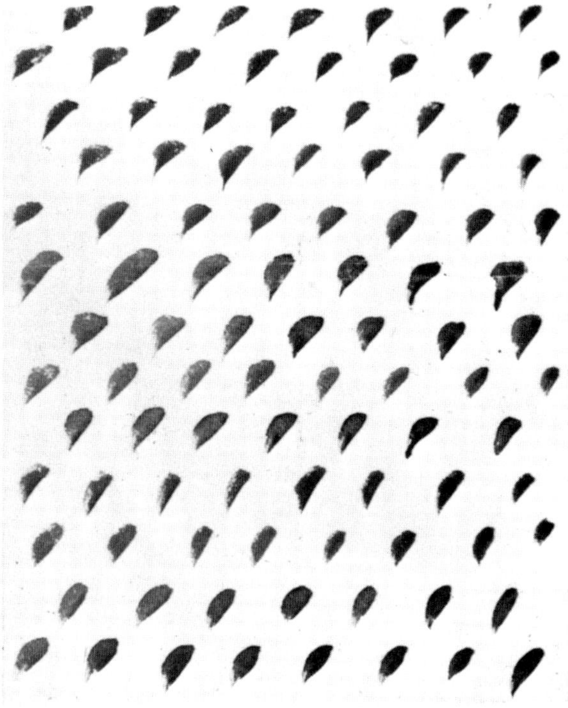

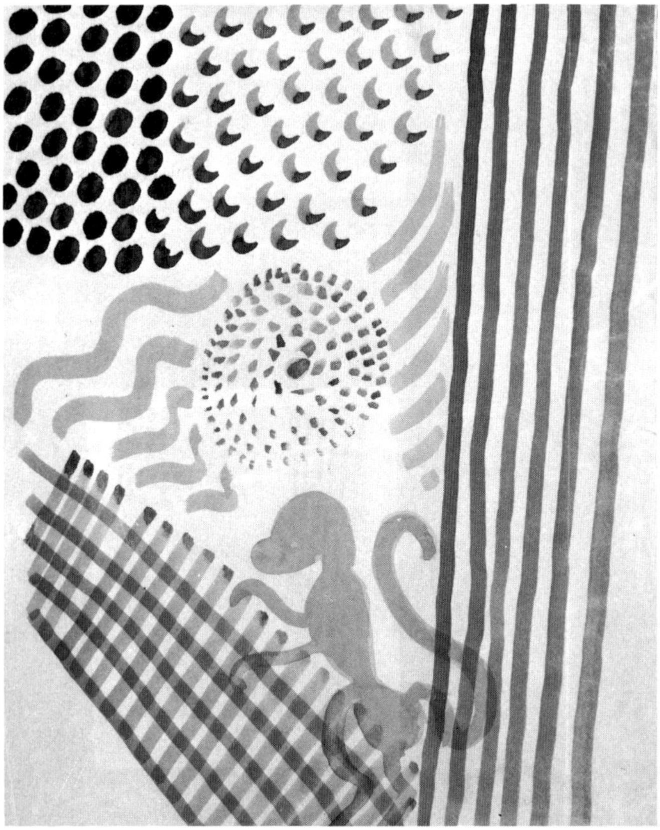

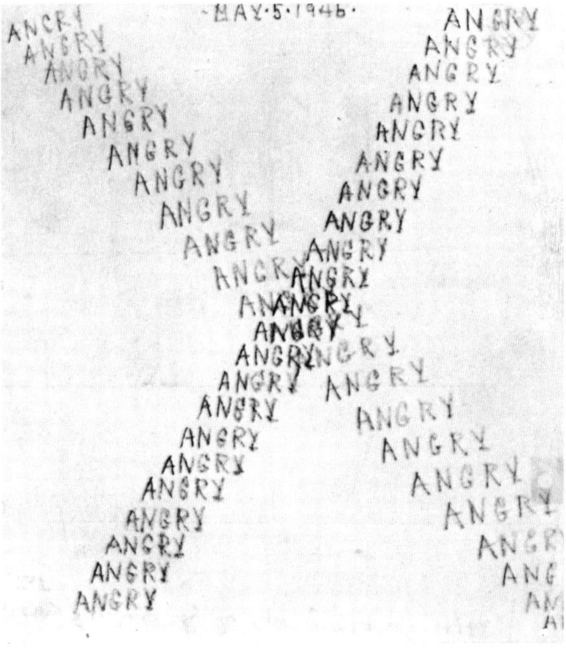
·MAY·5·1946·
ANGRY

103* Buchstaben
104* Farbflecken
105* Gittermotive
106* Böse auf alle Welt
107* Gefangene Pünktchen

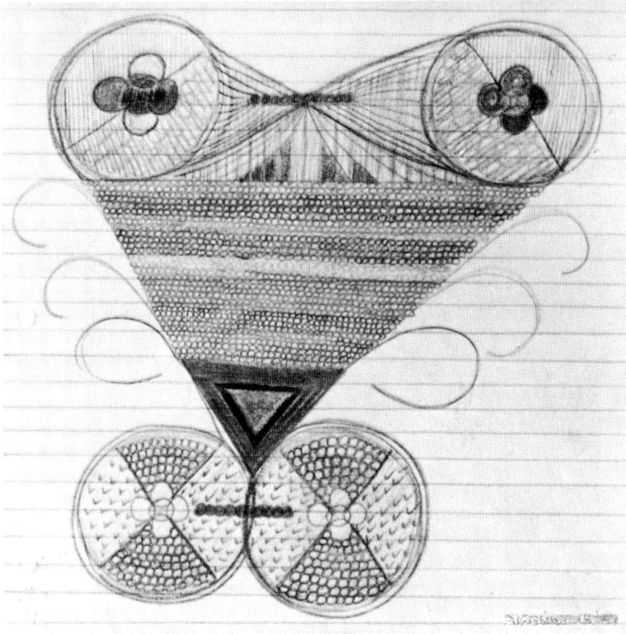

Bild 105 weist die auch bei anderen Zwangskranken vorzufindenden Gittermotive auf.

Bild 106 zeigt ihre *Wut* gegen alles und jeden, und Bild 107, das 417. ihrer Bilder, stellt eine minuziös ausgeführte Komposition dar, die unter dem schweren Zwang, es müßten die «Pünktchen» alle «eingekerkert» werden, entstand.

Die Hingabe, mit der die Patientin ihre Bilder malte, ihre Ausdauer, der Fleiß, mit dem sie Hunderte von Tagebucheintragungen schrieb – ich besitze acht Bände davon –, die große Zahl von Träumen, die wir mit aller Sorgfalt deuteten, führten mit der Zeit zu einem langsamen Abbau der stärksten Zwänge. Die Stimmen hörten ganz auf, die Aggressionen wurden seltener und schwächer, sie wagte selbständiger vorzugehen und Entscheidungen zu treffen, so daß wir mit der Analyse aufhören konnten.

Die Arbeit mit Zwangskranken verlangt unendliche Geduld, sorgfältige Einfühlung und echte Hingabe auch von seiten des Analytikers. So entstand nach einer langjährigen Zusammenarbeit eine tiefe Verbundenheit beiderseits, die weiter ausgleichend wirkte. Die Patientin ist zwar auch heute noch eine «Leidende», aber sie ist dem Alltag relativ angepaßt. Mehr war in diesem Fall nicht zu erreichen.

Mein *vierter Fall* war in allen Einzelheiten eine klassische Zwangsneurose, die schwerste, die ich zu betreuen hatte. Sie fing im 12. Lebensjahr der 25jährigen, seit eineinhalb Jahren verheirateten Patientin an, die gerade ihr erstes Kind zur Welt gebracht hatte. Auch sie kam während Jahren zweimal wöchentlich zu mir und malte mehrere hundert Bilder, die, wie bei der vorher vorgestellten Analysandin, phasenhaft zwischen den Extremen von primitiven, auf ihre Zwangssymptome bezogenen, und sehr hübschen, meistens Blumenmotive darstellenden Malereien schwankten.
Sie litt an den verschiedensten Zwängen wie zum Beispiel stundenlanges Beten in der Toilette, zwanzigmaliges Auf- und Abziehen ihrer Unterhose, aus lauter Angst, daß sie sie verliere, Platzangst auf Straßen, Angst von unkontrollierbaren Sexualtrieben überfallen zu werden, Angst vor der Berührung ihrer Brust oder ihrer Genitalien durch die Hände ihres Mannes usf. Sie litt dauernd unter Ängsten und noch mehr Ängsten.
Im zweiten Jahr der Analyse kam sie mit neuen Symptomen, so zum Beispiel Zwangsdenken an ihren geheim begehrten Zahnarzt während des Koitus mit ihrem Mann und vor allem mit dem Zwang, nach den Genitalien ihres Söhnchens zu greifen und entsprechende, grauenhafte Angst davor. Plötzlich entdeckt sie bei sich Mordgelüste und wagt nicht mehr, allein mit ihrem Kind zu bleiben – der Anlaß, der sie dann zu mir führte. Ihre Mutter muß zu ihr ziehen. Trotz großer Angst auf der Bahn kommt sie von einer benachbarten Stadt regelmäßig zu mir und hat sehr bald eine tiefe, wenn auch oft recht ambivalente Übertragung auf mich. Dadurch wird es jedoch möglich, sie nicht nur zum fleißigen Malen anzuhalten, sondern ihre Zwangssymptome gleichsam auch zu verwirklichen, indem ich diese mit ihr zusammen in Knetmasse und Ton zur Darstellung brachte, bis sie sich an sie gewöhnt, sie sozusagen «verdaut» hat.
Der Stechzwang wird ebenso wie der Berührungszwang der Genitalien ihres Sohnes an einem selbstgemachten Lehmkind genauestens und mehrmals ausgeführt. Ein Mutter-Sohn-Inzest, der Koitus zwischen Mann und Frau, vor allem die von ihr so perhorreszierte, doch von ihrem Mann oft erzwungene Form von «neunundsechzig», alles wird in Ton geknetet und veranschaulicht. Auch das gefürchtete *Stuhlen* und *Urinieren* werden mit dem Pinsel festgehalten (Bilder 108–111). Sie hat rund 150 Bilder allein zu diesem Thema gemalt, alle mit zwanghaftem Eifer. Hier sehen Sie einige Beispiele davon. Sie zeugen von der sogenannten anal-sadistischen Regression der Zwangsneurotiker, die von der Psychoanalyse immer wieder hervorgehoben wird. Wie bei den Primitiven auf ihren Felsenzeichnungen – so dachte ich – müssen diese Vorstellungen durch ihr Festhalten gebannt

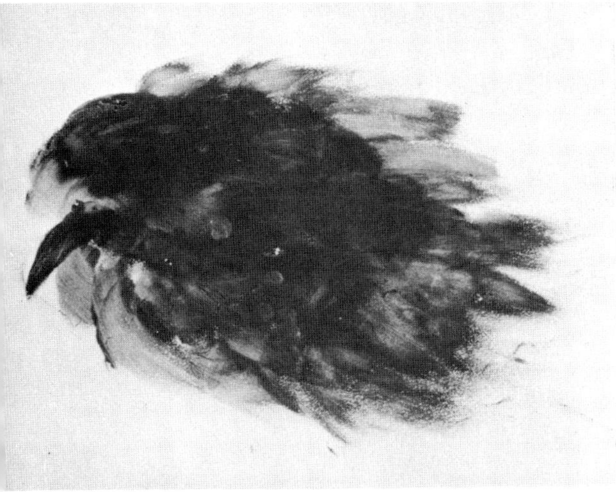

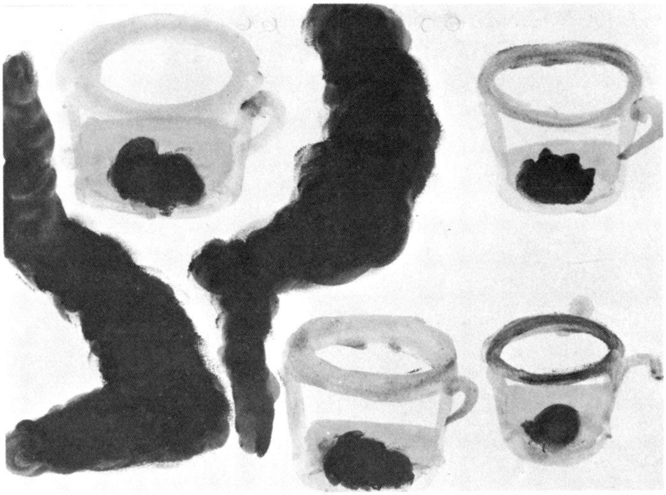

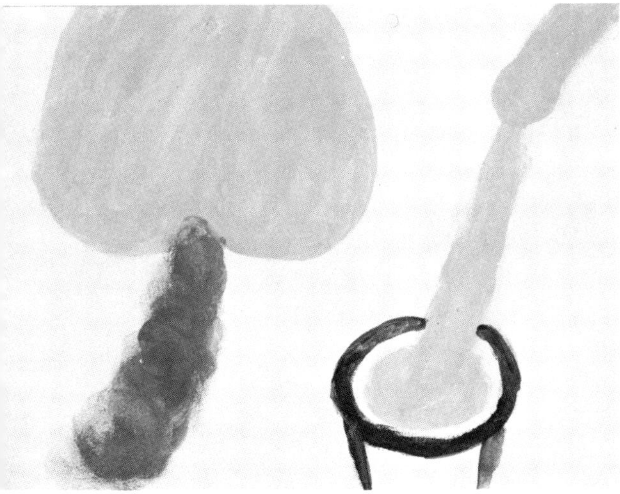

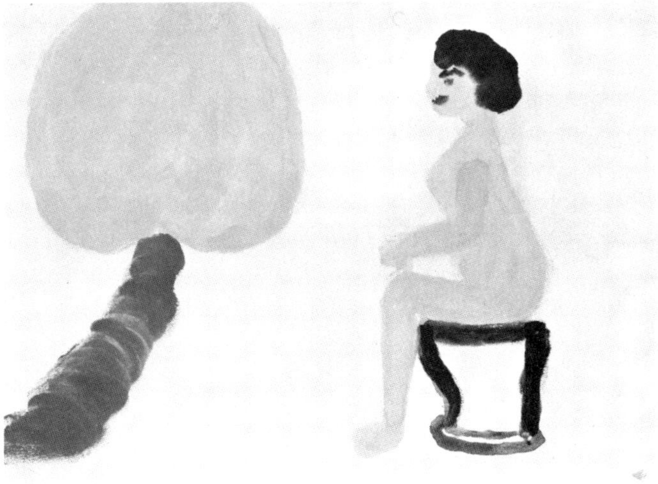

108* Kot
109* Stuhl und Urin
110* Es fließt
111* Sie schaut zu

werden. Dieses Konkretisieren dessen, was aus den Tiefen der Psyche, in Worte kaum faßbar, den Menschen bedroht, hat Jung als «aktive Imagination» immer wieder mit Erfolg verwendet.
Wegen ihrer furchtbaren Sünden will die arme Zwangskranke als Sühne dem Pfarrer und Albert Schweitzer eine Summe schenken. Langsam wird sie nun in der sexuellen Berührung durch den Mann, der außerordentlich verständig und geduldig ist, nachgiebiger, gesteht sogar, daß sie einen

Orgasmus gehabt habe, was bis dahin nie vorkam (Bild 112). Das war nach der 198. analytischen Stunde. Sie beginnt überhaupt etwas mehr auf ihre Weiblichkeit zu achten, die sie bisher haßte und unterdrückte. Sie kauft sich einen roten Hut, obwohl sie diese Farbe stets heftig ablehnte, trägt ihn aber nur einmal. Dann kommt nach mehr als dreijähriger Analyse ein ernster Rückfall. Sie liest in einer Zeitung von einem Vater, der mit seiner kleinen Tochter Unzucht trieb, regt sich wahnsinnig darüber auf und sagt mit zitternder Stimme: «Nun sind wir zu unserem Kernproblem gekommen. Das hängt sicher mit mir zusammen», doch kann sie nichts Näheres angeben.

Bald darauf kommt ein Traum als rettende Enthüllung. Sie war darin etwa vier Jahre alt und saß in der Nacht auf dem Bauernklosett – nur ein Loch in einer Bretterplatte mitten im Stiegenhaus –, als sie schwere Schritte hörte, die die Treppe hochstiegen. Die Türe ging auf und jemand, ein Mann, griff nach ihren Genitalien und kitzelte sie, was sie mit geheimer Wollust erfüllte. An allen Gliedern geschüttelt vor Angst, wachte sie auf und war überzeugt, dieser Mann sei ihr Vater gewesen, der öfters des Nachts betrunken heimkam.

Sie wurde krank und kam etliche Male nicht. Als ich sie wieder sah, erzählte sie mir, sie sei schwanger, weine dauernd, verfluche ihren Mann und mich. Ihre Zahnarztzwänge und ihre Platzangst waren jedoch verschwunden. Die Aufdeckung der Unzuchterinnerung und unsere Besprechungen der vermutlichen Zusammenhänge zwischen ihrem Berührungszwang der Genitalien ihres Sohnes und dem Traumerlebnis, das wahrscheinlich auf einer vorgefallenen, verdrängten Erinnerung beruhte, verringerten ihre Ängste und verminderten ihre Zwänge. Ihre Schwangerschaft ließ sie das Weibsein langsam in einem positiveren Sinn sehen. Auch ihre lesbische Seite wurde ausführlich durchleuchtet, teils an ihrer Beziehung zu ihrer Mutter, teils an jener zu mir. Die verschiedenen Zwangssymptome werden manchmal wieder heftig, dann klingen sie wieder ab. Sie empfindet einen Zusammenhang zwischen ihrem Kitzelzwang, ihren lesbischen Gefühlen, ihrer Clitorisempfindlichkeit und ihrem verdrängten Kindheitserlebnis, das heißt, sie beginnt sie als Wiederholungszwang zu erkennen, damit sie sie loswerden könne. Sie träumt vom sexuellen Verkehr mit ihrem etwas älteren Bruder, verbunden mit einem Clitorisorgasmus, als sie sechs Jahre alt war, den sie seither durch zwanghafte Onanie immer wieder erleben wollte.

Nach fünfjähriger Analyse gibt sie einem gesunden Mädchen das Leben. Die Zwänge werden wieder stärker. «Jetzt habe ich Angst, unter Zwang

112 Liebespaare

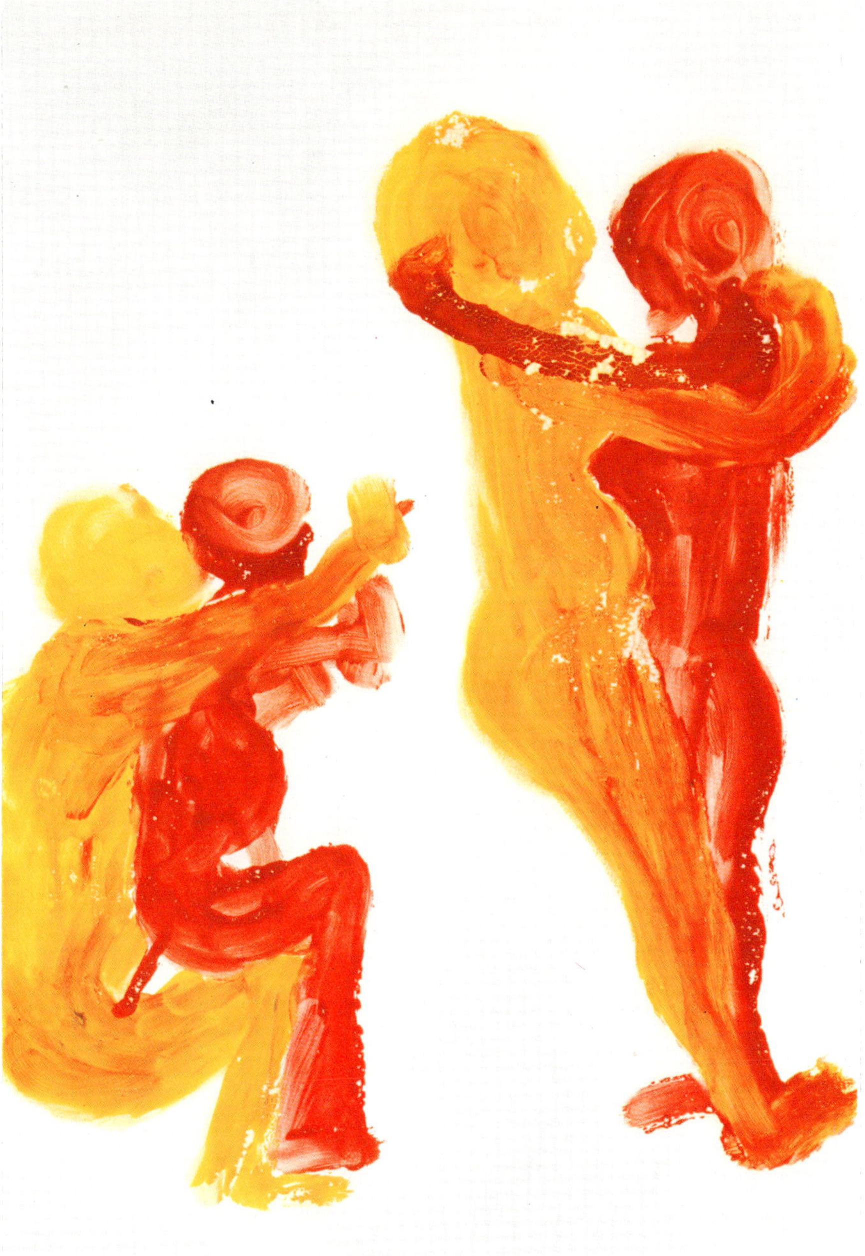

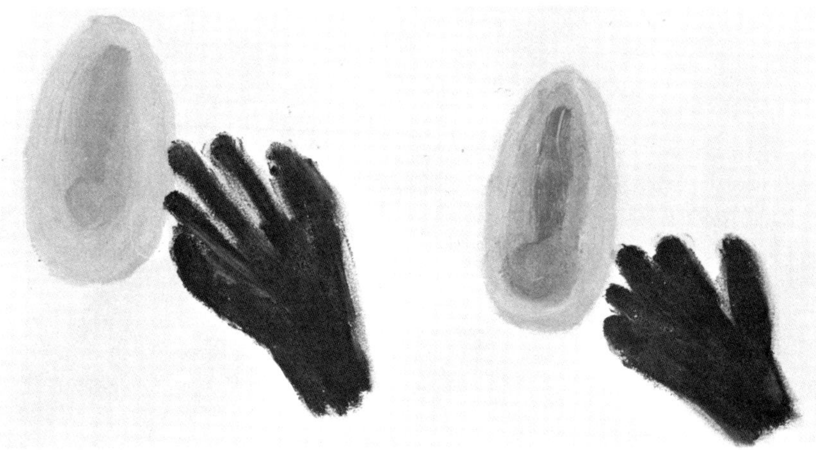

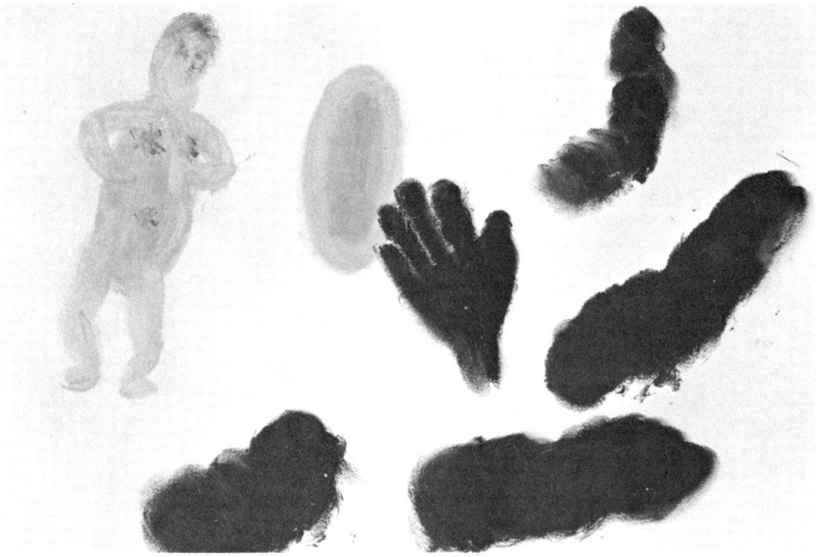

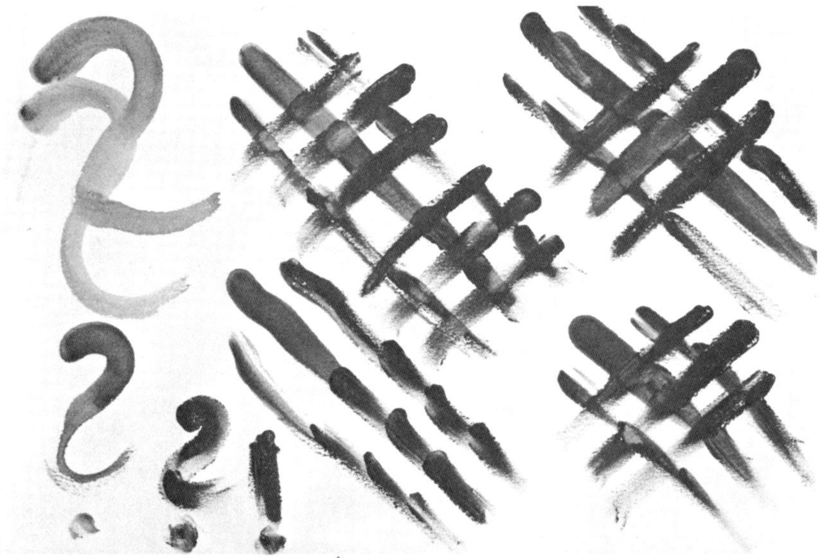

113* Die schwarze Hand
114* Angst
115* Verdrängen

Unzucht zu treiben», sagt sie und ist überzeugt, ihr Bruder habe sie mißbraucht. Mit einer Puppe in der Größe ihres fünfmonatigen Töchterchens haben wir diese «Unzucht» in den analytischen Stunden wiederholt erlebt und erklärt als eine unverdaute Sünde, denn sie habe dabei sowohl Lust als auch Abscheu und Schuldgefühle gehabt und war nie imstande, diese Paradoxie in sich auszusöhnen. Sie denkt nun an ihre eigene Kindheit, wo ihre Mutter sie durch Berührung sexuell erregte und zugleich dauernd moralisierte. Sie beschmiert jetzt die Puppe mit brauner Kotfarbe und läßt sie symbolisch urinieren, wie wenn sie einen Penis hätte. Sie malt sehr viel.

Hier einige Bilder (113–115), die auch das Problem der Vaterhand und das typische Gittermotiv aufzeigen. Das Malen und das Verwirklichen der sogenannten «grausigen», das heißt schmutzigen Dinge tut ihr gut, sie liest auch etwas über die sexuelle Beziehung zwischen Mann und Frau und sagt: «Sobald ich daran denke, woher Angst und Krampf kommen, wird mir besser, alles löst sich».

Sie kommt nur mehr gelegentlich und berichtet, daß zwar Reste ihrer Zwänge vorhanden sind, aber daß sie mit ihnen gut umgehen könne. Sie träumt viel und versteht auch langsam, die Träume zu deuten. Als sie einen Traum bringt, in dem ich in ihr Haus eingezogen bin und sie nun für mich sorgen darf, stellen wir fest, daß sie nicht mehr allein mit ihren Problemen ist, denn ich werde ja ständig bei ihr bleiben. Dies natürlich – wenn sie es zuläßt. Damit war, nach fast neunjähriger Arbeit, der Moment da, die Analyse vorläufig abschließen zu können und abzuwarten, wie es ihr ohne meinen Beistand geht. Das war im Oktober 1957. Seither habe ich sie nicht mehr gesehen. Als ich am 1. Januar 1958 in meine jetzige Wohnung zog, sandte sie mir eine schöne grüne Eukalyptuspflanze, die jetzt noch weiter wächst und blüht. Das war das letzte, was ich von ihr vernahm. Daß sie sich seither nicht mehr meldete, gibt mir die Hoffnung, daß es ihr gut geht.

Freud sagt irgendwo, daß eine echte Zwangsneurose nur bis zu 95 Prozent geheilt werden kann. Ein Rest, gleichsam als Samen für ein neues Aufflackern, bleibt weiter bestehen. Vielleicht ist es jener konstitutionelle Faktor, der die Bildung einer Zwangsneurose überhaupt ermöglicht beziehungsweise begünstigt; vielleicht ist es aber auch jener psychische Kern der individuellen Persönlichkeit, an dem sie sich und die Welt erlebt und mit jener der Zwangsneurose eigentümlichen Hartnäckigkeit den Weg ihrer Individuation in Qual und Leid zu vollziehen hat.

Das Religiöse in den Malereien von seelisch Leidenden

Nach Jung enthält jede Neurose im Kern ein religiöses Problem; sie ist oft geradezu Ausdruck einer Störung der religiösen Funktion der Seele, die er als ihre Grundfunktion ansieht. Religion kommt ja von *religere*, zurückbinden, wiederverbinden mit dem Urbild, dessen «Abbilder» wir sind[1]. Und unserer Seele fiel eben die Aufgabe zu, sich ohne Unterlaß um diese «Rückverbindung» zu bemühen. «Jeder krankt in letzter Linie daran, daß er das verloren hat, was lebendige Religionen ihren Gläubigen zu allen Zeiten gegeben haben, und keiner ist wirklich geheilt, der seine religiöse Einstellung nicht wieder erreicht, was mit Konfession oder Zugehörigkeit zu einer Kirche natürlich nichts zu tun hat»[2], sondern mit dem demütigen Wissen und dem ständigen Bewußthalten unserer Abhängigkeit von einer unser Bewußtsein überragenden Macht, ja unser Angewiesensein auf Gnade. «Wir Abendländer sind unweigerlich als Christen geprägt; wir sind aber auch durch das geprägt, was vor dem Christentum war.»[3] Doch immer wieder betont Jung, daß seiner Überzeugung nach die «anima», das heißt unsere Seele, «naturaliter religiosa est», und er sagt auch: Das einem oft unerklärlichen und unberechenbaren Schicksal Ausgeliefertsein, das Tragenkönnen des Kreuzes, das zu jedem Erdenleben gehört und ohne das keine Aussicht auf Erlösung besteht, ist unser aller Los. Sich ihm entziehen zu wollen, ist gleichbedeutend mit der Gefährdung der seelischen Gesundheit.

Die Neurose ist nämlich letzten Endes «ein Leiden der Seele, die ihren Sinn nicht gefunden hat»[4]. Darum ist das Suchen nach diesem Sinn zugleich das Suchen nach Gott, und darum stellen viele der «Bilder aus dem Unbewußten», die ich hier vorlege, Gottesbilder dar. In ihnen wird offenkundig, bis zu welchem Grade das Gottesbild seines Autors und in weiterer Folge seine religiöse Einstellung, seine Weltanschauung neurotischkrank sind und worin etwa die Symptome ihrer Störungen bestehen.

Wie können wir Bilder, die aus echter Religiosität entstanden sind, und

solche, die nur der Ausdruck neurotischer Symptome, angstgetriebener Vorstellungen sind, voneinander überhaupt unterscheiden? Die Kriterien lassen sich nicht eindeutig festlegen. Weder ästhetische Vollkommenheit noch sakrale Erhabenheit sind Wertmaßstäbe. Viele Maler haben uns im Laufe der Jahrtausende Christus und die Mitteilungen des Evangeliums in Bildern und Skulpturen von unvergänglichem Wert vermittelt, die alles andere als «schön», gefällig oder erhaben waren, und doch tiefste Religiosität ausstrahlten und einen entsprechenden Widerhall im Betrachter hervorriefen. Demgegenüber fehlt den meisten Religiöses darstellenden Bildern von Analysanden jenes Metaphysische, das einem tiefen, echt religiösen Erlebnis entspringt; denn es handelt sich ja um «Werke» von seelisch Leidenden, deren Beziehung zu Gott gestört ist. Darum erwecken sie oft in uns Ablehnung oder Angst und lassen unser Herz kalt und unberührt. Freilich hat alles Religiöse, abgesehen von seinen traditionell herauskristallisierten Ausdrucksformen und Attributen, auch immer eine persönliche Note, geprägt durch die einmalige Individualität, die jedem eignet, der Religiösem in irgendeiner Weise Gestalt verleiht. Wenn aber dieses Individuelle sich derartig breit macht, daß es die gebotenen Inhalte und Formen verzerrt oder übergeht, dann verdrängt es das im Seelenhintergrund liegende archetypische Urbild und schneidet das individuelle Ich von seinen belebenden Quellen ab, was zu Sterilität des Geistes und des Gefühls, zu Einsamkeit und Neurose führt. Und trotzdem, die hier vorgelegten Bilder sind ausgezeichnete Illustrationen dafür, wie stark sogar einer von der religiösen Problematik ergriffen ist, der mit seinem Gott auf Kriegsfuß steht. Die Gültigkeit des Jungschen Wortes «In einer seelisch unterernährten Menschheit kann selbst Gott nicht gedeihen»[5] wird eindrücklich durch sie erhärtet.
Hier stellt sich die Frage: Läßt sich Gott, der absolute, metaphysische Gott mit menschlichen Mitteln überhaupt darstellen? Bleibt nicht jedes Gottesbild im Anthropomorphen stecken? Diese Begrenzung besteht. Gott, der größer und unfaßbarer ist als alles Menschliche, kann durch das Bild nur evoziert und dann im Glauben angenähert werden. Und doch: ist Gott in Christus nicht Fleisch geworden? Hat Er nicht einen abbildbaren Körper angenommen, damit der Mensch ihm, wenn auch durch einen Mittler, begegnen könne? So ist der Drang, Gottesbilder zu malen oder auch zu modellieren, legitim, und diese «Abbilder» werden immer so ausfallen, wie das individuelle Auge des Bewußtseins sie erschaut hat. Sie werden unserem Glauben um den einen, absoluten, metaphysischen Gott immer nur nahekommen oder von ihm entfernter sein, und das je nach

Art und Inhalt dieses Glaubens oder Unglaubens, das heißt in einer mehr oder weniger neurotisierten Form. «Denn ‹Gott› ist eine Urerfahrung des Menschen, und die Menschheit hat sich seit undenkbaren Zeiten eine unsagbare Mühe gegeben, diese unfaßbare Erfahrung darzustellen, sie durch Deutung, durch Spekulation und durch Dogma zu assimilieren oder sie zu leugnen.»[6]

«Die Bilder sind die der Seele einzig gegebenen Ausdrucksmittel des Absoluten», heißt es bei Keyserling[7] – «wer sie darum nicht als letzte Instanz anerkennt, sich in Eckehardts Sprache nicht ‹ihrer annimmt›, sondern sich im buchstäblichen Verstande in sie versenkt, dem werden sie zu Bildern des Sinns und gestatten damit dem Geist, das rein Geistige durch sie hindurch zu erleben. Erlebnismäßig wird der Mensch dann durch sie ergriffen und verwandelt: erkenntnismäßig geurteilt, schaut er alsdann durch sie hindurch.»

Mit dem malenden Festhalten innerer Vorstellungen in Bildern ist in die Psychotherapie der Neurosen eine neue Methode eingeführt worden, deren Ergebnisse vielversprechend sind. Wohlverstanden muß man sich dabei immer vor Augen halten, daß es sich lediglich um einen Versuch handelt, bei Menschen, deren Seele den Zugang zu einem echten Glauben verloren hat, die hemmenden Faktoren durch bildhafte Konkretisierung und Bewußtmachung zu beheben.

Hier können wir allerdings nur einen kleinen Ausschnitt aus dieser unendlichen Vielfalt aufzeigen, nämlich nur jene Bilder, die Religiöses berühren, ohne Rücksicht darauf, ob es sich um dessen negative oder positive Aspekte handelt, und ungeachtet dessen, ob die Bilder von Mann oder Frau, von jung oder alt verfertigt wurden und welcher Nationalität oder Konfession ihre Maler angehören. Immerhin wird sich das Religiöse in erster Linie auf die christliche Problematik beziehen, indem die Autoren der vorliegenden Bilder vor allem christlich Getaufte sind[8]. Da es sich zudem um Produkte von Analysanden handelt, also von Menschen, die an der Heilung und Entwicklung ihrer Psyche arbeiten – werden es Bilder sein, die das mehr oder minder gestörte Verhältnis zum Überpersönlichen erkennen lassen, mag dieses Gott oder sein Widerpart, der Teufel, oder irgendein wichtigeres Symbol aus dem Bereich des Religiösen sein. Es werden sich bestimmte Bildmotive stets auch in neuen Variationen wiederholen, bis sie sich endgültig ausgeformt und dem Bewußtsein eingeprägt haben. Verschiedene Analysanden sind zum Beispiel gleichsam besessen davon, den Teufel in jeder nur möglichen Form und Situation darzustellen, andere wieder ziehen das Gottesauge oder den Lebensbaum als zentrales, oft bis zur Erschöpfung wiederholtes Motiv ihrer Malversuche heran.

Die Beziehung zu Gott ist eine in der menschlichen Seele angelegte Notwendigkeit, eine archetypische Anlage, die nicht ohne schwere Schädigung der psychischen Gesundheit übergangen und verletzt werden kann. Vermag sich nämlich das jeder Seele innewohnende archetypische Wissen von einem «Gott» nicht in entsprechenden Formen zu konkretisieren, so entsteht eine Verarmung, eine Leere in der Seele und als deren Folge allerhand neurotische Symptome. Die Menschen haben nie ohne Götter zu leben vermocht; und wenn sie meinen, ohne Gott auskommen zu können, dann schlüpft er durch ein Hintertürchen in der Gestalt seines Gegenspielers, des Teufels, oder in Form eines Ersatzgottes mit all seinen fadenscheinigen Riten und Zeremonien doch in ihr Innerstes, und die Neurose ist sein Begleiter.

Im Bereich der psychologischen Empirie, die sich der theologischen Terminologie enthält, ist es das *Selbst,* das für jene «imago Dei» steht, von der Jung sagt, sie sei der Mittelpunkt und zugleich die Peripherie des Psyche. Damit lehnt er sich an den alten lateinischen Ausspruch an: «Deus est sphaera intelligibilis, cuius centrum ubique, circumferentia nusquam.»[9] Das heißt, das Selbst stellt jene virtuelle Mitte dar, der alles seelische Leben entfließt und in die es mündet; es umfaßt per definitionem den bewußten und den unbewußten Bereich der Psyche, ein Paradoxon, in dem unser begrenztes Ich und das Allmächtig-Ewige in eins verwoben sind, in dem der transzendente und der immanente Gott ihren gemeinsamen Ausdruck finden. Dementsprechend wird das Gottesbild eines Menschen jeweils vom Wahrnehmungs- und Gestaltungsvermögen seines Bewußtseins, vom Wirkungsgrad und der Wirkungstiefe seines Selbst beziehungsweise von ihrer bilderschaffenden Fähigkeit abhängen. Daher können auch Kinder, sogar Geisteskranke oder Primitive (z. B. die Navaho-Indianer usf.) hochdifferenzierte Gottesbilder malen, phantasieren oder träumen.

Das Selbst kann sich in jedem einzelnen Objekt der Schöpfung sowie in allen Vorstellungen der Phantasie manifestieren, angefangen von den kleinsten, wertlosen Dingen bis zu solchen von höchstem und bleibendem Wert. Naturalistisch Dargestelltes kann ebenso wie Geometrisch-Abstraktes als Kleid für einen religiösen Inhalt dienen. Es hängt dabei von der inneren, oft unbewußten religiösen Einstellung des Analysanden ab, die gar nicht selten in schroffem Widerspruch zu der bewußten steht beziehungsweise diese kompensiert, ob sie durch eine göttliche Figur, einen

Dämon, eine Hexe oder gar einen Wurm veranschaulicht wird. Nicht selten kommt es sogar vor, daß ein völlig Areligiöser erst durch solche Malereien der Existenz einer göttlichen Instanz gewahr wird.
Beim Malen solcher Bilder beruht das Hinausverlegen unbewußter, innerer Inhalte auf Projektion. Es ist aber ein grundlegender Unterschied, ob es sich dabei um die Darstellung eines echten Symbols handelt, also von etwas, das auf ein relativ Unbewußtes hinweist, das niemals erschöpfend beschrieben werden kann, oder um ein Motiv, das keinen symbolischen Charakter hat, sondern seinen Sinn genau ausdrückt, im Grunde genommen des Symbols gar nicht bedarf, um im Bild dargestellt und vermittelt zu werden. Im ersten Fall ist immer etwas Numinoses, Überwältigendes enthalten (wie zum Beispiel eine mythologische Götterfigur), das unser Bewußtsein transzendiert; im zweiten begegnen wir den von Freud gemeinten, aus dem menschlichen Alltag in das Übergeordnete hinausverlegten Projektionen[10] (wie zum Beispiel im Bild 118 der Vater beziehungsweise Gatte). «Die Symbolik ist die eigentliche Ausdrucksweise des Mittelalters, das alles Diesseitige nur im Hinblick auf das Jenseits verehrte. Die Allegorie dagegen ist die der Neuzeit gemäße Form, charakteristisch für eine Epoche, die sich von den göttlichen Dingen abkehrt, um sich den menschlichen Dingen zuzuwenden.»[11] Bei den archetypischen Bildern und den imagines Dei dringen wir nie zum Eigentlichen vor, denn was wir leibhaftig zu Gesicht bekommen, ist nur ein Abglanz. Darum sagt Jung: «Kein *Symbol* ist einfach. Einfach sind nur *Zeichen* und *Allegorien*. Das Symbol aber deckt immer einen komplizierten Tatbestand, welcher dermaßen jenseits des Sprachbegriffes steht, daß er eindeutig überhaupt nicht auszudrücken ist. ... Das Symbol ist zwar der bestmögliche Ausdruck, aber er steht unterhalb der Höhe des durch ihn bezeichneten Mysteriums ...»[12]
So können wir in zahlreichen Fällen, wie zum Beispiel an den Malereien von Analysanden erkennen, daß ihre Urheber im Grunde gar nicht Areligiöse, sondern vielmehr Pseudo-Religiöse sind. Indem sie Gott leugnen, setzen sie unbewußt eine andere Macht an seine Stelle, der sie göttliche Gewalt zubilligen, die sie mit numinosen Eigenschaften ausstatten. Sie verehren dann diese, sie ordnen sich ihr unter, sie werden von ihr beherrscht. Sie haben Gott säkularisiert und vergotten nun den Staat, die Wissenschaft, die Partei, den Heerführer oder einen anderen «Star». Die göttliche Allmacht wird auf etwas Menschliches, Endliches transponiert beziehungsweise projiziert, eventuell identifiziert sich der Maler damit, und so mag das Bewußtsein einer Inflation verfallen. Von dieser Art Gott-

figuren oder religiösen Symbolen werden dann Bilder gemalt, die oft flächig, verstandesnahe wirken, es fehlt ihnen jenes Geheimnisvolle, Überwältigende, das uns wegen seines Faszinosums ergreift. Das Gottesbild ist in ihnen rational geworden, zur Allegorie abgesunken (vgl. Bild 118). Erst wenn im Unbewußten die verdrängte Gegenposition mit psychischer Energie geladen wird, bricht etwas, dann allerdings zumeist schon Dämonisch-Archaisches, als Ersatz durch, wie zum Beispiel im Bild 124 vom «Feuergott». Hierzu heißt es bei Jung: «Es ist nicht zu vergessen, daß im gleichen Maße, wie die bewußte Einstellung sich einer gewissen Gottähnlichkeit wegen ihres hohen und absoluten Standpunktes rühmen darf, eine unbewußte Einstellung sich entwickelt, deren Gottähnlichkeit aber nach unten orientiert ist, nämlich nach einem archaischen Gotte sinnlicher und gewalttätiger Natur.»[13] Dann schlägt unsere Einstellung in ihr Gegenteil um, und der «deus absconditus» tritt an die Oberfläche, der «den Gott unserer Ideale an die Wand drückt».

Zu jenen, dem Bereich der Ratio gehörenden Ersatz-Göttern oder Gott-Allegorien können wir auch die sogenannte «Perfektion» rechnen, zu dem der leider weit verbreitete, zu allerhand seelisch-pathologischen Erscheinungen führende «Perfektionismus» gehört, ein Verhalten, das die menschliche Begrenztheit nicht in Betracht ziehen will. Die Zwangsneurotiker, die Skrupulanten, die Übermoralischen und viele andere schwere Neurotiker sind ihm verfallen. Obwohl es dem menschlichen Bemühen für immer versagt bleibt, Vollkommenheit und damit Gottgleichheit zu erreichen, weil es jenem Hochmut entspräche, um dessentwegen Adam und Eva aus dem Paradies getrieben wurden, unterliegen noch allzuviele dem Glauben, sie könnten und müßten sich ihm verschreiben. Mit verzweifeltem Ringen versuchen sie diese Perfektion mit ihrem Willen zu erzwingen, dem sie magische Kraft zutrauen, anstatt sich bei dem Streben nach einem hohen Ziel ihrer menschlichen Grenze bewußt zu bleiben und ihr Vertrauen auch auf die Gnade und Barmherzigkeit Gottes zu setzen. Für solche Menschen wird dann aus dem Gott der Liebe, an den zu glauben sie im Religionsunterricht gelernt haben, ein Paragraphengott, ein Gesetzesgott, ein rachsüchtiger Pedant. Ein gutes Beispiel dafür stellt Bild 120 dar.

Die gestörte Einstellung zur Religion und als ihr Hauptmerkmal das Gottesbild des Neurotikers haben Josef Rudin zu einer interessanten Studie veranlaßt[14], in der er auf die verschiedenen Typen hinweist, in denen es Gestalt erhalten kann. In seiner lebendigen Beschreibung erkennen wir unschwer jene «falschen Götter», die unsere Patienten in ihren Fesseln halten und von denen sie nicht loslassen wollen. Er zeigt dabei auf, daß es

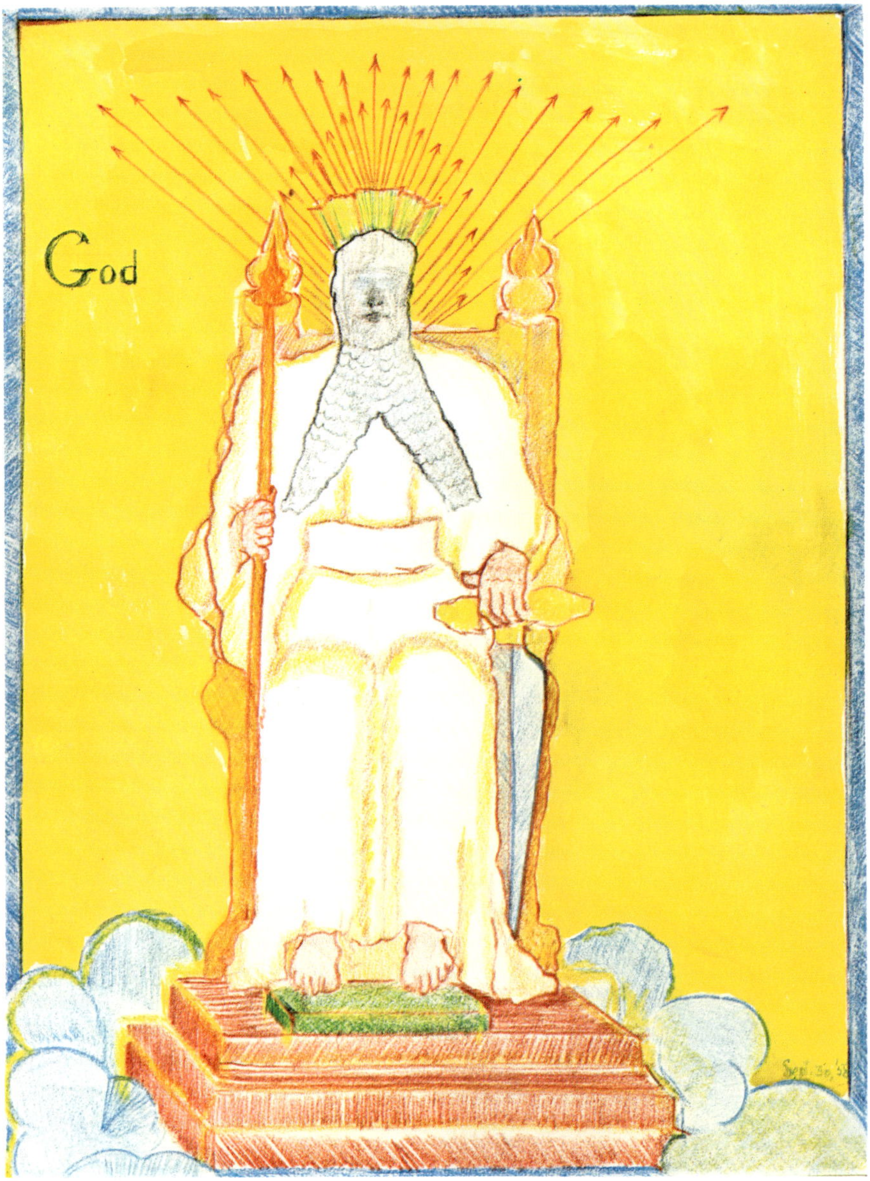

116 Der Himmelspapa

Jung einzig und allein um das Gottes*bild* geht, wie es in der Seele angelegt ist, um psychologische Beobachtungen und Aussagen darüber, wie es sich in Symbolen und Bildern ausdrückt und vor allem, wie es im praktischen Alltag der Menschen wirksam ist. Mit Recht hebt Rudin hervor, daß sich Jung nicht – wie viele irrtümlicherweise meinen – über das Wesen oder gar die Existenz von Gott selber äußert. Es ist ihm nicht um Werte und Wahrheiten des Glaubens zu tun, sondern um den Niederschlag, um die Manifestationsformen des Transzendenten in der Psyche. Und unter diesen begegnen wir eben auch jenem Gottesbild, das im Gegensatz zur Glaubenslehre nicht allein helle, lichte Züge der Liebe trägt, sondern auch dunkle, finstere, ja grausame Eigenschaften besitzt. Indem das Transzendente in der «psychischen Substanz» in Erscheinung tritt, ist es bereits vom menschlichen «Seelenstoff» getrübt, von ihm gleichsam durchwoben und hat daher von seinem ursprünglich «reinen und klaren Sein» eingebüßt. Es ist eben «vermenschlicht» worden. Da sieht man zum Beispiel das allzu menschliche Gottesbild so vieler Frommen und weniger Frommen in den Religionen aller Zeiten. Da gebärdet sich nicht selten ein Gott tyrannisch, launenhaft, empfindlich, kleinlich und pedantisch, ein Gott, der Panik einflößt und zu bizarren und absurden Zwangsritualen treibt[15]. Oder man sieht ihn in Romantik und Zimperlichkeit, in Sentimentalität und Weinerlichkeit eingetaucht, ein Gott, der nichts Erhabenes mehr an sich hat. Man könnte in diesen Fällen direkt von einem «neurotisierten Gottesbild»[16] sprechen. Sein Konterfei findet sich natürlich auch in den Malereien von Analysanden, und jeder weiß vom verzweifelten Ringen, um seiner Gewalt zu entrinnen. Auch von diesen Typen von Gottesbildern möchte ich nachfolgend – neben anderen Bildern, die die religiöse Problematik veranschaulichen – nur einige Beispiele zeigen, da der mir zur Verfügung stehende Raum zur Illustrierung der unzähligen Varianten leider nicht ausreicht.

Bild 116: Da ist in erster Linie der sogenannte majestätische Gottespapa mit dem wallenden Bart. Er ist natürlich in weiß, in der Farbe der Reinheit und Erhabenheit gekleidet und sitzt auf einem Thron. Es ist leicht, in ihm die kindliche Vorstellung, die in der noch immer unentwickelten Seele dieser immerhin 52jährigen Amerikanerin herrscht, zu erkennen. Wir sehen die pfeilartigen Strahlen, die sein Haupt umgeben, und die spitze Lanze, mit der er seine Kinder durchstoßen könnte, wenn sie nicht brav sind. Das Bild ist stark gefühlsgeladen, worauf die roten Treppen sowie die Tatsache hinweisen[17], daß für die Zeichnungskonturen mit Ausnahme des Kopfes und der blauen Wolken, die den Thron säumen, roter Bleistift benützt wurde. Hier ist sicher jene Projektion am Werke, die Freud im Sinne hatte, als er die Gottesvorstellungen der Menschen erklärte, nämlich als Hinausverlegen, besser «Hinaufverlegen» eines gefürchteten, mächtigen Vaters oder Großvaters in eine übermenschliche Region, wo er – wie wir sehen – zu einer unlebendigen, verlogenen, aber aggressionsbereiten Figur erstarrt.

Bild 117: Seine negative Parallele findet dieser Gottespapa im eher dem *Satan* gleichenden Bild, das von einem 30jährigen hochbegabten, aber ständig von Zweifeln am Sinn des Lebens geplagten, ehemaligen deutschen Priesterseminaristen gemalt wurde. Die Gestalt sitzt mitten in einem von Sturmwolken umgebenen Platz, auf einem grellgrünen Fauteuil in hoheitsvoller Haltung. Der große Heiligenschein um seinen Kopf ist von Leidenschaft gefärbt, und in seinem Antlitz funkeln auch die Augen in dämonischem Rot. Das ganze Gesicht ist von blau-schwarzer Farbe, der Mund riesig, bedrohlich verschlingend, die Hörner wie der spitze Bart pechschwarz. Zu seinen Füßen lodern Flammen, die das Höllische seines Aufenthaltsortes unterstreichen sollen. Daß es sich hier um eine Projektion des Vaterbildes und Identifikation des Analysanden mit ihm handelt, erkennt man schon daran, daß der Gottessatan den von der Mutter gestrickten Pullover des Analysanden – violett mit grünen Taschen – trägt, und am grünen Lehnstuhl, in dem sonst der Vater zu sitzen pflegt. Der Maler selber liegt ausgeliefert und entmachtet zu seinen Füßen und wird in der Kreuzgegend vom dunklen Gottesspeer durchbohrt. Eine unbewußte, aber sinnvolle Symbolik dafür, worin das «Kreuz», das er zu tragen hat, besteht. Auf die vielen Implikationen und Schlüsse, die aus dieser Vermischung von Elementen, die teils mit der Mutter, teils mit dem Vater, teils mit dem Analysanden selbst verbunden sind und sich in dieser Darstellung eines von Wut erfüllten Gottesbildes vorfinden, läßt sich leider aus Diskretionsgründen hier nicht eingehen.

Wenn Liebe und Haß, wie man sagt, nur die jeweiligen Kehrseiten desselben Gefühls sind, dann steckt der Maler dieses Bildes noch immer in einer kindlichen Abhängigkeit von seinem Vater und hat den Sprung zum überpersönlichen Gott noch nicht gemacht. Es ist daher verständlich, daß sich seine anfängliche Liebe zu Gott, die in ihm die Sehnsucht nach dem Priesterberuf erweckte, mit der Zeit in Gift und Galle verwandeln mußte. Trotz streng religiöser Erziehung herrscht in der Tiefe seiner Seele noch schwarzes Heidentum mit gewalttätigen, brutalen Göttern, wovon er allerdings lieber nichts wissen möchte.

Entsetzt starrt dann der Autor eines solchen Bildes sein Produkt an, Verachtung und Zorn mischen sich mit Regungen von Angst und Schuld. Denn plötzlich steigt in ihm eine Ahnung von der möglichen Blasphemie auf, der er bis jetzt unbewußt verfallen war. Die dämonisch-archaischen Züge seiner Seelentiefe, die da an die Oberfläche treten und offenbar werden, sind keineswegs harmlos. Indem sie Ausdruck finden, wirken sie nämlich auf ihn zurück und vermögen ihn aufzurütteln. Unwiderruflich ist er

117 Der Satan-Gott

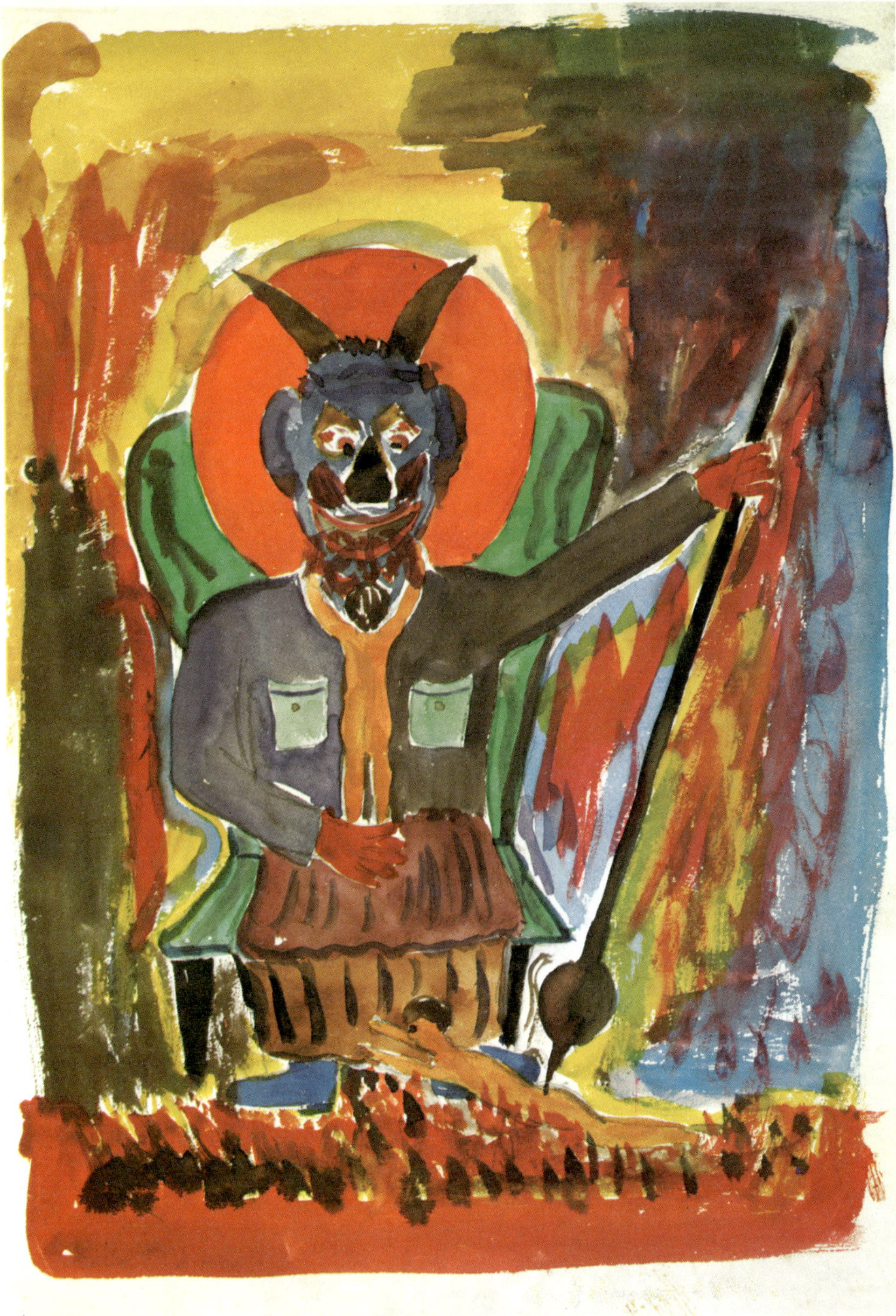

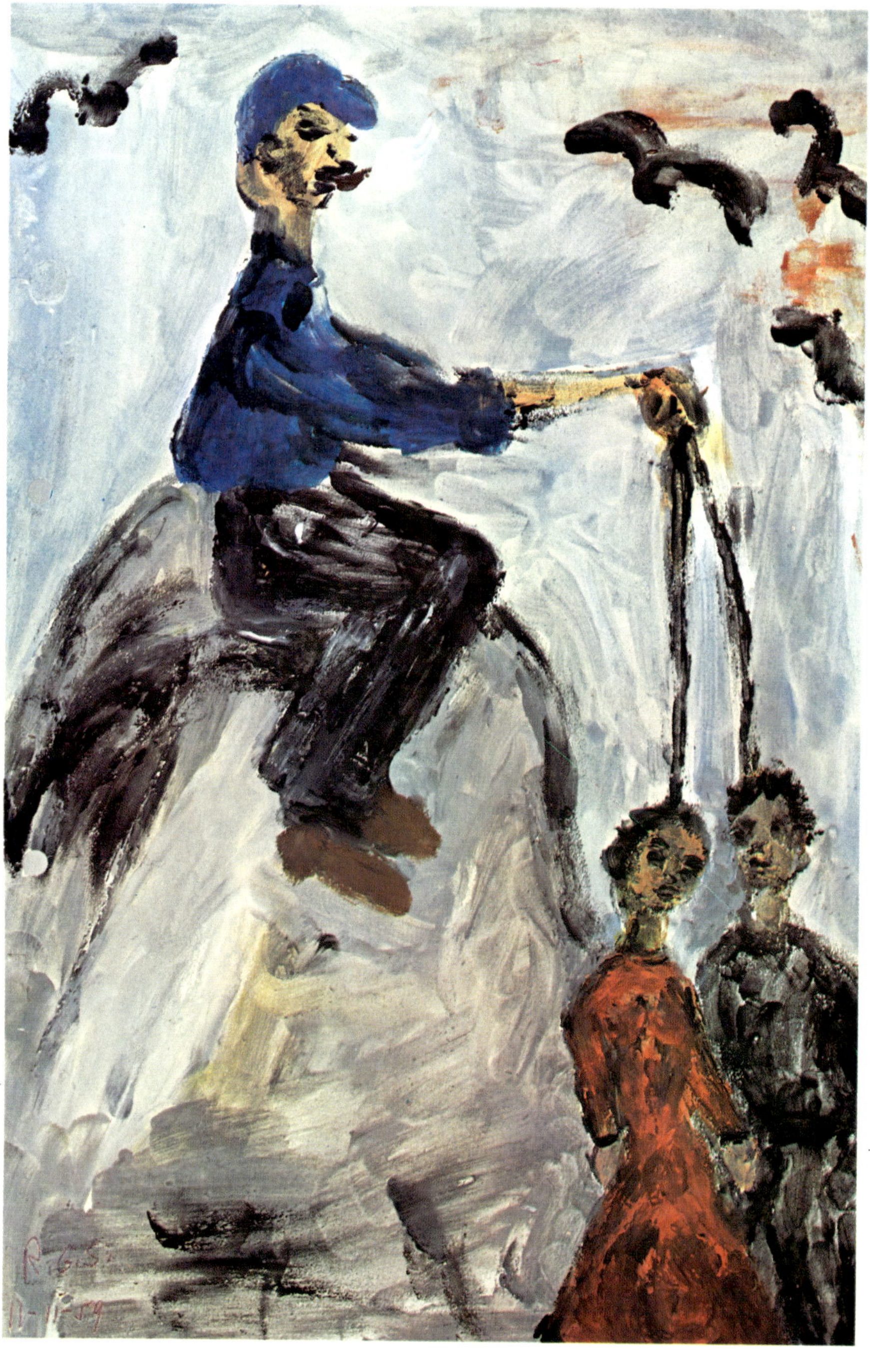

118 Gott als Henker

nun mit dem Grundproblem seines Menschseins, mit seiner Schicksalsfrage konfrontiert, von der er bislang mit Erfolg wegschauen konnte. Darum scheuen sich solche Menschen nicht ohne Grund davor, ihren inneren Bildern äußere Gestalt zu verleihen.

Bild 118: In die gleiche Richtung stößt das Bild einer 38jährigen verheirateten Frau aus Kanada mit ihrem Gott im Arbeitergewand, der auf einer leblosen, grauen Felskuppe sitzt und sie und ihren Liebhaber an einem Seil herunterläßt, wobei er sie jeden Augenblick in den Abgrund stürzen lassen kann. Wie groß die Leidenschaft der Malerin ist, ersehen wir an dem roten Kleid, in dem sie sich darstellt. Auch hier wird die Ohnmacht des Menschen ausgedrückt, der sich in der Hand eines allmächtigen Stärkeren weiß.
Es ist charakteristisch für die Malerin, daß dieser Mächtige eigentlich eine Männergestalt aus dem Alltag ist, der einzelne Züge ihres Vaters und ihres Gatten – beide haben einen Schnurrbart und eine blaue Kappe – trägt. Ihnen verleiht sie übermenschliche Gewalt. Die düstere Atmosphäre, die das Bild erfüllt, wird unterstrichen durch die umherfliegenden vier schwarzen, rabenartigen Vögel, die als Künder von Unheil und Tod bekannt sind. Das Unbewußte der Analysandin scheint es – wie das oft der Fall ist – besser zu wissen als ihr Bewußtsein, mit welchen Gefahren ihre außereheliche Beziehung verbunden ist.

Bild 119: Der zu einseitig, von einem einzigen Glaubenssatz her verstandene Gott, der in ewiger Majestät aus unnahbarer Ferne seine Tyrannei ausübt, ist eines der häufigsten Typen solcher «neurotisierter Gottesbilder». Auf diesem Bild zum Beispiel durchbricht er, selber unsichtbar, von oben herab mit einem einzigen Finger den Kopf der armen Kreatur, die in der dunklen Nacht ihrer Unbewußtheit auf der kahlen Spitze ihres Rationalismus, einem von Leidenschaft gefärbten Gipfel sitzt. Das Blinklicht der Sterne vermag das dunkelblaue Himmelsgewölbe nicht zu erhellen; rotgefärbte, von Gelb umrandete Blitzstrahlen, deren zwei in die Hand Gottes münden, weisen auf die ungeheure Dynamik hin, mit der «das Obere» auf den verzweifelt sinnenden Peruaner von 31 Jahren herabstürzt. Das Numinose trifft ihn mitten in die Stirn.

Bild 120: Häufig sind auch Bilder, die den starren Gesetzesgott, den pedantischen Buchhaltergott, den rachsüchtigen Gott der Zwangsneurotiker darstellen. Auf dem Bild eines 34jährigen Studenten aus England hält eine

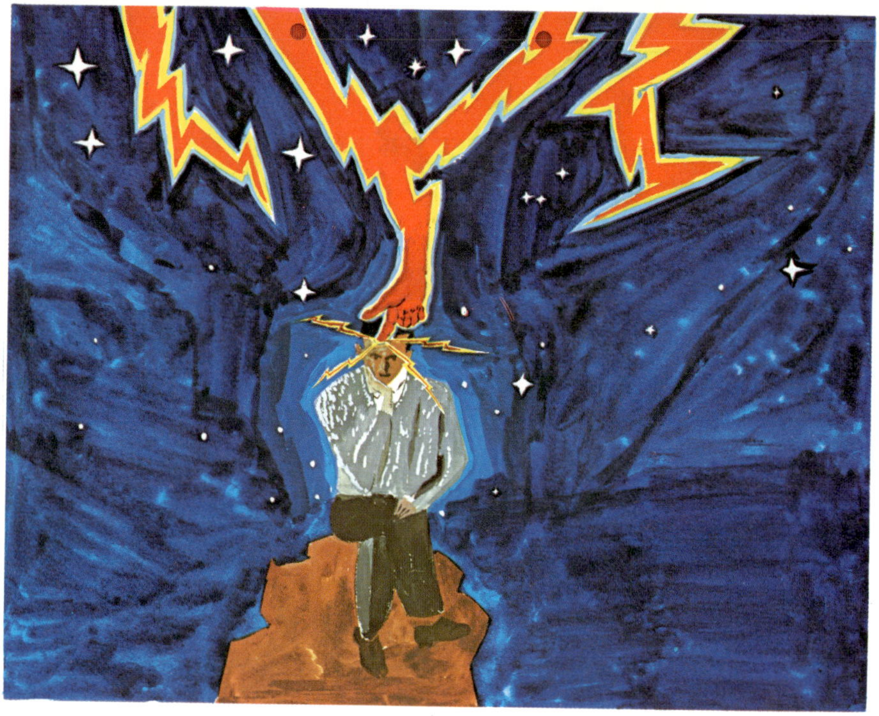

119 Gottes Blitzeshand

solche Gottesfigur einen Rechnungsausweis in der Hand, dessen Einzelposten auf eine rötlich-violette Papierrolle notiert sind. Sein totenblasser, kahler Kopf verrät, daß sein Pochen auf das Schuldkonto todbringend ist. Sein zwergartiger, buckliger Körperbau, der ihn als Krüppel kennzeichnet, und das Dunkelblau seiner Kleidung (die Farbe der Unterwelt) heben ebenfalls den lebensfeindlichen Aspekt dieses Gottesbildes hervor. Der lange, gleichfarbige Stab in seiner linken Hand, die allgemein als die sinistre angesehen wird, weist auf eine anscheinend besonders zu beachtende Zeile hin. Überall fliegen blaue Fetzen umher, als ob unbezahlte Rechnungen alles bedecken wollten. Wer in seinem Innern ein solches Bild von Gott beherbergt, dessen Leben wird von einer bleiernen Last bedrückt, der wird zum Fronknecht in einem Gewirr von Verboten und Geboten, aber niemals frei, um unbeschwert seine täglichen Pflichten erfüllen zu können.

Bild 121: Auch das nächste Bild, das aus lauter schwarzumrandeten Dreiecken zusammengesetzt ist, stellt einen «kranken Gott» dar. Seine Augen sind hohl, alles an ihm ist flächig und starr. Die Farben der einzelnen Dreiecke – grün, rot, violett und gelb – sind zwar Ausdruck von vorhandenem Gefühl, aber die vielen Ecken sind zugleich Zeichen der Aggression. Das

120 Der Buchhalter-Gott
121 Der Dreieck-Gott

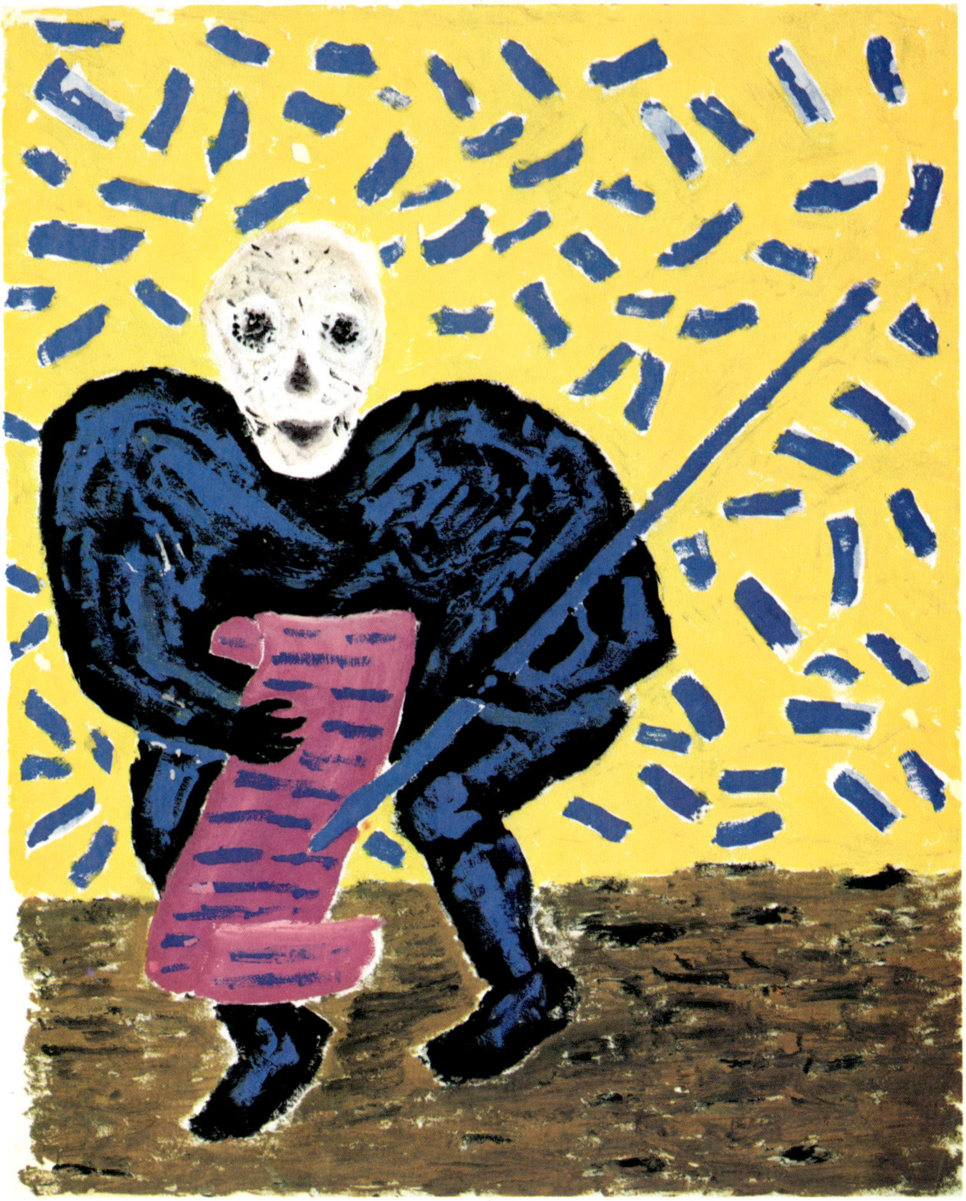

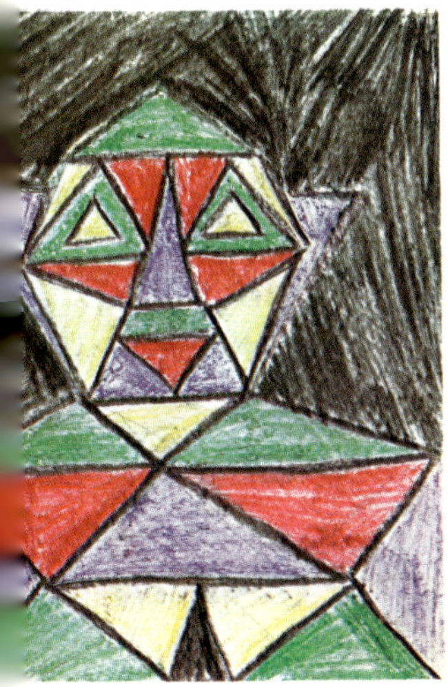

Vorherrschen der Zahl Drei, die in der Symbolgeschichte als «männliche Zahl» gilt, drückt die eher maskuline Haltung der Autorin des Bildes, einer 38jährigen Klosterfrau aus Bayern, aus. Ungewöhnlich ist auch das blaue Papier, das sie als Unterlage verwendet und auffallend der schwarze Depressionshintergrund, von dem sich die Büste abhebt. Daß ein solches Gottesbild nur einem verzweifelten Gemüt entsteigen kann, versteht sich von selbst.

Bild 122: Noch unheimlicher mutet das folgende Bild mit seinem roten Riesenkopf an, der gespenstisch-magisch hinter dem turmartigen Berg und seiner mit Lichtern bestückten gotischen Kathedrale hervorragt. Die dunkelblauen, wie Löcher aussehenden Augen, lassen an einen Totenschädel denken, doch die Strahlenfülle, die sich aus ihm nach allen Richtungen hin ausbreitet und sogar die Papierunterlage überschreitet, zeugt von den ungeheuren Energien, die ihm innewohnen. Das ganze Bild ist mit einer kaum zu überbietenden Leidenschaft hingeworfen, in einem Gefühlssturm sondergleichen. Der 23jährige Schweizer Student, der es gemalt hat, befand sich damals in einer schweren Krise; der blutgefärbte Boden berichtet vom quälenden Leid, das ihn getroffen hatte, das seinen jugendlichen Übermut zerstörte und ihn bei seinem etwas hysterischen Charakter schier zu zerreißen drohte. Die Kirche am Berg in seiner Verheißung und Wachstum symbolisierenden grünen Farbe und seinem Lichterglanz kündet von der Möglichkeit der Erlösung durch eine religiöse Geborgenheit, wenn es ihm gelingt, trotz der bedrohlichen und numinosen Gestalt im Hintergrund, den steilen Berg zu erklimmen. Eine Aufgabe, die ihm in seinem vollen Ernst vermutlich erst in der Lebensmitte entgegentreten wird.

Bild 123: In höchstem Maße furchterregend ist auch dieser tiefschwarze Gottesteufel mit seinen riesigen Flügeln und gelben, pupillenlosen Schlitzaugen. In seinen Händen hält er inmitten einer flammenden Feuerblume die nackte Kreatur, den 35jährigen Maler selber. Der Teufel entsteigt einem rotglühenden Boden, ist aber von vielen Farben umgeben, womit ausgedrückt werden soll, daß er der ganzen Farbenwelt, das heißt allen Gefühlsbereichen, angehört. Stärker könnte das Ausgeliefertsein eines von Leidenschaft umbrandeten Menschen an die teuflische Übermacht der Sexualität nicht versinnbildlicht sein. Hier haben sich Glaube und Vertrauen auf Christus, die ihm seine Religion gebot, völlig in ein Gefühl der Ohnmacht gegenüber der Herrschaft seines dämonischen Widerparts verwandelt.

122 Der Berg-Gott

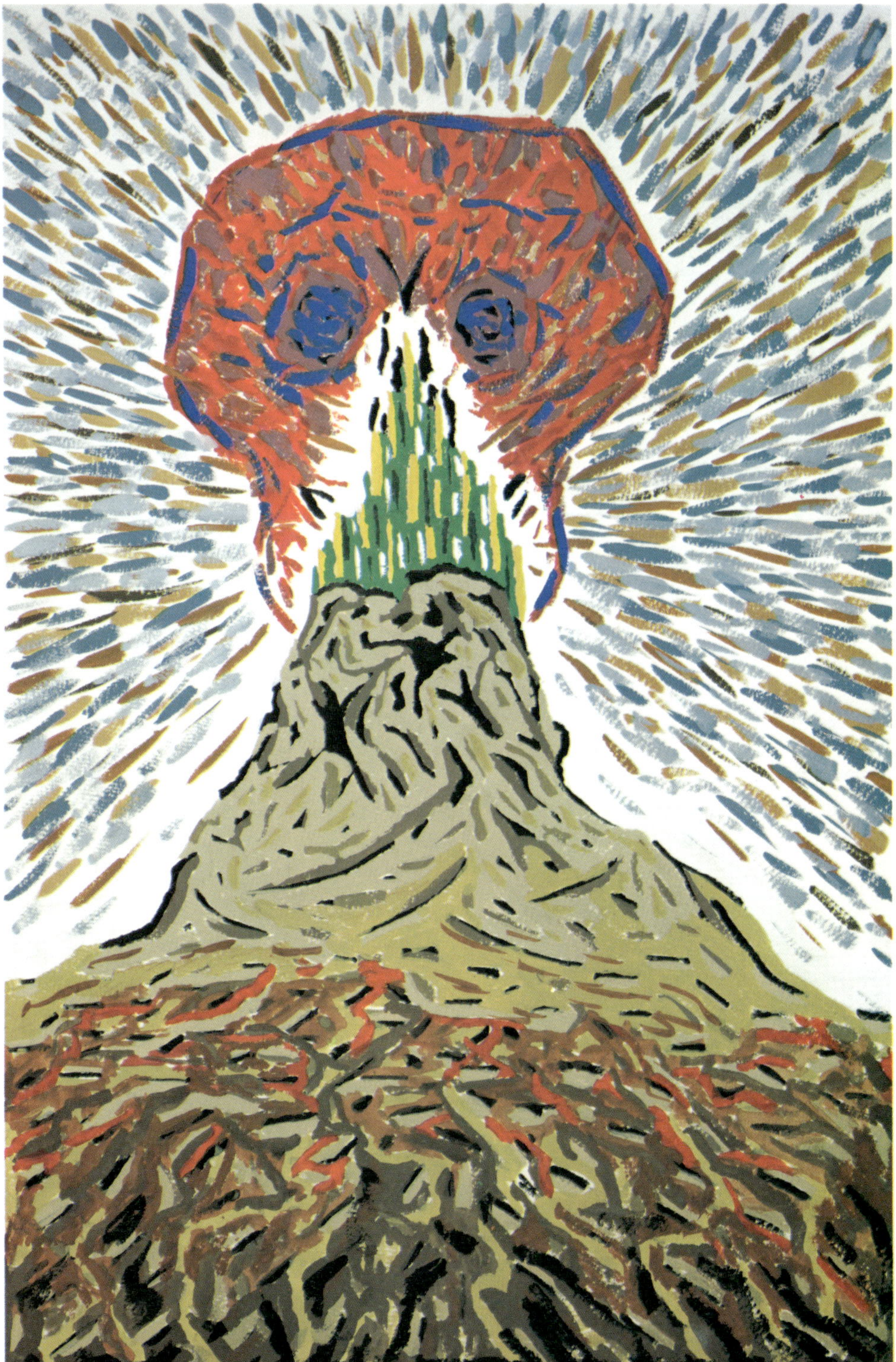

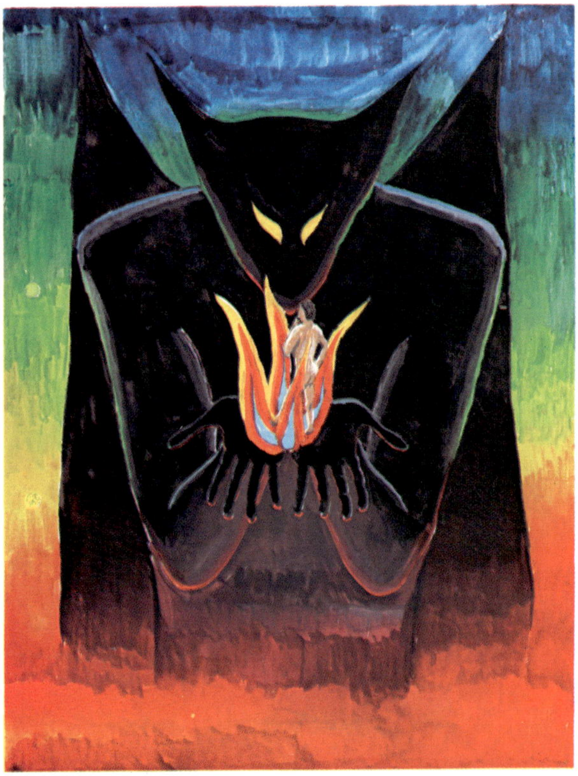

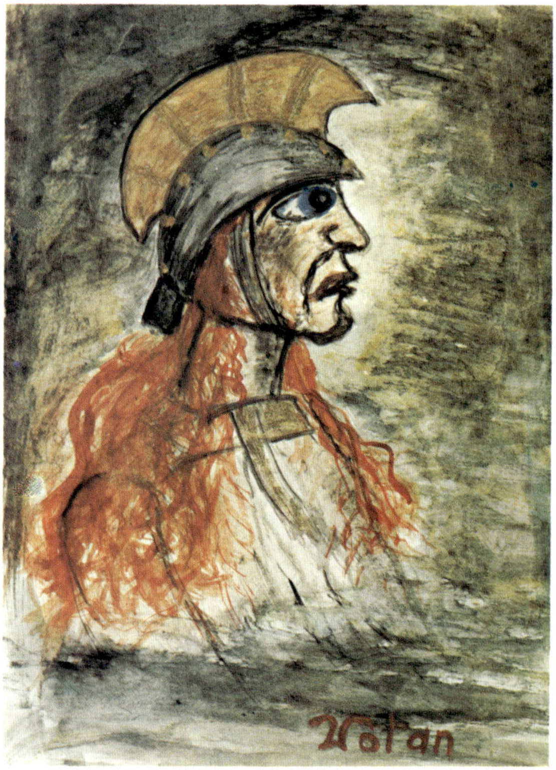

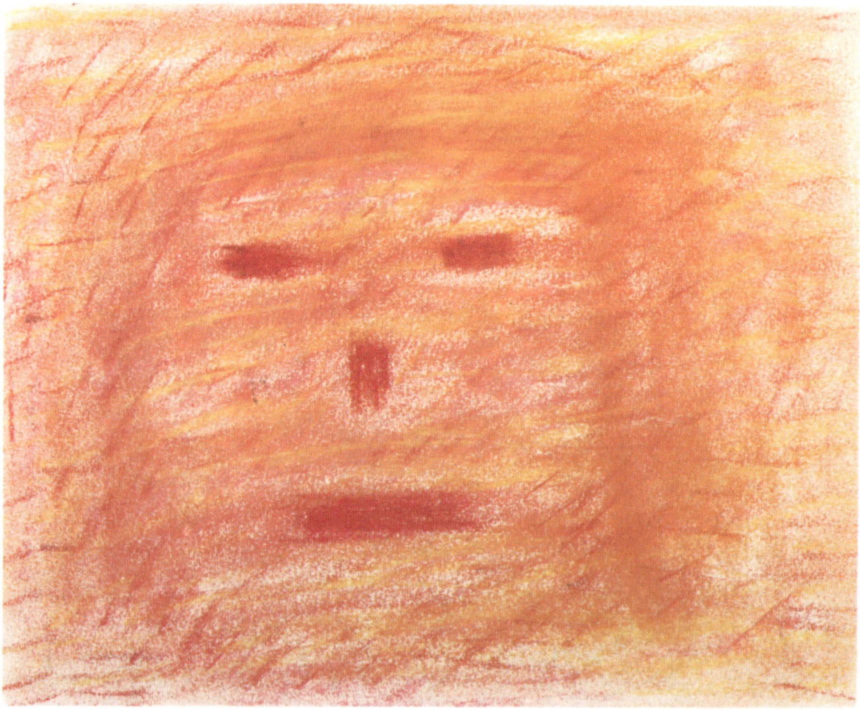

123 Der Sex-Teufel
124 Der Feuergott
125 Wotan

Dadurch, daß der Dämon im Bild gebannt und sichtbar gemacht werden konnte, verlor das Tremendum etwas von seiner Ungeheuerlichkeit und konnte vom Maler «angeschaut» werden.

Bild 124: Eine beängstigende Darstellung ist auch das nächste Bild. Es stammt von einem 26jährigen Österreicher und wurde von ihm der «Feuergott» genannt. Es veranschaulicht eine Traumerfahrung, worin er in einem ihn bedrohlich verfolgenden römischen Offizier allmählich seinen eigenen Vater erkannte. Die Gestalt des Verfolgers wuchs immer gewaltiger, und er glaubte, dem versengendem Atem nicht mehr entrinnen zu können. Der persönliche Vater wurde in das archetypische Bild des furchtbaren Feuergeistes von Jahwe, der ihm dazu einfiel, umgewandelt, und damit trat die Gefahr einer Überschwemmung des Ich beziehungsweise die einer Psychose ähnlichen Schubes auf. Wir sehen, wie das feurige Rot auch beim Papierrand nicht halt macht und sich, undifferenziert, alles überflutend, ausbreitet. Augen, Mund und Nase sind aus demselben Feuerstoff wie das übrige Antlitz, das uns in katatonischer Starre anblickt. Das Bild legte ein sofortiges Abbrechen der Trauminterpretationen nahe. Erneute intensive und präzise Bearbeitung der Erlebnisse und Erinnerungen an den Vater traten an ihre Stelle, was, zusammen mit dem Festhalten des Traumerlebnisses im konkreten Bild, die nahende Gefahr abwehrte. Weitere Malereien festigten dann den seelischen Boden; die Angst vor dem feurigen Rachegott wich im Verlaufe der weiteren Analyse einer tiefen Verbundenheit mit den Ursprüngen des Seins, und damit stellte sich ein besseres Gleichgewicht innerhalb der Psyche ein, was auch am veränderten Charakter der späteren Bilder sichtbar wurde.

Bild 125: Wie sehr die «Neurotisierung des Gottesbildes» gerade auch durch seinen Projektionscharakter gekennzeichnet ist, möchte ich an Hand des Bildes von einem 30jährigen, katholischen deutschen Mädchen zeigen, das im Jahre 1952 gemalt wurde. Es stellt den germanischen Gott Wotan mit langen, feuerroten Haaren und mit einem römischen Kriegshelm dar. Ihn betet die Malerin an, ihm gehört ihre Liebe, er ist ihr Gott, eine Figur von wilden Aggressionen getrieben.
Ob es je gelingen wird, die in ihm ausgedrückte zerstörerische Gewalt einzudämmen, das heißt seine archaisch-dämonischen Züge zu verwandeln, war zuerst noch eine offene Frage. Die Malerin verfaßte zum Wotanbild ein Gedicht, das ich hier zitiere. Es sind begabte, von erschütternder Dynamik getragene Verse.

Wenn der Andere,
der Blasse,
der sanfte Gott
aus Nazareth,
ausgelitten,
ausgeröchelt
sich sterbend
in die Grube legt,
traun, Starker,
dann kommt deine Zeit!

Brausenden Atems,
Herr der Winde,
jagst du daher,
treibst die Wolken,
treibst die Wogen,
Wüterich, vor dir her.

Die trächtige Welt,
von Golgatha
versengt mit Todeshauch
lodert wieder
Fruchtbringender, dir auf.
Wie schwillt die Flur
in deinem Morgenstrahl
und tösend tönt das Meer
von deinem Widerhall,
darin der letzte Schrei
am Kreuzesstamm erstickt,
und tosend jauchzet
dir meine Seele mit.

Befreit vom Himmel
darf ich wieder hassen,
berauschten Muts
zum Schwerte fassen,
schon singt das Eisen
schwirrend durch die Luft
und schaudernd atme ich den Duft
des warmen Bluts.

Heil dir, Starker!
Dein Lachen
dröhnt mir im Ohr,
wenn morgendlich
das Flammenhaupt
du reckst empor
und liebeglühend
dich neigest
deiner Welt,
die schwelend
dem Kosen
stillehält.

Glühender Gott
in deinem Wahn
lechzt meine Seele
zu vergehn,
trunken tauchet
sie hinab
und ruhet
und ruhet
im wonnigen Grab.

Ein bemerkenswertes Liebesbekenntnis für ein noch relativ junges weibliches Wesen. – Damit sie in der Heimat ihres «Gottes» leben könne, brach die Analysandin die psychologische Arbeit mit mir ab und verließ die Schweiz, um wieder nach Deutschland zurückzukehren. Nach einigen Jahren hörte ich, daß sie einer Psychose verfallen sei, was mich bei dem Haß, den sie gegen alles Christlich-Religiöse hatte, und dem heidnisch-archaischen Dynamismus, der in ihr zum Ausbruch kam, nicht verwunderte.

126 Die Eltern im Auge

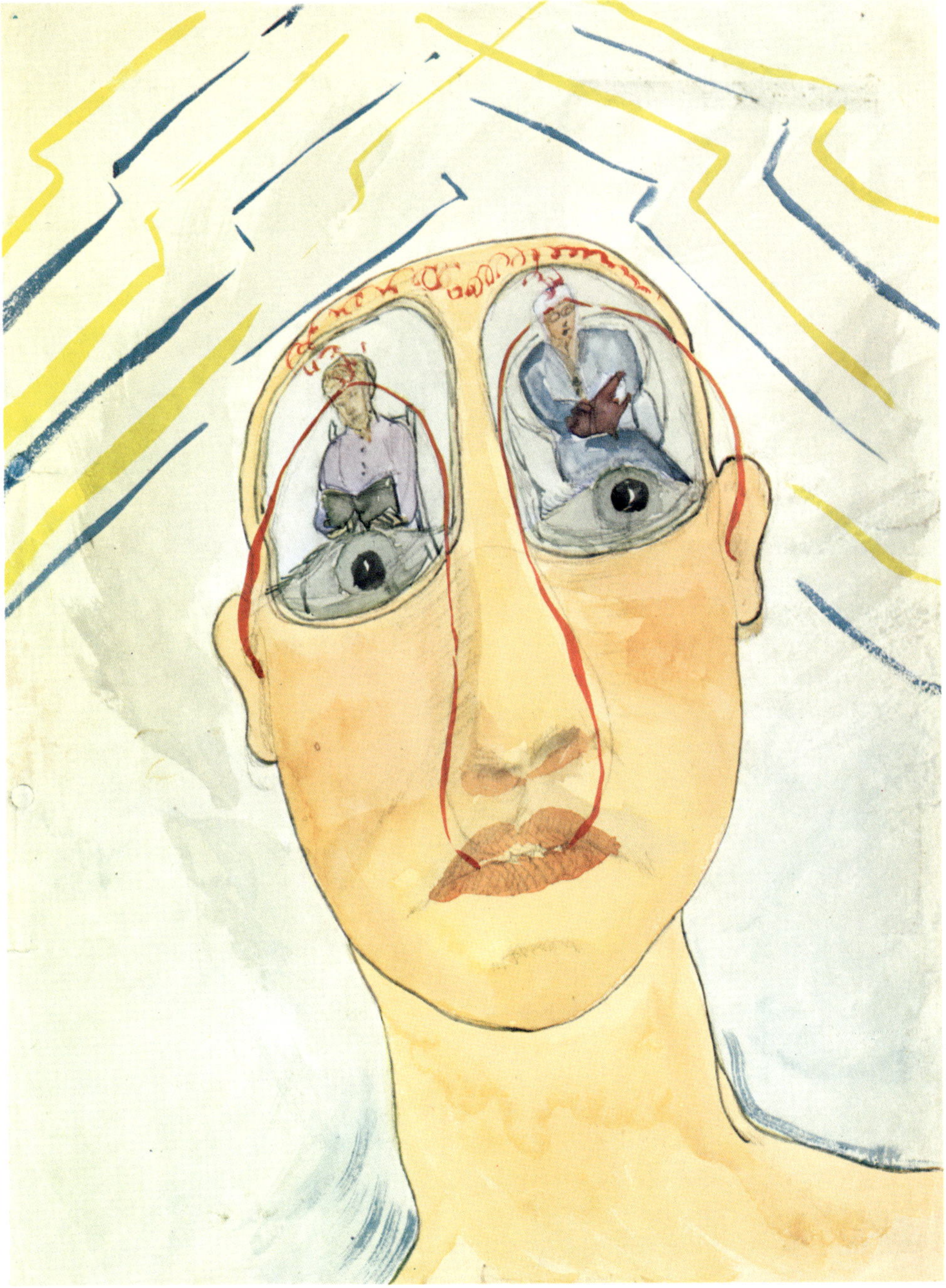

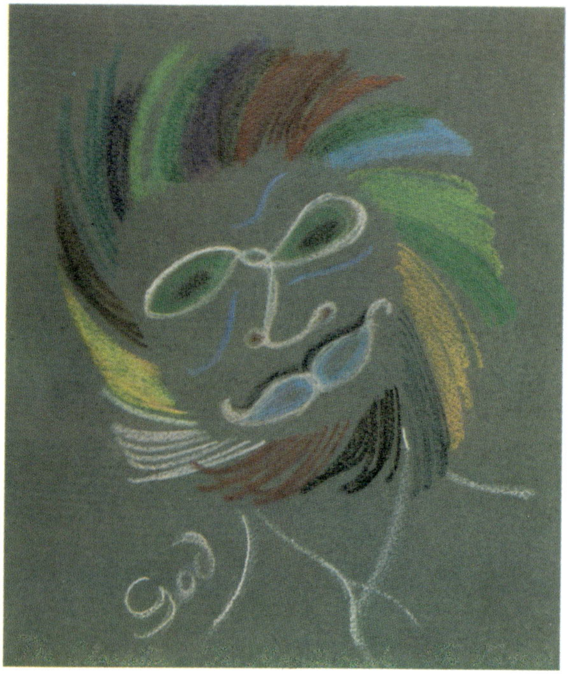

127 Gott als Scharlatan

Ähnliche Gottesbilder werden von neurotischen oder psychosegefährdeten Personen häufig gemalt. Wenn man Glück hat, kann man an den Bildern sogar feststellen, ob sich eine langsame Entwicklung zum echten Religiösen anzubahnen vermag. Den unbewußten Tiefen der Seele können in einem solchen Falle eine ganze Reihe von Gottesvorstellungen entsteigen. Zum Beispiel hat eine 54jährige, verheiratete, im Grunde unreligiöse, jedoch formalistisch gläubige protestantische Schweizerin eine Serie von Bildern gemalt, in denen Gott in allerhand negativen Aspekten erscheint. Die Malerin hatte eine harte puritanische Erziehung erhalten, die sie zur verängstigten Buchstabengläubigen machte. Sie sagte, hörte und dachte ausschließlich das, was von ihren Eltern kam. Auf ihrem Bild 126 ist das eindeutig durch die dünnen roten Ströme gekennzeichnet, die aus dem Kopf der hinter ihren Augen sitzenden, also ihre ganze Sicht beeinflußenden Eltern in ihr Ohr, ihre Nase und ihren Mund fließen und ihr Gehirn überfluten. Der Vater, unter dessen strenger Zucht sie stand, hält die Bibel in seiner Hand, die Mutter das Kochbuch. Er befindet sich im linken Auge, sie im rechten, wodurch im Sinne der Symbolik von «links» und «rechts» deutlich wird, daß die Malerin stärker unter dem Einfluß des Vaters als unter dem der Mutter litt, weil ihr seine Wirkung unbewußt war, während sie der Mutter wissend und bewußt begegnen konnte. Wie sehr sie noch «Baby» ihrer Eltern ist, gleichsam erst neugeboren, läßt sich auch an dem eiförmigen, haarlosen Kopf erkennen, mit dem sie sich porträtiert. Die blauen und gelben Linien, die ihn wie Starkstromkräfte umzucken, beweisen, daß es nicht ungefährlich ist, in diesem Alter noch im Kindeszustand zu verharren. Das wußte auch die Analysandin, und so brachte sie eigentlich der Haß gegen ihre Eltern in die Analyse. Sie hoffte, daß sie ihn mit Hilfe der Psychologie in Liebe verwandeln könne.

Voll Trotz gegen die Welt und vor allem gegen Gott, malt sie ihn unter anderem auch als Scharlatan, als Schwindler und Betrüger. Auf grauem Papier als Grundlage gibt sie der Bitterkeit über ihre dunkle Existenz Ausdruck und entwirft mit farbigen Stiften und weißer Kreide ein Kopfbild Gottes, das voller Spott und Verachtung ist (Bild 127). Dann malt sie ihn noch einmal ironisierend als einen dicken blauen Stier mit rundem Rükken, der an einem grünen Spieltisch die Karten unseres Erdenschicksals mischt, wobei ihm das Pique-As herausfällt, eine Karte, die angeblich Unglück und Tod bringt. Mit dem Blau seines Körpers wollte sie auf seine «Geistnatur» hinweisen und mit den ihn umgebenden grauen und hellvioletten Dunstwolken darauf, daß auch er von Schatten und Trübung umringt ist. Es sind nur seine Füße, die die Erde berühren, die er mit seinen Hufen zu regieren scheint. Die Erde selbst sowie Sonne, Mond und Sterne hängen wie an Drähten vom Sitz und vom Tisch hinab in eine bodenlose Tiefe. Ein Bild von schauerlichem Humor und hoffnungslosem Gram (Bild 128).

So ist es nicht erstaunlich, daß sie – ein Ausdruck ihrer kindlichen Sehnsucht – während ihren nächtlichen Phantasien von der Geborgenheit in einer Kirche träumt.

Es ist auffällig, daß unter den Neurotikern die Protestanten sich häufig nach Katholischwerden sehnen. Der Bilderreichtum des Katholizismus, seine Symbole und Riten ziehen unbewußt den neurotischen protestantischen Geist an, der infolge des «Bildersturms» zu nüchtern, zu rational geworden ist, und verheißen ihm Lockerung und Entspannung. So erschien auch der Malerin die katholische Kirche als eine mütterlich sorgende Stätte, in der ihr, dem armen frierenden Kind, Wärme und liebevolle Stütze gewährt werden könnte. Denn dort, wo die Engel wie auf dem Bild singend ein- und ausfliegen, dort muß es bestimmt gut und schön sein. Das blonde Wesen unten im Bett und der kahle Lebensbaum oben vor der Kirche sind ja miteinander identisch, nämlich nach Wärme dürstende Geschöpfe. Sie wäre gerne katholisch geworden, aber die Familientradition erlaubte ihr das nicht, und so wartet sie von Tag zu Tag, ob nicht ein Wunder sie von ihrem Leiden erlösen werde (Bild 129).

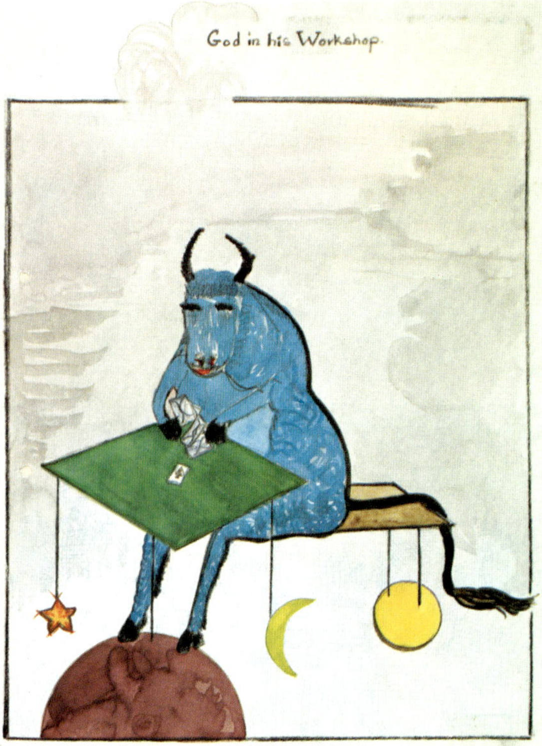

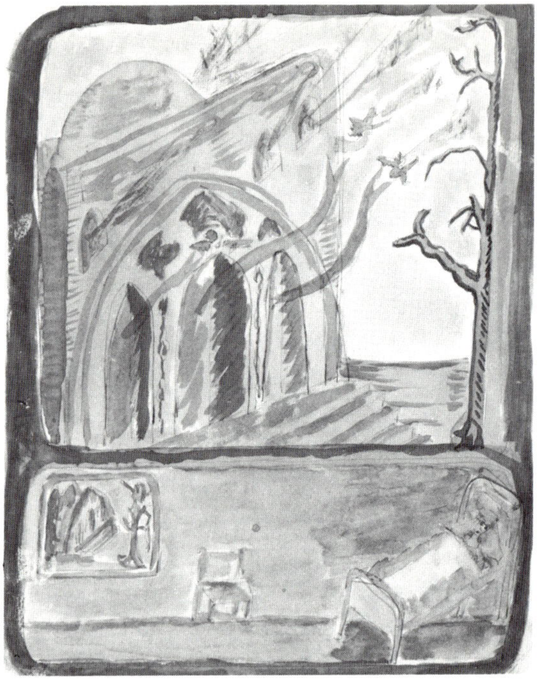

128 Gott als Spieler
129* Sehnsucht nach der Kirche

Einmal beim Spazierengehen leuchtet ihr dann ein unerwarteter Gedanke auf: Vielleicht suchen wir Gott – so dachte sie – auf falsche Weise, an einem falschen Ort, vielleicht ist er unter uns, ganz unscheinbar, vielleicht könnte gerade diese kleine Raupe am Wegrand ein Symbol der überall und in jeder Form waltenden Gottheit sein. Dieser Einfall ließ sie seither nicht mehr los. Sie malte in fröhlich grünen Farben eine Landschaft und ein munter spazierendes Paar, wobei am Wegrand eine kleine grüne Raupe ein Blatt bedeckt (Bild 130). Vom Anblick dieser Raupe kann sie sich nicht mehr trennen. Sie spinnt alle Möglichkeiten von Gottes Sein und Wirken in ihrer Seele aus. Eine naive Frömmigkeit packt sie von da an, und sie hört nicht mehr auf, den Schöpfer in Seiner Schöpfung zu suchen.
Da überfällt sie jedoch eines Tages das erschütternde Bild des Ausgespanntseins von Christus am Kreuz und die Erkenntnis der Tragik aller Kreatur. Dieser Tragik gibt sie Ausdruck in einem Bild voll Trauer und Schmerz. Man sieht ein weinendes Lamm, kindlich und unschuldig, Symbol ihrer selbst, gekreuzigt an einem braunen Holz, das auf einer schwarzen, harten Bergkuppel steht, inmitten eines finsteren Massivs. Ein Bild mit Trauerrand, in welchem sogar der Regen dunkelgrau herabfällt (Bild 131).

130* Die Raupe als Gott
131* Das Lamm am Kreuz

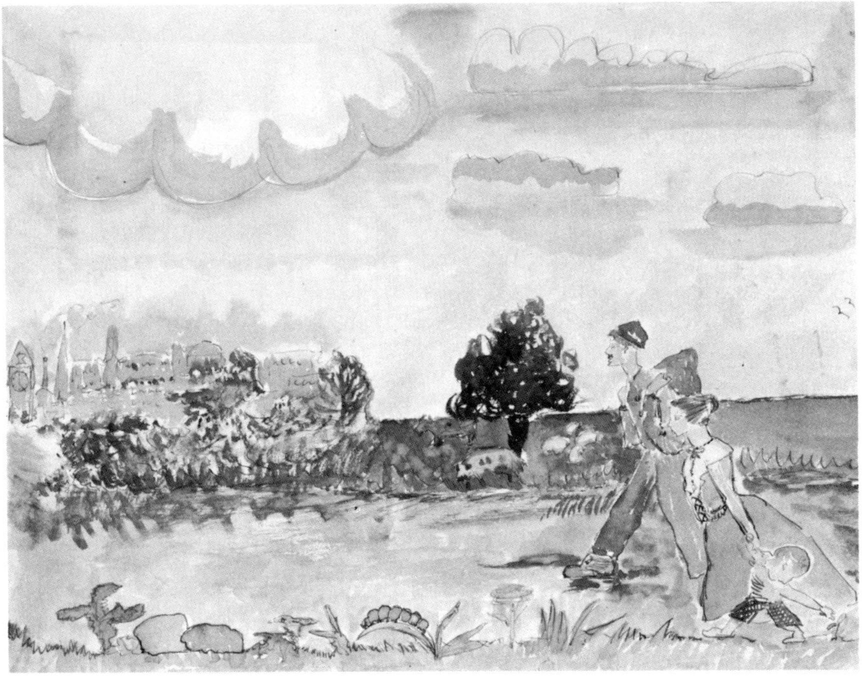

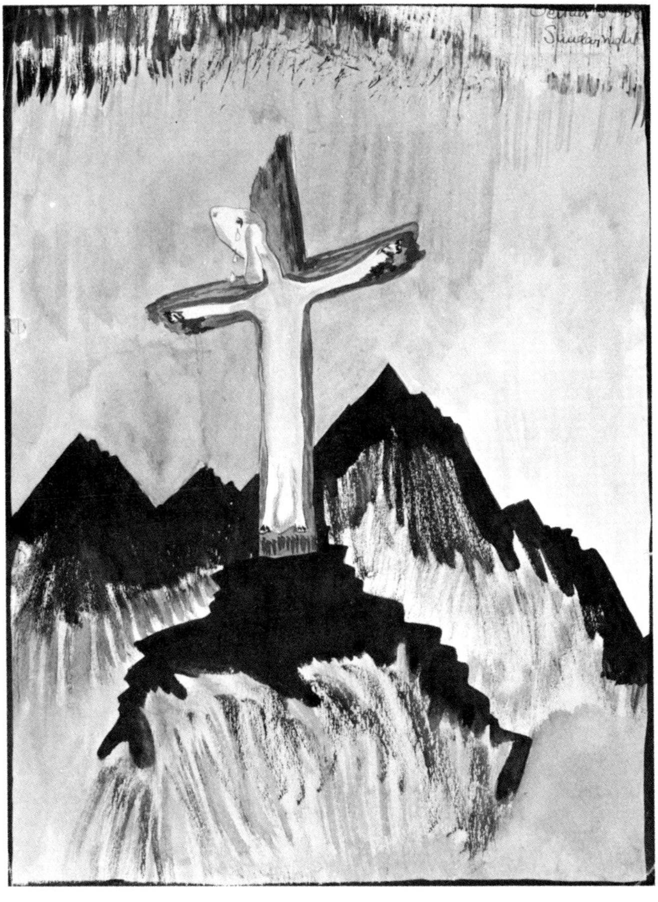

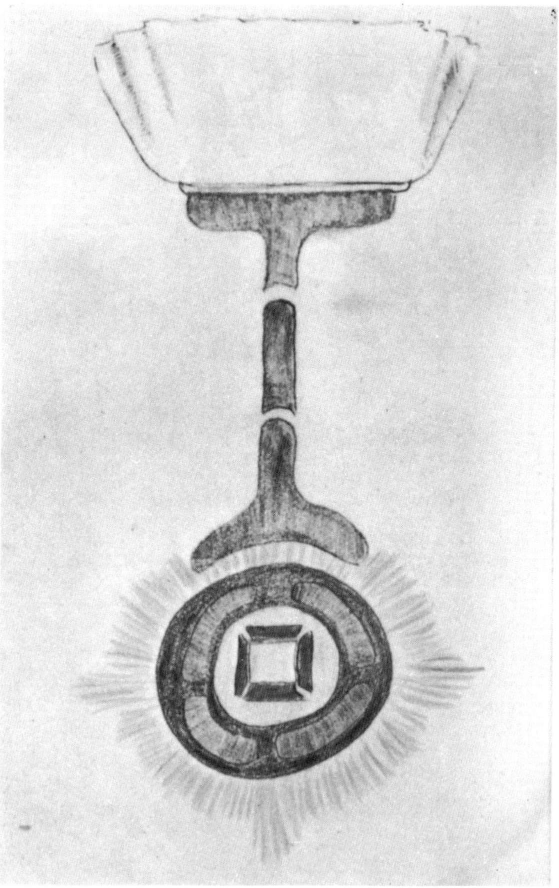

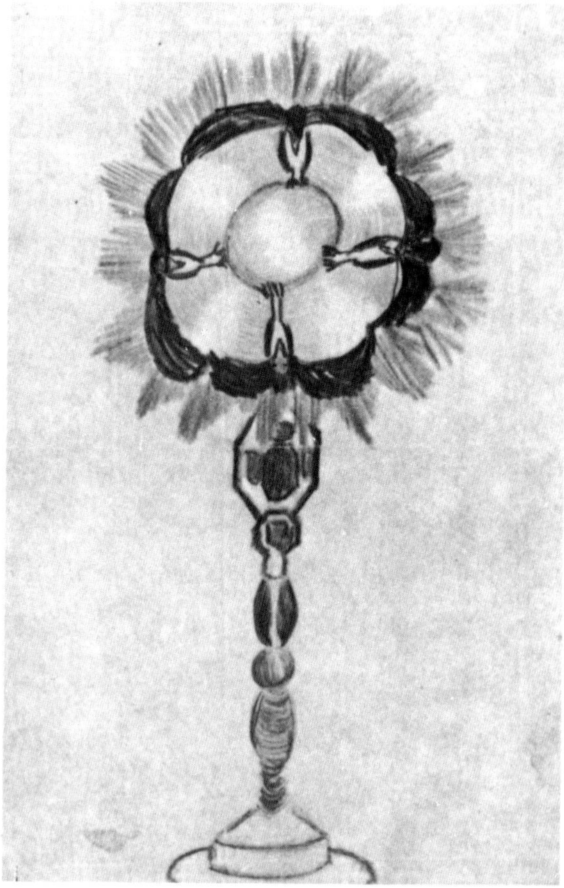

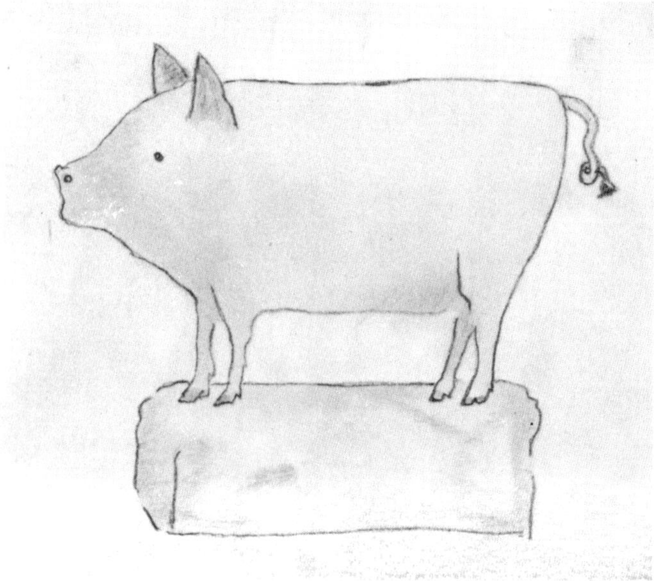

132* Die Monstranz in der Tiefe
133* Das Schwein auf dem Eisblock
134* Die Monstranz mit Edelsteinfuß

In diesem Zustand malt sie dann zuerst eine Monstranz, und zwar als eine in der Tiefe verborgene Kostbarkeit, auf einem zweimal gebrochenen Fuß ruhend. Der obere Teil besteht aus einer blühenden weißen Blume, die vermutlich so rein ist, wie sie selber sein und von der Umwelt wahrgenommen werden möchte (Bild 132). Denn irgendwie empfindet sie diese Monstranz auch als ein Gleichnis ihres eigenen Wesens, das «gebrochen» und nicht einheitlich gewachsen ist. Sofort danach jedoch malt sie wie unter Zwang das Bild eines auf Eis gestellten rosa Schweines, nämlich den geheimen, unbewußten Gegensatz, der sich hinter der ersehnten Reinheit versteckt (Bild 133). Denn alles Menschliche ist in Gegensätze ausgespannt, und es heißt nicht um sonst bei Pascal: «L'homme n'est ni ange ni bête, et le malheur veut que qui veut faire l'ange fait la bête.»[18] Zwei Jahre später kam dann allerdings eine zweite Monstranz zur Darstellung, diesmal eine von der grünen Hoffnungsfarbe umgebene, strahlende, auf einem ungebrochenen, von Edelsteinen bestickten Fuß sich erhebende Eucharistie als Zeichen, daß ihre vorher gespaltene Gottesvorstellung nun zu einer Einheit zusammengewachsen ist (Bild 134). Man kann sich vorstellen, was das für eine mit ihren religiösen Problemen ringende Frau bedeutete.

Das *Kreuz* ist eines der wichtigsten Symbole der katholischen Kirche. Es beruht unter anderem auf psychischen Bedingungen, das heißt auf einem archetypischen Grundmodell, das tief in der menschlichen Seele verwurzelt ist. Mit seinen nach den vier Himmelsrichtungen ausgestreckten Balken stellt das Kreuz auch das Grundschema der psychischen Struktur dar. In der spontanen Symbolik des unbewußten Materials bezieht es sich als Vierheit auf die Ganzheit des Menschen, also auf das Selbst, und daher auch auf das Bild Gottes in der Psyche. Es steht, psychologisch gesehen, vor allem für das Leiden des Menschen an seinem Zerrissensein in Gegensätzlichkeiten, für das Annehmenmüssen seiner Doppelnatur, die einerseits der Welt des Geistes und andererseits der Welt der Triebe verhaftet ist. Zugleich aber ist es ein Symbol für die Möglichkeit der Zusammenfassung aller Gegensätze in einer ganzheitlichen Gestalt, und damit auch ein Symbol für eine echte imitatio Christi. Die Schrecken des Kreuzigungstodes sind nämlich die unerläßliche Voraussetzung der Auferstehung, die in der psychologischen Entwicklung mit einer Wandlung der seelischen Einstellung gleichzusetzen ist. So ist es geradezu selbstverständlich, daß das Kreuz auf den Bildern, die sich aus einer religiösen Problematik herleiten lassen, ein häufiges Motiv ist.

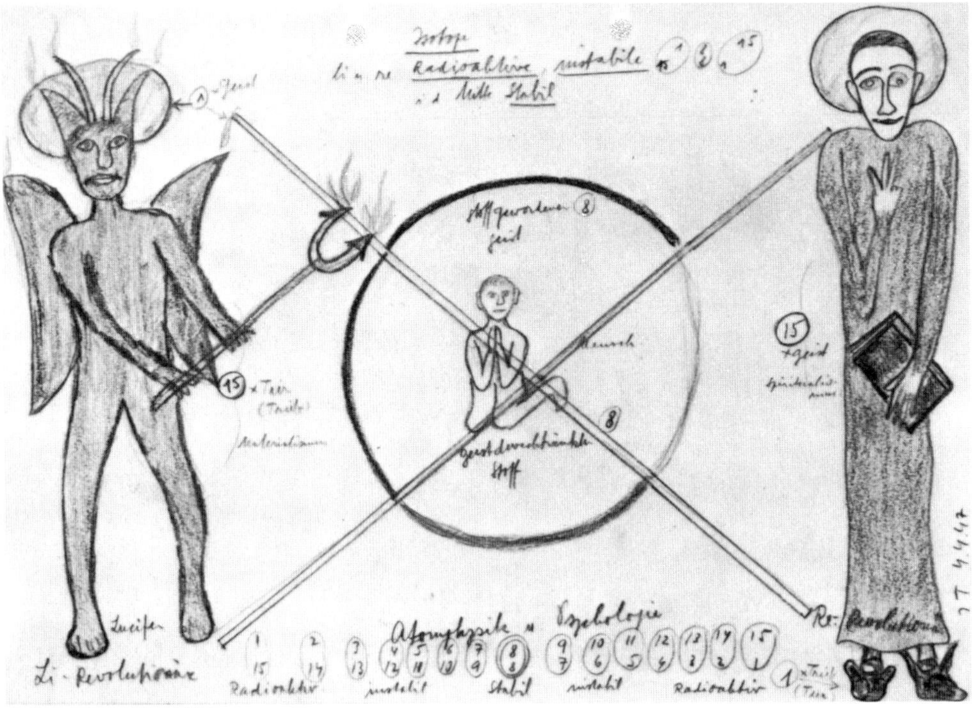

135* Der Mensch zwischen Teufel und Heiligem

Bild 135: Hier sehen wir das kleine, nackte, betende Menschlein zwischen Teufel und Heiligem als den Symbolträgern von Natur und Geist; es ist trotz aller Bemühung doch vom Zentrum weg, nach links, in die Richtung des Teufels gerutscht. Der Zweizack des Luzifer droht den einen der Kreuzbalken in Brand zu stecken, und auch sein Haupt trägt Flammenzeichen. Auch er besitzt jedoch Flügel, die rot sind wie sein ganzer Körper, und einen Heiligenschein. Der Heilige auf der rechten Seite hingegen verrät durch seine Magerkeit, seine düstere Miene und die violette Trauerfarbe, daß er sich von den Freuden der Welt weggewandt und der geistigen Askese hingegeben hat. Die oben und unten stehenden Schriftzeichen, wie auch die überall angebrachten Beschriftungen, zeugen von den abstrakten Spekulationen, die den Autor dieses Bildes zu jener Zeit beschäftigten und plagten. Ein etwas zu intellektuelles, gedachtes und eher kindlich gezeichnetes Bild. Und doch kann man diagnostische Schlüsse ziehen: sein Autor – ein 35jähriger Franzose – ließ unbewußt in ihm durchblicken, wie viel näher er, zumindest damals, der Triebwelt stand als jener des Geistes.

Bild 136: Auf dem Bild des rotglühenden Leidenschaftskreuzes einer 36jährigen holländischen Zwangsneurotikerin mit schweren sexuellen Problemen steigen Triebungeheuer aus der Tiefe empor und – widersetzen sich

136 Das rote Kreuz

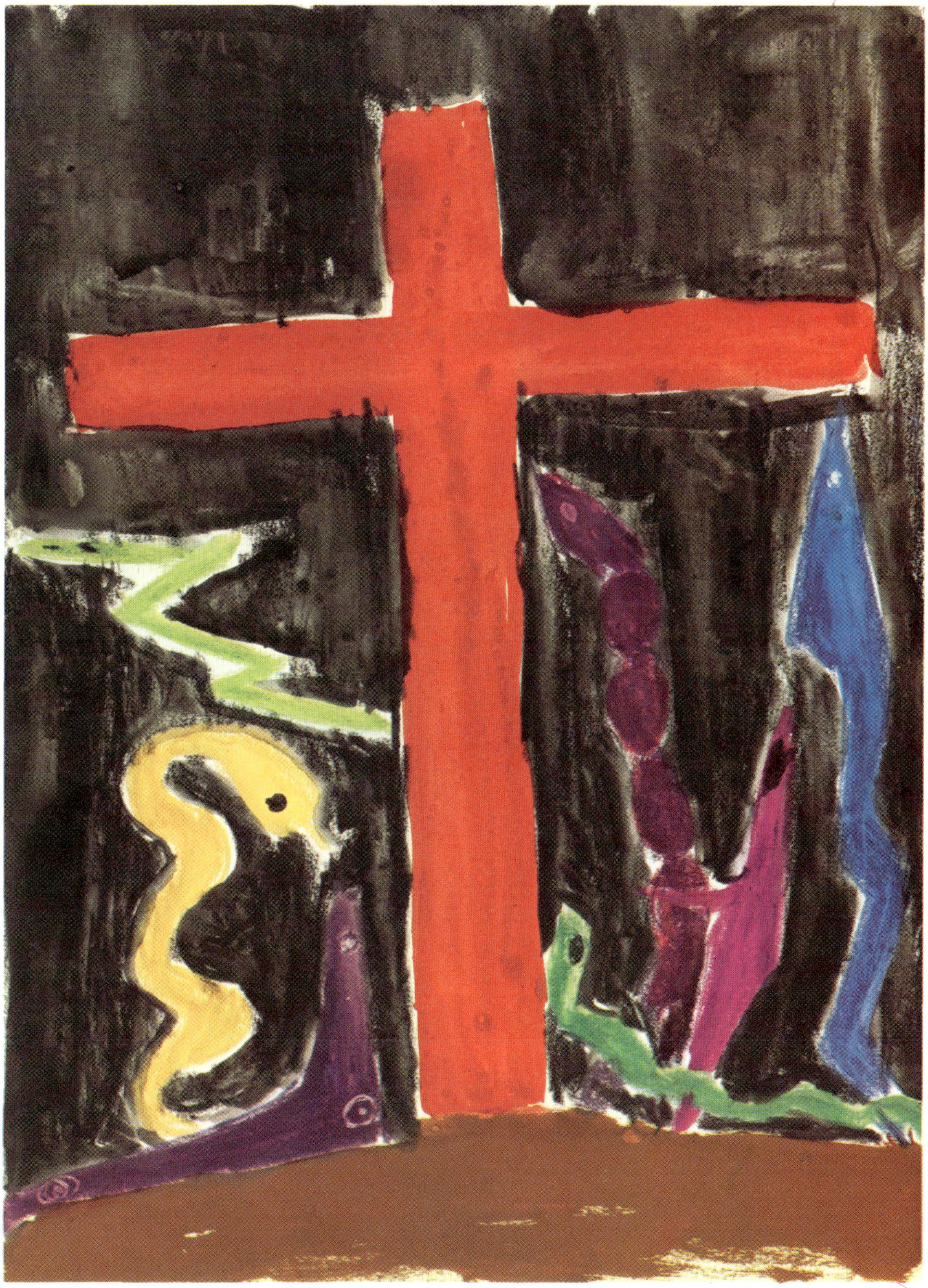

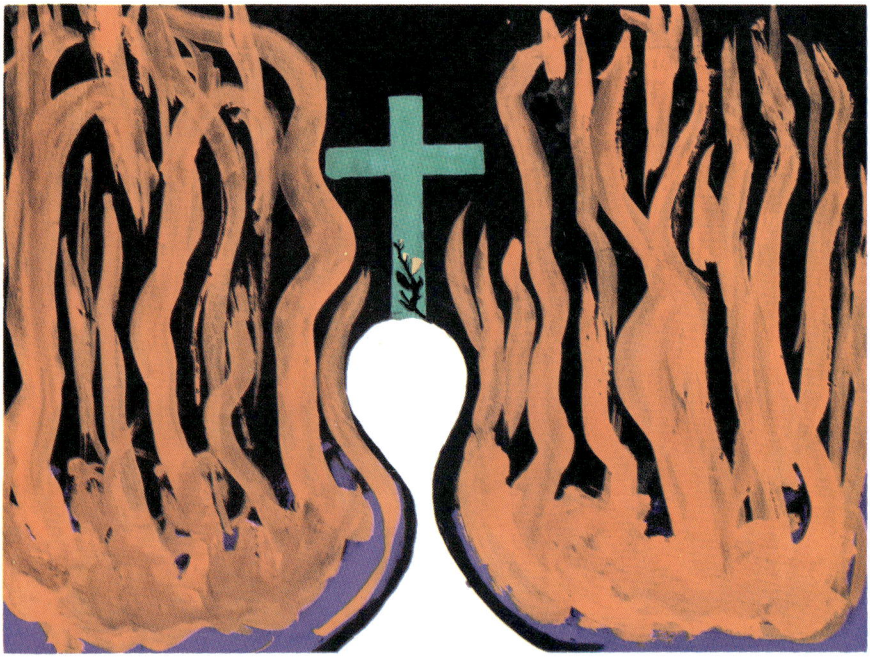

137 Das kleine grüne Kreuz
138 Golgatha
139 Das goldene Kreuz

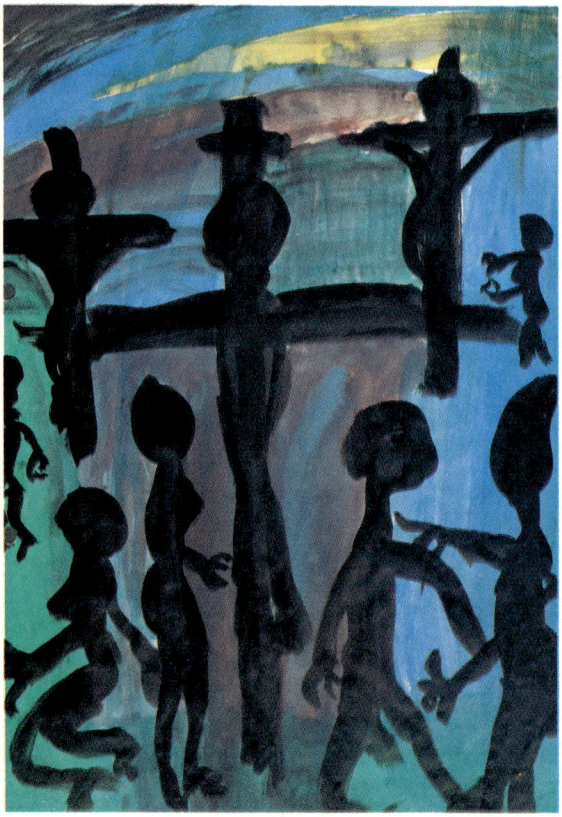

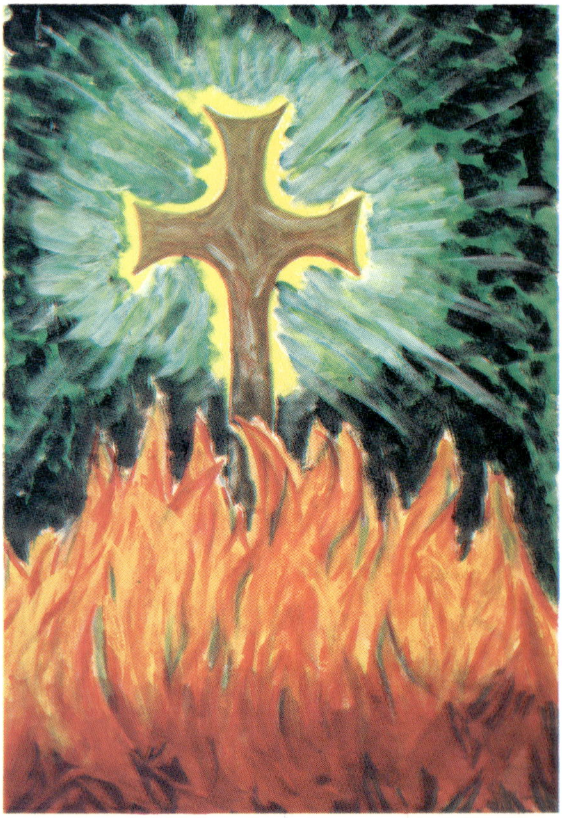

einer Läuterung. Eine ungelenke, infantile Malerei, aber nicht ohne Eindruckskraft, vor allem wegen der leuchtenden Farben auf depressivschwarzem Seelenhintergrund. Auch die Größe des Kreuzes spricht von dem Gewicht der Bürde, die die Malerin zu tragen hat.

Bild 137: Inmitten eines hochlodernden Feuermeers ragt ein kleines grünes Kreuz empor und kündet mit seiner Farbe von Hoffnung und Wachstum. Es bleibt von den Flammen unberührt und hebt sich vertrauengebend vom schwarzen Hintergrund der unbewußten Psyche ab. Davor erhebt sich eine weiße, kopfartige Figur, ein Stück noch unbemaltes, unschuldiges Menschentum.
Das Bild stammt von einem 30jährigen deutschen, unverheirateten Mann, der leidenschaftlich um Sicherheit im Glauben rang, aber von seinen Emotionen immer wieder daran gehindert wurde, sich ganz der ersehnten Meditation hinzugeben.

Bild 138: Das nächste Bild, von einem 30jährigen hochbegabten, aber von religiöser Skepsis geplagten Schweizer Arzt gemalt, verrät ebenfalls sofort, wes Geistes Kind sein Autor ist. Wir sehen die Kreuzigungsszene auf Golgatha, umtanzt von vulgären Gestalten mit ausgesprochen sexualisierten Bewegungen und Formen. Der Hintergrund der gespenstisch schwarzen, nur in ihren Umrissen erkennbaren Figuren gibt durch seine leuchtenden Farben – blau, rot, grün, gelb – beredten Aufschluß über die Gefühlsintensität und Erregung, in der das Bild entstand. Der von oben hereinbrechende gelbe Streifen – vermutlich ein Stück Bewußtseinslicht – enthüllt die grauenvolle Szene und zwingt den Maler, sie gestaltend festzuhalten, um ihren tieferen Sinn zu verstehen und sich mit ihm in einer Zwiesprache auseinanderzusetzen.

Bild 139: Im Gegensatz zu dieser beunruhigenden Darstellung entwindet sich das Kreuz auf dem folgenden Bild bereits siegreich dem lodernden Meer der Leidenschaften und erstrahlt auf dem grünen Hintergrund, der Farbe der wachsenden Natur, in seiner unvergänglichen, goldenen Unzerstörbarkeit. Alle Schwärze ist beiseite geschoben und durchschossen von Glanz und Helle.
Dieses Bild eines 24jährigen Mannes aus den USA mit stark hysterischen Zügen veranschaulicht eindrucksvoll die Errettung aus den Flammen sinnlicher Bedrängnis und verleiht dem gequälten Maler einen Moment der glücklichen, dankbaren Ruhe.

Bild 140: Neben dem Kreuz ist vielleicht das *Auge* eines der häufigsten Symbole der Macht und Gewalt Gottes. Der Neurotiker, stets von Angst und Schuldgefühlen gepeinigt, spürt unausgesetzt Gottes Auge auf sich gerichtet als Beobachter, als Mahner, als Alles-Durchschauender. Hier sehen wir die «göttlichen Augen» aus dem unendlichen Meer auf die erwachende Welt schauend, gleichsam als Gegengewicht zur niedergehenden roten Sonne. Wenn die Sonne als Symbol des Bewußtseinslichtes im Verschwinden ist, wachen in der Tiefe der Seele die «inneren Augen» auf und beleuchten die kommende Nacht. Ein erstaunliches Bild, gemalt von einer 35jährigen Mystikerin im Fernen Osten.

140 Die inneren Augen Gottes
141* Das Urtierauge
142* Die Dreieckdämonen

Bild 141: Ganz anders ist das Bild eines 28jährigen unverheirateten Tessiner Mädchens. Wir sehen ein dämonisiertes, archaisches Tier, dessen Kopf aus einem achtzackigen gelben Stern besteht, in dessen Mitte das Gottesauge tyrannisch und alles durchdringend auf uns blickt. Man könnte es als das Auge des Urtieres ansehen und sich unschwer vorstellen, welche Bedrohung es für die Malerin darstellen mußte. Die Zahl Acht als Symbol einer Ganzheit stellt mit der symmetrischen Anordnung der acht Zacken um eine Mitte, die das göttliche Bewußtseinslicht versinnbildlicht, ein echtes Selbstsymbol dar, eine imago Dei. Daß dieser Kopf auf dem Leib eines so dunklen, undifferenzierten Tieres sitzt, läßt die ungeheure Spannung zwischen dem Religiösen und dem Animalischen kraß ins Auge springen. Der Gegensatz zwischen dem schwarzen Ungeheuer und den stilisierten burgundischen Lilien des Hintergrundes einerseits sowie den kleinen roten Tieren zwischen den Beinen des Urtieres anderseits, verrät die Spaltung, die in der Psyche der Malerin herrscht und die daraus entstehen könnende Gefahr einer richtigen Dissoziation. «Das Licht leuchtet in der Finsternis», oder «Wo die Not (resp. die Dunkelheit) am größten, ist Gott am nächsten» (in stercore invenitur), sind die Stichworte, mit denen sich der Sinn eines solchen Bildes am besten charakterisieren und auch sein positiver Aspekt beleuchten läßt.

Bild 142: Das Sichverfolgtfühlen von beobachtenden Blicken ist ein bekanntes Charakteristikum der Paranois. Dieses Bild ist jedoch von einer Skrupulantin gemalt, die stets mit sich unzufrieden ist und überall dämonische Fratzen sieht, die nach ihr spähen. Es stammt von einer gequälten 38jährigen belgischen Klosterfrau, deren Gott ein Buchstaben- und Rachegott ist und ihr trotz oder gerade wegen ihres Perfektionismus seine bösen Gesellen nachschickt.

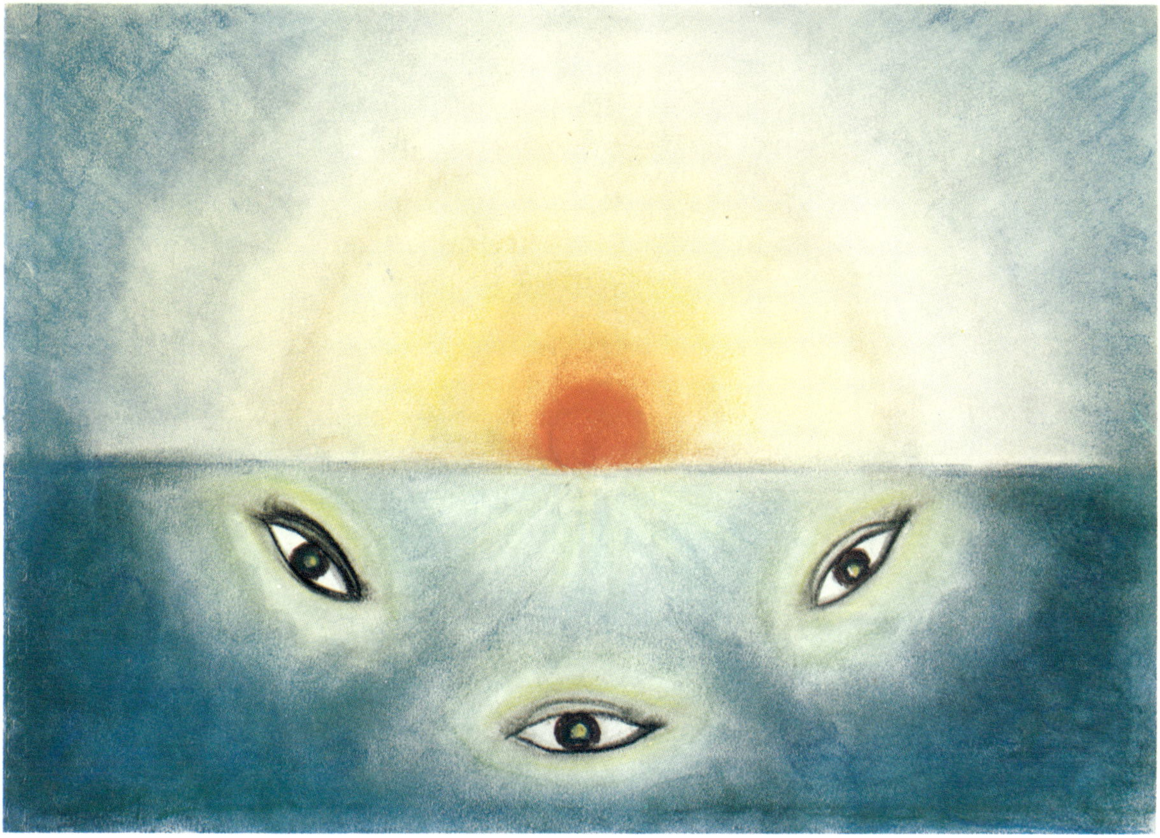

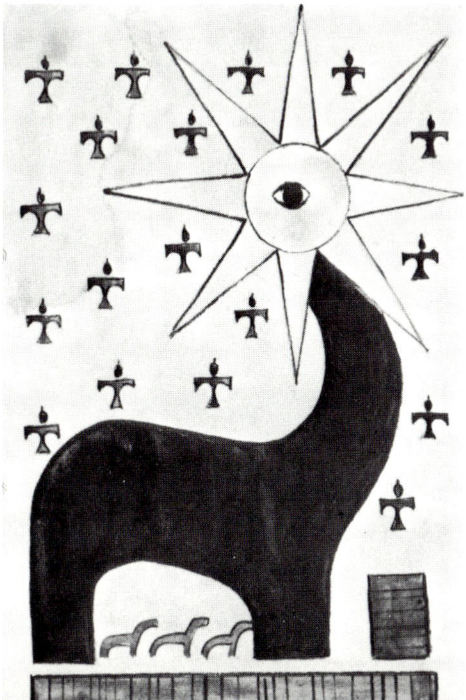

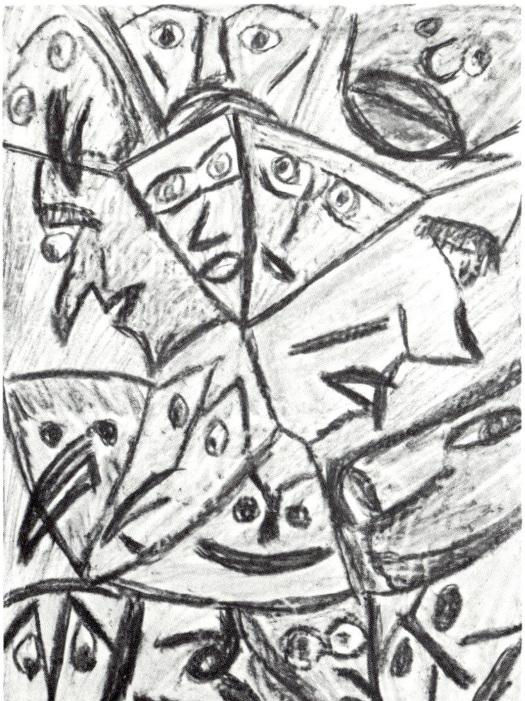

Ein wichtiges Motiv stellt in den religiösen Analysandenbildern auch die Beziehung – vor allem des Mannes – zur *Muttergottes* dar. Wir wissen, daß eine zu enge Gebundenheit an sie den Mann oft unfähig macht, sich an eine irdische und daher in seinen Augen sündige Frau zu binden. Er sucht das Fleckenlose und verachtet die eigene Sinnlichkeit, die er zur Keuschheit eines Heiligen emporzüchten möchte. Daß dies zu allerlei neurotischen Zuständen führt, daß dabei Sexus und Gefühl häufig auseinandergerissen werden und daß sogar Homosexualität als Folge einzutreten vermag, ist jedem, der die entsprechende Literatur kennt, wohl bekannt. Die Gefahr ist um so größer, als meistens auch die Gegenposition, wenn auch fast immer unbewußt, vorhanden ist und den armen, ringenden Menschen mit Lust und Genußvorstellungen plagt, was zu noch verzweifelteren Verdrängungsversuchen der Trieb- und Begierdeseite führt.

Bild 143: Hier sehen wir ein Bild, auf dem die erwähnte Problematik auf einzigartige Weise sichtbar gemacht wurde. Es stammt von einem 50jährigen, an Potenzstörungen leidenden deutschen Protestanten, der jedoch unbewußt stark zum Katholizismus neigte. Er ist noch immer an seine achtzig Jahre alte Mutter gebunden und hoffte, seine Manneskraft zurückerhalten zu können, nachdem er seinen Samen der Muttergottes als Opfergabe angeboten hatte. Es braucht wohl nicht betont zu werden, daß dies nicht nur nicht half, sondern seine Männlichkeit erst recht schwächte. Wir können auf dem Bild erkennen, wie sie in ein unterirdisches Gewölbe verdrängt ist. Der bärtige Mann im blauen Kittel stellt seine andere, nicht gelebte Seite dar; er sieht auch seinem Vater ähnlich, der ihm nicht als Vorbild dienen konnte, weil die Übermacht des mütterlichen Einflusses den des Vaters völlig in den Hintergrund gedrängt hatte. Über ihm erhebt sich in die dunkle Nacht hoch aufragend, eine schlanke gotische Kathedrale. Durch ihre überdimensionierte Größe beherrscht sie das ganze Bild. Ihre Turmspitze scheint, als phallisches Geistsymbol, den Mond, das Prinzip des Weiblichen, zu durchbohren und somit eine «conjunctio», eine Hochzeit im Himmel, anzudeuten. Das ursprüngliche, kraftvoll und triebhafte Männliche seines Wesens haust in den Tiefen. Auf der Erde oben ragt die Kathedrale bis zu den Sternen empor und ist mit ihrem gotischen Stil ein treffendes Sinnbild für den Geist des Mittelalters, in dem die Anbetung Mariae in ihrer höchsten Blüte stand.

Bild 144: Eine ganz andere Atmosphäre umgibt das merkwürdige Bild eines 38jährigen amerikanischen Ingenieurs, der ebenfalls mit Potenz-

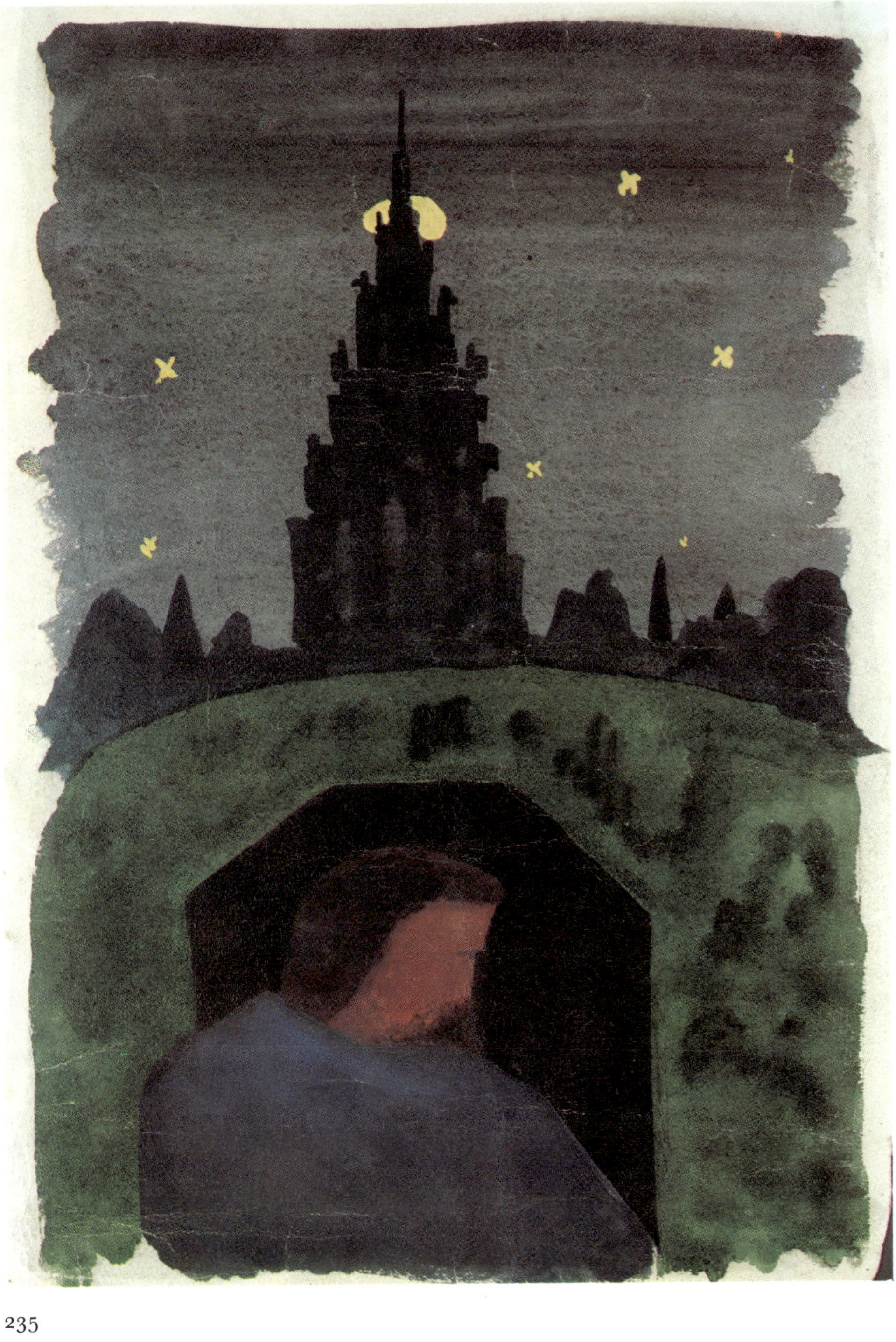

143 Die gothische Kathedrale

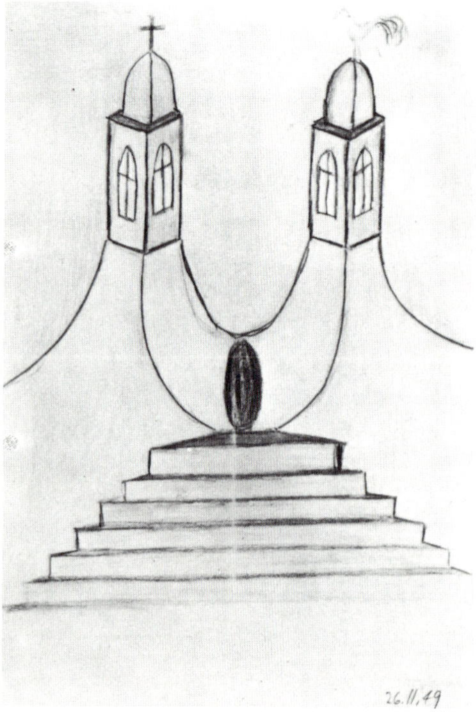

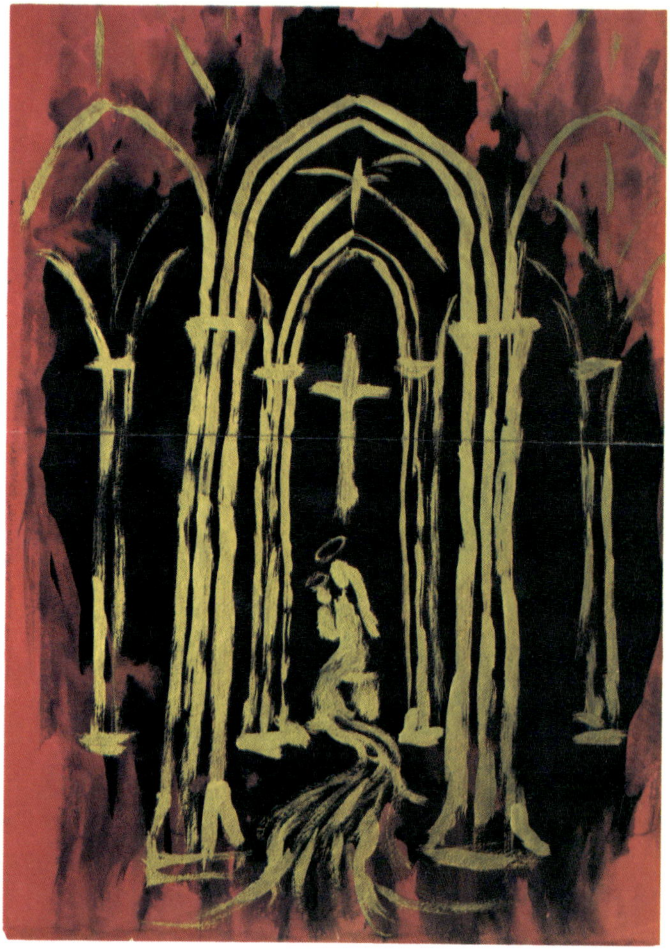

problemen zu tun hatte. Auch er ist der Mutter hörig, und seine vielen «Wenn und Aber» unterdrücken seine Spontaneität. Hier sehen wir zwei Türme von phallischem Charakter: der eine ist durch den Hahn als protestantisch, der andere durch das Kreuz als katholisch gekennzeichnet. Sie sind durch eine Wölbung verbunden, deren Mitte ein weibliches Genitale einnimmt und sonderbarerweise die Türme sowohl trennt wie verbindet, was von einer im Religiösen wie im Sexuellen ambivalenten Einstellung zeugt. In der Tat ist dieses Bild das treffende Beispiel für eine sogenannte «sexualisierte Geistigkeit», oder besser «sexualisierte Religiosität». Sie pflegt als Folge einer zu stark abgelehnten, ja verachteten Sinnlichkeit aufzutreten. Die grünen Treppen, die zum Eingang führen, zeigen jedoch, daß es hoffnungsvoll ist, zu diesem Merkmal der Weiblichkeit hinaufzusteigen, sich mit ihm zu konfrontieren, um sich ernstlich mit ihm ausein-

144* Die Kirchtürme
145 Madonna mit Kind
146 Die Christgeburt

anderzusetzen. Zugleich würde das vielleicht eine Entscheidung ermöglichen, in der die beiden «Kirchen» zu Gunsten einer echten religiösen Einstellung überwachsen werden können.

Bild 145: Auch dieses in Gold gehaltene Bild eines 26jährigen protestantischen Schweizers ist erfüllt von der Sehnsucht nach der fleckenlosen, heiligen Frau. Der rote Leidenschaftshintergrund ist in seiner Mitte von einer tief schwarzen Melancholie erfüllt, in der jedoch unter dem Kreuz als himmlisches, in Gold gehaltenes Bild die Muttergottes mit dem Kinde in einem angedeuteten gotischen Rahmen aufleuchtet. Der Maler litt unter der Bildlosigkeit und der Nüchternheit seiner protestantischen Kirchen, und die Schönheit der katholischen flößte ihm dieses ästhetisch so ansprechende und gefühlswarme Bild ein. Mit relativ wenigen, ausholenden Pinselstrichen ist hier eine packende Wirkung erzielt worden.

Bild 146: Sehr schön ist auch das Bild einer 45jährigen Südamerikanischen Katholikin. In warmen, subtilen Farben hat sie eine *Christgeburtsszene*

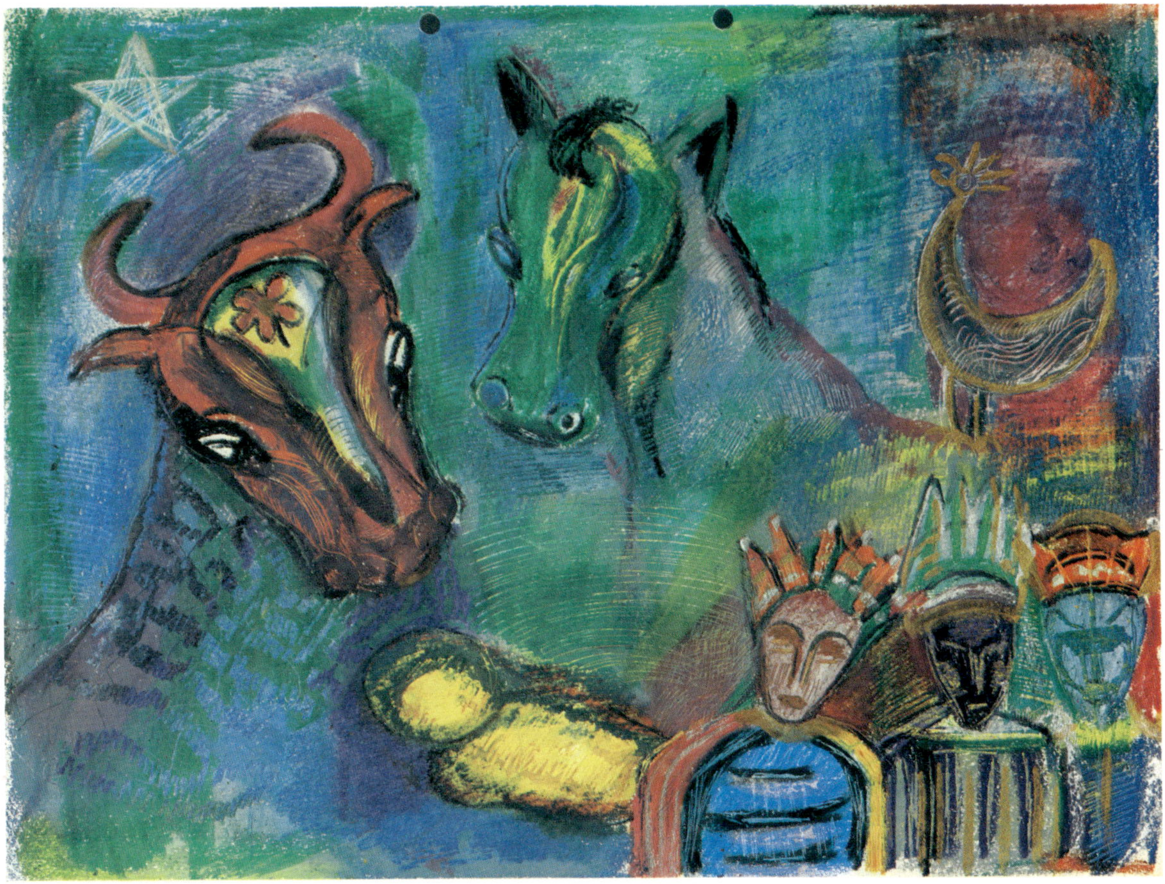

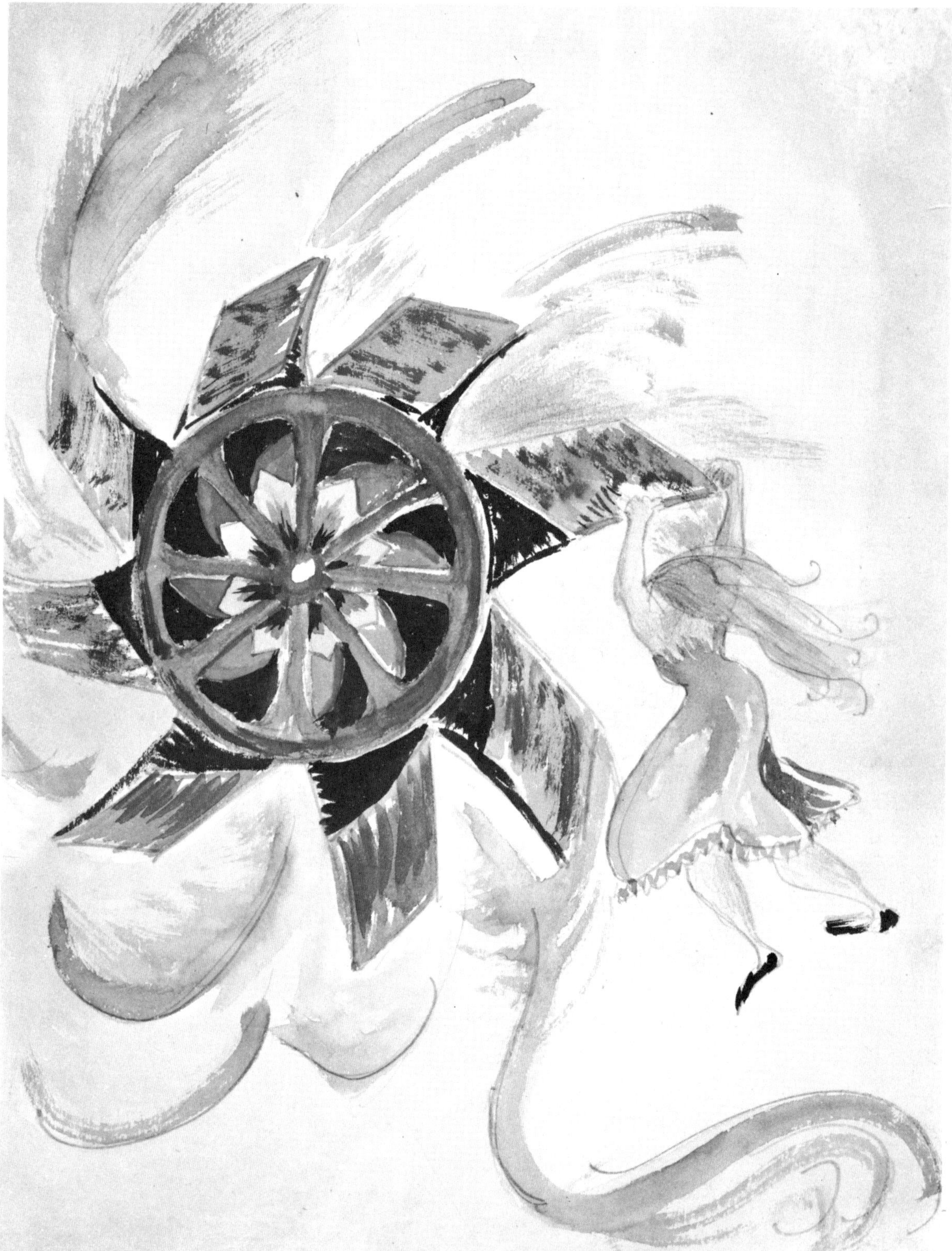

147* Das Schicksalsrad

hingestellt, in der allerdings die Gottesmutter merkwürdigerweise nicht anwesend ist, sondern nur das golden leuchtende Jesuskind und die drei Könige. Rechts deutet der als Hahn stilisierte Mond die Ankunft des neuen Lichtes an und links oben sehen wir, in Silberglanz getaucht, den Stern von Bethlehem. Seine fünf, und nicht wie traditionell feststehend sechs Zacken legen die psychologische Diagnose nahe, daß die Malerin noch ganz dem Symbol des naturhaften Menschen, dem sogenannten «ersten Adam», dem sündigen, verhaftet ist, den der fünfzackige Stern versinnbildlicht. Auch die Blume, mit der sie den Ochsen, der bei der Geburt im Stall ein Symbol der Keuschheit und Enthaltsamkeit darstellt, auf seiner Stirne schmückt, hat nur fünf Blätter, was auf dasselbe Problem hinweist. Die an Chagall erinnernde Farbfülle und Farbfreude, in die das ganze Bild getaucht ist und die vom Reichtum der Gefühlswelt der Malerin Zeugnis geben, lassen verstehen, daß sie es nicht einfach hat mit dem Christentum.

Bild 147: Das *Rad des Schicksals* aufzuhalten, bemüht sich krampfhaft diese in himmelblaue Geistfarbe gekleidete Deutsche. Sie ist zwar 58 Jahre alt, malt sich jedoch richtigerweise noch als junges Mädchen, das sie psychisch geblieben ist. Dieses Schicksalsrad mit seinen acht äußeren Speichen und seiner inneren symmetrischen Anordnung stellt ein Mandala, das heißt im Sinne Jungs auch ein *Symbol des Selbst* oder der Ganzheit, also eines Gottesbildes dar. Das Rad wird vom Wind, dem Geist Gottes, der «weht, wo er will», gedreht, und diesem ist die blonde Frau ausgeliefert. Vergeblich stemmt sie sich gegen ihn, sie wird gewaltsam mitgeschleppt.

Bild 148: Als letztes Bild möchte ich einen eigenartigen Vogel zeigen, der mit einer Goldkugel im Schnabel mühsam über das endlose Meer dahinfliegt. Diese Kugel ist wieder ein Symbol des Selbst, der psychischen Totalität. Sie ist für den Schnabel fast zu groß, und es besteht die Gefahr, daß sie ihm entgleitet und dem im Wasser lauernden Fischrachen, dem Symbol der verschlingenden Urgründe des Unbewußten, zum Opfer fällt. Sich höher in die Lüfte zu erheben und eilends davonzufliegen, vermag der Vogel nicht, denn er kann seinen rechten Fuß nicht aus dem Wasser ziehen. Er ist also der Höhe und der Tiefe in gleicher Weise verbunden, frei und unfrei zugleich wie jede menschliche Kreatur, die Sterbliches und Unsterbliches in sich vereint. Das wollte die Malerin veranschaulichen, und sie hatte keine Ahnung, als sie es tat, daß sie damit etwas festhielt, was in den Upanishaden bereits in einem verwandten Bild ausgedrückt wurde[19]. Dort heißt es:

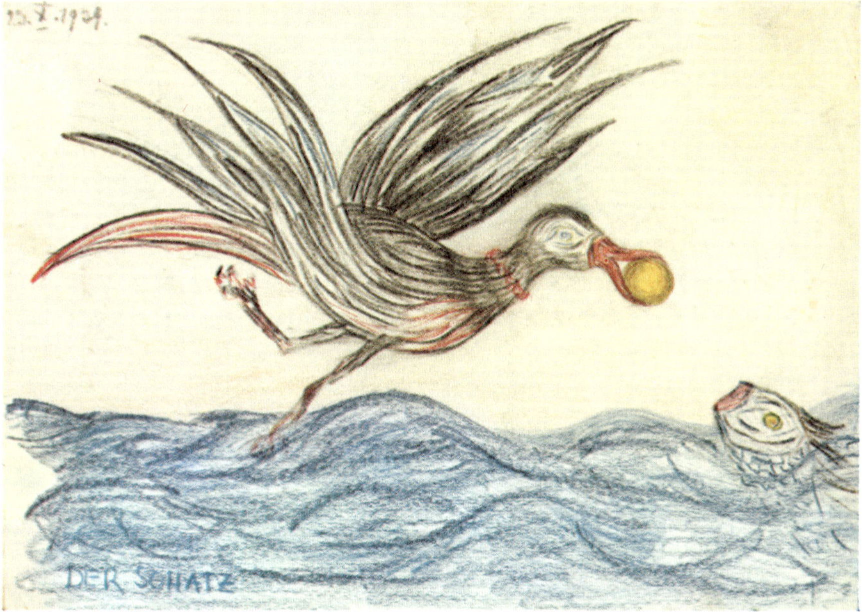

148 Der Schatz

Den einen Fuß zieht er nicht heraus der Schwan
aufsteigend aus der Flut.
Zög er heraus den Fuß, wahrlich es gäbe kein
Heut kein Morgen mehr.
Keine Nacht und kein Tag wäre; nicht schiene
mehr das Morgenrot.

Bekanntlich ist der Schwan eine Erscheinungsform des Buddha, der für die Buddhisten die höchste Ausprägung des Menschseins darstellt. Der Übersetzer bemerkt zu dieser Stelle: «Das ist ein Vers, der an jenes Wort des christlichen Mystikers erinnert: Wäre Gott nicht in allen Dingen, so hätte die Natur weder Wirksamkeit noch Begehr.»
Hier wird ein archetypisches Motiv, ein Urbild offenbar, das sowohl in der christlichen wie in der buddhistischen Religiosität wie auch in jener einer individuellen, modernen Seele enthalten ist und seinen Ausdruck in verschiedener und doch so verwandter Art zu finden vermag. Beweis dafür, daß in uns allen ein tiefes, verborgenes Wissen um die letzten Dinge waltet und unter bestimmten, dafür geeigneten seelischen Voraussetzungen in Erscheinung tritt. «Wer mit Urbildern spricht» – heißt es bei Jung –

«spricht wie mit tausend Stimmen, er ergreift und überwältigt, zugleich erhebt er das, was er bezeichnet, aus dem Einmaligen und Vergänglichen in die Sphäre des Immer-Seienden; er erhöht das persönliche Schicksal zum Schicksal der Menschheit, und dadurch löst er auch in uns allen jene hilfreichen Kräfte, die es der Menschheit je und je ermöglicht haben, sich aus aller Fährnis zu retten und auch die dunkelste Nacht zu überdauern.»[20]

Das Eintauchen in die Welt dieser Bilderfülle, wenn er ihre Bedeutung und ihren Sinn zu verstehen gelernt hat, verleiht dem seelisch Leidenden das Gefühl, daß er nicht allein einer fremden Welt ausgeliefert ist, von der niemand etwas weiß und versteht, sondern daß er zum großen geschichtlichen Strom der Menschheit gehört, die seit jeher unzählige Male erlebt hat, was er als seine persönlichste pathologische Ausgefallenheit zu betrachten gewöhnt war. Dabei darf man die persönliche Problematik nicht übersehen; sie muß stets neben den kollektiv-symbolischen Aspekten im Auge behalten werden. Denn «nur das, was den Menschen über sich und seine Ichbefangenheit hinausführt, bringt Heilung», sagt Jung[21].

In der Psychotherapie haben wir immer wieder die Erfahrung gemacht, daß neurotische Störungen, die gleichsam unangreifbar schienen, durch das Bewußtmachen, Erleben und Verstehen der ihnen zugrunde liegenden Inhalte verschwanden. Der Mensch hat jedoch eine ausgesprochene Scheu vor Bewußtwerdung. Denn klar zu sehen, seine Begrenztheit und damit auch sein Angewiesensein auf Gott anzuerkennen, bedeutet Demut und Leiden. Um sie nicht als zu sich gehörig annehmen zu müssen, verbleibt er daher lieber in den Nebeln von Unwissenheit und Unbewußtheit. Aus Angst vor der Begegnung mit den wahren Gründen seiner seelischen Schwierigkeiten, die ihn etwa mit einer unerträglichen Seite seines Wesens konfrontieren würden, treten dann an die Stelle des Leidens am eigentlichen Konflikt allerhand uneigentliche, neurotische Symptome auf.
Die in jeder Psyche innewohnende Tendenz zur Wiederherstellung ihrer schöpfungsgerechten Ordnung, die vom Selbst, also von der in ihm wirkenden Gottesinstanz ausgeht, treibt allerdings unausgesetzt mehr oder minder drängend zur Überwindung der Unbewußtheit. Sie stellt in Träumen und Phantasien, in Bildern und Symbolen aller Art jene Gegenkräfte heraus, die zur Bewußtwerdung führen können. Zu einer solchen Konfrontation und dadurch zur Selbstklärung und Selbstbesinnung sollen auch die «Bilder aus dem Unbewußten», die hier gezeigt wurden, den Weg

weisen. Daß bei ihrer Gestaltung ebenso wie bei ihrer Betrachtung große Widerstände überwunden werden müssen, ist im Hinblick auf die Zwiespältigkeit, die zwar zur Bewußtwerdung treibt, sie aber ebenso fürchtet und zu vermeiden sucht, nicht erstaunlich. Dieser innere Kampf ist jedoch unvermeidlich und bringt letztlich die Möglichkeit mit sich, die Gegensätze zu überwachsen und damit zu überwinden. «Im kümmerlichen Gehege unseres Leibes ist Gott in Gefahr... Und es gibt keine Rettung für ihn, wenn wir ihn nicht kämpfend erretten», sagt der griechische Dichter Kazantzakis[22] aus einem tiefen Erschauen heraus.

Dem Bemühen der Psychotherapie, religiöses Verstricktsein und Verirrtsein durch das konkrete Herausstellen der inneren Bilder zu lösen, wurde vielenorts mit Skepsis begegnet. Man hatte Angst, durch die psychologische Behandlung oder Erklärung könnte Gott auf «nichts als ein psychologisches Faktum» reduziert werden. Diese Sorge ist nicht grundlos, weshalb immer wieder betont werden muß, daß Aussagen über religiöse Inhalte der Seele sowie die «Bilder aus dem Unbewußten», die Religiöses betreffen, sich nie auf Gott selber beziehen, sondern nur Vorstellungen von ihm, nur Gottesbilder sind. So darf man sich in diesem Zusammenhang auch nicht an der psychologischen Erörterung der christlichen Symbole stoßen, denn sie vermeidet es sorgfältig, deren religiösen Wert anzutasten[23], sagt Rudin. Um das bessere Verstehen höchster Dinge zu ringen, ist ein menschliches Privileg, und die Phänomenologie, in der sich dieses Ringen manifestiert, mag außerordentliche Einblicke in die Notwendigkeiten und in die Erscheinungsformen religiösen Erlebens zu vermitteln. Das Irrationale oder Transzendentale mit unserem Denkapparat voll zu erfassen, ist ein aussichtsloses Unterfangen, und die «religiöse Glaubenswahrheit» wird sich von der psychologischen Untersuchung her nie beurteilen, wohl aber in ihrer Phänomenologie feststellen lassen; denn der Glaube ist ein Charisma, und die Aufgabe des Psychotherapeuten kann höchstens darin bestehen, daß er den sich ihm Anvertrauenden zur religiösen Erlebnisfähigkeit führt, das heißt die in seinen Seelentiefen liegenden Quellen zu den archetypischen Bildern des Irrationalen eröffnet und zum Fließen bringt.

Maltherapie

Die neueste Entwicklung in der Behandlung seelisch Erkrankter hat nachgewiesen, daß neben der individuellen Therapie eine solche in der Gruppe, in der man gleichzeitig mit mehreren Personen therapeutisch arbeitet, ebenfalls fruchtbar sein kann. Dabei war in der Regel das *Wort* der auslösende, vermittelnde und Heilung bringende Faktor. Dasselbe auch durch ein gemeinsames *Malen* von Bildern zu bewirken, schien mir daher eine interessante Möglichkeit.

Seit mehr als 20 Jahren habe ich mich bemüht, eine systematische, methodische Deutung von «Bildern aus dem Unbewußten», wie Jung sie nannte, zu erarbeiten, insbesondere um eine Diagnose des Zustandes, in dem sie gemalt wurden, zu ermöglichen. Dies gestattete mir, dabei wertvolle Einblicke in ihren Ausdrucks- und Symbolgehalt zu gewinnen. Sie ließen mich in den Hintergrund der seelischen Vorgänge meiner Analysanden schauen und eine unsichtbare, neuartige Beziehung zu ihnen herstellen. Zu meinem eigenen Erstaunen war nicht selten das Ergebnis, daß aufgrund des Verstehens solcher Bilder Übertragungen hervorgerufen wurden, in denen ein wortloses, aber desto dynamischeres, geheimes Einvernehmen innerhalb der unbewußten Bereiche von Analysand *und* Analytiker zustande kam.

Das aus dem Unbewußten des Analysanden auftauchende Bild berührte das im Unbewußten des Analytikers ruhende gleiche oder ähnliche Bild, rief es sozusagen zu einer Reaktion auf und bewirkte damit ein innerseelisches Zusammenklingen, das ein Gefühl des Verstandenwerdens hervorrief. Wcnn es außerdem noch von seiten des Analytikers durch eine entsprechende Geste, einen mitgehenden Gesichtsausdruck oder ein spürbares und sichtbares seelisches Mitschwingen begleitet wurde, dann trat eine merkliche Entspannung, ja eine Art «Befreiung» im Zustand des Patienten ein. Diese Erfahrung, die ich immer wieder in meiner Arbeit mit den Hilfesuchenden gemacht habe, hinterließ stets einen tiefen Eindruck in mir.

Das Bild gehört zu den Urtiefen der menschlichen Seele. Bevor das Wort geboren, bevor es zu Begriffen zugeschliffen wurde, drückte sich die Seele in Bildern aus. In vorgeschichtlichen Zeiten und vielenorts heute noch, sagte der Primitive von sich nicht «Ich», sondern nannte sich «der große Baum» oder «der mächtige Löwe», und von seinem Feind sprach er als «die gefährliche Schlange», «der spitze Pfeil» usf. Wir wissen von Kranken, vor allem von den geistig-seelisch Erkrankten, daß sie dabei auf einen früheren Zustand regredieren, sie werden sozusagen wieder wie Primitive oder wie Kinder. Einem solchen wiederum liegt die Bildersprache äußerst nahe, unwillkürlich kann er in ihr am entsprechendsten ausdrücken, was ihn innerlich plagt und bewegt. Die Wahnvorstellungen der Psychotiker sind ja zumeist phantastische Bilder, ergreifende Abbilder der inneren Vorgänge. Bekannt ist von Strindberg, daß er in seinen schweren Depressionsperioden, in denen er jede Sprachfähigkeit verlor, zur Palette griff, um seine «unsagbaren» Erlebnisinhalte bildnerisch darzustellen. Seinem Pinsel entflossen zahlreiche bemerkenswert gute Bilder, die fast den Grad der großen Kunst erreichen. Seine schöpferische Quelle, die vom Wort abgeschnitten war, suchte und fand einen neuen Weg, um zum Ausdruck zu gelangen[1]. Auch die Malereien eines Goya oder Bosch, eines Grünewald oder Kubin sind in ihren erschütternden Gebilden eine Möglichkeit gewesen, sich vom überwältigenden Reich der inneren Dämonen durch ihr Herausstellen und Festhalten im Bild zu befreien. Ebenso erreichen sogar viele Kranke das Niveau der echten Kunst, wobei es sich nie genau abgrenzen läßt, wo ein pathologischer Ausdruck beginnt und was den großen Künstler davon abhebt.
Obwohl es sich bei unseren Kranken keineswegs um «Künstler» handelt, kann man die Bilder, die sie malen, auch als eine Art unwillkürliche Konfession dessen ansehen, was in ihnen vorgeht, wenn sie, von einem bestimmten seelischen Inhalt, von einer Bildvorstellung ergriffen, zu deren Gestaltung schreiten mußten. Sie sagten durch ihre Bilder etwas aus, was sich beobachten und beschreiben ließ. Man konnte zwar darüber reden, aber man konnte den vollen Inhalt eines solchen Bildes eigentlich niemals in genaue Worte übersetzen. Solche Bilder besitzen zumeist die Eigenschaft eines Symbols, wie Jung es verstand.

Warum dieses Malen nicht auch mit einer Gruppe versuchen? fiel mir plötzlich ein. Es ist klar, daß das Problem der Übertragung, ein klassisches Postulat jeder psychotherapeutischen Arbeit, auch in einer solchen Gruppensituation eine wichtige Rolle spielt. Sie ist allerdings etwas verschieden von jener, die in einer Zweisamkeit entsteht, obwohl es sich dabei immer um die Herstellung einer engen, gefühlsbetonten Beziehung zum Psychotherapeuten handelt, die unerläßlich für das Zusammenklingen der unbewußten Bereiche ist. Um eine solche stumme, gleichsam unterirdische Verbundenheit mit mehreren und dazu noch kranken Menschen schaffen zu können, muß der Kontakt auf der Ebene des Bewußtseins ganz besonders differenziert gehandhabt, ganz besonders bewußt unter Kontrolle gehalten und gelenkt werden. Bei keinem der Anwesenden darf das Gefühl aufkommen, er sei weniger «geliebt» als der andere, er werde weniger geachtet und ernst genommen. Es ist erstaunlich, wie stark das bekannte «Geschwisterproblem» hier hereinspielt, wie wichtig es ist, daß man für jeden der Anwesenden einen warmen Blick, ein gutes Wort, also eine gefühlsgetragene Zuwendung findet. Um diese Atmosphäre zustande zu bringen und zu erhalten, habe ich stets darauf bestanden, daß nur Patienten der Klinik an den Malsitzungen teilnehmen mit völligem Ausschluß der Ärzte, der Pfleger oder irgendwelcher anderer Interessierter. Denn es ist ungemein schwierig, eine gleichzeitige Beziehung zu verschiedenen Personen mit verschiedenen seelischen Störungen zu einer relativen Einheit werden zu lassen, es stellt eine ganz besonders heikle Aufgabe dar, die – auch das muß gesagt werden – nicht jedesmal in derselben erfolgreichen Weise gelingt.

Der Versuch mit einer Gruppe schien mir ein Experiment, das möglicherweise zu einem neuen Instrument in der Hand des Analytikers werden könnte. Ich wußte von tastenden Vorstößen in ähnlicher Richtung, kannte aber keine, die unter den gleichen Voraussetzungen, den gleichen Umständen und auf einer gleichen Grundlage aufgebaut und unternommen wurde wie das, was mir vorschwebte.

Zu den verschiedenen Heilungs- und Besserungsversuchen, vor allem in den psychiatrischen Anstalten, durch eine sogenannte «Arbeitstherapie» gehört auch die «Art Therapy», die große Mode geworden ist. Sie wird in fast allen westlichen Ländern und an zahlreichen Orten – vor allem in den Vereinigten Staaten – sogar in eigenen Ausbildungsstätten gelehrt und in fast allen psychologischen Schulen angewendet. Durch die Welt der Bilder soll den von Technik und Statistik, von Materialismus und Intellektualismus ausgetrockneten Seelen belebende Nahrung zugeführt werden. Nahezu bei allen solchen Vorhaben geht es aber um eine Methode, die meistens in Kliniken für psychisch Kranke benutzt wird.

Bei diesem Heilverfahren wird auch in Gruppen gemalt, und zwar malen alle Mitglieder dieser Gruppe an ein und demselben «Bild», zum Beispiel an einer Landschaft, das heißt, ein jeder Patient malt ein Stück des Bildes: Er tut dies entweder gut, weniger gut, eingepaßt oder ganz abgespalten, unangepaßt. Es handelt sich dabei um den Versuch, durch das Bildermalen eine Art «Kollektiv-Arbeit», also ein Gemeinschaftswerk zustande zu bringen. Jeder kann sein Thema frei wählen und dann dem Bild der anderen «anpassen». Hierdurch, so wird gehofft, läßt sich eine seelische Gemeinsamkeit, jene Kommunikation herstellen, die dem psychiatrisch Kranken so schwer fällt, wenn nicht unmöglich ist. An einem Bild gemeinsam zu arbeiten, sollte nämlich eine Verbindung zwischen den einzelnen Patienten schaffen, ein Werk, in dem dasselbe Thema fortlaufend gestaltet werden muß beziehungsweise müßte, bei dem die Aufgabe lautet, daß jede Einzelarbeit zu der des Folgenden zu passen hat. Wenn man auch große Unterschiede unter den «Teilen» feststellen kann, so ist eine Nivellierung nicht zu übersehen, eine Art Verschmelzung, die allerdings gerade das Erwünschte ist[2].

Diese Methode mag auch ihre Erfolge bringen, läßt sich jedoch nur mit Patienten durchführen, die eine gleiche oder zumindest ähnliche Erkrankung, eine gleiche Symptomatik haben. Im Gegensatz dazu geht meine Arbeit in einem Kollektiv von Personen vor sich, die an den verschiedensten Krankheiten leiden. Mein Ziel ist nicht «Einschmelzung», sondern ich will im Unterschied dazu aufgrund eines gemeinsamen Themas in jedem Individuellstes hervorrufen, bei jedem Kranken seine eigene Ausdrucksweise für dasselbe Bildmotiv erreichen. Was mich interessierte, waren die jeweils verschiedenen Ausdrucksreaktionen eines jeden Teilnehmers auf dasselbe Motiv, auf dieselbe archetypische Bildvorstellung. Vom gleichzeitigen Erwecken eines archetypischen Inhaltes in den Seelen einer Gruppe von sehr verschiedenartig psychisch kranken Menschen erhoffte ich mir, neue Aspekte der zwischenmenschlichen Kommunikation zu erhalten und gleichzeitig neue diagnostische und therapeutische Einsichten zu gewinnen, das heißt sowohl etwas von der «Gruppenseele» wie auch von derjenigen eines jeden einzelnen bewußt hervorrufen zu können.

Dank dem Entgegenkommen des medizinischen Leiters der «Klinik am Zürichberg» in Zürich, Dr. H. K. Fierz, der jedem neuen Gedanken offensteht, konnte ich meine persönlichen Ideen in die Tat umsetzen. Seit dem 1. Mai 1965 versammeln sich nun jeden zweiten Samstagvormittag eine Reihe von Patienten der Klinik – Schizophrene, Depressive, Süchtige, Psychopathen u. a. m. –, um mit mir zusammen zu malen. Bald waren dabei acht, bald wieder fünfzehn Personen aus dem Krankenbestand der Klinik, der von achtzehn bis dreißig Personen umfaßte, an diesen Sitzungen anwesend; viele von ihnen kamen regelmäßig, manche bloß von Zeit zu Zeit. Die Teilnehmer wechselten häufig, wobei ihre Zahl besonders durch die Neuaufnahmen und Entlassungen an der Klinik beeinflußt wurde. Die Teilnahme selber wurde den Patienten völlig freigestellt; denn der therapeutische Effekt bleibt aus, wenn sich zu viele Widerstände gegen das Malen zeigen. Allerdings kann es auch vorkommen, daß jemand nur unwillig, nur auf Zureden hin mitmachte und am Schluß, von der allgemeinen Atmosphäre mitgerissen, sagte: «Das war aber interessant, ich habe es mir ganz anders vorgestellt!» Ich war mir voll bewußt, daß ich da etwas Persönliches ausprobierte, von dem ich vorerst nicht ahnte, ob dabei etwas Brauchbares herauskommen werde und ob in dem, was ich vorhatte, ein Sinn stecke.

Mein Vorgehen ist folgendes: Ich gebe ein Stichwort, das heißt ein Bildmotiv, das jeder nach seiner Eigenart und mit dem Material und der Farbe, die ihm liegen, auf dem Papier festzuhalten hat. Damit wird eine Arbeit über ein gemeinsames Thema in Gang gesetzt; zudem wird jeder durch mein eigenes Mitmalen innerlich auch mit mir verbunden. Ich habe möglichst einfache, aber archetypisch bedeutsame Themen gewählt, deren Malen keine zu hohen Anforderungen stellen darf: Fisch, Vogel, Baum, Blume, Wut, Kreis-Dreieck-Viereck, Auge, Sonne-Mond, Stilleben, Mund-Nase-Ohr, ABC, Spinne, Feuer, Wasser, Schmuck, Uhr, Depression, Explosion, Freude, Teufel, Hexe usw., waren einige der zu malenden Motive. Gegenständliches, Symbolisches und Abstraktes wechselten miteinander ab. Alle Bildmotive, die gemalt werden sollten, hatten auf einem archetypischen Grundmuster zu beruhen, um einen Effekt auszuüben, um das Unbewußte der Teilnehmer zu konstellieren. Es war meine Vorstellung, daß dabei mehrere Faktoren wirksam sein müßten: erstens die Möglichkeit des Selbstausdrucks, der unbewußten Konfession; zweitens eine Art der Befreiung von gestauten Emotionen, ihre einem Aderlaß gleichende Abführung; drittens eine Neuverteilung der psychischen Energie, die stets Folge des Auftauchens eines Symbols ist, nämlich das Bildwerden eines Archetypus per se, das heißt das Aktualisieren einer vorerst noch im Hintergrund der Psyche vorhandenen Potentialität. Das Stimulieren und das Konstellieren spielen ja eine fundamentale, emotionale Rolle in jeder Psychotherapie.

Man könnte einwenden, daß viele der seelisch Kranken ohnehin an einer Überproduktion, oft sogar an einem Chaos von inneren Bildern leiden, die sie nicht zu verarbeiten vermögen. Ist es daher richtig, die symbol- und bildschaffende Fähigkeit solcher Kranker noch weiter anzuregen? In unserem Fall können wir mit «Ja» antworten. Indem man ihnen nämlich ein bestimmtes Bildmotiv zu malen aufgibt und selber mitmacht, konzentriert man ihre innere Dynamik einerseits bewußt auf einen einzelnen Inhalt und andererseits in Form der Übertragung auf einen unbewußten Bereich, den sie mit dem Therapeuten teilen. Schließlich erlaubt ihnen der nachfolgende Gedankenaustausch und die von mir gebrachte Amplifikation zum gemalten Bildmotiv eine Art Einfühlung in das von ihnen Gemalte und dessen emotionale Umkreisung. So läßt sich zum Beispiel über «Depression» sagen, man könne ihr durch die verschiedensten Symbole Ausdruck verleihen: durch die Farbwahl, durch einen Stimmungsgehalt, durch eine Trauerweide, durch einen grauen Regentag usf. Oder man kann vom Baum sagen, er stelle ein Gleichnis für das menschliche Leben dar, er sei ein Muttersymbol, das Frucht trägt, er sei ein Wachstumsbild usw.

Natürlich hängt es vom Zustand, oft auch vom Bildungsniveau eines Kranken ab, wieweit er verstehen, mitgehen, ergriffen werden kann. Es ist jedoch erstaunlich, wie viele von ihnen ungeachtet ihres Könnens und Wissens das dargebotene Material der anderen, aber auch das Selbstgemalte intuitiv erfassen, es angeregt verfolgen und sogar durch Fragen weiterspinnen können. Der eine erkundigt sich, wieso Zahlen eine symbolische Bedeutung zu haben vermögen, der andere, wieso die gerade Zahl als «weiblich», die ungerade als «männlich» zu verstehen ist, warum man in Märchen so häufig der Zahl Drei begegnet usf. Ich bemühe mich immer, zu dem aufgegebenen Malthema dessen symbolische Bedeutung und Verwendung durch allerlei Anmerkungen zu beleben: Das Ei, der Teufel, die Explosion usf. erlaubten mir, Parallelen heranzuziehen, auf ihre vielfältigen Aspekte hinzuweisen. So erzählte ich zum Beispiel, als wir die Hand malten, von den alten Vorstellungen über die verschiedenen Finger, über Chiromantie und Chirologie, über die Mißverständnisse, die diesbezüglich im Umlauf sind usf., und weckte damit das allgemeine Interesse, um die Patienten vom ständigen Kreisen ihrer Gedanken um ihre Krankheitssymptome abzulenken.

Bald wurde offenbar, daß das Thema, das ich gab, die Eigenschaft eines Katalysators hatte. Das oft so beklemmende Gefühl des Isoliertseins wurde bei den meisten aufgehoben, und so mancher starr Katatone, der vorerst außerhalb jeder Kommunikation in sich gesperrt blieb, taute auf, wenn er öfters zu dieser Gruppentherapie kam. Kontakt wurde unter den zumeist Kontaktarmen geschaffen, jedoch nicht durch das Wort, also das rationale Bewußtsein, sondern durch die unsichtbaren Tiefen der unbewußten Bereiche. Ein seltsam dynamisches Verbundensein durchwob die Anwesenden. Sie beugten sich eifrig über ihr Papier, schielten zuweilen neugierig auf die Hand des Nachbarn, und immer wieder merkte ich, wie sie sich an mich wie auf einen Brennpunkt bezogen fühlten. Stille Vertiefung und fröhlicher Eifer, Hemmung und Hingabe, alles war vorhanden. Während der Arbeit machte ich kurze Bemerkungen zum Thema oder sprach lächelnd dem einen und anderen Mut zu. Die Atmosphäre war beschwingt, die Stimmung gehoben, trotz der so verschiedenen seelischen Nöte, in denen die Teilnehmer steckten.

Nach einer guten Stunde wurden die einzelnen Bilder herumgezeigt, gegenseitig besprochen und jeweils von mir knapp oder ausführlich gedeutet. Es war wichtig, nicht zuviel zu sagen und doch genügend, um bei den Patienten die Freude am Malen wachzuhalten. Fingerspitzengefühl, auf gute Intuition gegründete Erfahrung hatten mich dabei zu leiten. Natürlich mußten die Anwesenden auch das *von mir* Gemalte betrachten und deuten, wobei übrigens mein Bild keineswegs das beste der Bilder war! Ich versuchte, neben kleinen Bemerkungen zur Symbolik der Farben, der Zahlen, des Raumes, der Proportionen, der Bildelemente usw. vorsichtige Winke bezüglich der Situationsdiagnose zu geben, wie sie das jeweilige Bild gestattete. Ich versuchte ferner ganz allgemein, Negatives wie Positives aufzuzeigen und damit jeden Bildautor anzusprechen, ihn gleichsam seelisch zu berühren. Mein Wissen um die Bildinterpretation und meine Intuition standen mir dabei zur Hilfe. Das Integriert- oder Nichtintegriertsein des Bildes, das von Edith Zierer in ihrer «Creative Analysis» so stark betont wird, waren auch für mich Fingerzeige bei meinen Diagnosen.

Von den anwesenden Patienten der Klinik wußte ich nur wenig. Die Einzelheiten ihrer Krankengeschichte waren mir unbekannt, und nur bei denen, die immer wieder teilnahmen, konnte ich bis zu einem gewissen Grad den Verlauf ihrer Zustände beobachten und diagnostisch erfassen. So war ich im Grunde genommen eine Unbekannte, die sich spontan der Probe aussetzt, während die übrigen Anstaltskameraden waren, gleichsam Angehörige der großen klinischen Familie, in der sie lebten. Dadurch ergab sich eine Vertrautheit und zugleich eine Distanz, die Spannung und Bewegtheit zur Folge hatten und sich oft auch in einem enthemmten Lachen entluden. Es wurde überhaupt viel gelacht, denn es war oft sehr komisch, wenn ich den Nagel auf den Kopf traf oder mich irrte, oder auch mit einer kleinen, hingeworfenen Nebenbemerkung den Schalk spielte, der hinter die Kulissen guckt. Allgemeine Spontaneität zu erwecken und spielen zu lassen, war mir ein wichtiger Gesichtspunkt. Es war offensichtlich, daß die

meisten Leute gerne kamen. Viele erklärten, sie warteten stets sehnsüchtig auf diese Mal-Gruppenstunden. Manche allerdings fühlten sich auch unangenehm betroffen, wollten auskneifen oder wurden aggressiv. Aber keiner blieb unbewegt und unberührt, was doch das Ziel der Arbeit war.
Anschließend konnten meine knappen Hinweise und Deutungen, sofern die Patienten dies wollten, in ihrer privaten persönlichen Psychotherapie, der sich jeder Klinikinsasse unterzieht, besprochen und verarbeitet werden.
Das Ergebnis des Versuches ist bis heute erstaunlich positiv und vielversprechend: Man darf es als weiteren Schritt in den Bemühungen der Klinikleitung werten, die Kranken zusammenzufassen, sie in eine familienähnliche Situation zu stellen und ihnen damit eine gewisse Geborgenheit zu vermitteln.

Ich möchte nun anhand einiger Abbildungen der so entstandenen Malereien zeigen, was gemacht wurde. Es werden allerdings nur Kostproben sein können, eine kleine Auswahl aus den Gruppenarbeiten, mit knappen Hinweisen.
Zunächst seien fünf Motive im *Querschnitt* gegeben, das heißt so, wie sie durch einige Personen der Gruppe gestaltet wurden. Ich wählte dazu die *Zahl,* den *Buchstaben,* die *Depression,* das *Osterei* und den *Teufel.*

Die *Zahl* als eine der Urvorstellungen des Menschen dürfte ein Thema sein, bei dem jeder mitmachen kann. Sie stellt den Ordnungsfaktor im großen Welttheater dar. Unsere Beziehung zu ihr, unsere Auffassung von ihr, ist für jeden von uns charakteristisch und vielsagend.
Bild 149: Hier scheint die selbstbezogene Ichliebe, das Ich, ausgedrückt durch die Eins, zu groß, um überhaupt auf dem Papier Platz zu haben. Die «männliche» Drei besitzt die gleiche Größe und dringt gleichsam auf das Ich zu, wobei die Zwei, die «weibliche» Zahl, ohnmächtig dazwischen liegt und schwarz umrandet ist. – Eine Hysterikerin, die ihre Weiblichkeit betrauert, sie jedoch nicht zur Geltung kommen läßt.
Bild 150: Interessant ist das Zahlenchaos eines stark dissoziierten Mannes, das er aber – zumindest momentan – in einem gewellten Kreis unter Kontrolle hält, einfängt und dadurch sich selbst, seine chaotische Seelenlage unter Kontrolle zu halten vermag.
Bild 151: Eine hübsche Kombination verrät dieses Bild eines katatonen Mädchens von 26 Jahren, das sich allerdings auf dem Wege der Besserung

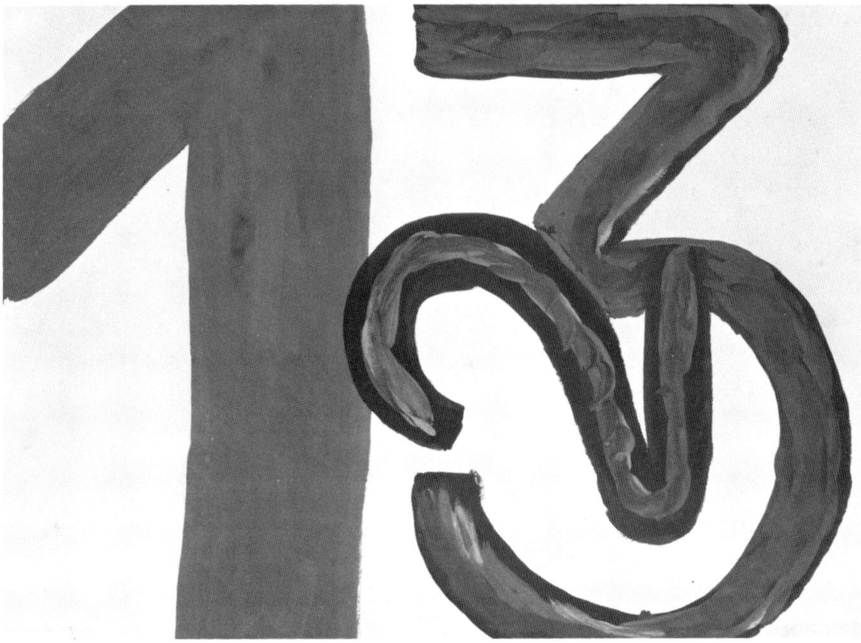

149*

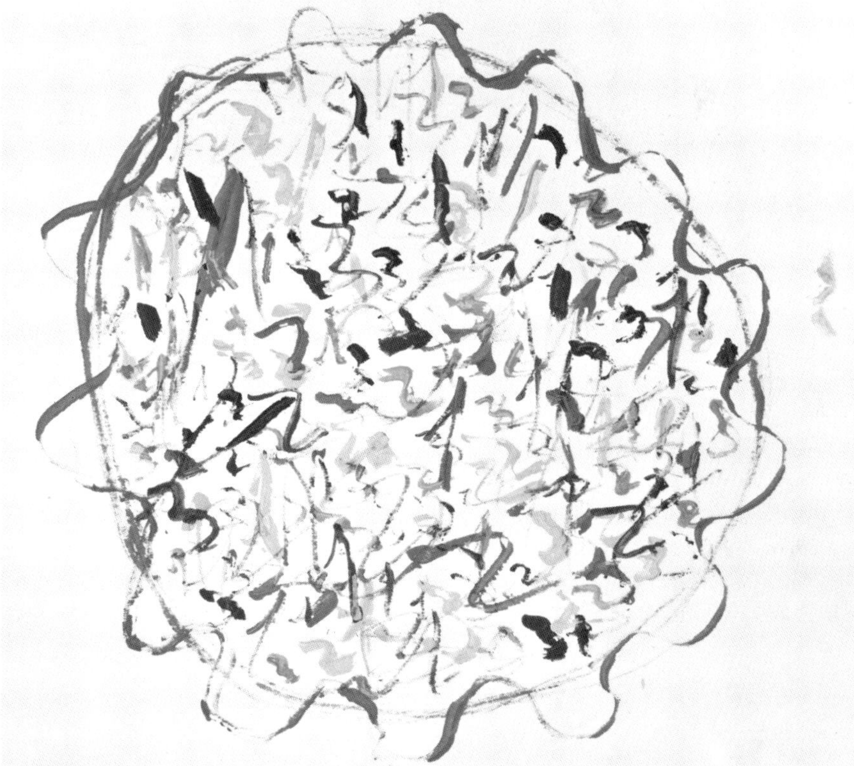

150*

151*

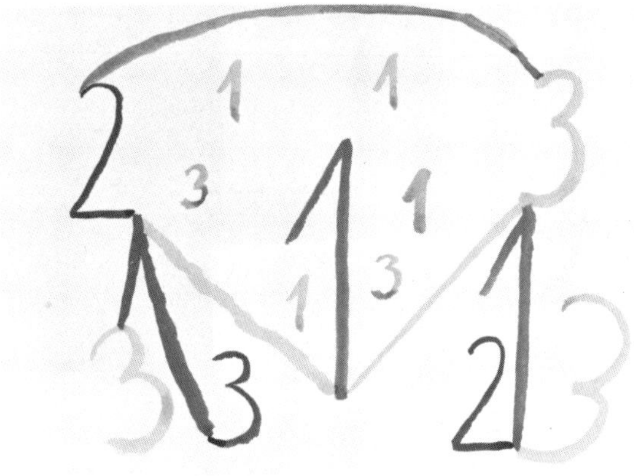

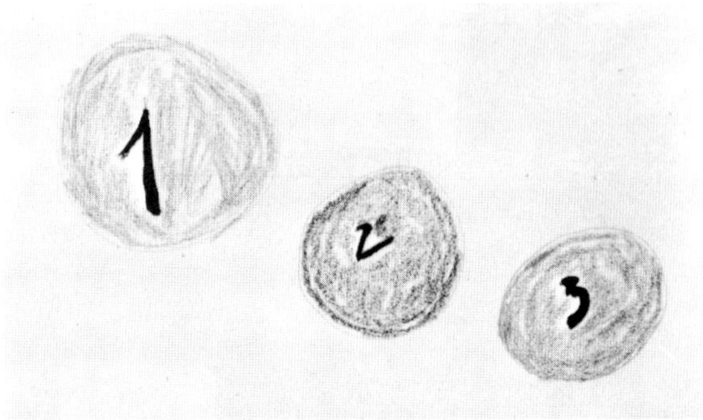

152*

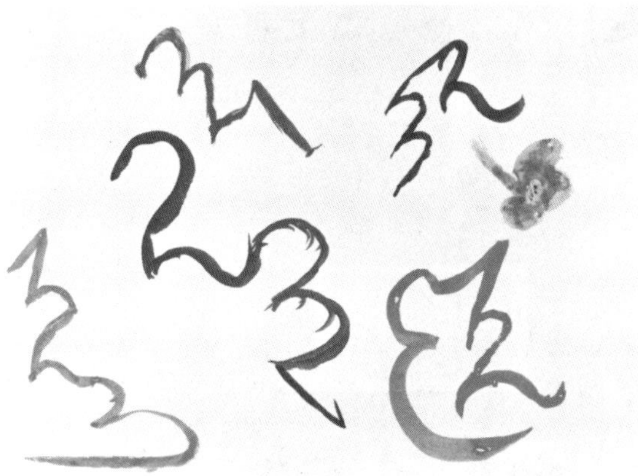

153*

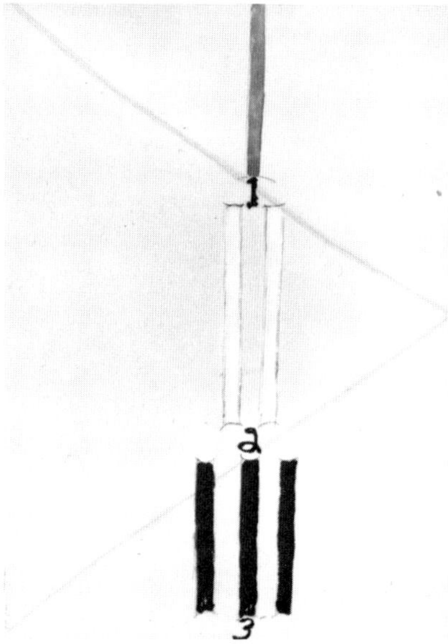

154*

befindet. Eine Art Waage hält die Zahlen im Gleichgewicht, wobei in der Mitte die große blaue Eins, deren Farbe ein Streben nach Rationalem verrät, von zwei roten Einsern flankiert wird, die das Ich repräsentieren. Im Vergleich zu früheren Bildern der Patientin, in denen alles unverbunden, gespalten auf dem Blatt stand, zeigt sich hier ein bemerkenswerter Fortschritt.

Bild 152: Wie einfallsarm wirkt doch dieses Bild. Die Zahlen sind wie in Watte eingehüllt, ängstlich werden sie von einem Kreis, der stets schützende Bedeutung hat, mit matten Farben umgeben.

Bild 153: Dagegen tut dieses Blatt zitternde Zerfahrenheit kund: Die drei Zahlen wurden mühsam miteinander verbunden und hängen in der Luft.

Bild 154: Starr, stilisiert, auf blauer Intellektgrundlage erhebt sich die rote Eins des Zwangsneurotikers. Die Zwei, eine «weibliche» Zahl, trägt die Farbe der Unschuld, sie ist weiß.

Buchstaben zu schreiben, lernt jeder. Sie zu malen, führt zurück in die frühe Schulzeit, in den Zustand des Kindes. Dies entspricht den seelisch Kranken, die irgendwie alle nicht ihrem Alter gemäß gereift sind. Ich gab daher als Aufgabe, die ersten Buchstaben, das sogenannte ABC, zu malen. Das Ergebnis war recht unterschiedlich. Interessant war vor allem, daß sozusagen keiner der Anwesenden kursiv geschriebene, sondern nur gedruckte Buchstaben hinmalte. Das gab diesen etwas Unpersönliches, was vermutlich unbewußt auch beabsichtigt war. Die persönliche Schrift ist ja etwas sehr Verräterisches, durch die man sich nicht gerne dem anderen ausliefert.

Bild 155: Aus dem Buchstabenchaos dieses Bildes spricht ein innerlich erregter, gefühlsbetonter Mensch. Das Auge wird gleichsam geblendet von den ungeordnet umhertanzenden, hastig hingeworfenen Pinselstrichen. Das Blatt ist bis zum äußersten ausgenutzt, ein anscheinend unausgelebtes großes Expansionsbedürfnis tut sich kund. Der 40jährige Maler ist wohl nahe einer Desintegration.

Bild 156: Der Zustand dieses Bildautors läßt sich leicht ablesen. Er ist völlig desorientiert, alles zittert in ihm, die Buchstaben sind unklar, unsauber, unästhetisch. Nur die zwei Kontrastfarben Rot und Blau werden verwendet, was auf eine tiefe Gegensatzproblematik hinweist und auch auf eine gewisse Armut bezüglich der seelischen Inhalte. Der 60jährige Mann, der das Bild anfertigte, ist ein langjähriger, schwer Depressiver.

Bild 157: Auch auf diesem Bild wurden die Buchstaben mit zittriger Hand hingemalt. Sie kleben aneinander oder stehen aufeinander. Auffallend ist, daß das A, das man als ersten in der Buchstabenreihe als Symbol des Ich auffassen kann, stets eine andere Farbe hat als das darauffolgende und auch oft durch seinen Stand hervorgehoben ist. Vielleicht läßt sich daraus auf eine Tendenz des Autors schließen, seine Minderwertigkeitsgefühle dadurch zu kompensieren, daß er sich hervorhebt. Das Bild stammt von einem Mann von 30 Jahren, der an einer depressiven Schizophrenie leidet.

Bild 158: Interessant ist auch das Bild einer 28jährigen Frau, die ihre Buchstaben gleichsam ineinander hängt und sie von den vier Ecken her sozusagen stützt. Die Verwendung der grauen, dunklen Farben weist auf einen

155*

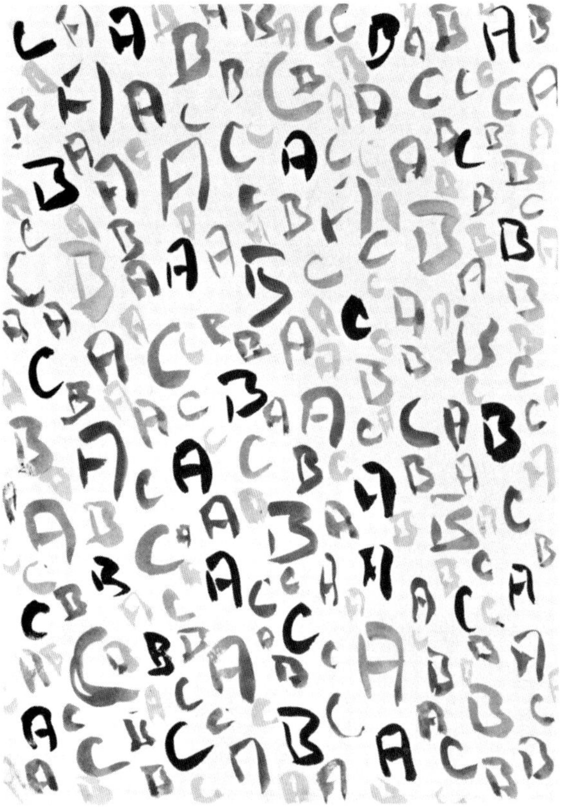

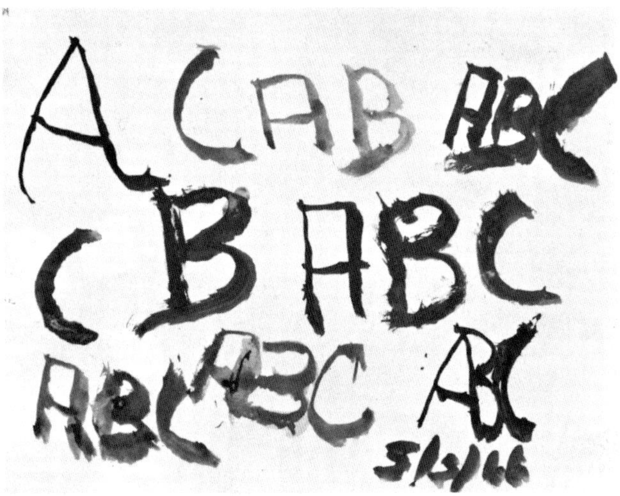

156*

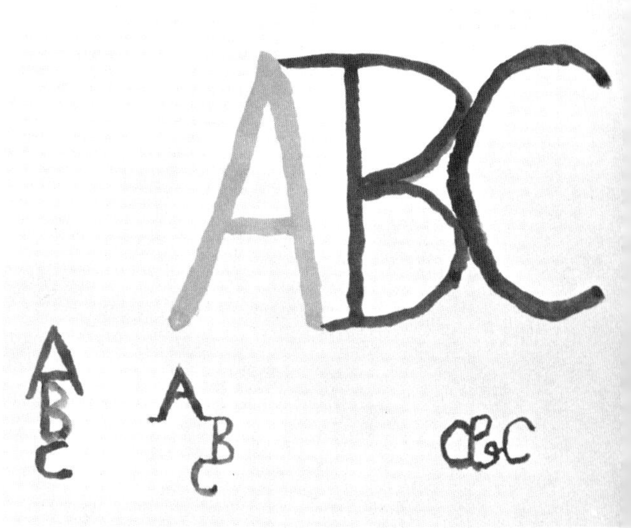

157*

158*

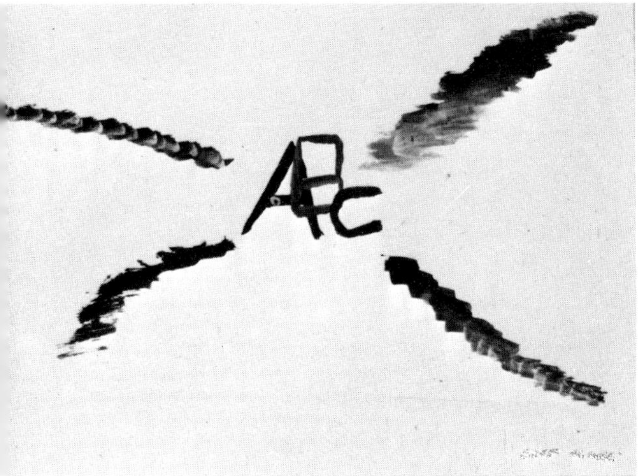

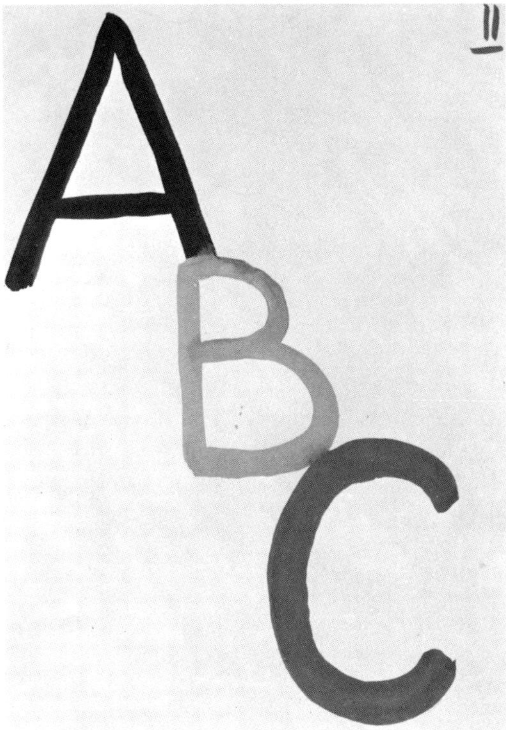

159*

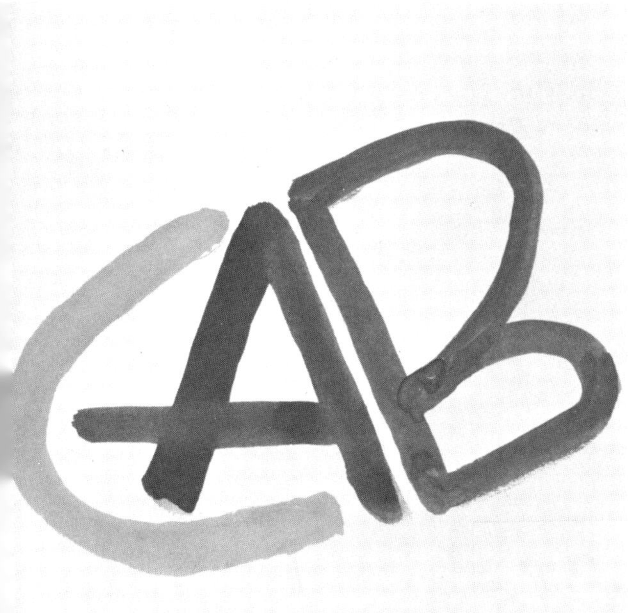

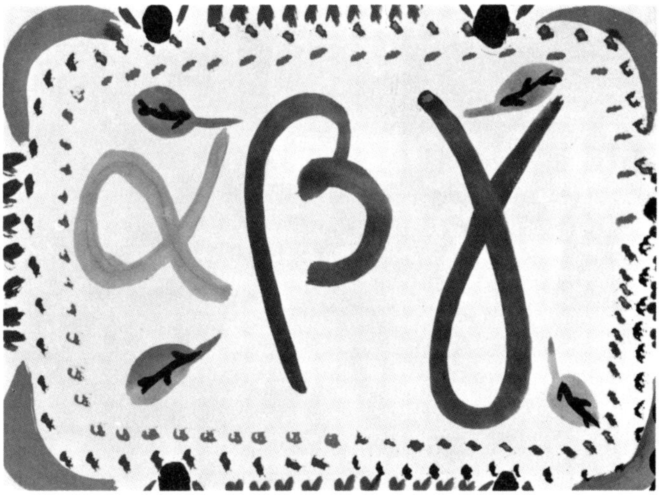

161*

160*

depressiven Zustand hin, in dem ja auch das A, also das Ich, vom B «bedrückt» ist. Nur das C mit seinem eher unsauberen Grün zeigt eine gewisse Selbständigkeit, eine Tendenz, sich unabhängig zu machen, wie wenn es ein Kind der zwei ersten Buchstaben wäre und davonlaufen möchte, was vielleicht ein zukunftsträchtiger Zug sein mag.
Bild 159: Sehr schön ist das Bild dieser 32jährigen Hysterikerin mit seiner Anordnung und Farbintensität. Das große A ist zwar schwarz, das Ich in Depression getaucht, aber das C von glühendem Rot. Nehmen wir es als dritten Buchstaben für das Männliche in der Frau an – die Drei als eine ausgesprochen «männliche» Zahl –, so treffen wir damit möglicherweise auf ihre Hauptproblematik, nämlich auf das Vorherrschen ihrer männlichen Animus-Eigenschaften, die das weibliche Ich in den Hintergrund drängen und in die Dunkelheit tauchen.
Bild 160: Eine ausgesprochen graphische Begabung verrät das Blatt dieses 50jährigen Mannes. Es strahlt eine Selbstsicherheit aus, ja fast eine Art Euphorie, wenn wir bedenken, daß er Datum und Unterschrift mit brennenden roten Farben hingesetzt hat. Er wurde denn auch bald aus der Klinik gesund entlassen, nachdem er dort in einigen Wochen seine Depression losgeworden ist.
Bild 161: Zum Schluß in dieser Reihe ein lustig anmutendes Blatt mit seinen griechischen Buchstaben. Es hat etwas Spielerisches und Optimistisches in seiner Atmosphäre. Die vier grauen «Mondsicheln» und die den Rahmen bildenden tanzenden farbigen Pünktchen helfen mit, durch die grünen Blätter den Eindruck des Fröhlichen und Leichten zu erwecken. Vielleicht gibt nur das Grau der Mondsichel zu denken: Ist am Ende die Weiblichkeit bedrückt, daß sie sich in Grau, in die Farbe der Langeweile kleidet? Und sind die griechischen Buchstaben nicht nur ein Versuch, sich in einen Intellektualismus zu retten? Für einen etwas hysterisch-schizophrenen Fall einer Frau von 25 Jahren eine vielleicht treffende diagnostische Hypothese.

Depression als Thema verlangt die Fähigkeit, die Depression symbolisch auszudrücken. Was hierzu vor allem notwendig erscheint, ist eine größere Beteiligung der Phantasie.
Bild 162: Auf diesem Bild wird die grüne Natur durch Ballungen von dunklen Wolken bedroht, die von einem leidenschaftlich roten Himmel herunterströmen. Sogar die Sonne ist verfinstert, sie ist nur mehr ein schwarzer Ball. Das Bild stammt von einem Kranken, der später Suizid beging.

162–167 Depression

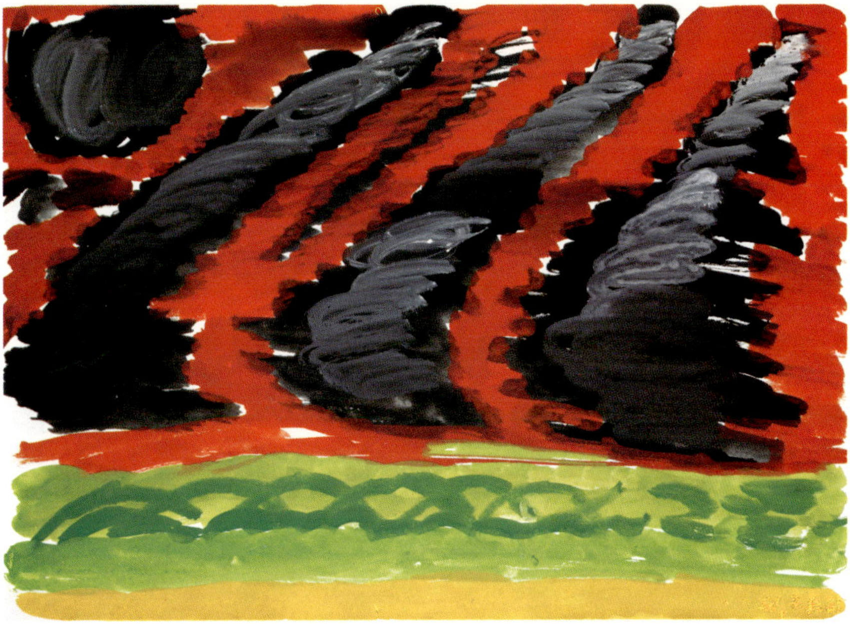

162

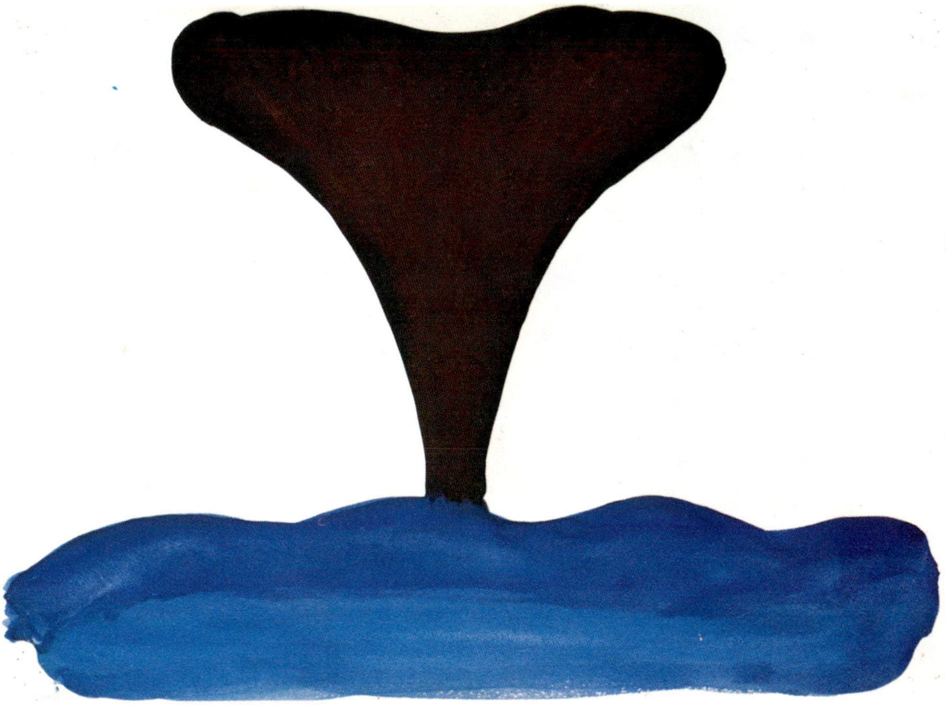

163

164

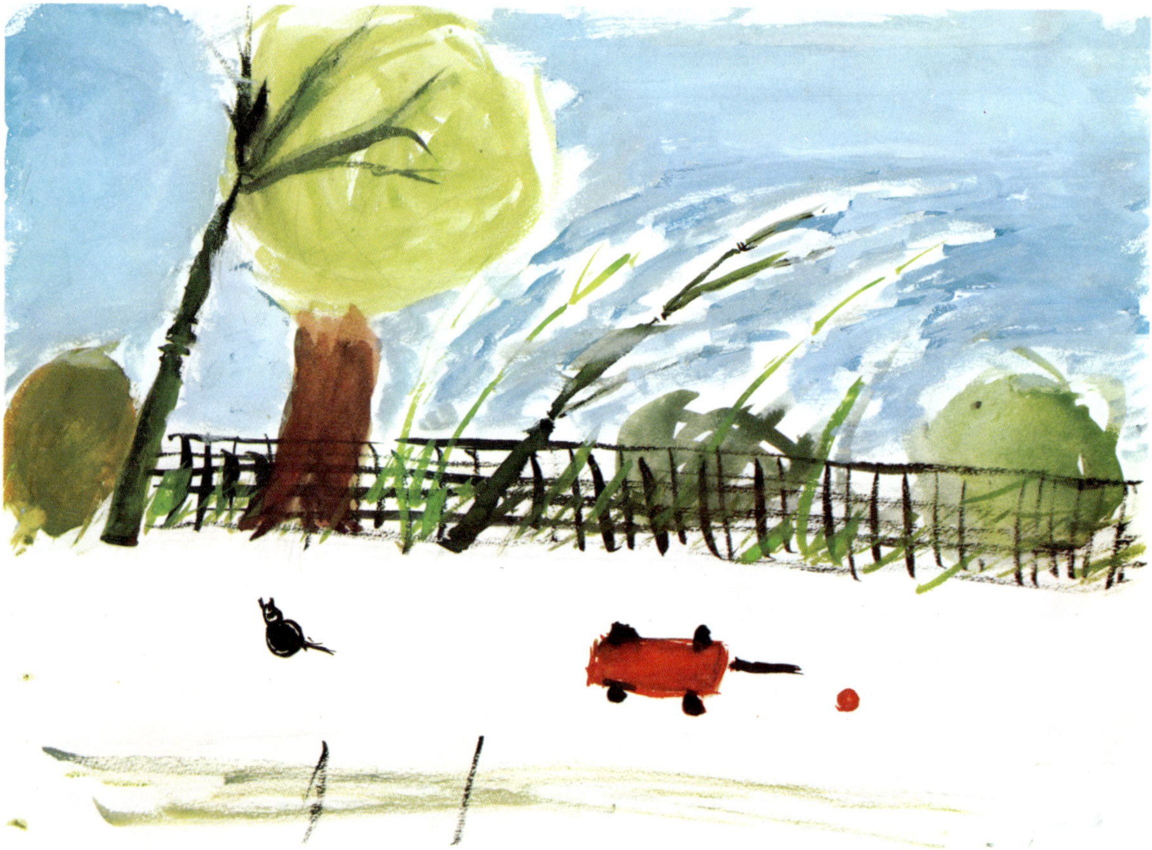

165

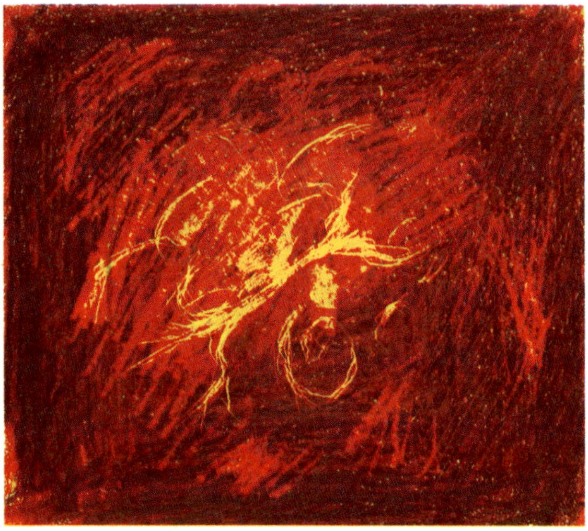

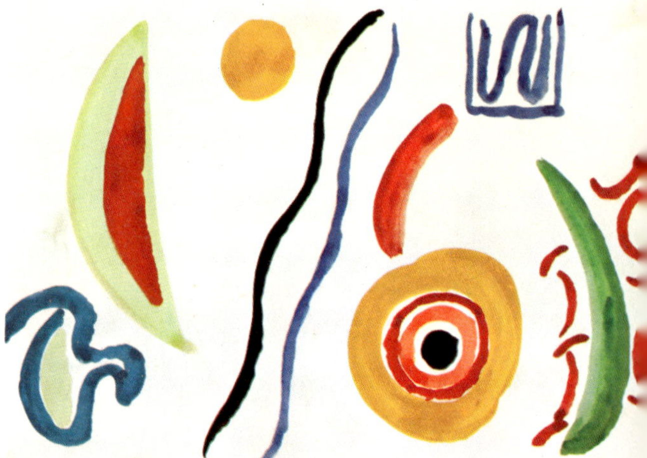

166

167

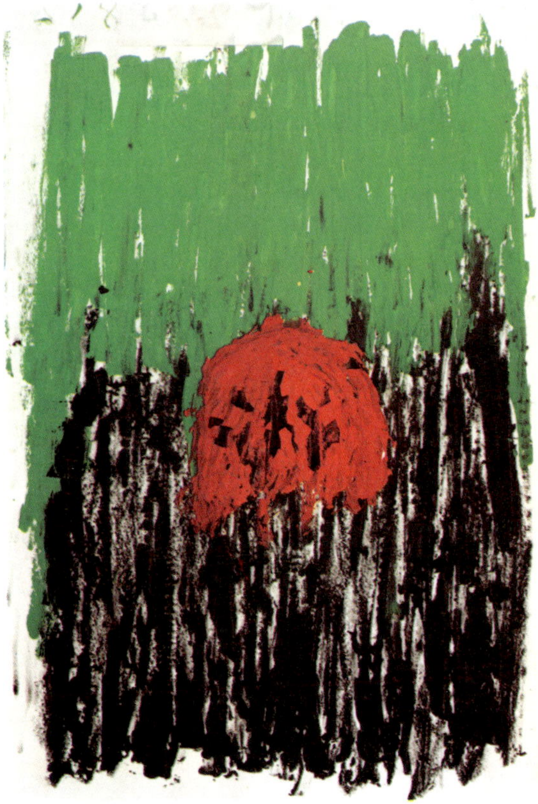

Bild 163: Dieses Bild zeigt den tiefschwarzen Pilz eines schweren Psychopathen, wie er sich aus den dunklen Wassern seiner Seele emporhebt. Eine verzweifelte Seelenlage.
Bild 164: Wind beugt die Bäume, ein schwarzes Gitter verwehrt das Eindringen in eine grünende Natur, ein abgebrochener Baumstamm: sie alle zeugen von der Depression, von der die 29jährige Patientin gefangen gehalten wird. Der kindliche Wagen, das Spielkätzchen auf dem unschuldsweißen Weg beweisen, daß es mit ihrer menschlichen Reife nicht weit her ist.
Bild 165: Hier hat ein junger schizophrener Mann von 23 Jahren seine Lebensfreude, seine rote Liebesfähigkeit mit dunklem Nebel umgeben. Bricht sie durch oder ist sie gerade im Verschwinden?
Bild 166: Auf diesem Blatt haben wir wieder ganz unverbundene, eigentlich sinnarme Farbstücke, die von einem stark dissoziierten Zustand der

Patientin zeugen. Obwohl diese in den zwei kreisförmigen Gebilden Ganzheitssymbole – natürlich ohne ihrer Bedeutung bewußt zu sein – zu malen versuchte, sind die wurmartigen Gebilde eher negativ zu bewerten. Viel haben wir über die Melone und die Gurke gelacht, die sie vielleicht als Wunschbilder – so bemerkte ich kurz – hinsetzte.
Bild 167: Schließlich die rote Blume, Symbol des leidenschaftserfüllten Gefäßes der weiblichen Seele des Mannes, die in eine schwarze, höllendunkle Welt hineinwächst. Sie möchte sterben, um von ihm loszukommen.

Das *Osterei* ist eine Realität und zugleich ein Symbol der Fruchtbarkeit, des Kommenden, des Möglichen. Die Kranken malten es mit großem Eifer und Interesse. Die Bilder sind oft recht gelungen und ausdrucksvoll.
Bild 168: Der Eierbaum eines Alkoholikers von 40 Jahren zeigt lustige Fratzen, begabte Beschwingtheit. Er hatte gerade einen alkoholfreien Tag und projizierte seinen inneren Zustand auf das Papier.
Bild 169: Der schwarze Eierbaum hingegen möchte zwar «lustig» wirken, ist jedoch ein Zeichen tiefer Depression.
Bild 170: Noch trauriger stimmt einen das Bild einer Paranoikerin, das den Betrachter verwirrt und in seinen chaotischen Farben und Formen eine schlechte Prognose aufweist. Der schwarze Vogel, der obenauf sitzt, verkündet Böses, das dann tatsächlich einige Tage später in Form eines Schubes eintraf, im Bild jedoch bereits vorweggenommen ist, wie man das relativ häufig antrifft. Gemalt wird oft, was noch nicht spruchreif ist, noch nicht ausgesprochen werden kann.
Bild 171: Aus diesem roten Ei entweicht eine grüne Schlange durch das Fenster. Wird das Befreiung von quälenden Instinkten bringen?
Bild 172: Erschütternd ist dieses Bild einer Hysterikerin, auf dem das übergeistig, hohe rote Kreuz mit seinem dicken schwarzen Schatten links steht, auf der Seite des Unbewußten. Es stellt die Fröhlichkeit der Ostereier in Frage. So schaut das Problem der Patientin aus, es ist das Hindernis auf dem Weg ihrer Genesung.
Bild 173: Kompliziert ist das Bild einer andern Kranken: Ein schwarzes Eihaus als Abschluß eines schwarzen Weges und darin der Teich mit seiner Eigelbmitte. Alles ist schwarz umkreist, sogar die Bäume; alles deutet auf eine schwere Depression hin. Die zwei kleinen Gestalten möchten sich lieben, die Frau hat bereits Rotes um die Beine; werden sie es jedoch können? Kaum.
Bild 174: Hier noch ein Bild, gemalt von einem schizophrenen Mann von

168

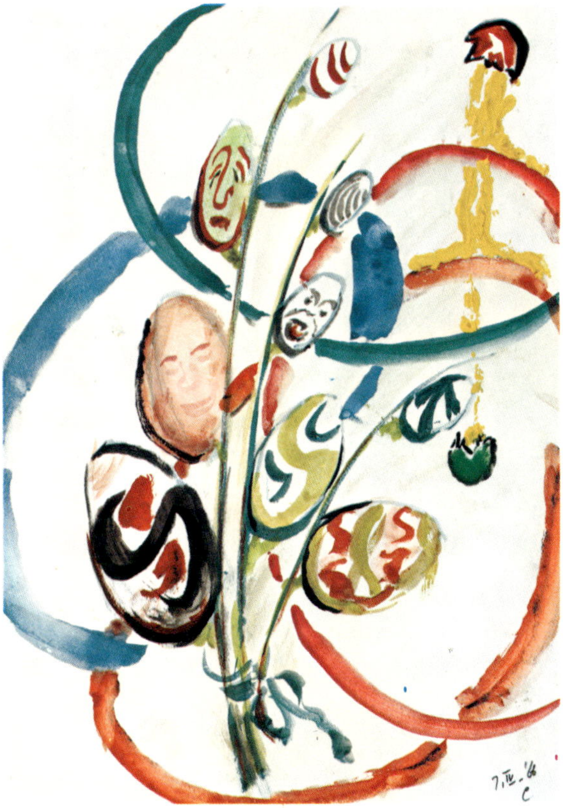

169

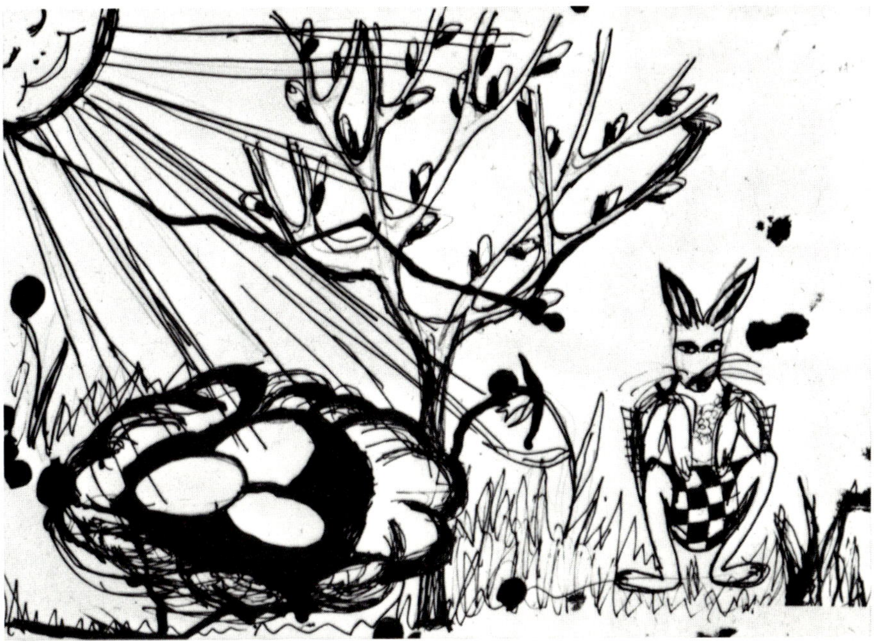

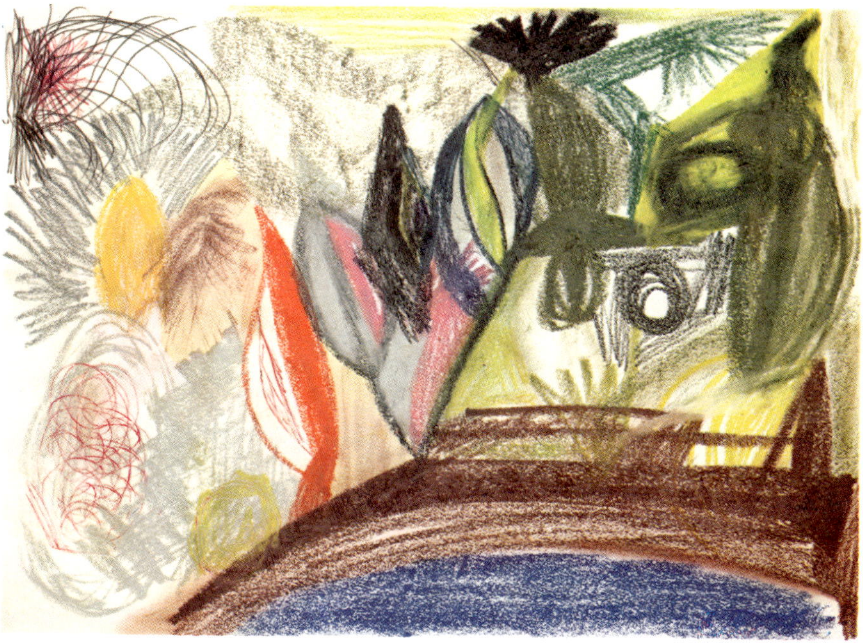

170

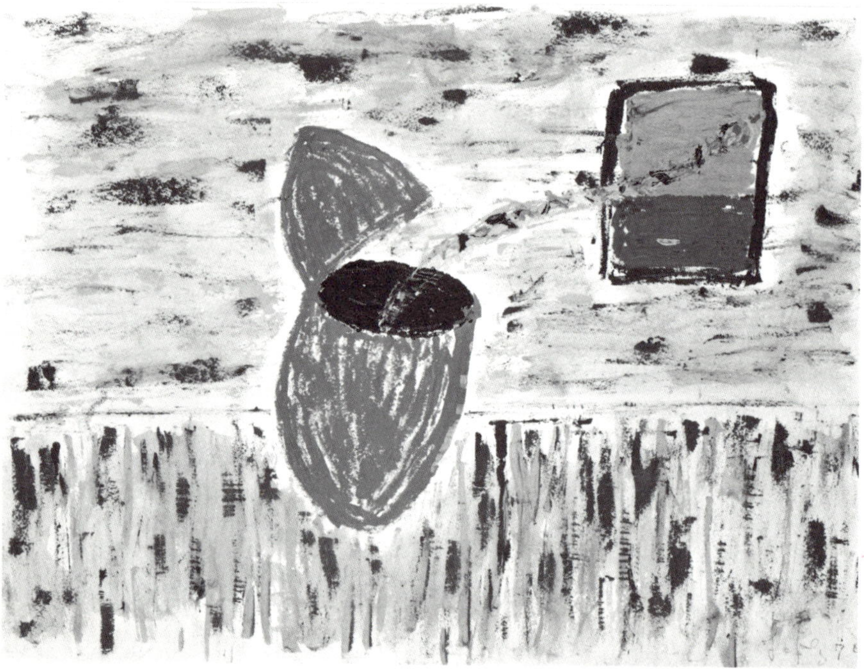

171*

172

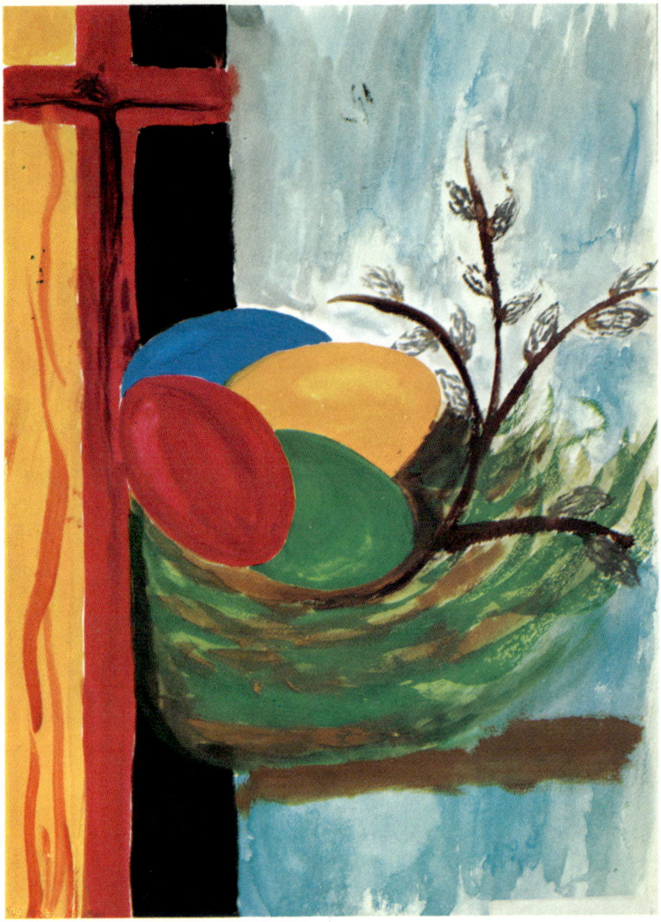

173*

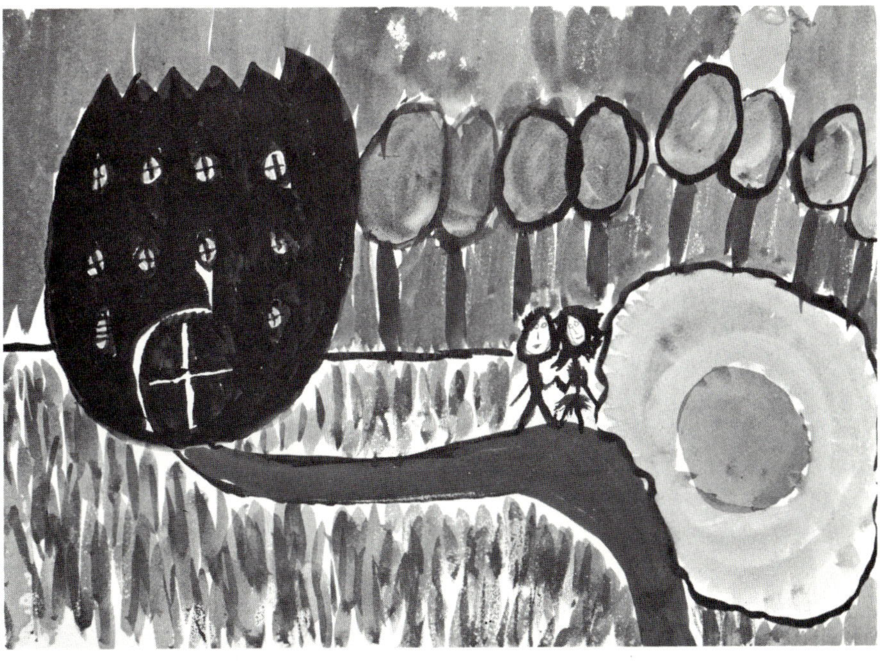

174 *

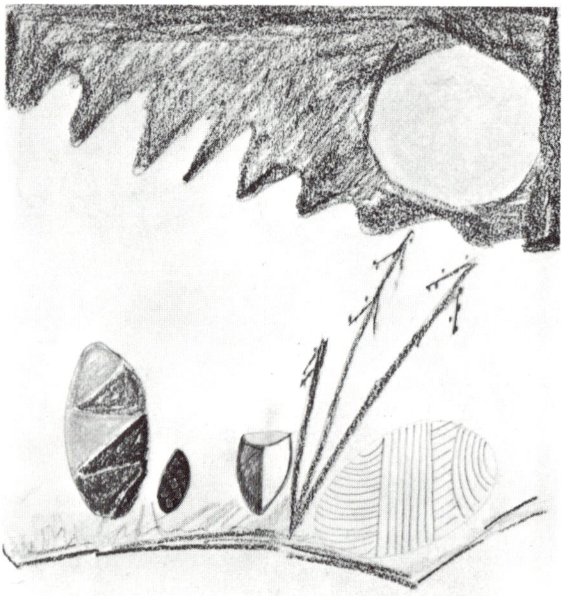

175

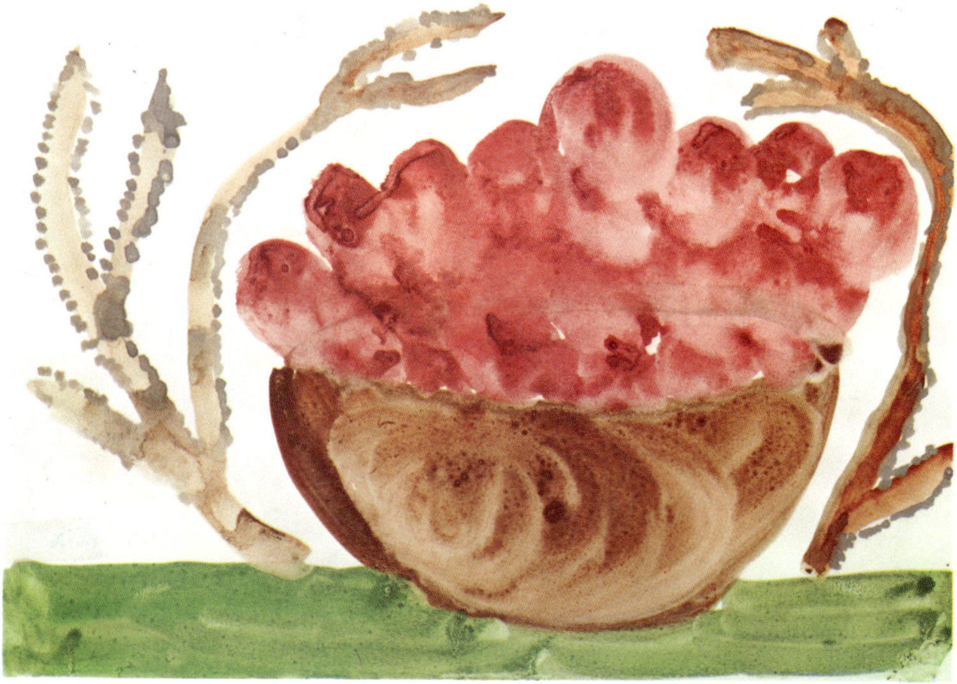

28 Jahren. Die Angst vor der Tiefe zeigt sich in der unsicheren Grundlage, auf der die Eier wie kleine Männlein stehen. Kahle Gräser und eine bedrohliche Wolke – blau, die Farbe des Intellekts – umhüllen die mattgelbe Sonne. Ein Mann, der seine Triebbedrohtheit durch klare, scharf gezogene Linien abwehren möchte.
Bild 175: Auf dem letzten Bild dieser Reihe ein Korb voll von rosa Eiern; rosa, eine Kleinmädchenfarbe, bietet sich an wie Liebesschaum. Von beiden Seiten bedrohen jedoch Schlangen mit offenen Mäulern das Idyllische und wirken warnend auf denjenigen, der zugreifen möchte.

Da in einer Klinik oft der *Teufel* spukt, möge er einmal in seiner Machtfülle von den Patienten dargestellt werden, dachte ich mir. Mein Einfall fand allgemein Gefallen, und so entstanden die folgenden neun Teufelsbilder.
Bild 176: Dieser erste Teufel ist ein kindlicher, schwarzer Mann mit dünnen, langen Hörnern. Er sieht unbeholfen und starr aus und wird kaum jemanden erschrecken. Er steht auf rotem Boden, entsteigt einer emotionierten Gefühlswelt, die ihn vielleicht noch wandeln könnte. Das Bild stammt von einem 38jährigen fast katatonen und depressiven Mann.
Bild 177: Noch starrer wirkt dieses Männlein, gemalt von einer 30jährigen unverheirateten, fast hebephrenen Frau. Für sie ist der Teufel ein rotgekleidetes Männlein, mit fahlem Gesicht und sozusagen gelähmten Armen. Die rote Leidenschaftsfarbe seiner Kleidung ist ihr Teufel; sie meint, das Sexuelle sei die Erlösung, aber zugleich hat sie eine furchtbare Angst davor, weil so etwas eben zum Teufel gehört.
Bild 178: Dieses Bild eines jungen 25jährigen Mädchens, das sehr gehemmt, fast kataton ist, kleidet den Teufel ebenfalls in Rot. Nur Auge, Hörner und Schwanz sind schwarz, also gefährlich, wie sie sagt. Es ist ein Teufel; der einem noch nicht ausgewachsenen Embryo gleicht (einer Art Kaulquappe), der gerade aus der dunklen Innenwelt der Malerin emportaucht. Er hat keinen Mund und kann, wie sie selber, nicht reden. Der blaue Dreizack, den er in seinen Händen hält, stellt den männlichen Intellekt dar, nach dem sie sich zu sehnen scheint. Das Bild ist trotz seiner kindlichen Phantasie und Ausdrucksweise durch seine satten, lebendigen Farben ein Zeichen, daß in der Malerin eine undifferenzierte, aber reiche Gefühlswelt, verborgen ist.
Bild 179: Verwickelter ist schon dieses Bild eines 35jährigen, innerlich stark hergenommenen, zerrissenen Mannes. Er ist recht kompliziert und hat sich in seiner intellektuellen Spaltung ausgedacht, daß ein echter Teufel auf

176*

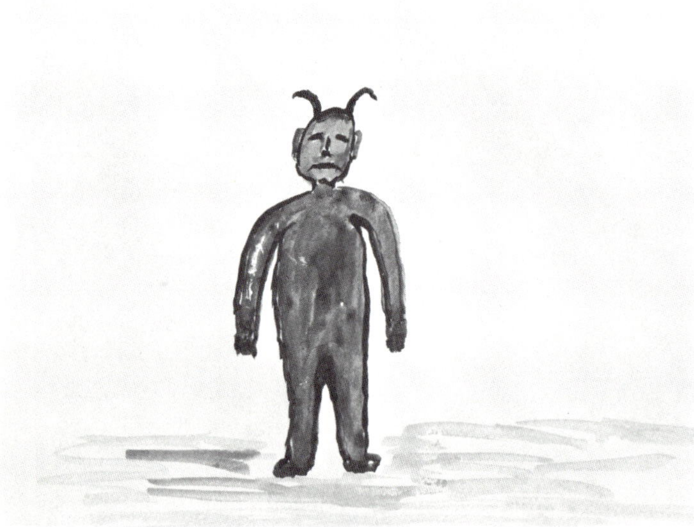

177*

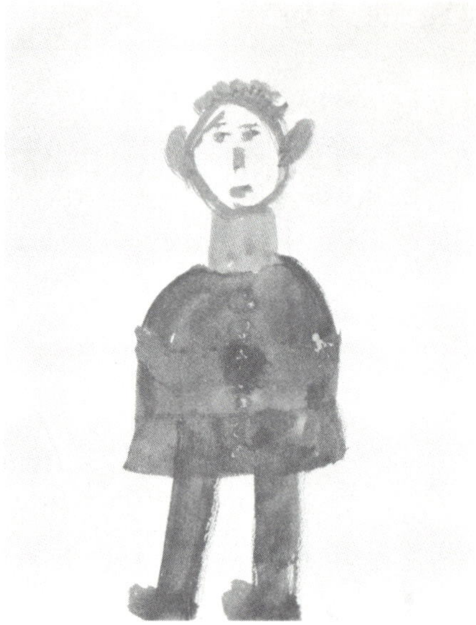

178

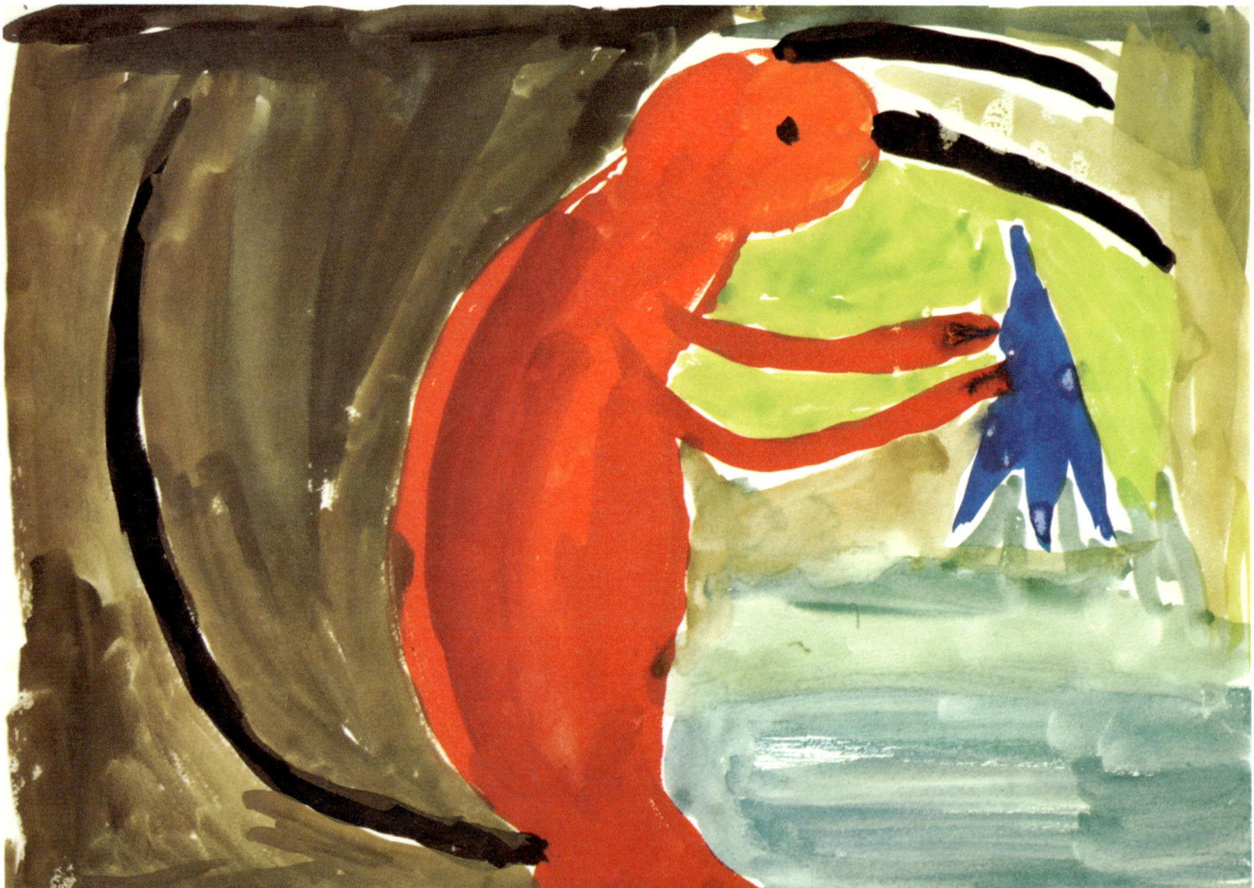

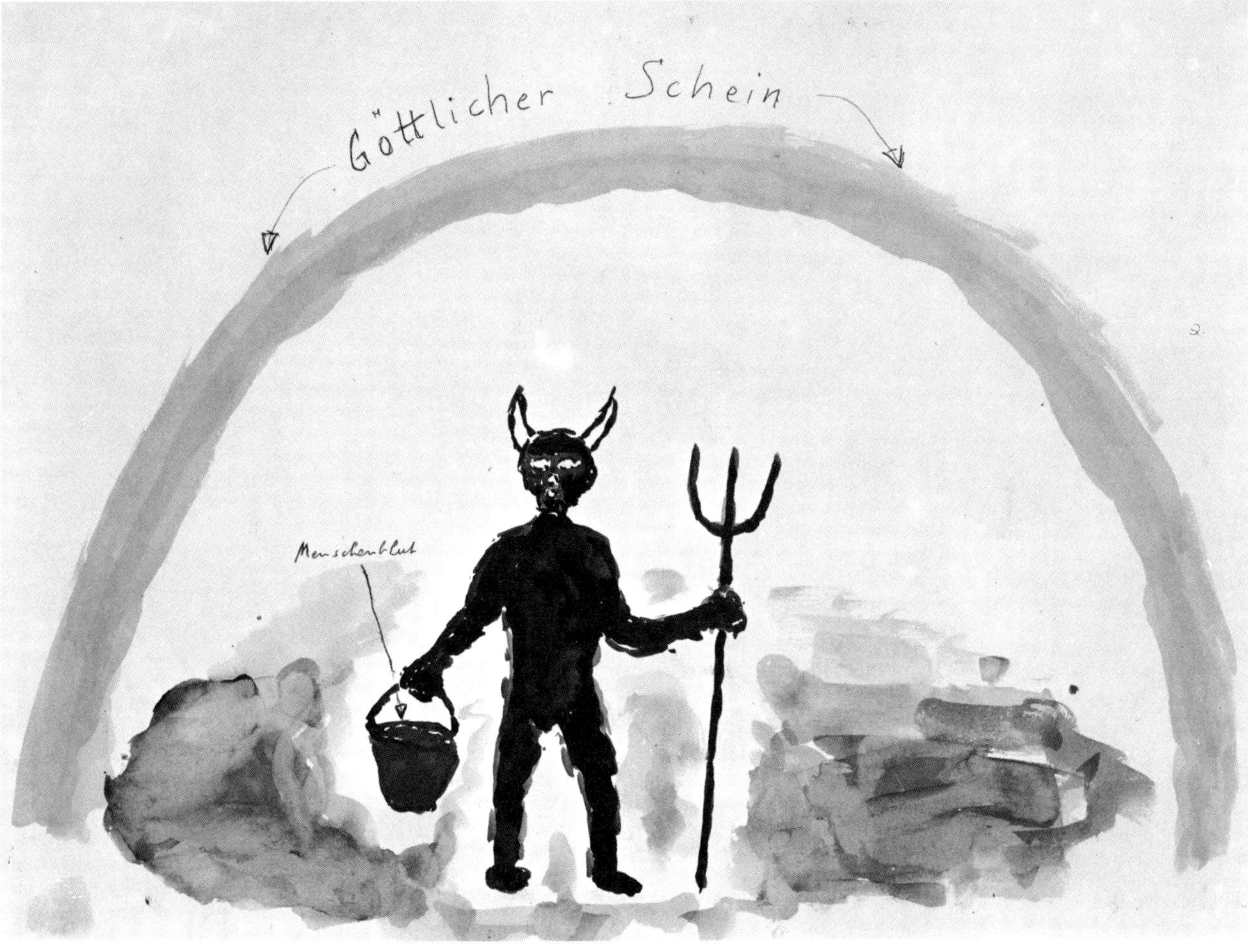

179*

180*

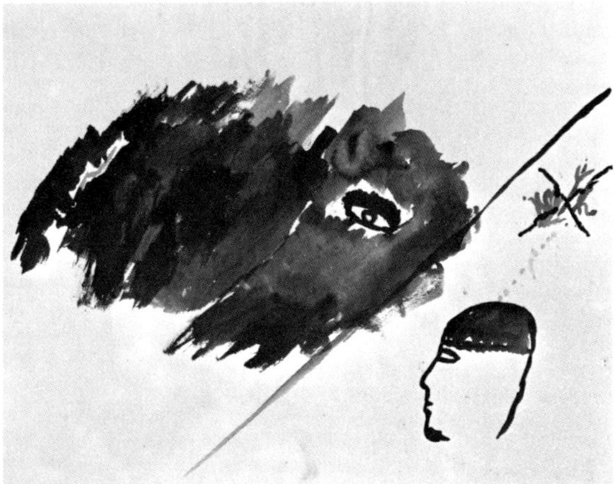

176–184 Teufel

181

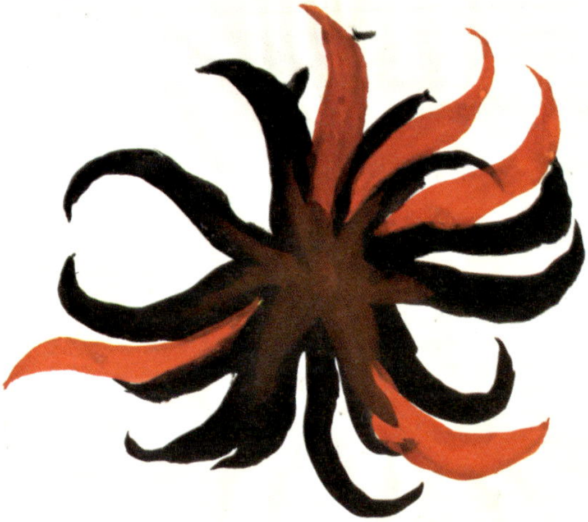

182*

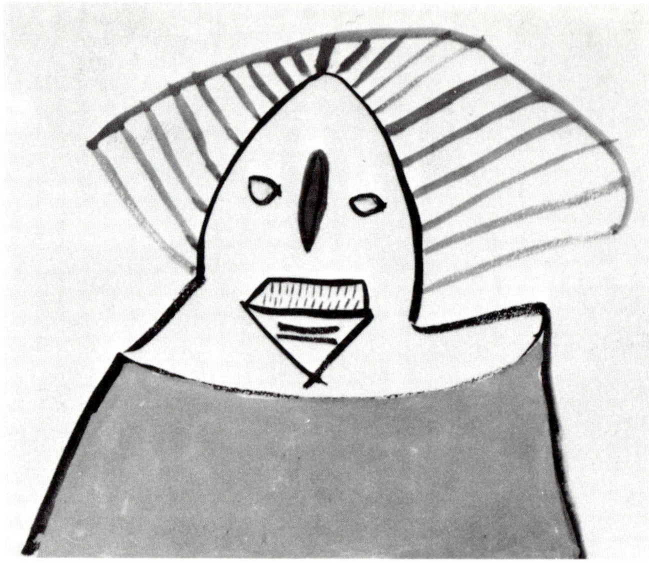

18

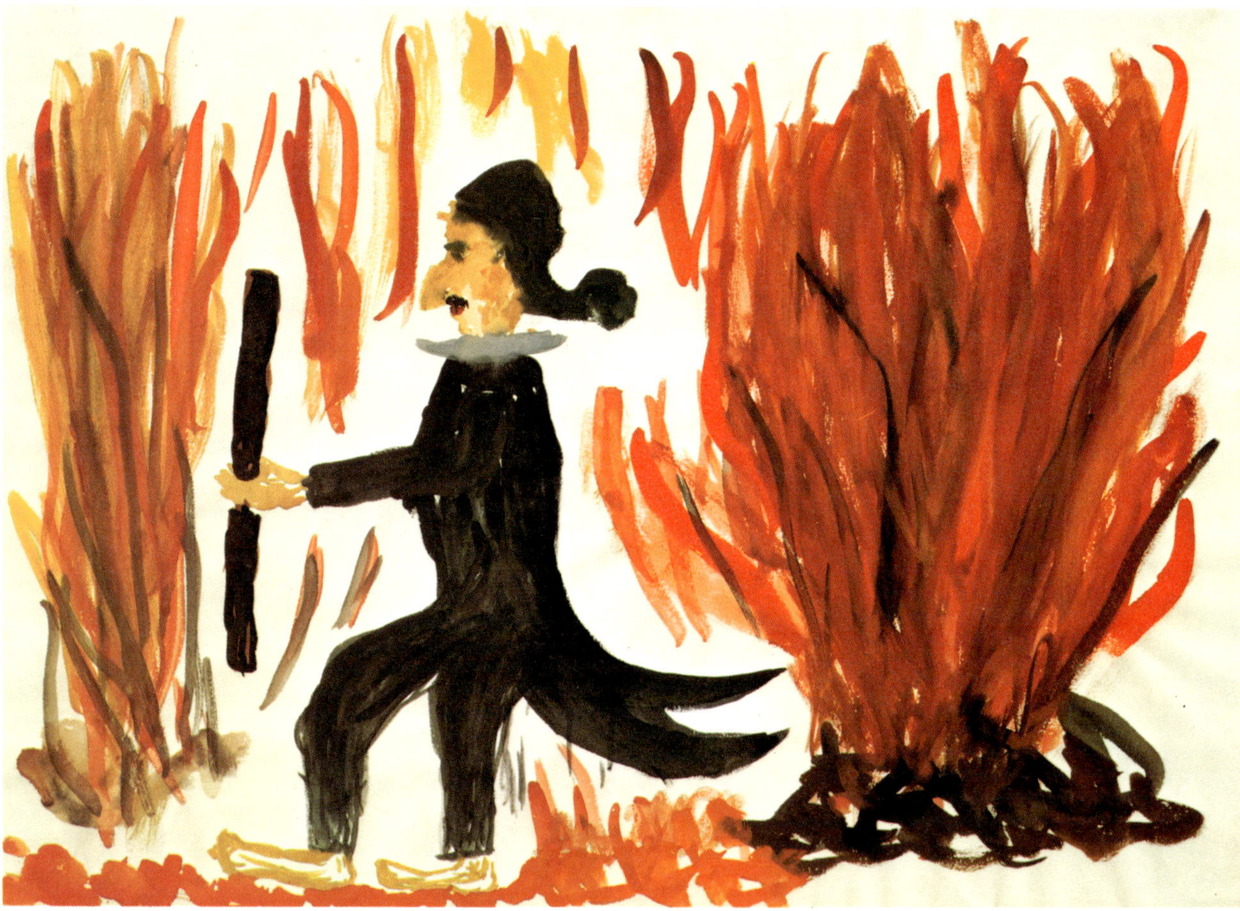

184*

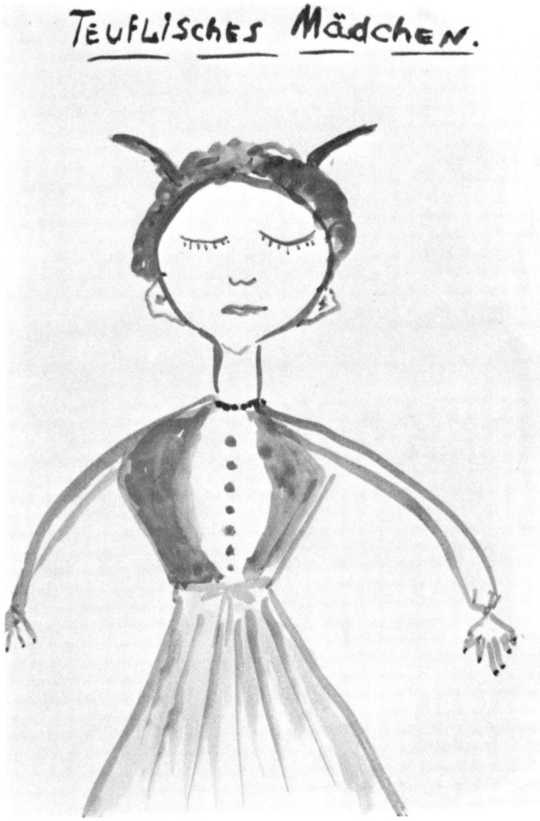

Wolken steht, aber Menschenblut in seinem Eimer trägt. Der Dreizack, ein Attribut des Neptun, deutet ebenfalls wie das Blut auf des Malers Angst vor den Tiefen der unbewußten Wasser wie auch der Natur; sie sind des Teufels. Der Umstand, daß er das ganze Bild durch einen Bogen von «göttlichem Schein» zu schützen trachtet, mag ein frommes Wunschbild darstellen.

Bild 180: Man sieht an diesem Bild sofort, in welch tiefer Depression dieser 30jährige Mann lebt. Links blickt ein Auge aus den schwarzen Wolkenfetzen beobachtend auf ihn herab. Rechts trifft seinen Kopf ein roter Blitzstrahl, den er mit zwei schwarzen Strichen durchkreuzt, um ihn gleichsam unwirksam zu machen. Leer schaut das Auge vor sich hin; die schwarzen Wolken brechen bereits durch die Trennungslinie und drohen, ihn zu übermannen.

Bild 181: Den Teufel als eine schwarz-rote Blüte zu malen, wie diese

40jährige, schwer neurotische Frau es tut, ist eine originelle Idee. Oder ist es ein Seestern, der aus den Tiefen des Meeres aufstieg? Die tentakelartigen Enden der Blätter haben etwas Züngelnd-Teuflisches, etwas Verlockend-Gefährliches, das einen einfangen könnte.

Bild 182: Noch sonderbarer wirkt dieser Kopf, der von einem jungen Schizophrenen gemalt wurde. Der Kopf ist starr, fremd, uneinfühlbar mit seinem grauen Oberleib, seinen toten Augen und seinem Riesenmund. Wie ein assyrisches Riesenhaupt ist er von einem roten Haarschmuck umgeben. Wenn Haare, wie es heißt, die Fortsetzung der Gedankenkraft darstellen, dann ist es offenbar, daß er innen noch in einem stark emotionierten Schub steckt, obwohl man ihm das, wenn man ihm begegnet, nicht auf den ersten Blick ansieht.

Bild 183: Gottlob stellt dieses Bild einen sofort wahrnehmbaren Gegensatz zum vorherigen dar. Es ist voll feurigen Lebens. Der Teufel mit seiner Hakennase, mit seinem lustigen Kopfputz und den Frackschwänzen ist hier eine dynamisch durchs Feuer schreitende Figur. Mit dem Zauberbalken, den er in seiner Hand hält, bahnt er sich den Weg durch die Gefilde der Leidenschaft und zeigt, daß die früher so schwer an Anorexie erkrankte Malerin bereits in das Stadium der vollen Gesundung eingetreten ist.

Bild 184: Als letztes in dieser Serie will ich noch das Bild zeigen, das ich selber gemalt habe. Wie ersichtlich, bin auch ich keine Malkünstlerin. Das «teuflische» Mädchen hält auf dem Bild die Augen zu; aber wehe, wenn es sie auftut!

Und nun sei noch im *Längsschnitt* die Entwicklung einer jungen Frau von 30 Jahren vorgeführt. Diese Entwicklung wird sichtbar anhand jener Bilder, die sie in der Gruppe gemalt hat und von denen hier einige ausgewählte Stücke aus einer Fülle von etwa achtzig Bildern gebracht werden, gleichsam die Meilensteine, die den Weg ihrer Gesundung markieren. Sie fehlte nie in den Malstunden und fand eine wachsende Freude an der Arbeit. Sie litt an Anorexia nervosa (Magersucht).

Bild 185: Wie kahl und leblos ist doch dieser *Baum*. Der Lebensbaum einer Frau, die sich tödlich abmagern ließ.

Bild 186: Und ihr *Fisch* ist eine aufgedunsene Qualle, ein kalter, gefühlloser Inhalt der unbewußten Seele.

Bild 187: Dieses Bild zeigt eindeutig, wie es um sie bestellt ist: Ihr tägliches *Brot* ist von einer schwarzen *Depressionshecke* umgeben und ihr damit verwehrt. Daneben steht ein ganzer Kuchen, unaufgeschnitten.

185–196 Noemi

185 Der Baum

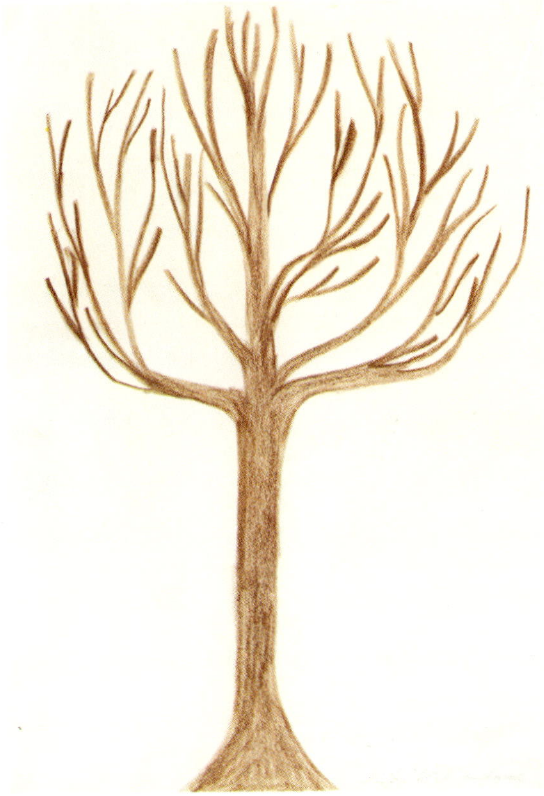

186 Der Fisch

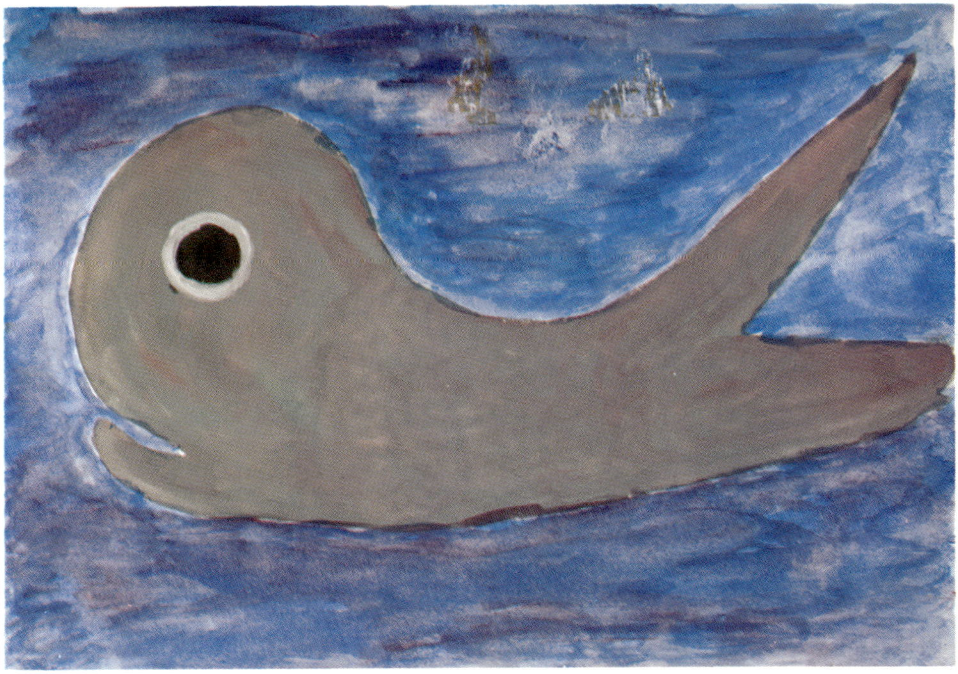

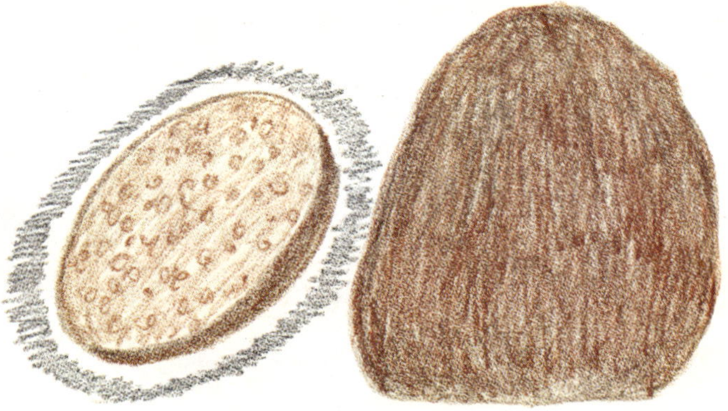

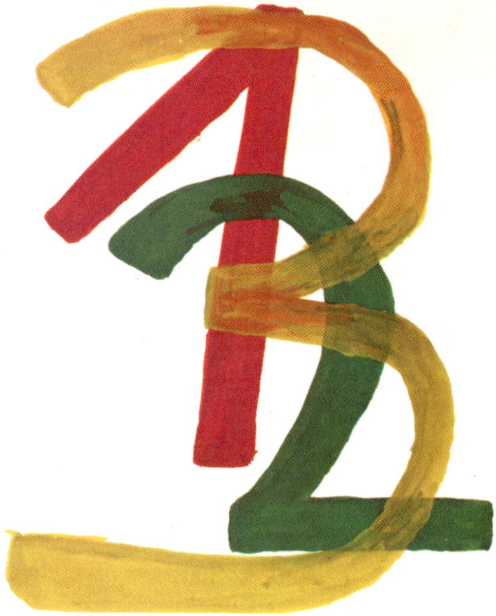

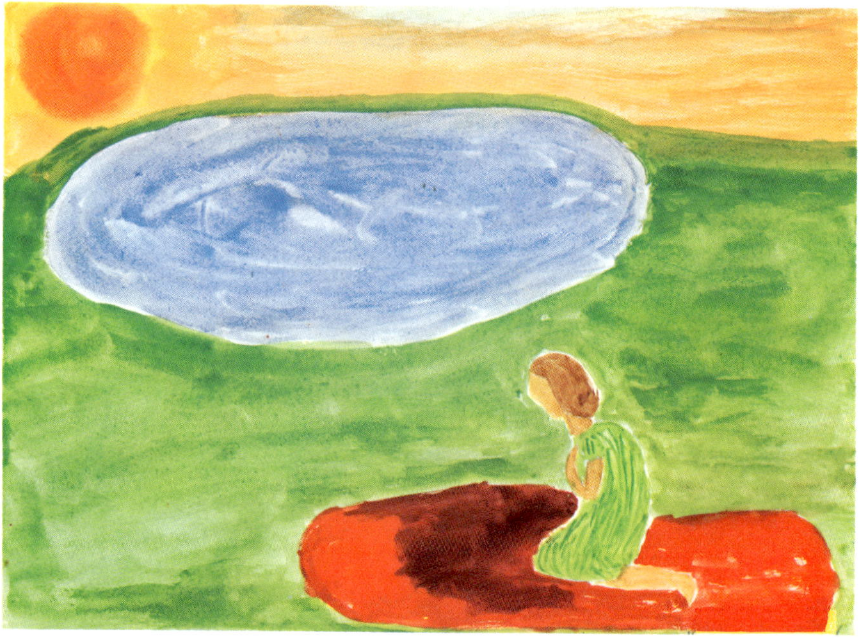

187 Depressionshecke und Brot
188 Eins, Zwei, Drei
189 Das Gebet

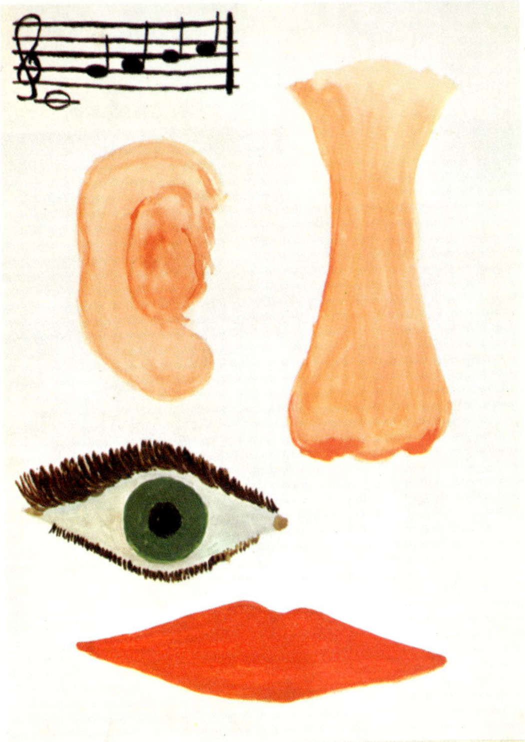

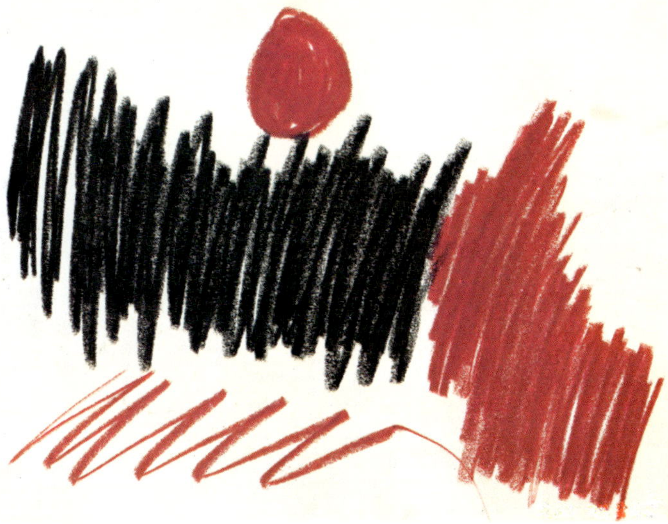

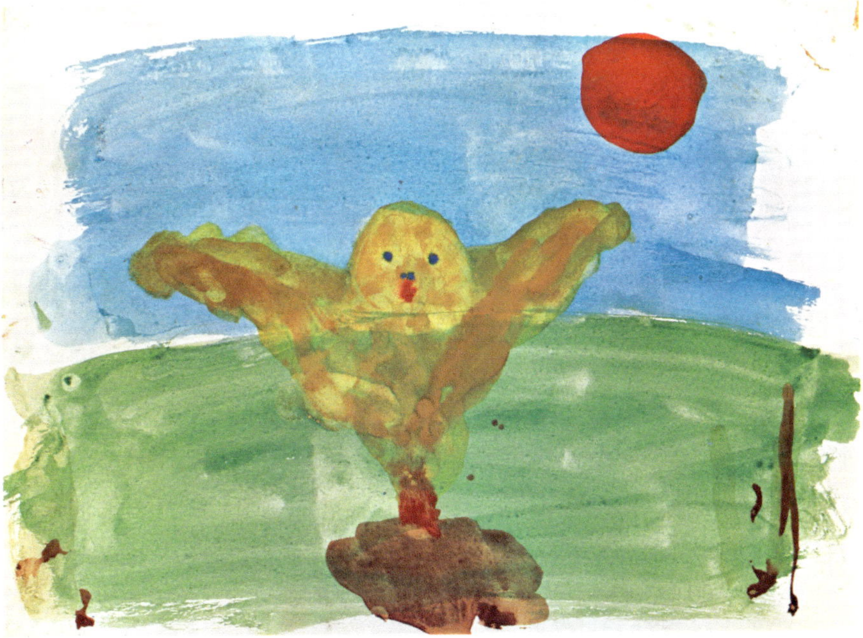

190 Mund und Auge
191 Die Tulpe
192 Der kleine gelbe Vogel

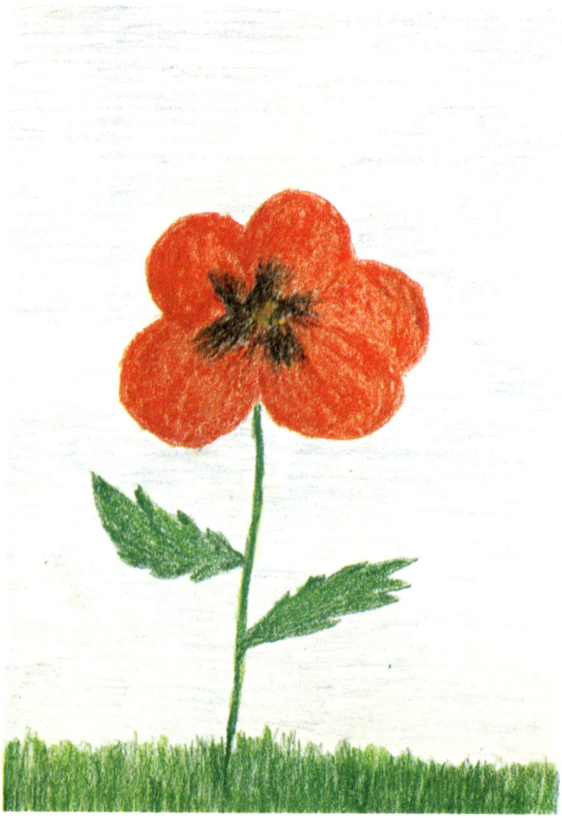

193 Die sattrote Blume

Bild 188: Und hier die *Eins,* ihr rotes Gefühls-Ich, von der *Zwei* bedrückt und von der großen *Drei,* Symbol des Männlichen, völlig in den Hintergrund gedrängt.

Bild 189: Verständlich, daß sie dann um Erlösung *betet.*

Bild 190: Der rote *Mund* auf diesem nächsten Bild und vor allem die Musiknoten verraten denn auch, daß sich eine Gefühlswärme einzustellen scheint. Das *Auge* ist groß und offen; vielleicht ereignet sich etwas in ihr, mit ihr.

Bild 191: Tatsächlich, hier entringt sich das rote Ei der Depressionsschwärze und sieht aus wie eine *Tulpe,* ein Symbol warmer Weiblichkeit, die sich hier entfalten könnte.

Bild 192: Ein kleiner *gelber Vogel,* eine Neugeburt, kündigt sich an. Die Sonne scheint rot und voller Leidenschaft. Unsere Patientin ist ihrem lebensverneinenden Kerker entstiegen. Sie versucht, wieder zu leben.

194 Die Feuersäule

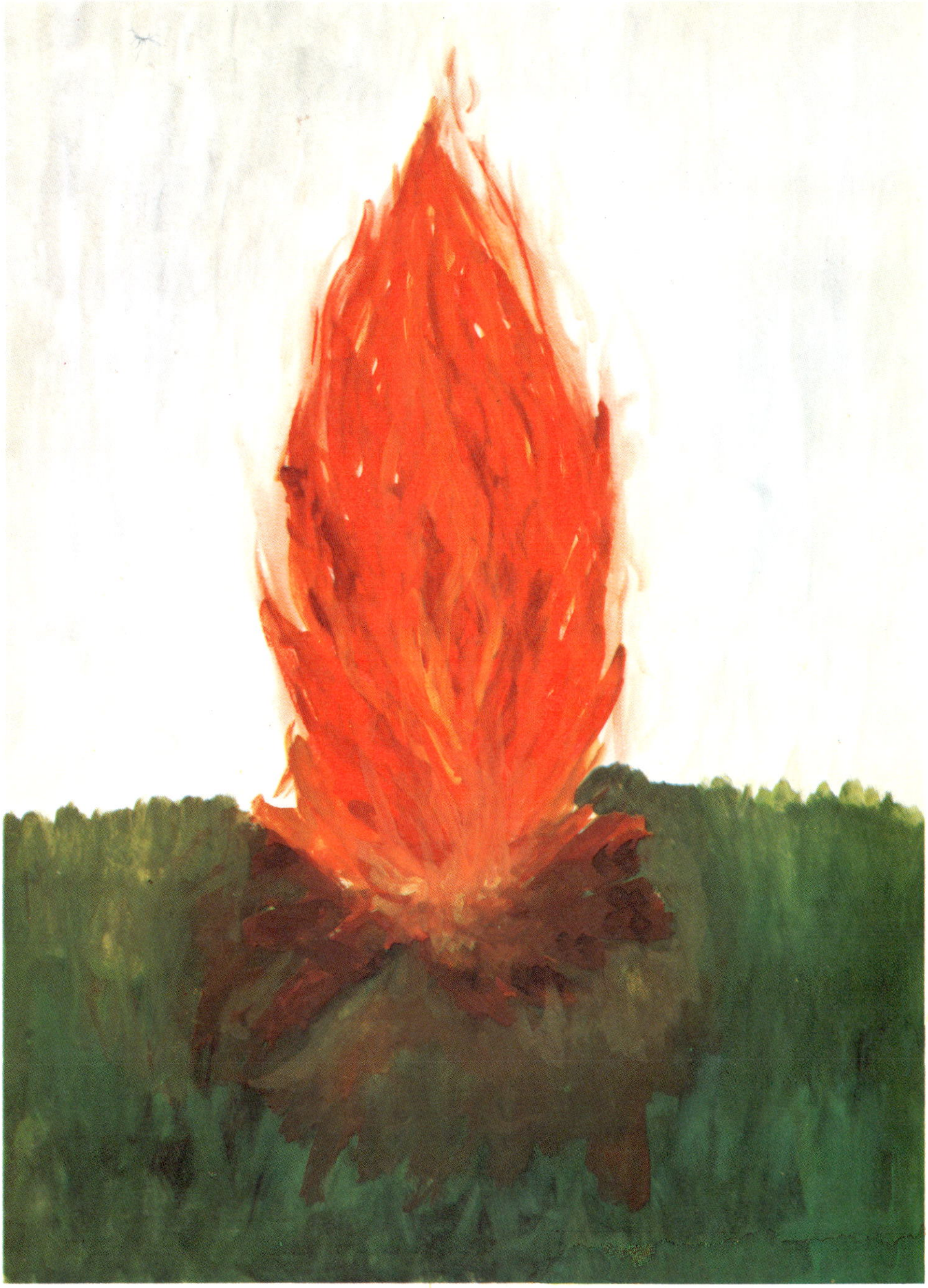

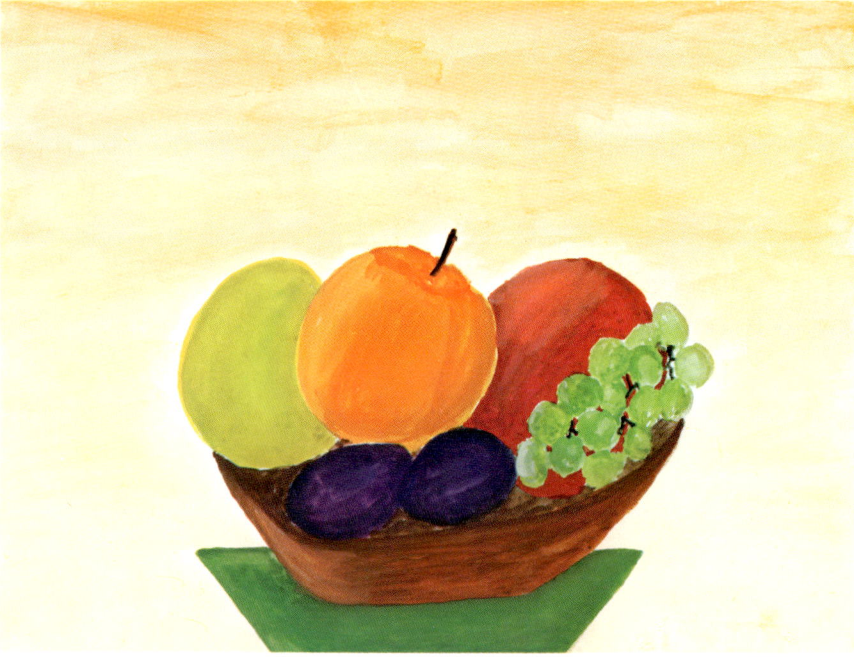

195 Ein Früchtekorb

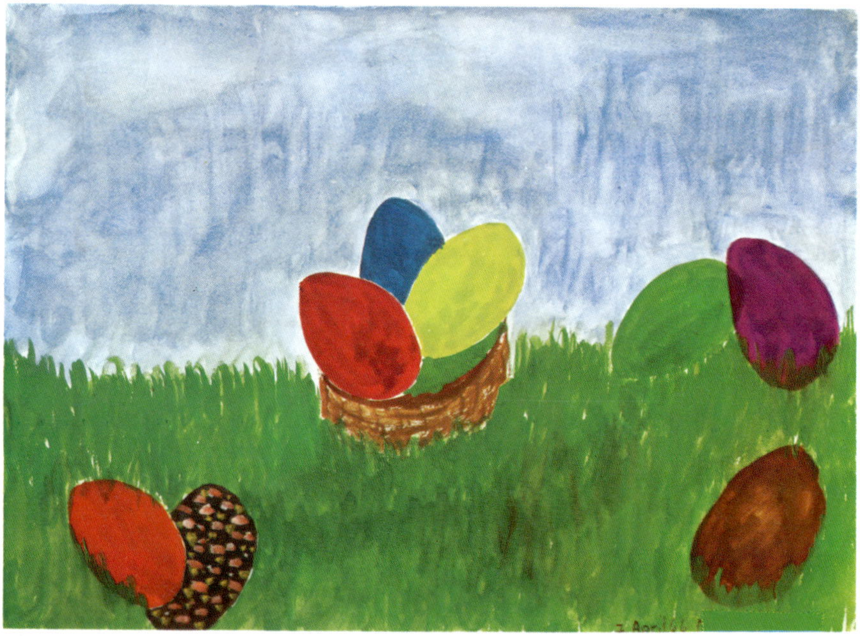

196 Ostereier

Bild 193: Eine schöne *sattrote Blume*, eine Art von Anemone, gibt ausgezeichnet ihren Zustand symbolisch wieder.
Bild 194: Nun bricht eine *Feuersäule* aus der Erde hervor und lodert in die Höhe. Ihre Flammen sind stark und frei, sie vermitteln Wärme, bei der es sich gut sein läßt.
Bild 195: *Früchte*, in einem Korb gesammelt, weisen darauf hin, daß das Essen wieder ein Vergnügen sein kann, daß die Therapie Früchte gebracht hat.
Bild 196: Zum Schluß sehen wir herrlich farbige *Ostereier* in einer saftig grünen Wiese liegen und von der Genesung der Patientin zeugen.

Diese Momentaufnahmen aus meiner Arbeit mögen einen Einblick gewähren, um was es sich dabei gehandelt hat, und vielleicht auch eine Anregung vermitteln für weitere Versuche auf diesem Gebiet. Es sind nur erste Schritte, dessen bin ich mir bewußt, die ausgebaut werden sollten und die einen neuen Beitrag zur Aufhebung der Isolierung solcher seelisch Kranker bedeuten könnten. Durch die hier beschriebene Arbeit würden nämlich die Kranken einer Gruppe vielleicht zu einer Kontaktnahme, einer Kommunikation neuer Art geführt werden, das heißt, sie würden einen Weg finden, der das urteilende und oft so zerstörerische, gedankenbeschwerte Bewußtsein umgeht.
Bild und Farbe bringen Bewegung in den Alltag der seelisch Kranken, die in einer Anstalt auf ihre Genesung harren. Es sind arme Menschen, deren Leben zu begleiten sich lohnt. In einem erschütternden «Tagebuch in Bildern» der Jahre 1917 bis 1943 sagt deren Malerin Charlotte Salomon, die ihr Leben in Auschwitz beschließen mußte: «Ich wünsche allen Menschen, die ich gerne habe, schwere Erlebnisse, auf daß sie gezwungen werden, den Weg in ihre eigene Tiefe zu gehen. Denn um Mitleid mit den anderen zu empfinden, muß man erst einmal sein eigenes Kreuz getragen haben. Das ist der Weg, der die Voraussetzung ist für jegliche menschliche und künstlerische Leistung.» In diesem Sinne mögen auch die Bilder angesehen werden, die in der Gruppe der Patientenfamilie der Klinik am Zürichberg entstanden sind.

Abschließend möchte ich nicht versäumen, den Persönlichkeiten, die mir bei der Beschaffung der finanziellen Mittel für die Drucklegung der Illustrationen dieses Buches beigestanden sind, meinen wärmsten Dank auszusprechen. Insbesondere möchte ich Mrs. Cleome Wadsworth (Washington D. C.) und den Herren Prof. Dr. Henry A. Murray (Cambridge, USA) sowie Prof. Dr. med. C. A. Meier und Dr. med. H. K. Fierz für die stete Aufmerksamkeit und die wertvollen Ratschläge danken, die sie meiner Arbeit angedeihen ließen, ebenso wie Prof. C. G. Jung, der Zeit seines Lebens meine jahrelangen Bemühungen mit großem Interesse verfolgte und unterstützte. Zutiefst verpflichtet bin ich jedoch vor allem jenen meiner Analysanden, die durch ihre Malereien meine Arbeit überhaupt ermöglicht haben und mir die Erlaubnis gaben, sie in diesem Werk zu veröffentlichen. Deren Namen und persönliche Daten sind aus Gründen der Diskretion – mit Ausnahme von Geschlecht, Alter und Diagnose – alle verändert worden. Auch dem Walter-Verlag sei für die sorgfältige Ausführung und Publikation dieses Buches aufrichtig gedankt.

Anhang

Anmerkungen

Vorwort

[1] NAGY, L., *Fejezetek a gyermekrajzok lélektanából* (Kapitel aus der Psychologie der Kinderzeichnungen), Budapest 1905.
[2] BERTSCHINGER, H., *Illustrierte Halluzinationen,* Jb. f. psychoanalyt. und psychopatholog. Forschungen, 3 (1911).
[3] FAY, H. M., *Réflexions sur l'art et les aliénés,* Aesculape 2 (1912).
[4] KÜRBITZ, W., *Die Zeichnungen geisteskranker Personen,* Z. Neur., 13 (1912).
[5] HAMILTON, A. M., *Insane art,* Scribner's Maz., 63 (1918).
[6] PRINZHORN, H., *Bildnerei der Geisteskranken,* Berlin 1922.
— *Bildnerei der Gefangenen,* Berlin 1926.
[7] MORGENTHALER, W., *Ein Geisteskranker als Künstler,* Arb. z. angew. Psychiatrie I, hg. K. Jaspers u. a., Bern und Leipzig 1921.
[8] PFEIFER, R. A., *Der Geisteskranke und sein Werk,* Leipzig 1923.
[9] PANETH, L., *Form und Farbe in der Psychoanalyse,* Nervenarzt 2 (1929).
[10] JUNG, C. G., *Wandlungen und Symbole der Libido,* Jb. f. psychoanalyt. und psychopatholog. Forschungen, 3 und 4 (1912).
[11] ZIMMER, H., *Kunstform und Yoga im indischen Kultbild,* Berlin 1926.
[12] JUNG, C. G., *Zur Psychologie östlicher Meditation,* Mitteilungen der Schw. Ges. d. Frd. ostasiat. Kultur, 5 (1943); auch in Psycholog. Abh. Bd. VI «Symbolik des Geistes», Zürich 1948 (Ges. Werke Bd. 11).
[13] JUNG, C. G., *Die Schizophrenie,* Schw. Arch. f. Neur. und Psych., 81/167 (1958), (Ges. Werke Bd. 3).

Wege und Umwege zu sich selbst
(In gekürzter Form erschienen in der Monatsschrift «DU», Heft IX, 1943)

[1] GOETHE, J. W., *Urworte orphisch.* Gedichte in zeitlicher Folge. Insel-Ausgabe, o. J., Bd. II, S. 180.
[2] Einer ihrer Hauptvertreter war PARACELSUS, der seine medizinischen Anweisungen ganz auf sie gründete.

[3] FREUD, S., *Die Traumdeutung,* Wien 1900 (Erstausgabe).
[4] JUNG, C. G., *Allgemeine Gesichtspunkte zur Psychologie des Traumes* (Ges. Werke Bd. 8).

Die Bilder aus dem Unbewußten

(Teil I erschien in stark gekürzter Form in der Schweiz. Zeitschrift für Psychologie, Bd. IX, Heft 1, 1950)

I.

[1] PRINZHORN, H., *Bildnerei der Geisteskranken,* Berlin 1923, Vorwort.
[2] JUNG, C. G., Ges. Werke Bd. 11, S. 612.
[3] *Archetypus, archetypisch* sind Begriffe, die Jung zur Bezeichnung von artbedingten, der Psyche strukturell eingeborenen Aktions- und Reaktionsweisen geprägt hat. Es sind an sich unanschauliche, vorerst nicht wahrnehmbare, unbewußte Bereitschaften (Archetypus per se), die erst unter bestimmten Umständen und Konstellationen in archetypischen Bildern, Abläufen bzw. Symbolen ins Bewußtseinsfeld treten und wahrnehmbar werden. Alles individuelle Sosein, Verhalten und Handeln beruht auf einem archetypischen Fundament und stellt die individuelle Ausformung einer allgemein-menschlichen, urtypischen psychischen Grundlage dar.
[4] Wenn auch in einem weiteren Sinn und unter gesetzmäßigen, vorgeschriebenen Formen, ist das bei der Meditation geforderte vertiefte Anschauen eines Bildes, wie zum Beispiel bei den buddhistischen Yantras (vgl. Bild 28), mit ein Weg, auf dem «Das-sich-in-Beziehung-Setzen» mit dem Überpersönlichen zustande kommen soll. Auch die christlichen Darstellungen der göttlichen und heiligen Figuren in der Malerei und Skulptur sind Mittler zum unsichtbaren Übersinnlichen, die es dem Gläubigen erleichtern, seine abstrakten Vorstellungen an eine konkrete Gestalt zu heften und zu einem inneren Bild zu verdichten.
[5] JUNG, C. G., *Gestaltung des Unbewußten,* Zürich 1950, S. 183 (Ges. Werke Bd. 9/I).
[6] JUNG, C. G., Ges. Werke Bd. 16, S. 51.
[7] JUNG, C. G., *Berliner Seminar* (Privatdruck), S. 9.
[8] ITTEN, J., *Kunst der Farbe,* Ravensburg 1961, S. 24.
[9] JUNG, C. G., *Psychologie und Alchemie,* Zürich 1944, S. 395 (Ges. Werke Bd. 12).
[10] Vgl. JACOBI, JOLANDE, *Der Weg zur Individuation,* Zürich 1965, S. 44.
[11] Aus einem Brief Jungs vom 12. Juni 1945 an die Autorin.
[12] Für die Erlaubnis, diesen Fall sowie Abb. 6 und 7 aus dem «Berliner Seminar» (1934), das nur als Privatdruck vorliegt, zu publizieren, bin ich Prof. Jung besonders dankbar.
[13] JUNG, C. G., *Deutsches Seminar* (Privatdruck 1931), S. 131.
[14] ibid,. S. 132.
[15] ibid., S. 135.
[16] ibid., S. 99.
[17] JAKAB, IRENE, *Coordination of Verbal Psychotherapy and Art-Therapy.* In: Psychiatry and Art, Basel-New York 1968, S. 92ff.

II.

[18] Die verschiedenen Testmethoden, in denen die Projektion eine führende Rolle

spielt, können in diesem Zusammenhang ebenfalls herangezogen werden. So zum Beispiel der TAT-Test, der «Draw a Man-Test», der «Baum-Test» u. a. m.

[19] Siehe mehr darüber bei WÖLFFLIN, H., *Gedanken zur Kunstgeschichte,* Basel 1940.

[20] REMBRANDT, *Die drei Bäume* (1643). Aus der Ciba-Zeitschrift Nr. 62: «Rechts-Links-Probleme», 1938.

[21] REITMANN, FRANCIS, *Psychotic Art,* London 1950.

[22] ZIERER, EDITH, *Creative Analysis: Color Intregration as a Diagnostic and Therapeutic Tool in Individual and Family Treatment.* In: *Psychiatry and Art,* Basel-New York 1968, S. 207.

[23] JUNG, C. G., *Deutsches Seminar* (Privatdruck 1931), S. 103.

[24] JUNG, C. G., *AION,* Zürich 1951, S. 90 (Ges. Werke Bd. 9/II).

[25] JUNG, C. G., Ges. Werke Bd. 7, S. 262.

[26] KELLOG, RHODA, *Finger Painting in the Golden Gate Nursery School,* San Francisco 1951 (Privatdruck).

[27] Charakter und Bedeutung der verschiedenen Farben habe ich zum großen Teil den folgenden Büchern entnommen:
ITTEN, J., *Kunst der Farbe,* Ravensburg 1961.
GOETHE, J. W., *Die Farbenlehre,* Jena 1928 (1. Aufl. 1810).
KRANZ, G., *Farbiger Abglanz,* Zürich 1957.
KANDINSKY, V., *Über das Geistige in der Kunst, insbesondere der Malerei,* Bern 1952.
JUNG, C. G., *Gestaltungen des Unbewußten,* Zürich 1950.
LÜSCHER, M., *Farbtest,* Basel 1948.

[28] RIES, W., *Zeitschrift für Altersforschung,* 13 (1959) S. 237–265.

[29] ITTEN, J., *Kunst der Farbe,* Ravensburg 1961, S. 26.

[30] ERBSLÖH, J., *Farbenpsychologie, Farbentherapie und Farberziehung.* In: Materia Medica, Nordmark, Nr. 51 (1964), S. 17ff.

[31] LÜSCHER, M., *Beiträge zum Farbtest,* Basel 1965, S. 10.

[32] ITTEN, J., *Kunst der Farbe,* Ravensburg 1961, S. 135.

[33] ibid., S. 132.

[34] JAFFE, ANIELA, *Geistererscheinungen und Vorzeichen,* Zürich 1958, S. 104ff.

[35] Das Material zu diesem Abschnitt habe ich vor allem folgenden Büchern entnommen:
ENDRES, F. K., *Die Zahl in Mystik und Glauben der Naturvölker,* Zürich 1935.
PANETH, L., *Zahlensymbolik im Unbewußtsein,* Zürich 1952.
HOPPER, V. F., *Medieval Number Symbolism,* New York 1938.
ALLENDY, R., *Le Symbolisme des Nombres,* Paris 1948.
KNAPP, M., *Pentagramma Veneris,* Basel 1934.
READ, J., *Prelude to Chemistry,* London 1936.
JUNG, C. G., *Psychologie und Alchemie,* Zürich 1952 (Ges. Werke Bd. 12).
JUNG, C. G., *Zur Psychologie der Trinitätsidee* (Ges. Werke Bd. 11).

[36] RÜCKERT, F., *Die Weisheit des Brahmanen,* Leipzig 1896.

[37] JUNG, C. G., Ges. Werke Bd. 11, S. 132.

[38] ibid., S. 182 und S. 62.

[39] WACHLMAYER, A., *Das Christgeburtsbild der frühen Sakralkunst,* München 1939.

[40] HOPPER, V. F., *Medieval Number Symbolism,* New York 1938.

[41] Auch die «Sandspiele» im Sandkasten haben einen ähnlichen diagnostischen Wert. (Vgl. KALFF, DORA, *Sandspiele,* Zürich 1967).

[42] Siehe mehr darüber in: JUNG, C. G., *Psychologie und Alchemie*, 2. Aufl., Zürich 1952, S. 587ff.
[43] BAYNES, H. G., *Mythology of the Soul*, London 1949.
[44] JUNG, C. G., *Deutsches Seminar* (Privatdruck 1931), S. 6.
[45] ibid., S. 7.
[46] ERBSLÖH, J., *Farbenpsychologie, Farbentherapie und Farberziehung*. In: Materia Medica, Nordmark, Nr. 51 (1964), S. 25f.
[47] JUNG, C. G., *Deutsches Seminar* (Privatdruck 1931), S. 109.
[48] PARACELSUS, TH., *Lebendiges Erbe* (Hrsg. JACOBI, JOLANDE), Zürich 1942, S. 128.

Farbgestaltungen der unbewußten Psyche

(Stark erweiterter und umgearbeiteter Aufsatz aus «Palette» Nr. 12, Frühling 1963, Sandoz AG., Basel)

[1] KEYSERLING, H., *Buch vom Ursprung*, Baden-Baden 1947, S. 234.
[2] ITTEN, J., *Kunst der Farbe*, Ravensburg 1961, S. 25.
[3] GOETHE, J. W., *Faust II*, Werke in 6 Bden., Bd. 1, Leipzig 1909, S. 382.
[4] ITTEN, J., *Kunst der Farbe*, Ravensburg 1961, S. 135.
[5] PFISTER, M., *Der Farbpyramidentest*, Bern 1951, und
LÜSCHER, H., *Lüscher-Test*, Basel 1948.
[6] DIETSCHY, NELLY und H., *Farbwahl und Charakter von zentralbrasilianischen Indianern*. In: Acta Tropica, Vol. 15, Nr. 3, Basel 1958.
[7] FANKHAUSER, E., *Wesen und Bedeutung der Affektivität*, Berlin 1919.
[8] BASH, K. W., *Ganzeigenschaften als Determinantenträger im Rorschachversuch mit besonderer Berücksichtigung der Farbantworten*. In: Schweiz. Zeitschr. für Psychologie und ihre Anwendung, Bern 1957, Bd. XVI, Heft 2.
[9] BINDER, H., *Helldunkeldeutungen im psychodiagnostischen Experiment von Rorschach*. In: Schweiz. Archiv f. Neurologie und Psychiatrie. Bd. XXX, Heft 1/2, 1932.
[10] JUNG, C. G., *Psychologie und Alchemie*, Zürich 1952, S. 318 (Ges. Werke Bd. 12).
[11] ITTEN, J., *Kunst der Farbe*, Ravensburg 1961, S. 17.
[12] V. BEIT, HEDWIG, *Symbolik des Märchens*, Bern 1952.
[13] RAMSEY, G., *Studies in Dreaming*. In: Psychol. Bulletin, Vol. 50, No. 6, Nov. 1965.
[14] Aus einem Brief von C. G. Jung an Frau Romola Nijinsky, Witwe des berühmten Tänzers.
[15] GOETHE, J. W., *Die Farbenlehre*, Jena 1928.
[16] ibid., S. 251 und S. 135.
[17] KRANZ, G., *Farbiger Abglanz*, Zürich 1957, S. 56.
[18] indem gerade Zahlen als weiblich, ungerade als männlich galten.
[19] JUNG, C. G., Ges. Werke Bd. 11, S. 100.
[20] ITTEN, J., *Kunst der Farbe*, Ravensburg 1961, S. 13.

Selbstbegegnung in der Homosexualität

[1] MEAD, MARGARET, *Male and Female*, New York 1949.
[2] *Dermatologische Nachrichten*, Bd. XXIX, Nr. 9.

[3] PLATON, Hauptwerke, Leipzig 1963, S. 113ff.
[4] BAILEY, S., *Homosexuality and the Western Christian Tradition,* London 1955. Vgl. auch: van de Spijker, Herman, *Die gleichgeschlechtliche Zuneigung,* Olten 1968.
[5] KINSEY, A., POMEROY, W., MARTIN, C., *Sexual behavior in the Human Male,* Philadelphia and London 1948, S. 610ff.
[6] HIRSCHFELD, M., *Geschlechtsanomalien und Perversionen,* London 1938.
[7] STEINACH, E., *Sex and Life,* New York 1940.
[8] BLEULER, M., *Endokrinologische Psychiatrie,* Stuttgart 1950.
[9] FREUD, S., *Abhandlungen zur Sexualtheorie,* Ges. Werke Bd. 5, Wien 1905.
[10] SCHREBER, D., *Denkwürdigkeiten eines Nervenkranken,* Leipzig 1903.
[11] BOSS, M., *Sinn und Gehalt der Perversionen,* Bern 1947.
[12] ADLER, A., *Der nervöse Charakter,* Wien 1912.
[13] TERMAN, L., W. MILES, C. C., *Sex and Personality,* London 1936.

Das Religiöse in den Malereien von seelisch Leidenden

(Erschienen in etwas veränderter Form im Buch *Neurose und Religion,* hrsg. von J. Rudin, Olten 1964)

[1] Vgl. Genesis, Moses 1, 27.
[2] JUNG, C. G., *Die Beziehungen der Psychotherapie zur Seelsorge,* Zürich, 1923, S. 12, Ges. Werke Bd. 11, S. 362.
[3] JUNG, C. G., *Basler Seminar,* Privatdruck, Oktober 1934.
[4] ibid., S. 7.
[5] JUNG, C. G., *Die Frau in Europa,* Zürich 1932, S. 45, Ges. Werke Bd. 10.
[6] JUNG, C. G., *Bruder Klaus.* In: Neue Schweizer Rundschau, Nr. 4. 1933. Ges. Werke, Bd. 11, S. 345.
[7] KEYSERLING, H., *Das Buch vom Ursprung,* Baden-Baden 1947, S. 234.
[8] Die Originale stammen alle von meinen Analysanden und gehören zu meiner Bildersammlung.
[9] Dieser Ausspruch, den JUNG nach M. BAUMGARTNER, *Die Philosophie des Alanus Insulis,* S. 118, zitiert, ist mit der Formulierung «Deus est sphaera infinita» verwandt, die vermutlich aus dem Liber Hermetis, Liber trismegisti, Cod. Paris, 14. Jahrhundert, stammt. Siehe auch: *Cod. Vat. 3060,* aus dem Jahre 1315.
[10] Was FREUD in seiner Lehre als Symbol bezeichnet, wäre demnach in Jungs Auffassung nur ein Zeichen, das ohne weiteres «übersetzt» und seinem Sinn nach vollständig erschlossen werden kann, wie zum Beispiel, wenn es sich um sogenannte «Sexual-Symbole» handelt.
[11] KRANZ, G., *Farbiger Abglanz,* Zürich 1957, S. 39.
[12] JUNG, C. G., *Das Wandlungssymbol in der Messe,* Ges. Werke Bd. 11, S. 225 und S. 277.
[13] JUNG, C. G., *Psychologische Typen,* Zürich 1920, S. 137, Ges. Werke Bd. 6, S. 101.
[14] RUDIN, J., *Psychotherapie und Religion,* Olten 1960.
[15] Vgl. auch RUDIN, J., *Gott und das Böse bei C. G. Jung.* In: Neue Zürcher Zeitung, 30. Juli 1961, Bl. 4.
[16] Eine Formulierung, die RUDIN geprägt hat.
[17] Die im Abendland allgemein verwendete Farbsymbolik wird auch hier herangezogen. Siehe Abschnitt «Die Farben», S. 86ff.

[18] PASCAL, B., *Les Pensées,* Paris, o. J., S. 103.
[19] Atharvaveda XI, 4. 21. – Übers. von OLDENBURG, H., *Die Lehre der Upanishaden und die Anfänge des Buddhismus,* Göttingen 1915, S. 76.
[20] JUNG, C. G., *Über die Beziehungen der analytischen Psychologie zum dichterischen Kunstwerk,* Ges. Werke Bd. 15.
[21] JUNG, C. G., *Der Philosophische Baum* (Kap. VI. im Band: *Von den Wurzeln des Bewußtseins),* Zürich 1954, S. 423 (Ges. Werke Bd. 13).
[22] KAZANTZAKIS, N., *Rettet Gott,* Wien-München, o. J., S. 71.
[23] Vgl. RUDIN, J., *Gott und das Böse bei C. G. Jung.* In: Neue Zürcher Zeitung, 30. Juli 1961, wo das Problem ausführlich und in ausgezeichneter Weise dargelegt wird.

Maltherapie
(Forschungsarbeit aus der Klinik am Zürichberg)

[1] HARMS, E., *Der malende Strindberg.* In: Kunst und Künstler, Jg. 25, 1926/27.
[2] In der Universitätsklinik Burghölzli in Zürich führt Oberarzt Dr. B. Rothschild mit den Patienten «Kollektiv-Arbeiten» dieser Art durch.

Bibliographie

Abhandlungen über die Sexualforschung, Bonn 1921–1928.
Action et Pensées: L'imagerie mentale, Jg. 44, Nr. 1–2, 1968.
ADLER, A., *Über den nervösen Charakter,* Wiesbaden 1912.
— *Das Problem der Homosexualität,* Leipzig 1930.
ÄPPLI, A., *Die Symbolik von Licht und Dunkel,* Uerikon 1936.
AGRIPPA, H. C. von Nettesheim, *De occulta philosophia* (1510). Hrsg. v. K. A. Nowotny, Graz 1967.
AIGRAISSE, GILBERTE, *L'évolution psychologique de Van Gogh étudiée à travers le symbolisme des éléments.* In: Cahiers internationaux de symbolisme, No. 8, 1966.
ALLENDY, R., *Le Symbolisme des Nombres,* Paris 1948.
APIANUS, P., *Astronomicum Caesareum.* Hrsg. v. D. Wattenberg, Leipzig 1967.
— *Horoscopion generale,* Ingoldstadt 1533.
AUGUSTINUS, *Bekenntnisse.* Hrsg. v. O. F. Lachmann, Leipzig o. J.
BACH, S. R., *Spontanes Malen und Kneten in Krankenhäusern.* In: Schweiz. Zeitschr. f. Psychologie, Bd. XI, Heft 3, 1952.
BACON, R., *Moralis philosophia.* Hrsg. von E. v. Massa, Zürich 1953.
BAILEY, D. S., *Homosexuality and the Western Christian Tradition,* London 1955.
— *Sexual Offenders and Social Punishment, Being the Evidence Submitted on Behalf of the Church of England Moral Welfare Council to the Departmental Committee of Homosexual Offences and Prostitution, with other Material thersto,* Westminster 1956.
— Artikel: *Homosexualität.* In: R. G. G., Bd. III, S. 441–444.

BATTEGAY, R., *Gruppenpsychotherapie und klinische Psychiatrie.* Bibliotheca Psychiatrica et Neurologica, Facs. 119, Basel/New York 1963.
— *Zur Ausbildung von Gruppenpsychotherapeuten.* In: Schweiz. Archiv f. Neurologie, Neurochirurgie und Psychiatrie, Bd. 93, Heft 2, 1964.
— *Die Gruppe als therapeutisches Milieu.* In: Zeitschr. f. Psychotherapie und medizinische Psychologie, Jg. 14, Heft 1, 1964.
BASH, K, W.. *Gestalt, Symbol und Archetypus.* In: Schweiz. Zeitschr. f. Psychologie, Bd. V, Heft 2, 1946.
— *Ganzeigenschaften als Determinantenträger im Rorschach-Versuch, mit besonderer Berücksichtigung der Farbantworten.* In: Schweiz. Zeitschr. f. Psychologie, Bd. XVI, Heft 2, 1957.
— *Tabula undecima/Seu Smaragdina.* In: H. Rorschach, Ges. Aufsätze, Bern 1965.
BAUDOUIN, CH., *Psychanalyse du Symbole religieux,* Paris 1957.
BAUM, J., *Die symbolische Darstellung der Eucharistie.* In: Eranos-Jahrbuch, Zürich 1945.
BAYNES, H. G., *Mythology of the Soul,* London 1949.
BEECK, M. DE, *Psychische Kranke wie ein Maler sie sieht.* In: Die Therapie des Monats, Sonderheft 1961.
BEIT, HEDWIG VON, *Symbolik des Märchens,* Bern 1952.
— *Gegensatz und Erneuerung im Märchen,* Bern 1957.
BENEDETTI, G., *Der psychisch Leidende und seine Welt,* Stuttgart 1964.
BERGLER, E., *Homosexuality, Disease or Way of Life?* New York 1957.
BERNA, J., *Fingerfarben als heilpädagogisches Hilfsmittel.* Nach einem Referat, gehalten an der «Intern. Studienwoche zur Psychologie der Kindererziehung», Zürich, 8. Okt. 1952.
BINDER, H., *Die Helldunkeldeutungen im psychodiagnostischen Experiment von Rorschach.* In: Schweiz. Archiv f. Neurologie und Psychiatrie, Bd. XXX, Heft 1–2, 1932.
— *Zur Psychologie von Zwangsvorgängen,* Bern 1936.
— *Zwang und Kriminalität.* In: Archiv f. Neurologie und Psychiatrie, Nr. 54, 1945.
BIRREN, F., *Color Psychology and Color Therapy,* New York 1950.
BLEEK, W. H. I. und LUCY, C. L., *Das wahre Gesicht des Buschmannes in seinen Mythen und Märchen,* Basel 1938.
BLEULER, E., *Lehrbuch der Psychiatrie,* Berlin 1950.
BLEULER, M., *Endokrinologische Psychiatrie,* Stuttgart 1954.
BOLL, F., *Sternglaube und Sterndeutung.* Hrsg. v. W. Gundel, Leipzig 1931.
BOLLER, E., BRINKMANN, D., WALTER, E. J., *Einführung in die Farbenlehre,* Bern 1947.
BOSS, M., *Sinn und Gehalt der sexuellen Perversionen,* Bern 1947.
BOVET, TH. (Hrsg.), *Probleme der Homophilie in medizinischer, theologischer und juristischer Sicht,* Bern/Tübingen 1965.
BRION, M., *Jenseits der Wirklichkeit,* Olten 1962.
BÜHLER, K., *Ausdruckstheorie,* Jena 1933.
Bulletin of Art Therapy, Vol. 1 (1961), Vol. 5–7 (1966–1968).
Cahiers internationaux de Symbolisme, Nr. 8, 1965.
CANE, FLORENCE, *The Artist in Each of Us,* New York 1951.
CAPELLE, W., *Die Vorsokratiker,* Leipzig 1935.
CARUS, C. G., *Symbolik der menschlichen Gestalt,* Celle 1925.
CIBA-*Symposion,* Bd. 8, Heft 1, 1960.

CIBA-*Zeitschrift: Rechts-Links-Probleme.* Bd. VI (1938–1939), Heft 62.
COCLES, B., *Chiromantiae ac physionomiae anastasis ...,* Bologna 1504.
COLOR, Zeitschr. f. kreative Farbpraxis, Nr. 4, 1968.
CORY, D. W., *The Homosexual in America,* New York 1951.
— *The Homosexual Outlook,* London 1953.
CRÉPIEUX-JAMIN, J., *L'Écriture et le Caractère,* Paris 1927.
CRINIS, M. DE, *Forschungen und Fortschritte,* Berlin 1940.
D'ARPENTIGNY, C.-ST., *La Chirognomie,* Paris 1843.
— *Science de la main,* Paris 1856.
DAX, E. C., *Experimental Studies in Psychiatric Art,* London 1953.
DELAY, J. und VOLMAT, R., *Psychopathologie und bildnerischer Ausdruck;* 1. Serie: *Malerei und Chemotherapie.* Hrsg. von SANDOZ AG Basel, Basel 1963.
DELLA PORTA, G. B., *De humana physiognomonia,* Hanoviae 1593.
DE LUCA, P. L. und SACCHETTINI, B., *Psychopathologie und bildnerischer Ausdruck;* 2. Serie: *Die Malerei als Mittel zur psychodiagnostischen Forschung.* Hrsg. von SANDOZ AG Basel, Basel 1963.
DIETSCHY, NELLY und H., *Farbwahl und Charakter von zentralbrasilianischen Indianern.* In: Acta Tropica, Vol. 15, Nr. 3, 1958.
DU, Schweiz. Monatsschrift: *Das Evangelium und die Kunst,* April 1957.
ELIADE, M., *Das Mysterium der Wiedergeburt,* Zürich 1961.
ENDRES, F. C., *Die Zahl in Mystik und Glauben der Naturvölker,* Zürich 1935.
ENG, HELGA, *The Psychology of the Child and Youth Drawing from the 9th to the 24th Year,* London 1957.
ERANOS-*Jahrbuch, Ostwestliche Symbolik und Seelenführung,* Zürich 1935.
— *Gestalt und Kult der «Großen Mutter»,* Zürich 1939.
— *Zur Idee des Archetypischen,* Zürich 1945.
— *Aus der Welt der Urbilder,* Zürich 1950.
ERBSLÖH, J., *Farbenpsychologie, Farbentherapie und Farberziehung.* In: Materia Medica Nordmark, Bd. XVI/3, XVI/7, XVI/10, 1964.
EVOLA, J., *Das Mysterium des Grals,* München-Planegg 1955.
FANKHAUSER, E., *Wesen und Bedeutung der Affektivität,* Berlin 1919.
FENICHEL, O., *The Psychoanalytic Theory of Neurosis,* New York 1945.
FEHR, J. J., *De quelques dessins d'un Schizophrène délirant.* In: Confinia Psychiatrica, Vol. 10, Nr. 1, 1967.
FIRMICUS, M., *Matheseos, libri VIII.* Hrsg. v. W. Kroll und F. Skutsch, Leipzig 1897 bis 1913.
FORD, C. S., BEACH, F. A., *Patterns of Sexual Behaviour,* London 1952.
FRANZ, MARIE-LOUISE VON, *Nombre et Synchronicité.* In: Bulletin du Groupe d'Études C. G. Jung, Paris, No 13, Oct. 1968.
FREUD, S., *Gesammelte Werke,* London 1952.
— *Die Traumdeutung* (Erstausgabe), Wien 1900.
— *Drei Abhandlungen zur Sexualtheorie und verwandte Schriften,* Hamburg 1965.
FREUND, K., *Die Homosexualität beim Mann,* Leipzig 1965.
GALL, F. J., *Neue Entdeckungen in der Gehirn-, Schedel- und Organenlehre,* Carlsruhe 1807.
GEBSER, J., *Ursprung und Gegenwart;* Band 1: *Die Fundamente der aperspektivischen Welt,* Stuttgart 1949.

GEDDES, D. P. (Hrsg.), *An Analysis of the Kinsey Reports on sexual Behaviour in the Human Male and Female,* New York 1964.
GIESE, H., *Der homosexuelle Mann in der Welt,* Stuttgart 1964.
GIESE, H. und GEBSATTEL, V. E. (Hrsg.), *Psychopathologie der Sexualität,* Stuttgart 1962.
GINZBERG, L., *The Legends of the Jews,* Vol. III, Philadelphia 1947.
GOETHE, J. W., *Werke in 6 Bänden;* Band 1: *Faust II,* Leipzig 1909.
— *Die Farbenlehre,* Jena 1928.
— *Urworte orphisch.* In: Gedichte in zeitlicher Folge, Leipzig o. J.
GOLDBRUNNER, J., *Heiligkeit und Gesundheit,* Freiburg i. Br. 1949.
GRIFFIN-*Report.* Hrsg. von A. D. Dieckhoff, Hamburg 1956.
GRIMM, GEBRÜDER, *Kinder- und Hausmärchen.* 2 Bände, Zürich o. J.
GUÉNON, R., *Le Symbolisme de la Croix,* Paris 1931.
GUEX, GERMAINE, *La Névrose d'abandon,* Paris 1950.
HARDING, ESTHER, *Das Geheimnis der Seele,* Zürich 1948.
HARMS, E., *Der malende Strindberg.* In: Kunst und Künstler, Jg. 25, 1926/27.
— *The Arts as Applied Psychotherapy.* In: Occupational Therapy and Rehabilitation Vol. 23, No. 2, 1944.
— *The Psychology of formal creativeness.* In: Journal of Genetic Psychology, No. 69, 1946.
HAUSER, R., *The Homosexual Society,* London 1962.
HELLPACH, W., *Heilkraft und Schöpfung,* Dresden 1934.
HELMUT, M., *Menschenkenntnis aus der Handschrift,* Berlin 1934.
HEYER, G. R., *Praktische Seelenheilkunde,* München 1935.
— *Der Organismus der Seele,* Basel 1951.
HILL, A., *Art versus Illness,* London 1948.
HILL, L. B., *Der psychotherapeutische Eingriff in die Schizophrenie,* Stuttgart 1958.
HIRSCHFELD, M., *Geschlechtsanomalien und Perversionen,* Villefranche o. J.
HOFSTÄTTER, H. H., *Symbolismus und die Kunst der Jahrhundertwende,* Köln 1965.
HOGBEN, L., *Mathematics in the Making,* London 1960.
Homosexuelle Nächste, Der, Symposionband, Hamburg 1963.
HOPPER, V. F., *Medieval Number Symbolism,* New York 1938.
HORNEY, K., *Our Inner Conflicts,* New York 1945.
HUIZINGA, J., *Homo ludens,* Amsterdam 1939.
HUXLEY, A., *The Doors of Perception,* London 1954.
INDAGINE, J., (Joh. von Hagen), *Chiromantia:* 1. *Physiognomia ex aspectu membrorum hominis* ... 4. *Astrologia naturalis* ..., Paris 1543.
Insania Pingens, hrsg. von CIBA AG Basel, Basel 1961.
ITTEN J., *Kunst der Farbe,* Ravensburg 1961
JACOBI, JOLANDE, *Erfassung und Deutung der «Bilder aus dem Unbewußten».* In: Schweiz. Zeitschr. f. Psychologie, Bd. IX, Nr. 4, 1950.
— *Ich und Selbst in der Kinderzeichnung.* In: Schweiz. Zeitschr. f. Psychologie, Bd. XII, Nr. 1, 1953.
— *Der Weg zur Individuation,* Zürich 1965.
— *Die Psychologie von C. G. Jung* (5. Aufl.), Zürich 1967.
JAFFÉ, ANIELA, *Geistererscheinungen und Vorzeichen,* Zürich 1958.
— *Erinnerungen, Träume, Gedanken von C. G. Jung,* Zürich 1962.
JAKAB, IRENE, *Zeichnungen und Gemälde der Geisteskranken,* Berlin 1956.

— *Coordination of Verbal Psychotherapy and Art-Therapy.* In: Psychiatry and Art Basel/New York 1968.

JECLIFFE, S. E., *Two Morphine Color Dreams with a Note on the Etiology of the Opium Habit.* In: Psychoanalytical Rev. No. 31, 1944.

JÜNGER, E., *Studies of Dreaming.* In: Psychological Bulletin, Vol. 50, No. 6, 1953.

JUNG, C. G., *Über die Beziehung der analytischen Psychologie zum dichterischen Kunstwerk.* In: Wissen und Leben, Jg. 15, Heft 19–20, 1922 (Ges. Werke Bd. 15).

— *Allgemeine Gesichtspunkte zur Psychologie des Traumes.* In: *Über die Energetik der Seele,* Zürich 1928 (Ges. Werke Bd. 8).

— *Deutsches Seminar* (Privatdruck), Stuttgart 1931.

— *Die Beziehungen der Psychotherapie zur Seelsorge,* Zürich 1932 (Ges. Werke Bd. 11).

— *Die Frau in Europa,* Zürich 1932 (Ges. Werke Bd. 10).

— *Berliner Seminar* (Privatdruck), Berlin 1933.

— *Bruder Klaus.* In: Neue Schweizer Rundschau Nr. 4, 1933 (Ges. Werke Bd. 11).

— *Basler Seminar* (Privatdruck), Basel 1935.

— *Zur Psychologie der Trinitätsidee.* In: Eranos-Jahrbuch, Bd. VIII, 1940/41, Zürich 1942 (Ges. Werke Bd. 11).

— *Psychologie und Religion,* Zürich 1942 (Ges. Werke Bd. 11).

— *Das Wandlungssymbol in der Messe.* In: Eranos-Jahrbuch, Bd. VIII, 1940/41, Zürich 1942 (Ges. Werke Bd. 11).

— *Über die Psychologie des Unbewußten,* Zürich 1943 (Ges. Werke Bd. 7).

— *Psychologie und Alchemie,* Zürich 1944 (Ges. Werke Bd. 12).

— *Seelenprobleme der Gegenwart,* Zürich 1946.

— *Gestaltungen des Unbewußten,* Zürich 1950.

— *Über Konflikte der kindlichen Seele.* In: *Psychologie und Erziehung,* Zürich 1950 (Ges. Werke Bd. 17).

— *Psychologische Typen,* Zürich [8]1950 (Ges. Werke Bd. 6).

— *AION,* Zürich 1951 (Ges. Werke Bd. 9/II).

— *Symbole der Wandlung,* Zürich 1952 (Ges. Werke Bd. 5).

— *Von den Wurzeln des Bewußtseins,* Zürich 1954.

— *Mysterium Coniunctionis,* Bd. 1, Zürich 1955 (Ges. Werke Bd. 14).

JUNG, C. G. und KERÉNYI, K., *Einführung in das Wesen der Mythologie,* Zürich 1951 (Ges. Werke Bd. 9/I).

JUNG, C. G. und PAULI, W., *Naturerklärung und Psyche.* Studien aus dem C. G. Jung-Institut Zürich, Bd. 4, Zürich 1952 (Ges. Werke Bd. 8).

JUNG, C. G. und WILHELM, R., *Das Geheimnis der goldenen Blüte,* Zürich [6]1957 (Ges. Werke Bd. 13).

JUNG-Institut, *Studien zur Analytischen Psychologie C. G. Jung's,* 2 Bde., Zürich 1955.

— *Psychotherapeutische Probleme.* Studien aus dem C. G. Jung-Institut Zürich, Bd. 17, Zürich 1964.

JUNG, EMMA, *Animus und Anima,* Zürich 1967.

KALFF, DORA, *Sandspiele,* Zürich 1967.

KAYSER, H., *Akroasis,* Basel 1946.

KANDINSKY, V., *Über das Geistige in der Kunst,* Bern 1952.

KANKELEIT, O., *Das Unbewußte als Keimstätte des Schöpferischen,* München und Basel 1959.

KATZ, D., *Gestaltpsychologie,* Basel 1944.

— *Die Erscheinungsweisen der Farben und ihre Beeinflussung durch die individuelle Erfahrung.* In: Zeitschr. f. Psychologie, Ergänzungsband Nr. VII, Leipzig 1911.
KATZENSTEIN, E., *Symbolwert der Farbe im psychischen Geschehen.* In: Schweiz. Zeitschr. f. Psychologie, Bd. X, Heft 1, 1951.
KAZANTZAKIS, N., *Rettet Gott,* Wien/München o. J.
KELLOG, RHODA, *Finger Painting.* Mimeographed by the Golden Gate Kindergarten Association, San Francisco 1951.
— *Finger Painting in the Nursery School,* Selbstverlag 1955.
KEPLER, J., *Sämtliche Werke.* Hrsg. von W. v. Dyck und M. Caspar, München 1937.
KERÉNYI, K., *Labyrinth-Studien,* «Albae Vigiliae», Amsterdam 1941.
— *Umgang mit Göttlichem,* Göttingen 1955.
— *Die Mysterien von Eleusis,* Zürich 1962.
— *Die Mythologie der Griechen,* Zürich 1951.
KEYSERLING, H., *Das Buch vom Ursprung,* Baden-Baden 1947.
KIELHOLZ, P., *Diagnose und Therapie der Depressionen für den Praktiker,* München 1965.
KINSEY, A. C., POMEROY, W. B. und MARTIN, C. E., *Sexual behaviour in the Human Male,* Philadelphia/London 1948.
— *Sexual Behaviour in the Human Female,* Philadelphia/London 1953.
KLAGES, L., *Handschriftenproben,* Leipzig 1936.
— *Handschrift und Charakter,* Bonn 1949.
KNAPP, M., *Pentagramma Veneris,* Basel 1934.
KOCH, CH., *Der Baumtest,* Bern 1962.
KRANZ, G., *Farbiger Abglanz,* Zürich 1957.
KREITLER, S., *Symbolforschung und Symbolerfassung,* München/Basel 1965.
KRETSCHMER, E., *Körperbau und Charakter,* Berlin 1931.
KRIS, E., *Psychoanalytic Explorations in Art,* New York 1952.
KUBIN, A., *Vom Schreibtisch eines Zeichners,* Berlin 1939.
KÜKELHAUS, H., *Urzahl und Gebärde,* Berlin 1934.
KUHN, R., *Maskendeutungen im Rorschachschen Versuch,* Basel/New York 1954.
LAVATER, J. C., *Physiognomische Fragmente,* Berlin 1908.
LEISEGANG, H., *Die Gnosis,* Leipzig 1924.
LEIST, F., *Die Magie des Bildes.* In: Heilpädagogische Werkblätter, Jg. 2, Nr. 6, 1952.
LERSCH, PH., *Seele und Welt,* Leipzig 1943.
— *Aufbau der Person,* München 1951.
LEUNER, H. C., *Psychopathologie und bildnerischer Ausdruck.* 3. Serie: *Die optische Halluzinose und ihre Sinngehalte.* Hrsg. von SANDOZ AG Basel, Basel 1963.
LOEFFLER-DELACHAUX, MARGUERITE, *Le Cercle,* Genève 1947.
LORAND, S., BALINT, M., *Perversions,* New York 1956.
LÜSCHER, M., *Farbtest,* Basel 1948.
— *Psychologie der Farben,* Basel 1949.
— *Beiträge zum Farbtest nach Lüscher.* In: Materia Medica Nordmark, Nr. 54, 1965.
MAETERLINCK, M., *L'Oiseau Bleu,* Paris 1909.
MANGIN, H., *Wie die Hand so der Mensch,* Zürich 1949.
MARJULA, ANNA, *The Healing Influence of Active Imagination in a Specific Case of Neurosis,* Zürich o. J.

MARTI, H., *Urbild und Verfassung*, Bern 1958.
MARTIN, P. W., *Experiment in Depth*, London 1955.
MASTERS, R. E. L., *The Homosexual Revolution*, New York 1964.
MATUSSEK, P., *Metaphysische Probleme der Medizin*, Berlin 1948.
MAY, R., *Man's Search of himself*, New York 1953.
MEAD, MARGARET, *Male and Female*, New York 1949.
MEIER, C. A., *Die Empirie des Unbewußten*, Zürich 1968.
MELANCHTHON, PH., *Mathematicarum disciplinarum, tum etiam astrologiae oeconomia*, Lugdunium 1540.
MENG, H., *Seelischer Gesundheitsschutz*, Basel 1939.
MOHR, J., *Über Zeichnungen von Geisteskranken und ihre diagnostische Verwertbarkeit*. In: Jahrbuch f. Psychologie und Neurologie, 1906.
MORGENTHALER, W., *Ein Geisteskranker als Künstler*, Bern 1921.
MUELLER-SUUR, H., *Sinnhorizonte in Zeichnungen von Schizophrenen*. In: Confinia Psychiatrica, Vol. 10, No. 1, 1967.
NAVRATIL, L., *Schizophrenie und Kunst*, München 1965.
NEUMANN, E., *Apuleius: Amor und Psyche*, Zürich 1952.
— *Kunst und schöpferisches Unbewußtes*, Zürich 1954.
— *Die Große Mutter*, Zürich 1956.
Neurose und Religion: Krankheitsbilder und ihre Problematik. Hrsg. von J. Rudin, Olten 1964.
NUNBERG, H., *Allgemeine Neurosenlehre auf psychoanalytischer Grundlage*, Bern 1959.
ODIER, CH., *L'Angoisse et la pensée magique*, Neuchâtel 1947.
OLDENBURG, H., *Die Lehre der Upanishaden und die Anfänge des Buddhismus*, Göttingen 1915.
OTTO, R., *Das Heilige*, Breslau 1922.
PANETH, L., *Zahlensymbolik im Unbewußtsein*, Zürich 1952.
— *Form und Farbe in der Psychoanalyse*. In: Der Nervenarzt, Jg. 2, Heft 6, 1929.
PARACELSUS, TH., *Theophrast von Hohenheim genannt P., Sämtliche Werke*. Hrsg. von K. Sudhoff, München 1922.
— *Lebendiges Erbe*. Hrsg. von Jolande Jacobi, Zürich 1942.
PASCAL, B., *Les Pensées*, Paris o. J.
PÉTRILOVITCH, M., *Psychopathologische Betrachtungen zur Charakterologie der Zwangsneurosen*, Halle 1956.
PEUCKERT, W. E., *Die Rosenkreuzer*, Jena 1928.
PFISTER, M., *Farbpyramiden-Test*, Bern 1951.
PFISTER, O., *Farbe und Bewegung in der Zeichnung Geisteskranker*. In: Aus der Psychiatrischen Universitätsklinik Zürich, Zürich 1934.
PIAGET, J., *La Formation du symbole chez l'enfant*, Neuchâtel 1945.
PLATON, *Hauptwerke*. Ausgew. von W. Nestlé. Leipzig 1931.
PÖLDINGER, W., *Zur Bedeutung bildnerischen Gestaltens in der psychiatrischen Diagnostik*. In: Therapie des Monats, Jg. 9, Heft 2, 1959.
PORKERT, M., *Farbemblematik in China*. In: Antaios, Bd. IV, Nr. 2, 1962.
POST, L. VAN DER, *Venture to the Interior*, New York 1951.
PRINZHORN, H., *Bildnerei der Geisteskranken*, Berlin 1922.
PULVER, M., *Symbolik der Handschrift*, Zürich 1931.
RADIN, P., *Gott und Mensch in der primitiven Welt*, Zürich o. J.

RAHNER, H., *Mater Ecclesia,* Einsiedeln 1944.
— *Das christliche Mysterium von Sonne und Mond.* In: Eranos-Jahrbuch, Zürich 1944.
— *Griechische Mythen in christlicher Deutung,* Zürich 1957.
RAMSEY, G., *Studies in Dreaming.* In: Psychological Bulletin, Vol. 50, No. 6, 1965.
RANK, O., *Der Künstler,* Leipzig/Wien/Zürich 1925.
READ, H., *Education through Art,* London 1947.
— *Icon and Idea,* Cambridge/Mass. 1955.
READ, J., *Prelude to Chemistry,* London 1939.
REITMAN, FRANCIS, *Psychotic Art,* London 1950.
RENATUS, K., *Mandala-Psychologie.* In: Europäische Revue, Jg. XVII, Heft 3, 1941.
RENNER, P., *Ordnung und Harmonie der Farben,* Ravensburg 1964.
RICHTER, H., *Dada – Kunst und Antikunst.* Köln o. J.
RIES, W., *Das Altern in farbpsychologischer Sicht.* In: Zeitschr. f. Altersforschung, Nr. 13, 1959.
ROTHSCHILD, B., *Erfahrungen zum Tagungsthema in einer Zeichnungsgruppe der psychiatrischen Universitätsklinik Burghölzli, Zürich.* In: Schweizer Archiv f. Neurologie, Neurochirurgie und Psychiatrie, Bd. 99, Heft 1, 1967.
RORSCHACH, H., *Psychodiagnostik,* Bern 1937.
ROUSSEAU, J. J., *Bekenntnisse,* Leipzig 1925.
RUDIN, J., *Das kranke Gottesbild.* In: Orientierung, 15. Feb. 1958.
— *Gott und das Böse bei C. G. Jung.* In: Neue Zürcher Zeitung, 30. Juli 1961, Blatt 4.
RÜCKERT, F., *Die Weisheit des Brahmanen,* Leipzig 1896.
SALOMON, CHARLOTTE, *Ein Tagebuch in Bildern* (1917–1943), Hamburg 1963.
SCHINDLER, R., *Über Symbol und Symbolbildung.* In: Acta Psychotherapeutica, Vol. IV, Facs. 2, 1956.
SCHLAG, O. R., *Anmerkungen eines Graphologen zur Handschrift von Ernst Jünger.* In: Graphologia II, Beiheft Nr. 18 der Schweiz. Zeitschr. f. Psychologie, 1949.
SCHMID, K., *Hochmut und Angst,* Zürich 1958.
SCHMIDT, A. M., *La Mandragore,* Paris 1958.
SCHMITT, P., *Archetypisches bei Augustin und Goethe.* In: Eranos-Jahrbuch, Zürich 1945.
SCHOLEM, G., *Zur Kabbala und ihrer Symbolik,* Zürich 1960.
SCHREBER, D., *Denkwürdigkeiten eines Nervenkranken,* Leipzig 1903.
SCHUBART, W., *Religion und Eros,* München 1944.
SCHULZE-NIEMANN, MARTHA, *Schöpferische Gestaltung aus dem Unbewußten,* München 1953.
SCHWARZ, O., *Sexualität und Persönlichkeit,* Wien 1934.
— *Sexualpathologie,* Wien/Leipzig/Bern 1935.
SÉCHEHAYE, MARGUERITE, *La Réalisation symbolique,* Bern 1947.
SEHRINGER, W., *Zeichnerische Gestaltungsverfahren.* In: Handbuch der Psychologie in 12 Bänden; Band 6: *Psychologische Diagnostik,* Göttingen 1964.
SEIFERT, F., *Seele und Bewußtsein,* München 1962.
SEIFERT, F. und ROTRAUT, *Bilder und Urbilder,* München 1965.
SIEBENTHAL, W. VON, *Die Wissenschaft vom Traum,* Berlin 1953.
SILBERER, H., *Probleme der Mystik und ihrer Symbolik,* Darmstadt 1961.
SPEISER, A., *Geist und Mathematik.* In: Eranos-Jahrbuch, Zürich 1946.
SPIJKER, H. VAN DE, *Die gleichgeschlechtliche Zuneigung,* Olten/Freiburg 1968.

STEINACH, E., *Sex and Life,* New York 1940.
STEINER, R., *Farbenlehre;* Band 3: *Die schöpferische Welt der Farbe,* Dornach 1931.
STEINFELS, W., *Farbe und Dasein,* Jena 1926.
STEKEL, W., *Bi-Sexual Love,* New York 1950.
STRAUSS, SIGRID, *Zur Symbolik der Schlange.* In: Jahrbuch «Psyche», 3. Lieferung 1948.
STUCKI, L., *So entstand die Gegenwart,* Aarau 1964.
SUCHENWIRTH, R., *Psychopathologische Ergebnisse mit dem Baum-Test nach Koch.* In: Confinia Psychiatrica, Vol. 8, No. 3–4, 1965.
SZONDI, L., *Schicksalsanalyse,* Basel 1944.
— *Die Sprachen des Unbewußten: Symptom, Symbol und Wahl.* In: Szondiana II, Beiheft Nr. 26 der Schweiz. Zeitschr. f. Psychologie, 1955.
TEILLARD, ANIA, *Handschriftendeutung auf tiefenpsychologischer Grundlage,* Bern 1952.
TERMAN, L. W. und MILES, C. C., *Sex and Personality: Studies in Masculinity and Femininity,* London 1936.
TOBIN, W. J., *Homosexuality and Marriage, a Canonical Evolution of the Relationship of Homosexuality to the Validity of Marriage in the Light of Recent Rota Jurisprudence,* Roma 1964.
VANN, G., *Der Lebensbaum,* Einsiedeln 1962.
Vie Médicale, La, Art et Psychopathologie. Revue mensuelle Littéraire et Médicale, Déc. 1956.
VINCHON, J., *Le Dessin des Images Intérieures en Psychothérapie.* In: Aesculape, Revue mensuelle, No. 1, 1955.
— *La Magie du dessin,* Paris 1959.
VOLMAT, R., *La Schizophrénie par l'image.* Edité par les Laboratoires ROCHE, Paris 1958.
— *L'Art psychopathologique,* Paris 1956.
VOLMAT, R., WIART, C. und USAL, J., *Esquisse méthodique d'analyse des expressions plastiques: La Couleur envisagée sous l'angle de la communication et de l'information.* In: Confinia Psychiatrica, Vol. 10, No. 1, 1967.
WACHLMAYR, A., *Das Christgeburtsbild der frühen Sakralkunst,* München-Planegg 1939.
WANKMUELLER, R., *Die Bedeutung von Grundformen für bildnerische Darstellungen unbewußter Vorgänge.* In: Confinia Psychiatrica, Vol. 8, No. 2, 1965.
WATTS, W. A., *The Two Hands of God,* New York 1963.
WEININGER, O., *Geschlecht und Charakter,* Wien 1919.
WEST, D. J., *Homosexuality,* Harmondsworth/Mddsex. 1955.
WEIZSÄCKER, V., *Ärztliche Fragen,* Leipzig 1935.
WHITE, V., *Soul and Psyche,* London 1960.
— *Gott und das Unbewußte,* Zürich 1957.
WHITMONT, E., *Magic and the Psychology of Compulsive States.* In: Journal of Analytical Psychology, Vol. 11, No. 1, 1957.
WICKES, FRANCES G., *Von der inneren Welt des Menschen,* Zürich 1954.
— *The Inner World of Choice,* New York 1963.
WILHELM, R., *Der Mensch und das Sein,* Jena 1931.
WILLEFORD, W., *Group Psychotherapy and Symbol Formation.* In: Journal of Analytical Psychology, Vol. 12, No. 2, 1967.
WITTLICH, B., *Symbole und Zeichen,* Bonn 1965.
WÖLFFLIN, H., *Gedanken zur Kunstgeschichte. Das Linke und das Rechte im Bilde,* Basel 1940.

WOOD, R. W., *Homosexual Behaviour in the Bible.* In: Institute Quaterly 5, 1962.
WOTRUBA, F., *Überlegungen, Gedanken zur Kunst,* Zürich 1947.
ZIERER, EDITH, *Creative Analysis: Color Integration as Diagnostic and Therapeutic Tool in Individual and Familiy Treatment.* In: Psychiatry and Art, Basel/New York 1968.
ZIMMER, H., *Mythen und Symbole in indischer Kunst und Kultur,* Zürich 1951.
ZULLIGER, H., *Heilende Kräfte im kindlichen Spiel,* Stuttgart 1952.

Liste der Bilder

Die Bilder aus dem Unbewußten

Farbgestaltungen der unbewußten Psyche

Selbstbegegnung in der Homosexualität
(24jähriger Mann)

Malereien von Zwangskranken als Weg zur Selbsterkenntnis

105 *Gittermotive* (Wasserfarbe)
106 *Böse auf alle Welt* (Farbstift)
107 *Gefangene Pünktchen* (Ölkreide)

Fall 4 (25jährige Frau)
108 *Kot* (Fingerfarbe)
109 *Stuhl und Urin* (Fingerfarbe)
110 *Es fließt* (Fingerfarbe)
111 *Sie schaut zu* (Fingerfarbe)
112 *Liebespaare* (Fingerfarbe)
113 *Die schwarze Hand* (Fingerfarbe)
114 *Angst* (Fingerfarbe)
115 *Verdrängen* (Fingerfarbe)

Das Religiöse in den Malereien von seelisch Leidenden

116 *Der Himmelspapa* (Ölkreide), 52jährige Frau
117 *Der Satan-Gott* (Wasserfarbe), 30jähriger Mann
118 *Gott als Henker* (Fingerfarbe), 38jährige Frau
119 *Gottes Blitzeshand* (Plakatfarbe), 31jähriger Mann
120 *Der Buchhalter-Gott* (Plakatfarbe), 34jähriger Mann
121 *Der Dreieck-Gott* (Ölkreide), 38jährige Frau
122 *Der Berg-Gott* (Wasserfarbe), 23jähriger Mann
123 *Der Sex-Teufel* (Wasserfarbe), 35jähriger Mann
124 *Der Feuergott* (Ölkreide), 26jähriger Mann
125 *Wotan* (Wasserfarbe), 30jährige Frau
126 *Die Eltern im Auge* (Wasserfarbe), 54jährige Frau
127 *Gott als Scharlatan* (Ölkreide), 54jährige Frau
128 *Gott als Spieler* (Wasserfarbe), 54jährige Frau
129 *Sehnsucht nach der Kirche* (Wasserfarbe), 54jährige Frau
130 *Die Raupe als Gott* (Wasserfarbe), 54jährige Frau
131 *Das Lamm am Kreuz* (Wasserfarbe), 54jährige Frau
132 *Die Monstranz in der Tiefe* (Wasserfarbe), 54jährige Frau
133 *Das Schwein auf dem Eisblock* (Wasserfarbe), 54jährige Frau
134 *Die Monstranz mit Edelsteinfuß* (Wasserfarbe), 54jährige Frau
135 *Der Mensch zwischen Teufel und Heiligem* (Bleistift und Farbstift), 35jähriger Mann
136 *Das rote Kreuz* (Wasserfarbe), 36jährige Frau
137 *Das kleine grüne Kreuz* (Plakatfarbe), 30jähriger Mann
138 *Golgatha* (farbige Tinte), 30jähriger Mann
139 *Das goldene Kreuz* (Plakatfarbe), 24jähriger Mann
140 *Die inneren Augen Gottes* (Farbstift), 35jährige Frau
141 *Das Urtierauge* (Wasserfarbe), 28jähriges Mädchen
142 *Die Dreieckdämonen* (Bleistift), 38jährige Frau
143 *Die gothische Kathedrale* (Plakatfarbe), 50jähriger Mann
144 *Die Kirchtürme* (Farbstift), 38jähriger Mann

145 *Madonna mit Kind* (Plakatfarbe), 26jähriger Mann
146 *Die Christgeburt* (Plakatfarbe), 45jährige Frau
147 *Das Schicksalsrad* (Wasserfarbe), 58jährige Frau
148 *Der Schatz* (Farbstift), 48jährige Frau

Maltherapie in einer klinischen Gruppe

Zahl
149 (Plakatfarbe) 40jährige Frau
150 (Plakatfarbe) 55jähriger Mann
151 (Plakatfarbe) 26jähriges Mädchen
152 (Farbstift und Plakatfarbe) 60jähriger Mann
153 (Plakatfarbe) 63jähriger Mann
154 (Plakatfarbe) 32jähriger Mann

Buchstaben
155 (Wasserfarbe) 40jähriger Mann
156 (Plakatfarbe) 60jähriger Mann
157 (Plakatfarbe) 30jähriger Mann
158 (Plakatfarbe) 28jährige Frau
159 (Plakatfarbe) 32jährige Frau
160 (Plakatfarbe) 50jähriger Mann
161 (Plakatfarbe) 25jährige Frau

Depression
162 (Plakatfarbe) 45jähriger Mann
163 (Plakatfarbe) 38jähriger Mann
164 (Plakatfarbe) 29jähriges Mädchen
165 (Ölkreide geschabt) 23jähriger Mann
166 (Plakatfarbe) 26jährige Frau
167 (Plakatfarbe) 50jähriger Mann

Osterei
168 (Plakatfarbe) 40jähriger Mann
169 (Bleistift und Tusche) 28jährige Frau
170 (Farbstift und Ölkreide) 26jähriges Mädchen
171 (Plakatfarbe) 50jähriger Mann
172 (Plakatfarbe) 40jährige Frau
173 (Wasserfarbe und Plakatfarbe) 30jährige Frau
174 (Bleistift und Ölkreide) 28jähriger Mann
175 (Wasserfarbe) 30jährige Frau

Teufel
176 (Wasserfarbe) 38jähriger Mann
177 (Plakatfarbe) 30jährige Frau
178 (Plakatfarbe) 25jähriges Mädchen

179 (Plakatfarbe) 35jähriger Mann
180 (Plakatfarbe) 30jähriger Mann
181 (Plakatfarbe) 40jährige Frau
182 (Plakatfarbe) 26jähriger Mann
183 (Plakatfarbe) 28jährige Frau
184 (Plakatfarbe) 77jährige Frau

Noemi, 30jährige Frau
185 Der Baum (Farbstift)
186 Der Fisch (Plakatfarbe)
187 Depressionshecke und Brot (Ölkreide)
188 Eins, Zwei, Drei (Plakatfarbe)
189 Das Gebet (Wasserfarbe)
190 Mund und Auge (Wasserfarbe und Plakatfarbe)
191 Die Tulpe (Ölkreide)
192 Der kleine gelbe Vogel (Wasserfarbe)
193 Die sattrote Blume (Ölkreide)
194 Die Feuersäule (Plakatfarbe)
195 Ein Früchtekorb (Plakatfarbe)
196 Ostereier (Plakatfarbe)

Autoren- und Namenverzeichnis

Sachverzeichnis